膠原病
徹底考察ガイド

難治症例とその対策

国立国際医療研究センター膠原病科医長　山下裕之 編著

推薦文

　病棟のスタッフ，医師どうしが，科長のイニシアチブと関係なく毎日意見交換し，自発的な勉強会も継続できたら申し分ない。簡単なことではないが，本書の著者達はその理想を実現したようである。

　当科（国立国際医療研究センター膠原病科）に勤務した時期も異なるいわば同窓生達が本書を企画し，在籍中と同じ雰囲気で取り組んだのは，編著者，山下裕之医長の情熱によるのであろう。山下先生は当科に入って以来，週2回のカンファレンスごとに入院全例の経過要約と意見方針をパソコン入力し続けた。まもなく4,000症例に達するその"キーワード検索機能付き病歴ファイル"に（あるいはその執念に），周囲が畏敬の念を抱いている。

　膠原病診療では，疾患の希少性のために対処が個別的になりがちで，工夫したり逡巡したりも多い。実例に密着した討議だけでなく，文献情報も必要である。主に専門外の医師に資するのがガイドラインの役目だとすれば，専門家が関心をもつのは，実例を巡る考察の詳細であろう。専門家をめざす方々に是非，本書をお勧めしたい。

岩手県立中央病院参与（元 国立国際医療研究センター副院長・膠原病科科長）
三森明夫

まえがき

　診療の現場というものは，常に難しい判断を求められ，治療に難渋することもあり，我々も数々の難治症例を克服してきた．膠原病に関する実用的な症例集や解説書はまだ少なく，当科の過去症例で診断・治療に悩まされたものをピックアップし，それについて解説していく症例集を含んだ膠原病解説書ができたら，我々のみならず膠原病診療をしなければならない医師達にとってどんなに有用かと考えたことが，この本を作成するに至るきっかけとなった．

　発端は，我々とともに当科のフェロー・レジデント達が主体に始めた『難治性膠原病疾患の勉強会』から始まっている．たとえば，テーマが「中枢神経ループス（NPSLE）」ならそれで難渋した症例集を私が作成して皆でその経験を共有しながら振り返り，症例に関する問題点・疑問点を議論し，「髄液検査」「MRI検査」「脊髄炎」「CIPDs（ステロイドサイコーシス）との鑑別」などテーマを挙げ，2週間後までに各々がその各項目について分担して文献で調べられる限り調べつくし，知識を共有しあった．2週間ごとにそのような症例検討，文献考察を繰り返していたら，いつの間にか膨大な資料ができ上がっていた．その中には，膠原病に伴う数多くの呼吸器疾患の画像提示と治療方針を議論したものも含まれていた．これらを世に出さないのは勿体ないと思い，当科に在籍していたフェロー・レジンデントの先生方に共同執筆の依頼をかけたところ，全員が快く引き受けてくれて，ついに発刊に至った．

　我々は，名著『膠原病診療ノート』の著者である三森明夫先生の門下生でもあり，この本は膠原病ノートの症例集版といった側面もあるが，『膠原病診療ノート』とは違った視点から我々が独自に知識と今までの経験を総決算して作成した実用書でもある．どの章も力作ばかりであり，編著を担当させてもらっていた私は査読しながら，その力量にただただ感動するばかりであった．協力してくれた先生方に改めて御礼を申し上げたい．

　膠原病診療に携わる先生方が実臨床で困ったときなどに，痒いところに手が届くよう書かれているこの本を参考にして頂き，少しでも現場でお役に立つことができれば光栄である．

2016年10月

国立国際医療研究センター膠原病科医長

山下裕之

謝　辞
―刊行にあたって―

　膠原病はその免疫異常が多臓器にわたって表現される疾患で，診療の現場において他科との連携協力が必須である．この本を発刊するにあたっても各章において各臓器専門家の視点に基づいた御意見を賜る必要性に迫られ，以下のごとく，各先生方にご協力頂いた．

　第1章「ループス腎炎」では腎臓内科医の立場に基づいたご意見に関して三菱京都病院腎臓内科医長の松井敏先生，第4章「抗リン脂質抗体症候群」では全体的な査読を順天堂大学医学部附属順天堂医院膠原病・リウマチ内科の松木祐子先生，第5章「シェーグレン症候群の末梢神経障害」では神経内科用語などに関して当院神経内科医長の新井憲俊先生，第7章「強皮症」では慢性偽性腸閉塞における在宅中心静脈栄養に対する抗菌薬ロック療法のレジメンに関して当院国際感染症センターの早川佳代子先生，第11章「膠原病疾患における肺高血圧症」では循環器内科の立場に基づいたご意見に関して神戸大学医学部附属病院循環器内科の久松恵理子先生，第13章「関節リウマチに伴う呼吸器疾患」では呼吸器内科的視点に基づいた御意見やCT画像の読影所見などに関して当院呼吸器内科医長の泉信有先生にそれぞれ，ご指導を仰いだ．これらの先生方に厚く御礼申し上げたい．

　また，本書の執筆にあたって日本医事新報社の村上由佳さん，加藤範也さんをはじめ日本医事新報社の方々には企画・編集全般にわたり大変お世話になった．心から感謝申し上げたい．

2016年10月

国立国際医療研究センター膠原病科医長

山下裕之

目 次

第 1 章　ループス腎炎 ― 1

第 2 章　NPSLE ―SLEに伴う神経精神症状― ― 20

第 3 章　SLEに伴う血球減少 ― 59

第 4 章　抗リン脂質抗体症候群 ― 95

第 5 章　シェーグレン症候群の末梢神経障害 ― 125

第 6 章　筋炎 ― 144

第 7 章　強皮症 ― 皮膚硬化・慢性偽性腸閉塞・強皮症腎クリーゼ ― 193

第 8 章　血管炎 ― 240

第 9 章　ベーチェット病 ― 314

第10章　成人Still病 ― 338

第11章　膠原病疾患における肺高血圧症 ― 353

第12章　膠原病と妊娠 ― 388

第13章　関節リウマチに伴う呼吸器疾患 ― 416

第14章　膠原病疾患におけるFDG-PET/CTの応用 ― 454

索引 ― 482

略語一覧 ― 489

執筆者一覧

編　者

山下裕之　　国立国際医療研究センター病院　第一膠原病科医長

執筆者（執筆順）

上田　洋　　神戸大学医学部附属病院　膠原病リウマチ内科
高橋広行　　筑波大学 医学医療系内科（膠原病・リウマチ・アレルギー）
波多野裕明　東京大学医学部附属病院　アレルギー・リウマチ内科
江里俊樹　　東京大学医科学研究所附属病院　アレルギー免疫科
杉森祐介　　東京大学医学部附属病院　アレルギー・リウマチ内科
土屋遥香　　東京大学医学部附属病院　アレルギー・リウマチ内科
河野正憲　　東京大学医学部附属病院　アレルギー・リウマチ内科
尾崎貴士　　大分大学医学部　内分泌代謝・膠原病・腎臓内科学講座
坂内　穎　　東京大学医学部附属病院　アレルギー・リウマチ内科
金子駿太　　筑波大学 医学医療系内科（膠原病・リウマチ・アレルギー）

1 ループス腎炎
Lupus nephritis

上田 洋

ポイント

- ループス腎炎（lupus nephritis：LN）の診断，治療については，2012年にEULAR（The European League Against Rheumatism）/ACR（American College of Rheumatology）より発表されたrecommendationsが，実際的に参考になる。
- 一般的に，LNの組織型を類推することは困難で，組織型によって免疫抑制治療の選択が若干異なるケースもあることから，可能な限り腎生検を施行することが推奨される。
- 現時点で推奨されている治療としては，寛解導入療法：ステロイド＋IVCY（intravenous cyclophosphamide）もしくはMMF（mycophenolate mofetil），寛解維持療法：少量ステロイド＋AZP（azathioprine）もしくはMMFが基本である。
- その他の免疫抑制薬として，カルシニューリン阻害薬〔TAC（tacrolimus），CsA（cyclosporin A）〕，MZR（mizoribine）なども使用され，ステロイド＋TAC＋MMFもしくはMZRによるmultitarget therapyは，アジアから良好な成績が報告されている。

症例集

症例1　IVCYからMMFへの変更が有効だったⅣ型LNの症例

25歳女性。X年1月発症の初発の全身性エリテマトーデス（systemic lupus erythematosus：SLE）で，溶血性貧血，腎生検でⅣ-G（A）型（diffuse-global-active）腎炎を合併していた。ステロイドパルス療法＋high dose IVCYで治療開始，徐々にステロイドを減量し，IVCYの1回量を増量の上，反復したが，尿蛋白1＋と尿赤血球10～19/HPFが持続していた。外来でPSL（prednisolone）8mgまで減量

したX＋1年9月からMMF 1,000mgを開始し，X＋2年1月よりMMF 2,000mgへ増量したところ，尿蛋白，尿潜血ともに消失し，現在，PSL 5mg＋MMF 2,000mgで寛解維持している。

ギモン1 LNに対する腎生検の適応，クラス分類について　コタエはp5
ギモン2 LN腎炎に対する寛解導入療法の選択　コタエはp9

症例2　出血性膀胱炎のためIVCYが継続できず，MMFに変更後，緩徐に寛解に至ったLNの症例

20歳男性。X年2月に発症したSLE。尿蛋白・潜血陽性，尿沈査異常があり，腎機能に悪化傾向を認めたことから，Ⅳ型〔急速進行性糸球体腎炎（rapidly progressive glomerulonephritis：RPGN）タイプ〕と推定し，X年3月よりステロイドパルス療法，X年4月より（high dose）IVCYを開始した。IVCYの副作用で出血性膀胱炎を呈したため，IVCYからMMFへ変更したところ，徐々に寛解に至り，現在も寛解を維持している。

ギモン1 各免疫抑制薬の投与法，副作用や注意点など　コタエはp11

症例3　MMFで維持療法中に再燃し，IVCYを繰り返すことによって緩徐に改善したLNの症例

20歳女性。X年8月発症のSLE。発症時，尿蛋白1＋，尿赤血球30〜40/HPFを認め，ステロイド単独治療で寛解を得た。X＋1年10月，抗dsDNA抗体上昇，尿蛋白陽性化し，LN再燃疑いで入院した。入院後に妊娠していることが判明し，人工中絶の上，ステロイドパルス療法を開始し，尿蛋白・潜血が再び陰性化した。外来フォロー中，抗dsDNA抗体上昇傾向，低補体血症の進行を認め，SLEの活動性上昇と判断し，MMFを開始したが，X＋2年12月，頬部紅斑出現とともに，腎機能悪化，尿蛋白3＋，尿赤血球＞100/HPFを認め，Ⅳ型LN（RPGNタイプ）と推定し，ステロイドパルス療法を開始した。さらに，MMF投与中にLNが悪化したことを考慮し，MMF中止の上，IVCYを開始した。当初，尿蛋白・沈査が正常化しなかったが，徐々に改善し，随時尿Pr/Cr＝964.7/162.2からPr/Cr＝29.9/101.0まで改善し，尿潜血も5〜9/HPFまで低下した。

ギモン1 LNの治療効果判定，治療反応性予測　コタエはp8

症例4　ステロイドおよびMMFで寛解導入できたⅤ型LNの症例

28歳男性。健康診断にて蛋白3＋を指摘され，X年8月，腎生検を施行したところ，Ⅴ型LNと診断され，当科紹介。X年9月よりPSL 45mgおよびMMFを開始し，徐々に尿蛋白は陰性化した。

ギモン1 Ⅴ型LNに対する治療　コタエはp13

症例5　維持治療としてAZPが無効でMMFが有効だったⅢ型LNの症例

24歳女性。X年発症のSLEでNPSLE（neuropsychiatric SLE）の合併があり，その際，投与したIVCYでショックの既往がある。X＋1年12月よりPSL 10mgから9mgへ減量したところ，検尿にて尿赤血球50～99/HPF（変形率40％），蛋白2＋，顆粒円柱2＋と異常を認め，腎生検により，Ⅲ型LN（巣状分節性focal-segmental）が判明した。免疫抑制薬の併用を行わず，ステロイドパルス療法のみで寛解に至ったが，外来にてPSL 12mgまで減量した時点で尿潜血が再出現しはじめた。腎炎再燃と判断したが，ステロイド増量は行わず，免疫抑制薬としてAZPを追加したが尿蛋白まで出現したため，MMFに変更の上，2,000mgまで増量したところ，再び寛解に至り，現在，PSL 6mgまで減量できている。

ギモン1 LNに対する維持療法　コタエはp13

症例6　MMF併用でいったん寛解したが，ステロイド減量過程でくすぶりを認め，TAC追加後に再寛解したLNの症例

61歳女性。X年7月，腎炎，間質性肺炎，心外膜炎で発症したSLE。尿蛋白3＋，尿赤血球＞100/HPFを認め，免疫学的検査にて抗dsDNA抗体および抗Sm抗体陽性でSLEと診断し，ⅢもしくはⅣ型LNと推定した。ステロイドパルス療法に加え，IVCYを開始するも2回目投与時，無顆粒球減少症となった。代替薬として9月よりMMFを開始したところ，尿蛋白および潜血は陰性化した。外来でステロイドを減量する過程で，尿潜血が再出現したため，X＋1年8月からTACを追加したところ，尿潜血が消失した。

ギモン1 multi-target therapyとは何か　コタエはp14
ギモン2 CPA，MMF以外に用いられる治療薬の適応　コタエはp15

解説

　LNの診断・治療については，2012年にEULAR/ACRより発表されたrecommendationsが，実際的に参考になる［各々の学会誌に論文化されたものを，recommendations（ARD）[1]，recommendations（A&R）[2]と表記する］。両者の大枠は同じながら，細かい記載について若干の違いがあるため，その点も含めてまとめてみたい。

　当科では，腎機能の推移と尿検査異常所見から，ⅢもしくはⅣ型LNの存在が予想されるときには腎生検を施行せずに治療介入した例もあるが（ 症例2 症例3 症例6 ），一般論として，組織型を類推することは困難で，組織型によって免疫抑制治療の選択が若干異なるケースもあることから，可能な限り，腎生検を行うことが推奨される。

　現時点で推奨されている治療としては，寛解導入療法：ステロイド＋IVCYもしくはMMF，寛解維持療法：少量ステロイド＋AZPもしくはMMFが基本である。IVCYは，high dose IVCYとlow dose IVCYの2通りがあるが，当科では効果が同等で積算量が少ないlow dose IVCYを最初に選択することが多い。MMFはIVCYとの比較で，効果が同等で，性腺障害がなく，感染症や白血球減少などの副作用が少ない利点がある。IVCYかMMFのいずれかで治療を開始し，反応が不良であれば他方への変更を考慮する。 症例1 症例2 症例3 はIVCYとMMFをスイッチした例であるが，両者のいずれかで寛解に持ち込めているケースが多い。寛解後の維持治療は，AZPとMMFの効果が同等とされているが， 症例5 のように，軽度の尿所見異常が残存するケースで，MMFの追加もしくは変更が有効であった場合を経験している。

　その他の免疫抑制薬として，カルシニューリン阻害薬（TAC，CsA），MZRなどが使用される。加えて，ステロイド＋TAC＋MMFもしくはMZRの3剤を使用したmultitarget therapyによる寛解導入療法は，中国やわが国などのアジアから良好な成績が報告されており，ステロイド＋IVCYと比べて蛋白尿の減少速度などで利点が報告されている。その他， 症例6 のように，ステロイド減量中にLN再燃を認めた例に対しTAC追加が有効な例もあり，実際的と考える。

　 症例2 症例5 はIVCYの副作用を経験した例である。各免疫抑制薬の投与法，副作用などについては，主な使用場面で順次触れ，腎機能障害時の用法，用量についてもまとめたいと思う。

　また，当科で実際の投与経験はないが，RTX（rituximab）やIVIgについても言及する。

1 診断

腎生検がゴールドスタンダードである。recommendations（ARD）[1]に詳しく記載があるので抜粋，一部改変して記載する。

1 腎生検の適応

症例1 ギモン1 ➡p2 に対するコタエ

基本的には，腎病変を示唆する何かしらの異常（再現性のある尿蛋白≧0.5g/24hを認め，特に糸球体性血尿や円柱を伴う場合）を認めるとき，腎生検の適応と考えられる。臨床的，血清学的に組織所見を予見することはできない。蛋白尿を伴うことが多いが，感染症や薬剤性など他の原因を十分除外した後，血尿や白血球尿が続く場合や，検尿異常がないにもかかわらず他に説明のつかない腎機能障害を認める際も，腎生検が考慮されうる。GFRが30mL/min未満のような腎機能低下例では，安全性の面から腎サイズが保たれており（成人では9cm以上など），腎炎の高い病勢を疑う検尿所見（蛋白尿，変形赤血球，白血球，円柱の存在）がある場合に考慮される。腎生検は発症から1カ月以内で，可能であれば免疫抑制療法を開始する前がよいが，腎生検を直ちに行えない場合には，腎生検を待つ間にステロイド治療を開始するのもやむをえない。

組織診断には，International Society of Nephrology（ISN）/Renal Pathology Society（RPS）2003分類を用いることを推奨する（**表1**）[3]。8個以上の糸球体を，光学顕微鏡［HE, PAS, Masson's trichrome, 銀（PAM）染色］で評価する。免疫グロブリンや複合体の沈着についても，immunofluorescence：IF（IgG, A, M, C3, C1q, κ/λ light chains）で評価する。可能であれば電子顕微鏡でも評価する。

なお，特に記載はないが，腎生検が有用な場合として，SLE以外の病態による腎障害と鑑別を要する場合（経過の長い糖尿病や高血圧合併例など），抗リン脂質抗体症候群関連腎症（APS-associated nephropathy：APSN）など血栓症の関与が考えられる場合，血管炎の関与を検索したいとき，などが考えられる。

2 LNの組織分類

具体的な組織像などの詳細は成書にゆずるが，糸球体係蹄は足細胞（尿細管腔側），有窓内皮細胞（血管腔側），その間に存在する基底膜（マトリックス）によって構成され，係蹄はメサンギウム細胞によって支持されている（**図1**）[4]。

ちなみに，原発性糸球体腎炎の中で「増殖性腎炎」とは，増えている細胞の場所と種類によって3つに分類される[5]。

> ① 管内増殖＝毛細血管内の浸潤細胞増殖：浸潤細胞が糸球体係蹄に詰まって内腔がわからなくなる変化。
>   例）急性糸球体腎炎（溶連菌感染後糸球体腎炎など），膜性増殖性糸球体腎炎，LN Class Ⅲ/Ⅳ
> ② メサンギウム増殖＝メサンギウム領域のメサンギウム細胞/基質増殖：定義としては1領域あたり3個以上のメサンギウム細胞を認めること。
>   例）IgA腎症，LN Class Ⅰ/Ⅱ
> ③ 管外増殖＝ボーマン腔の，ボーマン囊上皮＋浸潤細胞増殖から半月体（定義：ボーマン囊内側に3層以上の細胞層）を形成するもの。
>   例）RPGN

　LNの組織型は，免疫複合体沈着部位によって分類される。Class Ⅰ～Ⅳはいずれも糸球体係蹄内の病変であり，「増殖性ループス腎炎」とは管内増殖を伴うClass Ⅲ/Ⅳを指す（**表1**）[3]。

　免疫染色について，ISN/RPS 2003分類では，IgG/A/M，C3，C1q，κ/λが記載されている。わが国では，IgG/A/M，C3/(C4)，C1q，fibrinogenを染色することが多いと思われる。LNでは，典型的にはすべて陽性になり，所見が派手で，"Full house nephropathy"と呼ばれる。このうち，特にC1q陽性所見は，比較的特異的な所見である。**C1q nephropathyと呼ばれる腎症もあり，SLEとの鑑別を要する場合がある。**"C1q nephropathy was described by Jennette and Hipp

表1 ISN/RPS分類2003

Class Ⅰ/Ⅱ：病変はメサンギウム領域までに限局
Ⅰ：光学顕微鏡で正常糸球体，免疫染色で軽微なメサンギウム領域のdeposit（免疫複合体沈着）。なお，電子顕微鏡で足突起癒合などの**podocytopathyを認める微小変化型も含める**。
Ⅱ：光学顕微鏡で純粋にメサンギウム領域のみの細胞増殖かメサンギウム基質拡大，免疫染色でメサンギウム領域のdeposit。
Class Ⅲ/Ⅳ：管内性/管外性糸球体病変を含む，典型的には**内皮下 (subendothelial) 免疫沈着物**があるもの
・活動性かどうかで，Ⅲ (A)：活動性病変のみ，Ⅲ (A/C)：活動性および慢性病変，Ⅲ (C)：慢性≒硬化性病変のみ
・病変糸球体/全糸球体が，50％未満/以上を占めるかどうかで，focal (Ⅲ) か，diffuse (Ⅳ) かを区別
・さらに，Ⅳ型では，糸球体1個あたりの病変割合が分節型か全般型かの区別：50％以上の糸球体で分節型病変がみられるときは，びまん性分節型 (Ⅳ-S)，50％以上の糸球体でglobal（全般型）病変がみられるときは，びまん性global型 (Ⅳ-G)
・メサンギウム変化はあってもなくてもよい
Class Ⅴ：糸球体基底膜病変を含む，典型的には**上皮下 (subepithelial) 免疫複合体**があるもの
・メサンギウム変化はあってもなくてもよい
・増殖性病変を合併するときは，Ⅲ/Ⅳ＋Ⅴというように表記する
Class Ⅵ：90％以上の糸球体がglobalに硬化し，残存糸球体機能がないもの

（文献3より引用）

in 1985, defined by conspicuous C1q in glomerular immune deposits in patients with no evidence of systemic lupus erythematosus (SLE)."[6]。

また，recommendationsには触れられていないが，**IgGのサブクラス染色は，膜性腎症を見たときに，原発性か二次性かの鑑別に有用とされ，原発性ではIgG4，LNではIgG3が優位になりやすい**と言われている[7]。SLICC2012年の分類基準[8]では，「腎生検で，SLEに合致した腎症があり，抗核抗体か抗dsDNA抗体が陽性であればSLEと分類する」という記載があるため，腎生検から診断がつくSLEもありうると考えられる。このような際には，免疫染色による鑑別が有用かもしれない。

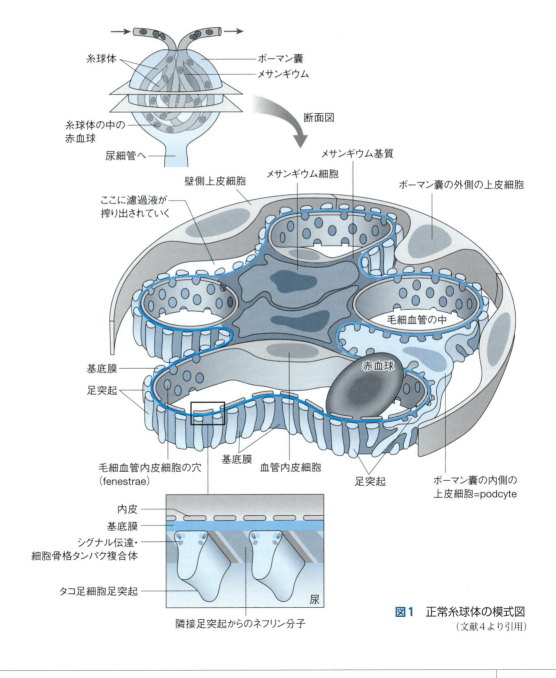

図1 正常糸球体の模式図
(文献4より引用)

2 治療効果判定

症例3ギモン① ➡ p2
に対するコタエ

寛解および再燃の定義については，トライアルごとに設けられた定義が少しずつ異なることが多いが，一般的な定義について，recommendations（ARD）より抜粋する[1]。

①完全寛解（complete renal response：CR）：尿蛋白0.5g/dayもしくは尿蛋白/Cr（UPCR）＜50mg/mmol（≒0.5g/gCr），腎機能がおおむね正常（正常GFRの10%低下程度まで）。
②部分寛解（partial renal response：PR）：尿蛋白が治療開始前の50%以上減少〜ネフローゼ域以下，腎機能がおおむね正常。
③Nephritic flare：尿蛋白の変化にかかわらず，Crの30%以上上昇あるいはGFRの10%以上悪化，尿沈渣異常（糸球体性血尿≧10/HPF）。
④Proteinuric flare：CR後にUPCR＞100mg/mmol（≒1g/gCr）あるいはPR後に＞200mg/mmol（≒2g/gCr）。

なお，再燃時に重視される糸球体性血尿や細胞性円柱などの消失については，寛解の定義には記載がなく，実際のトライアルでも治療判定に含まないことが多いようであるが，実臨床での治療効果判断には影響すると考えられる。

recommendationsには，「部分寛解以上を少なくとも半年以内に達成することが必要で，12カ月以上要するべきではない。CRに比べてPRまでの達成例の腎予後は不良だが，症例によってはやむをえないケースもある」と記載されている。

3 治療反応予測

寛解導入療法の反応性予測に関する研究もいくつか報告されている。まず，腎生検でchronicと評価される病変は不可逆的な変化をとらえたものであり，chronicな病変が多くacuteな病変が少ないほど治療に反応する余地は少なくなる。

recommendationsにも記載のあるところでは，ClassⅢ/Ⅳ/Vに対する寛解導入療法でIVCYとMMFを比較したRCTである，ALMS試験の後ろ向き解析で，寛解導入療法開始後8週時点で，25%以上の尿蛋白減少や補体（C3もしくはC4）正常化を認めた症例は，腎予後が良好であることが示されている[9]。同様に，IVCY併用で寛解導入を行ったELNT試験でも，治療開始後6カ月時点で，Cr低下と尿蛋白1g/day未満を達成できれば，長期予後が良いことを取り上げている[10]。その他，0.5g/day以上の尿蛋白を有するLN患者212例を対象に，尿蛋白減少速度に注目した研究

では，治療開始後に尿蛋白低下（0.5g/day未満）となったのは2年後で52％，5年後で74％と報告されている。ベースラインの尿蛋白量が多いほど尿蛋白低下に時間を要し，加えて5年後の尿蛋白0.5g/day未満不達成因子として，男性，低補体血症，LN発症からの罹病期間5年以上が，独立して関連していた[11]。当科の後ろ向きの観察研究では，治療介入から5年間の腎予後，再発率，最終観察時の腎予後（LN発症後，平均10年間）と，LNの予後因子の関係を分析したところ，SLE初発時から合併したLNの腎予後は良好であるが，SLE発症時にLNを合併せず，経過中に生じたLNは腎不全率が高いことを報告している[12]。

4 治療（EULAR/ACR recommendationsを中心に）

recommendations（A&R）[2]では，組織型にかかわらず，共通の治療戦略として，HCQ（hydroxychloroquine）の継続，尿蛋白≧0.5g/dayの場合はACE阻害薬かARB（30％の尿蛋白減少と，Cr倍増や末期腎不全への進展遅延が確認されている），血圧130/80mmHg以下目標，LDLコレステロール100mg/dL未満にコントロールすることを挙げている。

1 Class別の治療方針

症例1ギモン2 ➡p2
に対するコタエ

recommendations（A&R）[2]が図表とともにまとまっており見やすいが，recommendations（ARD）[1]に詳しい点については，抜粋，追記する。

- Class Ⅰは，基本的に免疫抑制療法を必要としないが，recommendations（ARD）では，電顕でpodocytopathyを伴うClass Ⅰ（微小変化群）で，PSL単剤あるいは免疫抑制薬併用を考慮[1]。
- Class Ⅱは，基本的に免疫抑制療法を必要としないが，recommendations（ARD）では，ACE阻害薬を用いても尿蛋白1g/24h以上の場合や糸球体性血尿を伴う場合に，低～中等量（0.25～0.5mg/kg/day）のPSL単剤あるいは，AZP併用（1～2mg/kg/day）を推奨[1]。
- Class Ⅲ/Ⅳは，ステロイドと免疫抑制薬による積極的治療が必要である。
- Class Ⅲ/Ⅳを合併したClass Ⅴは，Class Ⅲ/Ⅳと同様に治療する。
- Class Ⅴ単独の場合，recommendations上，中等量ステロイド＋MMFが第一選択だが，様々なアプローチがある。
- Class Ⅵでは，免疫抑制療法というより腎移植や透析準備を考慮する。

recommendations（A&R）[2]に組織型別のフローチャートが掲載されており，わかりやすいので引用する（図2，3）。

なお，recommendationsに登場する薬剤に関しては，適宜一部他の文献から加筆

した．また，recommendationsのsecond line以降の選択肢やそれほど言及されていないもの（カルシニューリン阻害薬，multitarget therapy，RTXなど）に関しては，次項以降で別途取り上げる．

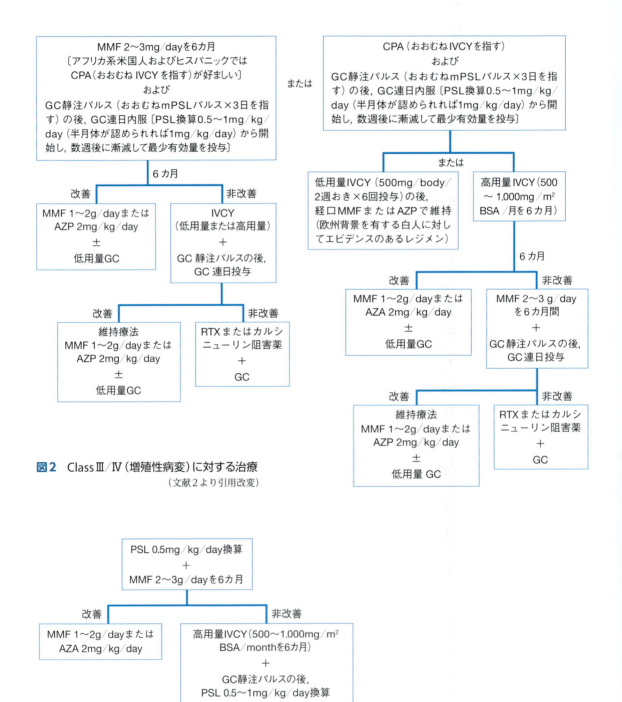

図2 Class Ⅲ/Ⅳ（増殖性病変）に対する治療
（文献2より引用改変）

図3 Class Ⅴ（膜性腎症のみ）に対する治療
（文献2より引用改変）

❷ Class Ⅲ/Ⅳ（増殖性病変）を有する場合の治療

1）寛解導入療法

①mPSL（methylprednisolone）パルス

　recommendations（A＆R）[2]では，mPSLパルスは，PSLの総投与量と有害事象の減少に寄与するとされ，特に避けるべき事情がない限り，寛解導入療法の一環として推奨されている。また，**最初の3カ月以内に改善が認められないときに追加を考慮**することも言及されている。我々は，SLE全体の疾患活動性，腎病変に関してはRPGNの存在が疑われるときなどに，積極的にパルス療法を併用しており，ステロイド大量投与中に過凝固となることが知られていることから，特に多量の尿蛋白を伴う場合など，mPSLパルス期間中はヘパリン等の抗凝固療法を併用していることも多い。

②CPA（主にIVCY）

〔症例2ギモン❶→p2に対するコタエ〕

　IVCYは，主にhigh dose IVCY（500〜1,000mg/m²/month×6回）とlow dose IVCY（500mg/body/2weeks×6回→AZP or MMFで維持）の2通りがあるが，LNにおいては，効果が同等で積算量が少なく，感染リスクの低いlow dose IVCYが第一選択となることが多い。なお，半月体形成を伴うケースでは，high dose IVCYが好まれることもあり[1]，当科では，low dose IVCYで開始したが，何回か投与して尿所見の改善が乏しいときに，high dose IVCYへ移行したこともある。

　high dose IVCYでは，通常500〜750mg/m² monthlyで開始し，WBC nadir値（投与後7〜10日後に多い）によって投与量の調整を行う。早期ステロイド内服前に測定したWBC nadirが4,000/μL以上なら25％増（最大1g/m²），1,500/μL以下なら25％減とする。なお，長期に使用していると，骨髄抑制に対する感受性が増し，減量が必要になることがある[13]。なお，経口内服（POCY）は，積算量（例：100mg×半年＝約18g）によるデメリットから一般的には行われず，recommendationsでも言及されていないが，外来での追加などで用いられるケースはある。ほかに考えられるPOCYの利点として，ANCA血管炎の寛解導入治療では，IVCYに比して再燃率が低いという報告があるため，血管炎の合併例では考慮してもよいかもしれないが，一方で長期フォロー後の腎機能は差がなかったと報告されている[14]。

　CPAの代謝産物であるacroleinによる出血性膀胱炎があるため，十分な補液（2L/day以上，尿量と体重をモニターし，体液貯留傾向があれば利尿薬の積極的な併用），mesnaの併用（IVCY総投与量の1.2倍を3分割し，IVCY直前に1回，IVCY投与後に2回など）を行うことが多い。ただし，薬剤過敏反応が起きたときは，CPA自体に遅延型過敏反応抑制があることから，むしろ，mesnaのほうが原因として多い[13]。

　尿路上皮系への毒性，性腺への毒性，発癌性は，積算量に依存しており，KDIGO（Kidney Disease Improving Global Outcomes）ガイドラインでは，積算量36gを上限としている[15]。なお，40歳未満で6カ月以上の無月経を呈し，FSH≧40mIU/mL

が2回以上確認されたものは，早発卵巣不全（premature ovarian failure：POF）と定義される一方，治療から1年以内に生じる3カ月以上の無月経は，化学療法誘発性卵巣機能不全と定義される。CPAに関しては，投与時の年齢と積算量がリスクであり，32歳以上のIVCYを受けたSLE女性では，$8g/m^2$以上で50%，$12g/m^2$以上で90%がPOFを発症したという報告がある[16]。MMFが保険適用となったあとは，特に妊娠可能年齢女性のLNに対しては，MMFの使用が増加するものと予想される。一方，CPA等に伴うPOFに対する対策としては，女性の場合，治療による卵巣障害を軽減する方法として，GnRHアゴニスト（下垂体のGnRH receptorを減少させることでLH/FSH分泌を抑制する）投与による一時的な排卵抑制（投与後2週間後から卵子の成熟抑制作用が発現し，化学療法の感受性が低下することで毒性を軽減する）や，卵子や卵巣組織，精子の凍結保存を行う方法がある。

③MMF

MMFは，IVCYとの比較で，効果が同等で，性腺機能不全がないこと，白血球減少や感染症のリスクが低いなどのメリットがある一方，高価であることに加え，わが国では保険適用がなかったが，2015年7月末付けでわが国でも保険適用となった。ただし，日本リウマチ学会からは，特に催奇形性に対して十分留意するようコメントされている[17]。

IVCY，MMFの選択に関しては，人種差を考慮する必要があり，African-AmericanとHispanicでは，IVCYに対する効果が悪いことが知られているが，アジア人種では白人と同様，効果に差はないとされる。

投与量の設定に関しては，recommendationsでは2～3g分2と記載があるが，アジア人種では2g分2でも有効とされる。2015年に掲載されたMMFのTDMに関するreviewでは，pre-dose level 3.0mg/L, area under the concentration-versus-time curve (AUC) 35～45mg・h/Lが指標として提唱されており，コンセンサスはないものの症例を選んで測定も考慮される[18]。

副作用に関しては，下痢や腹痛などの腹部症状，血球減少（稀に赤芽球癆）が主なものであり，0.5～1g分2程度から漸増することが多い。主に肝代謝であるが，Rheumatology Secret[19]によると，高度の腎障害（Ccr20～30以下）では25%減量と記載がある。濃度上昇因子として，低アルブミン血症（遊離血中濃度が上昇），RFP (rifampicin) （2～3倍に上昇），ACV (aciclovir) およびGCV (ganciclovir) （尿細管排泄で拮抗して濃度上昇）などがあり，実際にACVやGCVの併用を行ったケースで血球減少や腹部症状などが生じ，少量でも血中濃度が十分であった例を経験している。一方，プロトンポンプ阻害薬（PPI）は，15%程度血中濃度低下があるとされる[20]。

④寛解導入に用いる2剤の腎機能低下時の用量調整[19)21]

CPAとMMFについて**表2**に示す。

表2　CPAとMMFの用量調整の仕方

CPA	・GFR＜25→25％に減量, GFR25〜50→50％に減量, ESRDでは透析後投与（約50％透析除去）[19] ・GFR＞10なら減量の必要なし（ただし出血性膀胱炎リスク上昇）, GFR＜10または透析→75％減量[21]
MMF	・主に肝代謝。GFR＜25→25％減量（75％に減量）, 2g／dayを超えない[19] ・GFR低下例では, AUCが約1.5倍上昇するので, 2／3程度に減量[21]

（文献19, 21より作成）

2）寛解維持療法

維持療法に用いる免疫抑制薬としては, MMFもしくはAZPが推奨される。

2013年のLN維持療法に関するMMFとAZPを比較したメタ解析では, 4つのRCT, 計328例を対象に両者を比較し, 再発率, 末期腎不全への進行, 死亡率, Cr倍増などの有効性には差を認めなかったが, 白血球減少と無月経に関しては, MMFのほうが有意にAZPよりも少なかったと結論づけている[22]。

両者の比較としては, low dose IVCYで寛解導入後の症例に対してMMF, AZPは同等の効果を示したが, 寛解導入をMPA（mycofenolic acid：MMFの活性体）かhigh dose IVCYで行ったあとの比較では,「MMFで寛解導入→AZPで維持」vs「MMFで寛解導入→MMFで維持」を比較し, 後者が勝ったため, recommendations（ARD）[1]では, MMFで寛解導入後はそのままMMFを継続することを推奨している。

AZPは寛解導入療法としては推奨されないが, MMFはIVCYと並んで寛解導入療法でも第一選択薬である。当科症例を振り返ってみても, 寛解導入療法後にも, 尿沈査異常など腎炎の病勢残存が示唆されるような症例では, MMFのメリットがあるのかもしれない。

3 ClassⅤの治療（図3）

寛解導入療法としては, 中等量ステロイド＋MMFが第一選択とされる。pure ClassⅤを対象にしたRCTでは, ステロイド単剤よりもhigh dose IVCY併用が優れたという報告と, MPA併用とhigh dose IVCY併用が同等であったいう報告が存在し, 副作用の観点からMMFがhigh dose IVCYよりも選択された。一方, low dose IVCYが推奨に挙がっていないのは, pure ClassⅤに投与された実績が少ないためである。維持療法に用いる免疫抑制薬としては, MMFもしくはAZPが推奨される。

また, Nature Reviews Nephrology 2015[23]のClassⅤ LNについてのパートも参考になるので抜粋する。pure ClassⅤ LNは比較的uncommonであるが, 末期腎不全への進展は遅いため, 免疫抑制薬の適応は, 一般的なACE阻害薬／ARBや血圧コントロール後も, 重度か悪化傾向のある蛋白尿を認めるときである。治療の選択肢として, カルシニューリン阻害薬も挙げられるが, 1〜2年で中止すると再燃が

多い可能性がある（カルシニューリン阻害薬については後述する）。また，（EULAR/ACR 2012 recommendationsでは中等量ステロイドでの開始だが，）高用量ステロイド＋MMF or CPAが寛解導入に有用かもしれない[24]。免疫抑制治療にもかかわらず蛋白尿が遷延している例では，血栓予防や心血管系イベントリスク予防対策が重要である。

5 その他の治療

1 TAC，CsA（表3，4）

表3 TAC/CsAの共通点

① T細胞のシグナル伝達に重要なカルシニューリンを阻害することにより，T細胞の活性化を抑制する。
② P糖蛋白を介したグルココルチコイドの細胞外排泄を抑制することにより，ステロイド抵抗性を改善する。
③ 直接的な尿蛋白抑制効果を有する：CsA/TAC共通の機序として，アクチン結合蛋白でpodocyteに存在するsynaptopodinに作用し，アクチン細胞骨格を安定化し，podocyteの機能維持に寄与する。加えて，TACではFKBP12が糸球体上皮細胞の膜関連CaチャネルTRPC6に結合するのを阻害し，同チャネルからのCa流入を阻害することで，上皮細胞障害を阻害する[25]。
④ CYP3A4により代謝される：同じCYP3A4代謝の薬剤や，グレープフルーツジュースなどとの相互作用に注意が必要。
⑤ 腎機能による用量調整は不要だが，血中濃度依存性に腎障害をきたす。
⑥ 副作用に血圧上昇および血糖上昇。稀だがPRES：posterior reversible leukoencephalopathyや高血圧脳症の病態を呈する。

表4 TACとCsAの相違点

	TAC	CsA
投与法	LNの保険適用：3mg/day 分1夕食後 実際には分2朝・夕食後で用いることも多い ［参考］PM/DMの保険適用：0.075mg/kg 分2朝・夕食後	ステロイド抵抗性ネフローゼ症候群：2〜3mg/kg 分2朝・夕食後（※食前投与のほうが血中濃度が安定するという報告や，分1投与を推奨する報告もある）
血中濃度目標	トラフ値（分1の場合は翌朝）5〜10ng/mL	内服1〜2時間後の血中濃度（C1-2）が有効性の指標となり，AUC_{1-4h}とよく相関する。ネフローゼ症候群での目安は，C2：600〜900ng/mL[26]
特徴的な副作用	血糖上昇はCsAより多い 神経症状（振戦など）	血圧上昇はTACより多い 稀だが，TMA（血栓性微小血管症）はTACに比べて多い[27]
併用禁忌	（スタチン系は併用注意） K保持性利尿薬，ボセンタン	ピタバスタチンカルシウム，ロスバスタチンカルシウム アリスキレンフマル酸塩，ボセンタン水和物
その他		C型肝炎ウイルス抑制効果を有する

当科においては，LN自体の保険適用があること，副作用や相互作用薬の面から，TACを選択することが多い。また，文献的にもTACの報告のほうが多いようである。両剤は基本的には同様の機序を示すが，若干の相違点があるため，患者ごとに選択を考慮する場合がある。

TACは，少数報ながら，IVCYやMMFと比較して寛解導入率は同等であり，尿蛋白抑制効果が速やかである利点も報告されている。一方，中止による再燃率が高いことも報告されており，TAC/CsAを長期に投与すると薬剤性腎障害が懸念されることから，現在では第一選択薬から漏れているが，RCTではないものの，長期に安全性を報告している文献も出てきている[28]。また，従来治療で不応例にTAC追加の効果も報告されている[29]。

2014年のARDに，ClassⅢ/Ⅳ/Vに対して，PSL 0.6mg/kgと併用し，MMF（2～3g/day）vs TAC（0.06～0.1mg/kg/day）の併用で寛解導入療法を開始し，寛解導入できた例はAZPにスイッチするというデザインのRCTが報告された。結果は，TACとMMFは短期（6カ月）の寛解導入率は同等で，平均5年間の時点でも再燃率も差がなかったというものであった[30]。

❷ multitarget therapy

①ステロイド＋TAC＋MMFによる寛解導入療法

腎移植で上記の3剤を用いることを応用し，2008年に中国から，ClassⅣ＋V型のみを対象に数例の報告がなされた[31]。その後，ClassⅢ，Ⅳ，V，Ⅲ＋V，Ⅳ＋Vに対象を広げ，中国の多施設RCTが行われ，2015年に報告された。中等量PSL（0.6mg/kg）との併用で，high dose IVCY（750mg/m^{2}で開始し調整）群とmultitarget therapy（TAC＋MMF）群の比較で，半年後の時点で，multitarget therapy群は，IVCY群よりも，寛解率が良好で，副作用も同等であった。特に，尿蛋白減少作用が早く，組織型別の比較でも，V型への有効性が特に高かったが，腎生検を再検された症例では，増殖性病変，膜性病変ともに改善を見た。本研究での投与量は，TACが3.5mg/day程度（トラフ値5.5ng/mL程度），MMFが1,000mg弱（AUC_{0-12h}：30（mg・h/L）と，MMFが単独併用に比べて少量であった[32]。

②ステロイド＋TAC＋mizoribine（MZR）による寛解導入療法

MZRはわが国で開発された免疫抑制薬である。LNに保険適用があり，MMFと同様にプリン代謝拮抗薬であることから，単剤で用いられるほか，multitarget therapyでMMFの代替薬として用い，2012年以降，有効性が報告されてきた[33)34]。LNにおけるMZRの保険適用承認時の用法は50mgを1日3回となっているが，血中ピーク値に効果が依存することが知られている。通常，150mg分1連日とすることが多いが，論文によっては，300mg/day週3回など，パルス的に内服する方法もあ

る[34]｡なお，MZRには*in vitro*で抗サイトメガロウイルス効果が報告されている[35]｡治療が長期化した場合など，サイトメガロウイルス感染症に悩まされるケースがときどきあるが，MMFとGCVのような相互作用がない点と併せて利点と考える｡

3 RTX（rituximab）の有効性

過去に，LNに対してRCTが行われたが，いずれもコントロール群と比べて有効性が示されなかった｡ただし，これらは対象患者，プロトコール内容，治療効果判定などの要因に問題がある可能性が指摘されている[36]｡一方で，RTXは，recommendationsでは，治療抵抗例に対する治療選択肢として，CPAやMMFとの併用もしくは単剤で選択肢として挙げられている｡

治療抵抗例を対象にした報告は少数のみであるが，2012年にメタ解析がある｡既存の治療に抵抗性の難治性LNを対象にした計26（18の比較試験と8のcase report）の報告より，総計300例，平均観察期間60週（12～120週）より解析が行われ，腎病理：Ⅲ型13%（40例），Ⅳ型39%（118例），Ⅴ型8%（25例），Mixed 8%（25例），腎外病変：皮膚82%，筋骨格系82%，血球系81%，NPSLE 13%など（詳細不明），前治療歴：CPA 60%（175例），MMF 47%（139例）などを有する患者背景であった｡RTX効果としては，CR：Ⅲ型60%，Ⅳ型45%，Ⅴ型40%，Mixed 24%，CR＋PR：Ⅲ型87%，Ⅳ型76%，Ⅴ型67%，Mixed 74%であり，治療抵抗例に対しての一定の効果は実感をもって確認されている[37]｡

その他，mPSLパルス以外にステロイドを投与しない寛解導入療法として，rituxilup試験が行われ，50例のLN ClassⅢ/Ⅳ/Ⅴを対象に，mPSL 500mgパルスとRTX 1g/bodyを1，15日目に計2回実施し，以降の維持療法をMMF単独で行うプロトコールで治療し，1年後に半数以上がCR，PRを含めると90%近い成績を認めた報告がある｡本プロトコールに関しては，現時点で実践できるかは別として，RTXの有効性とステロイドの長期投与の必要がない可能性を示す，有望なデータであると思われる[38]｡

4 ガンマグロブリン大量療法（IVIg）の有効性

感染を反復し，免疫抑制治療の継続が困難な場合など，治療薬候補として挙がりうる｡Lancetの短報で，14例の増殖性腎炎に，IVIg vs IVCYで同等の成績を認めたというものが最初と思われる[39]｡以降，2000年前半～2005年頃に報告が散見され，イスラエルからのものが目立つ[40]｡その中では，LNに対しては，nephritic，nephroticな所見の双方に改善が期待でき，その他の病変にも効果が認められることが多いとしている｡

副作用としては，アレルギー，腎機能障害，無菌性髄膜炎などがある｡腎機能障害

は，スクロース（ショ糖）含有製剤に多く，腎機能障害を起こすリスクファクターとして，脱水，高齢，低ガンマグロブリン血症がないこと，などが挙げられる．腎生検を行うと尿細管の空胞化と腫脹を認めることから，浸透圧障害が想定されている[41]．IVIg投与時の副作用軽減のためには，緩徐投与が望ましい．具体的には，50mg/kg/h以下など（例：体重50kgだと，1日あたり，400mg×50＝20g，2,500mg/h以下で投与→1本5g/2h以上×4本×5日となる）．ショ糖含有製剤は，わが国の製剤には存在しないが，何らかの糖質は負荷されていることから，腎機能低下や低アルブミン血症による血管内脱水が予想される場合は特に，緩徐投与が望ましいと考えられる．

　本項の執筆にあたり，三菱京都病院腎臓内科医長の松井敏先生に，腎臓内科医の立場より，ご意見，ご指導を頂きました．この場を借りて厚く御礼申し上げます．

【引用文献】

1) Bertsias GK, et al：Joint European League Against Rheumatism and European Renal Association-European Dialysis and Transplant Association(EULAR/ERA-EDTA) recommendations for the management of adult and paediatric lupus nephritis. Ann Rheum Dis 2012；71(11)：1771-82.
2) Hahn BH, et al：American College of Rheumatology guidelines for screening, treatment, and management of lupus nephritis. Arthritis Care Res(Hoboken)2012；64(6)：797-808.
3) Weening JJ, et al：The classification of glomerulonephritis in systemic lupus erythematosus revisited. Kidney Int 2004；65(2)：521-30.
4) 森亘, 他 監訳：ロビンス基礎病理学第7版. 廣川書店, 2004, p640.
5) 片渕律子：腎生検診断Navi. メジカルビュー社, 2007, p14-50.
6) Vizjak A, et al：Pathology, clinical presentations, and outcomes of C1q nephropathy. J Am Soc Nephrol 2008；19(11)：2237-44.
7) 黒木亜紀, 他：膜性腎炎の病因Ⅰ：IgGサブクラスおよび細胞性免疫からの考察. 日腎会誌 2011；53(5)：668-71.
8) Petri M, et al：Derivation and validation of the Systemic Lupus International Collaborating Clinics classification criteria for systemic lupus erythematosus. Arthritis Rheum 2012；64(8)：2677-86.
9) Dall'Era M, et al：Identification of biomarkers that predict response to treatment of lupus nephritis with mycophenolate mofetil or pulse cyclophosphamide. Arthritis Care Res(Hoboken) 2011；63(3)：351-7.
10) Houssiau FA, et al：Early response to immunosuppressive therapy predicts good renal outcome in lupus nephritis：lessons from long-term followup of patients in the Euro-Lupus Nephritis Trial. Arthritis Rheum 2004；50(12)：3934-40.
11) Touma Z, et al：Time to recovery from proteinuria in patients with lupus nephritis receiving standard treatment. J Rheumatol 2014；41(4)：688-97.

12) Takahashi Y, et al: Time of initial appearance of renal symptoms in the course of systemic lupus erythematosus as a prognostic factor for lupus nephritis. Mod Rheumatol 2009;19(3):293-301.
13) Gary SF, et al: Kelley's textbook of rheumatology. 9th ed. ELSEVIR, 2013, p942-5.
14) Lorraine Harper, et al: Pulse versus daily oral cyclophosphamide for induction of remission in ANCA-associated vasculitis: long-term follow-up. Ann Rheum Dis 2012;71(6):955-60.
15) Radhakrishnan J, et al: The KDIGO practice guideline on glomerulonephritis: reading between the(guide)lines—application to the individual patient. Kidney Int 2012;82(8):840-56.
16) Ioannidis JP, et al: Predictors of sustained amenorrhea from pulsed intravenous cyclophosphamide in premenopausal women with systemic lupus erythematosus. J Rheumatol 2002;29(10):2129-35.
17) 日本リウマチ学会：ミコフェノール酸モフェチル（セルセプト®カプセル250）のループス腎炎に対する適正使用のお願い．日本リウマチ学会からのお知らせ（2016年1月閲覧）[http://www.ryumachi-jp.com/ryumachi/info/news150731.html]
18) van Gelder T, et al: To TDM or not to TDM in lupus nephritis patients treated with MMF? Nephrol Dial Transplant 2015;30(4):560-4.
19) Sterling G. West: Rheumatology secret 3rd ed, ELSEVIR, 2014, p575-6.
20) Gary S. Firestein, et al: Kelley's Textbook of Rheumatology, 9th ed, ELSEVIR, 2013, p952-3.
21) 平田純生：腎不全と薬の使い方Q&A．じほう，2004, p585, 590.
22) Feng L, et al: Mycophenolate mofetil versus azathioprine as maintenance therapy for lupus nephritis: a meta-analysis. Nephrology(Carlton) 2013;18(2):104-10.
23) Chan TM: Treatment of severe lupus nephritis: the new horizon. Nat Rev Nephrol 2015;11(1):46-61.
24) Swan JT, et al: Systematic review and meta-analysis of immunosuppressant therapy clinical trials in membranous lupus nephritis. J Investig Med 2011;59(2):246-58.
25) Winn MP: 2007 Young Investigator Award: TRP'ing into a new era for glomerular disease. J Am Soc Nephrol 2008;19(6):1071-5.
26) 日本腎臓学会：エビデンスに基づくネフローゼ症候群診療ガイドライン2014．日腎会誌 2014;56(7):1022-4.
27) 松井勝臣, 他：薬剤性および移植関連aHUS．日腎会誌 2014;56(7):1067-74.
28) Yap DY, et al: Long-term data on tacrolimus treatment in lupus nephritis. Rheumatology(Oxford) 2014;53(12):2232-7.
29) Fei Y, et al: Low-dose tacrolimus in treating lupus nephritis refractory to cyclophosphamide: a prospective cohort study. Clin Exp Rheumatol 2013;31(1):62-8.
30) Mok CC, et al: Tacrolimus versus mycophenolate mofetil for induction therapy of lupus nephritis: a randomised controlled trial and long-term follow-up. Ann Rheum Dis 2016;75(1):30-6.
31) Bao H, et al: Successful treatment of class V+IV lupus nephritis with multitarget therapy. J Am Soc Nephrol 2008;19(10):2001-10.

32) Liu Z, et al:Multitarget therapy for induction treatment of lupus nephritis:a randomized trial. Ann Intern Med 2015;162(1):18-26.
33) Nomura A, et al:Efficacy and safety of multitarget therapy with mizoribine and tacrolimus for systemic lupus erythematosus with or without active nephritis. Lupus 2012;21(13):1444-9.
34) Kagawa H, et al:Mizoribine, tacrolimus, and corticosteroid combination therapy successfully induces remission in patients with lupus nephritis. Clin Exp Nephrol 2012;16(5):760-6.
35) Kuramoto T, et al:Novel anticytomegalovirus activity of immunosuppressant mizoribine and its synergism with ganciclovir. J Pharmacol Exp Ther 2010;333(3):816-21.
36) Duxbury B, et al:Rituximab in systemic lupus erythematosus:an updated systematic review and meta-analysis. Lupus 2013;22(14):1489-503.
37) Weidenbusch M, et al:Beyond the LUNAR trial. Efficacy of rituximab in refractory lupus nephritis. Nephrol Dial Transplant 2013;28(1):106-11.
38) Condon MB, et al:Prospective observational single-centre cohort study to evaluate the effectiveness of treating lupus nephritis with rituximab and mycophenolate mofetil but no oral steroids. Ann Rheum Dis 2013;72(8):1280-6.
39) Boletis JN, et al:Intravenous immunoglobulin compared with cyclophosphamide for proliferative lupus nephritis. Lancet 1999;354(9178):569-70.
40) Zandman-Goddard G, et al:Intravenous immunoglobulin therapy and systemic lupus erythematosus. Clin Rev Allergy Immunol 2005;29(3):219-28.
41) Lin RY, et al:Intravenous gammaglobulin-associated renal impairment reported to the FDA:2004-2009. Clin Nephrol 2011;76(5):365-72.

2 NPSLE —SLEに伴う神経精神症状—
NPSLE —neuropsychiatric symptom associated with SLE—

山下裕之

ポイント

- NPSLE（neuropsychiatric SLE）の診療は，基本的に2010年EULAR recommendationsを参考にするとよい．
- NPSLEの頭部MRI異常所見として，径1cm以上の大きな病変は診断やsurrogate markerとして有用であるが，頻度は低い．一方で偶発的に発見される数mmの小さい病変は活動性を反映しないことが多い．
- NPSLE（特にdiffuse manifestation）では，髄液検査が正常であることは珍しくない．髄液検査で有用な特殊項目として，髄液IL-6〔NPSLE全般でcut off値4.3pg/mLが鑑別に有用，ACS（acute confusional state）では高値をとる〕，IgG index（ACSにおいて有用）などが挙げられる．血清抗体では抗ribosomal P抗体（特に精神症状に対して，感度は低いが特異度は高い）が有用である．
- 全身性エリテマトーデス（systemic lupus erythematosus：SLE）に伴う脊髄炎は，時間〜日の単位で急速に進行し，不可逆性麻痺を残しうるため，特に注意を要する．灰白質病変（SLE全般の活動性が高く，髄液検査で強い炎症所見を伴い，単相性だが不可逆性対麻痺になりやすい），白質病変〔再発が多く，optic neuritis合併例も多い．視神経脊髄炎（neuromyelitis optica：NMO）診断基準を満たすものが多い〕という2つの病型に主に分類されうるとの報告がある．
- ステロイドによる副作用としての精神症状はCIPDs（corticosteroid-induced psychiatric disorders）と呼ばれ，その発症形式は通常，急性もしくは亜急性（多くはステロイド開始から数日以内）である．最も重要な危険因子は高用量ステロイド〔PSL（prednisolone）40mg/day以上〕と言われている．用量依存性に発症率が上昇するが，一方でステロイド投与量と発症時期，重症度，精神症状の種類，持続期間には関連がないと言われる．
- NMOは，EULAR recommendationsでは言及されていないが，長大病変の脊髄炎，optic neuritis，再発例などで考慮され，急性期治療に血漿交換が有用な可能性が

ある。
▶ NPSLEと鑑別すべき他の疾患として，進行性多巣性白質脳症（progressive multifocal leukoencephalopathy：PML）や可逆性後白質脳症症候群（posterior reversible encephalopathy syndrome：PRES）がある。

症例集

症例1　SLEの活動性上昇とともに発症したACS

31歳女性。X年8月，他医にてSLEと診断されたが，自己判断でPSL 10mgしか内服していなかった。1カ月後，急に不穏状態になり，当院に救急搬送となった。心外膜炎を認め，抗dsDNA抗体の経時的上昇などから，SLEの活動性を伴ったNPSLEが疑われた。髄液検査にて髄液細胞数7.7/mm^{3}と軽度上昇を認めたが，頭部MRI上は明らかな異常を認めなかった。

NPSLEと診断し，搬送当日よりステロイドパルス療法を開始したところ，意識レベルは徐々に正常化した。ループス腎炎の合併も判明し，本人がIVCY（intravenous cyclophosphamide）を希望せず，MMF（mycophenolate mofetil）を追加。外来でmultitarget療法としてTAC（tacrolimus）を追加したところ，PSL 10mgまで減量可能となった。しかし，X＋1年11月より再度，異常行動が出現し，当院救急受診となった。

髄液検査では，IgG indexが1.11（正常値0.73以下）と高値であった。ステロイド増量に加え，IVCYに関しては希望しなかったことから12月よりRTX（rituximab）投与を開始したが，精神状態は不安定であった。重ねて説得の上，X＋2年1月よりIVCY 500〜750mgを2週間ごとに投与開始したところ，精神状態が安定し，退院となった。外来でPSL 5mgまで減量し，再燃を認めない。

ギモン1 NPSLEの診断材料として髄液検査をどこまで利用するか　コタエはp29
ギモン2 NPSLEの診断材料として頭部MRIをどこまで利用するか　コタエはp27
ギモン3 NPSLEに対するRTXの有効性はどの程度か　コタエはp39

症例2　CIPDsと鑑別を要したACS

24歳女性。X年9月，他院にて抗核抗体陽性，抗DNA抗体陽性，抗Sm抗体陽性などによりSLEと診断された。同年11月末より発熱，12月初旬に蝶形紅斑や関節痛が出現し，12月中旬には白血球減少傾向を認めたため，SLEの活動性上昇と判断さ

れ，PSL 50mgが開始された。その後，解熱傾向を認め，血球減少や蝶形紅斑の改善を認めたものの，X＋1年1月3日から勝手に帰宅したり，大声で騒ぐといった精神症状が出現。1月7日には首吊りまで行おうとしたため，精神科病棟のある当院に転院となった。

　転院時，PSL 50mgが継続投与されていたが，当院にて改めてステロイドパルス療法を施行した。しかし，精神症状は改善を認めなかった。髄液所見にてIgG index高値を示したことからNPSLEの可能性が高いと判断し，1月29日からIVCYを開始。劇的に症状は改善したが，3回目のIVCY投与時，ショックを起こし，以降IVCYは断念した。

　その後，ステロイドを減量。現在，PSL 6mgおよびMMF 2,000mgで精神症状は安定し，仕事もしている。

ギモン1 CIPDsと精神症状を主体とするNPSLEとをどのように鑑別するか　コタエはp42

症例3　急性期脳虚血所見を伴ったmovement disorder[1]

　33歳女性。X年（25歳）発症のSLE。X＋3年（27歳），SLEに伴う血球貪食症候群を発症したが免疫抑制治療により軽快した。以降，SLEの病勢は安定し，PSL 5mg＋TAC 0.5mg/dayで維持治療中であった。X＋8年11月，右上下肢の不随意運動（舞踏様運動，アテトーゼが混在）および1時間程度の右同名半盲を自覚し，緊急入院となった。

　入院時，軽度血小板減少，抗dsDNA抗体陽転化，抗カルジオリピン抗体IgG弱陽性を認め，髄液検査で細胞数や蛋白は正常であるもののIgG index上昇（0.97）を認めた。頭部MRIでは，発症日は異常なかった。NPSLE（movement disorder）と診断し，ステロイドパルス療法後，PSL 1mg/kg/day，免疫抑制薬を投与（当初，IVCYに対する同意が得られなかったため，RTX投与もアレルギー反応を示し，再度説得の上，IVCYを施行。4回目投与後に無顆粒球症を呈したため，MMFに変更）するとともに，一過性の右同名半盲が一過性脳虚血発作（transient ischemic attack：TIA）だった可能性を考慮し，抗血栓療法（ヘパリン），対症療法（ドパミン拮抗薬としてhaloperidolなどを使用）を併用した。7日後，頭部MRIで左淡蒼球に急性期虚血所見に矛盾しない所見を認めた。MRAで有意狭窄を認めず，ラクナ梗塞に準じてヘパリンからcilostazolに変更した。不随意運動の経過は部分寛解にとどまったが，最終的にパソコンでイラスト作業ができるまでに改善した。

　movement disorderは，画像異常が稀である点を含め，虚血のみでは説明しがたい点が多く，主に免疫機序が想定された。本症例では，免疫機序と虚血の両者の関与が示唆された。

> **ギモン❶** SLEに伴う局所徴候（本症例の場合，movement disorder）などのNPSLE症状に対してどのような治療戦略を取ればよいか　コタエはp34

症例4　SLE活動性上昇とともに急性に発症したSLEに伴うmyelopathy

　25歳女性。15歳発症のSLEで，X年8月の時点でPSL 10mgまで減量し，維持していた。X＋1年4月より，CRP陽転化，軽度の尿蛋白，血小板低下が出現しはじめ，SLE再燃としてPSL 20mgへ増量およびTACを1.5mgで開始したところ，改善傾向を示し，ステロイドを再度，徐々に減量した。しかし，減量過程で再び，汎血球減少や尿蛋白陽性や尿潜血陽性といった腎炎所見を認めはじめた。同年7月中旬，発熱および急性腰痛で動けなくなり，当科入院となった。

　入院同日，尿閉，両大腿部異常感覚が出現しはじめ，数時間で臍下の感覚低下を伴う典型的な対麻痺症状を認めた。髄液検査上，細胞数277.6/mm^3（好中球272.3/mm^3），髄液蛋白185mg/dL，糖34mg/dL，初圧220mmH$_2$Oで著明な炎症反応を認めた。緊急脊髄MRIでも横断性脊髄炎を認め，SLEに伴う脊髄炎と診断してステロイドパルス療法を開始。翌日にはIVCYを開始した。しかし効果に乏しく，対麻痺は残存した。

> **ギモン❶** 本症例のように急激に進行する脊髄炎にはどのような特徴があるか　コタエはp40

症例5　NMOと鑑別を要したSLEに伴うmyelopathy

　40歳，SLE女性。特に重要臓器病変のないSLEで，軽度の血小板減少，血清学的活動性に対してPSL 10mg＋TAC 1mgで維持していたが，1週間程度続く発熱および全身倦怠感を主訴に入院となった。

　軽度の血球減少傾向を認めるほかは，特記すべき異常を認めなかった。項部硬直を伴う頭痛と，髄液検査で著明な細胞数および蛋白上昇を認めた。感染性髄膜炎を想定し，抗菌薬，アシクロビルの投与を開始したが，日の単位で進行する下肢筋力低下と尿閉，さらに吃逆などが出現。画像検査を施行したところ，頭部MRIにてFLAIR像上，延髄背側・第四脳室から中脳水道周囲・第三脳室および側脳室壁が淡い高信号を示し，脊髄MRIでは延髄〜Th8レベルの脊髄炎を認めた。

　NMOとSLE myelitisの鑑別を要したが，ステロイドパルス療法，血漿交換療法，IVCYを行ったところ，徐々に四肢麻痺および痺れは改善傾向を認め，最終的には歩行可能となった。後に抗AQP（aquaporin）4抗体陰性が判明し，一元的にSLEに伴う脊髄炎と診断した。

> **ギモン❶** MOとSLEに伴う脊髄炎との違いは何か　コタエはp45

症例6　再発を繰り返すSLEに伴うmyelopathy

　36歳，SLE女性。PSL 10mgで寛解維持していたが，X年12月より発熱および吐き気が持続し，当科入院となった。

　SLEに伴う発熱と診断し，PSL 30mgへ再増量したが改善は乏しく，吃逆や下肢脱力が出現した。X＋1年1月，PSL 50mgへ増量し，解熱が得られたが，右温痛覚低下自覚，胸部左側に異常感覚が出現しはじめた。脊髄MRIを撮像したところ，Th1-5に脊髄炎を認め，頭部MRI上も延髄背側にT2延長領域を認めた。SLEに伴う脊髄炎として，ステロイドパルス療法，IVCYを施行すると，頭部および脊髄MRIで改善傾向を認め，退院となった。

　しかし，X＋2年1月，胸髄MRIにてTh4-5に病変の拡大がみられ，下肢神経症状増悪および歩行困難も出現した。脊髄炎再燃としてRTXの投与を開始。効果を認めたが，3回目の投与中にアレルギー症状にて中止し，IVCYを再施行したところ軽快した。X＋2年6月，下肢深部知覚障害が再び増悪し，再入院となった際，デキサメタゾンパルスおよびMMFを投与開始した。下肢神経症状は改善傾向となり，以降，再燃を認めず経過している。

ギモン1　再発を繰り返すSLEに伴う脊髄炎にはどのような特徴があるか　　コタエはp40

症例7　SLE活動性とともに発症した脳神経障害

　66歳女性。X年5月より出現した発熱を契機に受診し，抗核抗体陽性，抗dsDNA抗体陽性，腎生検でⅣ型腎炎があり，SLEと診断した。コントロール不良の糖尿病を合併しており，6月よりPSL 30mg＋IVCY 500mg×隔週で加療を開始したところ，腎炎は改善傾向を認めた。一方，7月下旬頃より複視，左外転障害，左内斜視が出現したが，MRIおよび髄液検査上，異常所見を認めなかった。数日後には右側にも症状が出現しはじめたため，NPSLEによる脳神経麻痺（末梢神経系）と診断。ステロイドパルスを開始し，後療法としてPSLを50mgに増量すると，症状は軽快した。

ギモン1　SLEに伴う末梢神経障害にはどのようなものがあるか　　コタエはp40

解説

　NPSLEを疑うときに抱える問題として，「どの程度NPSLEと確信して治療できるか？」，つまり，症例1のように全般的なSLEの疾患活動性があるときはよいとして，そうでないときに，「どの程度の診断根拠をもって治療強化に踏み切るのか？」という点に集約されると思われる。また，症例2のようにCIPDsと鑑別が非常に難しい場合がある。そのために，「MRIや髄液検査，抗ribosomal P抗体などの他覚的検査をどのような病態に積極的に行うか？」という点や，逆に「他覚的につかまりにくい病態は何か？」，などの疑問がわいてくる。症例1 症例2のようなびまん性徴候や症例3のような局所徴候を含むNPSLEに対するEULARの最近のrecommendationを解説したいと思う。また，症例4 症例5 症例6のような脊髄炎，症例7のような末梢神経障害に関する治療と予後，NPSLEと鑑別を要する疾患について詳細に解説していきたい。

1　NPSLEの原因

　SLEにおける神経精神障害の機序は長年の研究にもかかわらずいまだによくわかっていないが，①自己抗体，②炎症性メディエーター（サイトカインやケモカイン），③血管障害（vasculopathy）などの関与が想定される。まず，自己抗体はその種類により，びまん性徴候と局所徴候のいずれにも関与していると考えられており，免疫複合体とともに中枢神経（central nervous system：CNS）内で産生されるか，血液脳関門（blood-brain barrier：BBB）の破綻を経て体循環からCNS内に侵入して，直接，神経細胞を障害する。炎症性メディエーターはびまん性徴候への関与が推定されており，IL-6，IL-8，IL-10，IFN-αなどのサイトカインの関与が報告されている（図1[2)3)]参考）。一方，血管障害は局所徴候に関与していると考えられ，抗リン脂質抗体（anti-phospholipid antibodies：aPL）に基づく血栓や（頻度は少ないが）脳血管炎，白血球凝集によるSchwartzman現象，動脈硬化などに関与している。

2　NPSLEの分類

　分類に関しては，表1[4)5)]に示すように1999年，ACR ad Hoc Committee on

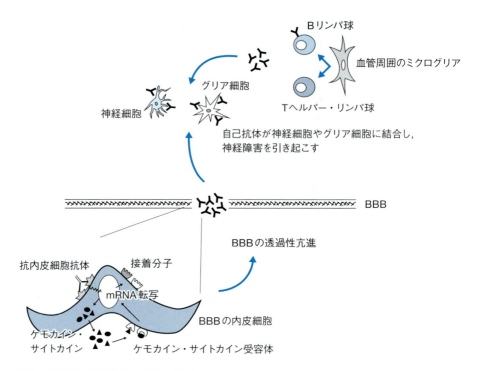

図1　NPSLEの発症メカニズム仮説
抗内皮細胞抗体は内皮を活性化して炎症性サイトカインやケモカインの産生，接着分子の発現を促進し，BBBの透過性を亢進させる。抗体はBBBの破綻によって，あるいは中枢神経内の新規産生によって中枢神経に到達する。自己抗体は神経細胞表面の分子に結合し，神経毒性を発現する。

(文献2，3より作成)

Neuropsychiatric Lupus NomenclatureがSLEの神経精神症状に対するACR nomenclature systemやその診断に有用な検査を発表した[4]。この分類はその後の論文報告などに一定の役割を果たしているが，いくつかの問題点も指摘されている[6]。たとえば，頭痛，cognitive dysfunction, mood disorder, anxiety disorderに関しては原病との関連が確認できない例が多く含まれている可能性がある。また，acute inflammatory demyelinating polyneuropathy（Guillain-Barré症候群）や重症筋無力症（myasthenia gravis：MG）は独立した疾患概念であり，SLEと免疫性神経疾患との合併か否か判断が難しい。さらに，demyelinating disorderは多発性硬化症（multiple sclerosis：MS），myelopathyはNMOとの合併の可能性がある。

一方，重要な概念として，CNS症状を，神経症状と精神症状，もしくは，病巣の局在の観点から前者を局所徴候（focal manifestation），後者をびまん性（diffuse/nonfocal manifestation）とほぼ対応させて分類している点が挙げられる。局所徴候の存在は脳血管障害（特に血栓との関連）を示唆する場合が多く，検査，治療や病因の推察に結びつくことからこの分類は有用なものになっている。

精神症状に関しては，これまで意識障害や認知障害などを呈する器質性脳症候群（organic brain syndrome：OBS）と統合失調症様症状や抑うつ症状などを呈する非

表1　NPSLEの分類（ACR nomenclature system）および出現頻度*

NPSLE症状			頻度(%)	95%CI
中枢神経系	局所徴候（神経症状）(focal manifestations)	・無菌性髄膜炎（aseptic meningitis）	NA	NA
		・脳血管疾患（cerebrovascular disease）	8	4.5〜14.3
		・脱髄疾患（demyelinating syndrome）	NA	NA
		・頭痛（headache）（片頭痛，良性頭蓋内圧亢進症含む）	28.3	18.2〜44.1
		・運動障害（舞踏病）（movement disorder）	0.9	0.3〜2.7
		・脊髄症（myelopathy）	0.7	0.2〜2.3
		・痙攣（seizure disorders）	9.9	4.8〜20.5
	びまん性徴候（ループス精神病）(diffuse manifestations)	・急性錯乱状態（意識障害）（acute confusional state：ACS）	3.4	1.1〜10.3
		・不安障害（anxiety disorder）	6.4	3.0〜13.6
		・認知障害（cognitive dysfunction）	19.7	10.7〜36.0
		・気分障害（mood disorder）	20.7	11.5〜37.4
		・精神病（統合失調症様精神症状）（psychosis）	4.6	2.4〜8.8
末梢神経系		・急性炎症性脱髄性多発神経根障害（Guillain-Barré syndrome）（acute inflammatory demyelinating polyradiculoneuropathy）	NA	NA
		・自律神経障害（autonomic disorder）	NA	NA
		・単・多発単神経炎（mononeuropathy, single/multiplex）	0.9	0.3〜2.9
		・重症筋無力症（myasthenia gravis）	NA	NA
		・脳神経障害（cranial neuropathy）	2.2	1.2〜4.1
		・神経叢障害（plexopathy）	NA	NA
		・多発ニューロパチー（polyneuropathy）	2.3	0.7〜7.8

*random-effects modelによるメタ解析，NA：算定不能　　　　　　　　　　（文献4，5より作成）

器質的精神症状に分類することが多かった。しかし，本分類ではこれらの用語を用いていない。あえて精神症状を二分するよりも個々の症状の鑑別を重視したほうが有用と思われる。

3　NPSLE診断に対する検査

❶ MRI

症例1は頭部MRI所見正常であったが，その異常所見もNPSLEの診断に役立つ場合がある。精神症状（びまん性徴候）主体のNPSLEは基本的に頭部MRIが正常である印象がある。

　まず，「Arthritis and Rheumatism」（2011年）にNPSLE 74例のMRI所見を集計したLuyendijk Jの後ろ向き研究がある[7]。主要所見として，**①局所的な白質もしくは白質・灰白質両者の高信号域**（49%）→血管病変や血管炎を示唆する，**②白質の広範に融合した高信号域**→様々な機序による慢性的低還流，**③びまん性の皮質灰白質病**

変(12%)→ニューロン成分に対する免疫反応や痙攣後変化に合致する所見，④MRI異常なし(42%)が認められた．結論として，**様々な脳MRI所見パターンが活動性NPSLE患者で認められ，異なる病理学的機序を示唆するものであった．**

さらに2010年「Seminars in Arthritis and Rheumatism」に剖検所見とMRI所見を比較したSibbitt WL Jrらの研究がある[8]．NPSLE 14例で脳生検が施行され，MRI所見との比較が可能であった．結果として，死亡例の剖検前MRI所見で認めたのは，小さな白質病変(100%)，皮質萎縮(64%)，脳室拡大(57%)，脳浮腫(29%)，びまん性白質異常(43%)，巣状萎縮(36%)，脳梗塞(29%)，急性白質脳症(25%)，頭蓋内出血(21%)，石灰化(7%)であった．死亡例の顕微鏡所見で認められたのは，全体的な虚血変化(57%)，脳実質浮腫(50%)，微小出血(43%)，グリア過形成(43%)，びまん性ニューロン・軸索喪失(36%)，脳梗塞治癒後(33%)，微小血栓塞栓(29%)，血管リモデリング(29%)，急性脳梗塞(14%)，大出血(14%)，頭蓋内出血治癒後(7%)であった．結論として，**MRI所見は，剖検例の病理組織所見と比較し，脳血管系および脳実質の病変を正確に表現していた．**

また，2010年，「BMC Musculoskeletal Disorders」[9]において，「頭部MRI上の径1cm以上」と「1cm以下」に病変をわけ，病的意義について比較研究したものがKatsumata Yらによって報告された．191例のSLE患者を前向きに研究し，CNS兆候あり($n=57$)となし($n=134$)で比較した．結果として，径1cm以上のMRI異常病変はCNS兆候ありの群でしか認められなかったが，径1cm未満の異常所見は両群で認められ，統計学的な有意差がなかった．大きなMRI異常病変は，臨床転機とも相関したが，小さな病変に関しては関連しなかった．結論として，**異常なMRI所見の中でも，径1cm以上の大きな病変は，頻度は低かったが，診断やsurrogate markerとして有用であった．**

2 その他の脳イメージング

通常のMRIで病変を見出すことができない場合には，他の脳イメージングが有用なことがある．定量的MRIとして，たとえば磁気共鳴スペクトロスコピー(magnetic resonance spectroscopy)，磁化移動コントラスト画像(magnetization transfer imaging)，拡散テンソルMRI(diffusion-tensor MRI)，灌流画像(perfusion-weighted imaging)が含まれる．

SPECT(single photon emission computed tomography)はMRIに比べて，特に中等症以上のびまん性NPSLEにおいて病変検出力が高く[10]，精神症状を呈した重症例の80〜100%で異常を検出でき，また臨床症状の出現に先立って潜在的な変化を検出できる可能性も指摘されている[11]．そのほか，FDG-PETでも同様の有用性が報告されている[12]．

3 脳波

脳波異常は活動性のNPSLEの70〜80％に認めるが，非NPSLEにもみられる[13]。全般性徐波を示すことが多い。典型的なてんかん性の脳波異常は痙攣を呈したNPSLE患者の24〜50％にみられるにすぎないが，痙攣の再発を予測するための目安となる[13]。

4 髄液検査

症例1 ギモン1 ⇒p21
に対するコタエ

症例1 症例2 において髄液検査上は，IgG index上昇と細胞数の軽度上昇を認めたにすぎないが，NPSLEの診断の参考になると思われる。上述のように，1999年「Arthritis and Rheumatism」においてNPSLEは"focal manifestation（神経症状）"，"diffuse manifestation（精神症状）"，"peripheral nervous system（末梢神経障害）"の3つのカテゴリーに分類されているが，**focal manifestationでは髄液一般検査で異常が認められるのに対し，diffuse manifestationでは正常である傾向がみられる。**

1）髄液一般項目[14]

以下はやや古い文献からの報告内容であるが，NPSLE診断における髄液一般項目の解釈について参考になるので要約して記載する。まず，髄液細胞数増加：6〜34％，髄液蛋白増加：22〜50％，髄液糖低下：3〜8％，オリゴクローナルバンド陽性：20〜82％という報告がある。好中球優位の髄液細胞上昇は，感染症が除外されれば，血管炎による虚血を示唆する。その一方で，aPLを有し，塞栓症を起こした場合，軽度の蛋白上昇と細胞数正常が認められることが多い。横断性脊髄炎では，他のNPSLEに比べて糖が低下することが多いという報告があるが，それでも多くは正常である。髄液中IgG上昇の頻度は69〜96％程度と言われる。aPLによる脳梗塞のような局所病変の場合，髄液IgG indexやオリゴクローナルバンドは通常上昇しない。髄液Q-アルブミン上昇は1/3の患者で認め，特に進行性の脳炎，横断性脊髄炎，脳梗塞でみられたとの報告がある（**表2**）。

表2 髄液IgG indexとQ-アルブミンの違い

	計算式	意味
IgG index （正常値：0.6〜0.8以下）	髄液IgG（mg/dL）×血清アルブミン（mg/dL）／血清IgG（mg/dL）×髄液アルブミン（mg/dL）	中枢神経内での免疫グロブリン（抗体）産生亢進の指標
Q-アルブミン （正常値：≦9）	髄液アルブミン（mg/mL）×10^3÷血清アルブミン（mg/dL）	BBBの透過性の指標

2) 髄液IL-6

「Arthritis and Rheumatism」(2007年)にSLE患者42例における，治療前後の髄液IL-6を含むサイトカイン・ケモカインを測定したFragoso-Loyo Hらの報告がある[15]。コントロール群（非NPSLE例や非自己免疫疾患症例）に比べて，NPSLEで有意に高値だったものは，IL-6, IL-8, IP-10, RANTES (regulated on activation normal T cell expressed and secreted), MCP-1 (monocyte chemoattractant protein-1), MIG (monokine induced by interferon γ)である一方，TNF-α以外のすべてのサイトカイン，ケモカインがSLE患者の細菌性髄膜炎合併のほうが，NPSLE患者より高かった。治療後，RANTES以外のすべての上昇していた物質が有意に低下し，NPSLEと非NPSLEで差はなかった。

2009年，Hirohata SらによりSLEかつCNS症状ありと診断された45例の髄液IL-6に関する多施設後ろ向き試験の報告がなされた[16]。45例のうち32例がループス精神病（以下，"Diffuse manifestations"と同義であることに注意）と診断され，13例は他の原因とされた。ROC分析にて，**cut-off値を4.3pg/mLとしたとき，ループス精神病に関する感度は87.5%，特異度92.3%だった。一方，IgG indexは感度・特異度を示すに至らなかった**。髄液IL-6に関して最近の脳血管障害と感染症，てんかんなどでも上昇することがあるのでその除外が必要である。

2007年，Katsumata YらによりSLE患者59例（ACS 10例，それ以外のNPSLE 13例，非NPSLE 36例）の髄液所見（IL-6, IL-8, IFN-α, IgG index, Q-アルブミン）を調べた前向きコホート研究が報告された[17]。ACS群の髄液IL-6は，非NPSLE群，ACS以外のNPSLE群に比べて有意に高かった。IgG indexは，ACS群の30%で陽性，非NPSLEの3%で陽性であり，有意差を持ってACSで高かったが，ACS以外のNPSLE群でも15%で陽性で，ACS群との有意差はつかなかった。Q-アルブミンに関しては，ACS群の30%で陽性で，non-NPSLE群6%よりも高かったが有意差はつかず，ACSにおいて陽性適中率は60%，陰性適中率は83%であった。**ACSの髄液IL-6≧31.8pg/mLとしたときの診断陽性適中率は80%，陰性適中率は85%で，IgG indexの陽性適中率は75%，陰性適中率は83%であった。これよりACSで髄液IL-6が高値となることが示唆された。**

5 NPSLEに関連する自己抗体

1) NPSLEに関連する自己抗体の種類

2007年には，Zandman-Goddard GらによりNPSLEに関連するとされた自己抗体について過去の文献のreviewが報告された[18]。**表3**はそれをまとめたものである。臨床的に汎用できるのは，aPL (aCL, LAC), 抗ribosomal P抗体, 抗Ro/SS-A抗体, 抗Sm抗体などである。最も有用性が高いのはaPLで，脳梗塞以外に認

表3 NPSLE関連自己抗体の一覧

抗原の局在	自己抗体		神経精神症状	検体
中枢特異的	1. 抗神経細胞抗体（neuronal）			
	N-methyl-D-aspartate（NMDA）receptor subunit 2（NR2）		認知機能障害，抑うつ症状	血液・髄液
	microtubule associated protein 2（MAP-2）		精神症状，痙攣，ニューロパチー，脳炎	血液
	ガングリオシド（AGA）		認知機能障害，抑うつ症状，片頭痛，ニューロパチー	血液
	神経フィラメント		多様な精神神経症状	血液
	glial fibrillary acidic protein（GFAP）		器質性/明瞭な精神神経症状	血液
全身性	2. 抗内皮細胞抗体〔endothelial cell antibody（AECA）〕			
	Nedd5		精神神経症状（特異的な症状発現は知られていない）	血液
	3. 偏在性の細胞に特異的な自己抗体			
	Ro（SS-A）		舞踏病，認知機能障害，精神病様症状	血液・髄液
	Sm		精神病様症状	血液
	ribosomal P		精神病様症状，抑うつ症状	血液
	抗リン脂質抗体			
		ループスアンチラグラント（LAC）	認知機能障害，舞踏病	血液
		カルジオリピン（aCL）	痙攣，舞踏病，精神病様症状，抑うつ症状，片頭痛	血液

（文献18より引用改変）

知機能障害や特に局所徴候（痙攣，頭痛，不随意運動，横断性脊髄炎）と関連していると言われており，血栓ばかりではなく，直接，神経組織を傷害している可能性が示唆されている[19]。また，**抗Sm抗体は，いわゆるOBS（ACSやcognitive dysfuctionに相当）と相関すると言われている**。また，髄液中の抗RNP抗体がNPSLEで上昇していることが報告され，注目されている[20]。

2）抗ribosomal P抗体について[18]

①抗ribosomal P抗体の定義と有用性

1985年，ElkonおよびTanらが，SLEの自己抗原としてribosomal P蛋白を同定した。ribosomal P蛋白とは3種類の酸性リン酸化蛋白の総称である。これらのribosomal P蛋白はC末端の22個のアミノ酸からなる共通の抗原決定基を有している。抗ribosomal P抗体とは，これら3種のribosomal P蛋白を同時に認識する自己抗体である[21]。SLE患者における血清抗ribosomal P抗体の陽性率は6～46％と言われ，人種間で陽性率が異なる。**一方，抗ribosomal P抗体はSLEに高い特異性があり，他のリウマチ性疾患ではほとんど認められない**。また，下記に述べるようにSLEに伴う精神症状（ループス精神病）に特に特異性が高いが，ループス腎

炎とも関連することが報告されていることに注意する[22]。なお，わが国において抗ribosomal P抗体は保険適用がないが，抗核抗体のnucleolar patternに分類される。抗ribosomal P抗体を測定する適応を検討する際に有用かもしれない。

②抗ribosomal P抗体とループス精神病との関連

Bonfaらは1987年，血清抗ribosomal P抗体とSLEに伴うpsychosis (lupus psychosis) との間に強い相関関係があることを「The New England Journal of Medicine」に発表した[23]。それによると，精神症状を伴ったSLEの90％で血清抗ribosomal P抗体が陽性であった一方，精神症状を伴わないNPSLE患者では，抗ribosomal P抗体陽性者は15％しかいなかった。

近年のreviewでは，17文献中12文献において血清抗ribosomal P抗体とNPSLEとの関連，主に精神症状との関連が示されている一方，他の文献ではその関連性を否定している。一因として，使用している合成ribosomal Pペプチドの純度が報告間で異なることなどがあるのではないかと考えられる。事実，Isshiらは，純度99％以上のribosomal Pペプチドを使用したELISA法により，ループス精神病患者において血清中抗ribosomal P抗体の有意な上昇を認めることを報告した[24]。**血清抗ribosomal P抗体は，ループス精神病の約50％で陽性となるが，抗ribosomal P抗体が血清中にまだ検出される段階でも精神症状に著明な改善がみられることがある一方，精神症状増悪時に必ずしも血清中抗ribosomal P抗体上昇が認められないこともある。したがって，血清中抗ribosomal P抗体はSLEの精神神経症状発症に直接関与しているのではないものと考えられる。**

一方，**ループス精神病患者の髄液中では，抗ribosomal P抗体はほとんど検出されない**。しかし，C末端22アミノ酸エピトープを欠くリコンビナントribosomal P0蛋白などに対する抗体は，ループス精神病患者の髄液中で有意に上昇していた[25]。したがって，ループス精神病患者の髄液中にはribosomal P蛋白のC末端22アミノ酸残基以外の部分と反応する自己抗体が存在すると言える。Katzavらは，抗ribosomal P抗体をマウスの脳室内に注入することにより，マウスにうつ状態が誘導されることを報告し，抗ribosomal P抗体はマウスの大脳辺縁系神経細胞に結合していることを見出した[26]。

また，Matusらは，抗ribosomal P抗体が認識するエピトープが神経細胞表面に存在することを証明し，neuronal surface P antigen (NSPA) と命名した。NSPAは，脳内で記憶・認知・感情を司る部分に多く分布し，抗ribosomal P抗体がNSPAを発現する神経細胞にアポトーシスを誘導することを明らかにした[27]。これらの結果から，抗ribosomal P抗体は髄液中でほとんど検出されないが，**ribosomal P蛋白と反応する髄液中の自己抗体が神経細胞と結合することによりループス精神病発症に寄与している可能性が示唆される。**

永井らは，活性化したヒト末梢血単球やヒト単球由来のTHP-1細胞表面にもribosomal P抗原が発現していることを確認した。さらに，抗ribosomal P抗体が，ヒト末梢血単球からのTNF-αやIL-6の産生およびTHP-1細胞からのVEGFの産生を増強させることが明らかにされた[28)29)]。抗ribosomal P抗体はこれらのサイトカイン産生を高めることにより血液脳関門の透過性亢進をまねくと考えられる。抗ribosomal P抗体が髄液中にほとんど認められないことを考慮すると，**抗ribosomal P抗体は中枢神経内で直接的に免疫異常を惹起するのではなく，抗NMDA受容体抗体など神経細胞と反応する自己抗体や免疫担当細胞を中枢神経内に侵入させることにより，ループス精神病の発症に寄与している可能性が示唆される。**

3）抗NMDA受容体サブユニットNR2抗体（抗NR2抗体）

　まず，DeGiorgioらが，SLEモデルマウスを用いて抗dsDNA抗体がNMDA受容体サブユニットNR2と交差反応することを報告した。彼らはNR2受容体が抗dsDNA抗体を認識して神経細胞のアポトーシスが誘発されることを確認し，NPSLEの発症に重要な役割を果たしていることを示唆した[30)]。血清中の抗NR2抗体がNPSLEの発症[31)]，中でも認知機能障害[32)]と関連していると言われているが，認知機能障害との関連を否定する報告[33)]もあり，一致していない。

　一方で，Kowalらは動物モデルを用いて，抗NR2抗体が認知機能障害や海馬の神経細胞のアポトーシスと関連するのはBBBが破綻した場合に限られていることを示した[34)]。Arinumaらは，血清中の抗NR2抗体価はループス精神病でやや高い傾向にあったが，ループス精神病（diffuse manifestations）以外のNPSLE患者（focal manifestations）や非SLE患者との間に有意差を認めなかったことを報告した。一方，髄液中NR2抗体価はループス精神病でのみ有意に上昇しており，髄液中の抗NR2抗体上昇がループス精神病の病態に関与することが示唆された[35)]。

6 わが国における各種検査のループス精神病診断における感度・特異度[36)]

　参考までに厚生労働省研究班が調査したわが国における各種検査のループス精神病診断における感度・特異度を**表4**に掲載しておく。髄液中IL-6値については，上述のように4.3pg/mLをcut off値とすると感度・特異度ともに良好だった。しかし，MRIの場合，ほぼ正常な場合が多く，感度は34.4％であった。逆に脳波は，感度は比較的高いが特異度で劣っていた。一方，髄液IgG indexは，感度は高いが特異度は16.7％と低かった。おそらく，アルブミン値とIgG値の測定データが施設間でばらつきが大きいためであろうと推測されている。

表4 各種検査のループス精神病診断における感度・特異度（2004年厚生労働省研究班）

	n	感度	特異度
SPECT	38	80.8%	50.0%
脳波	62	87.1%	51.6%
MRI	67	34.4%	65.7%
髄液IL-6	45	87.5%	92.3%
IgG index	45	84.4%	16.7%

（2004年 厚生労働省橋本班）

表5 ループス精神病の分類予備基準（厚生労働省研究班案改変）

Ⅰ. 1982年ARAのSLE診断基準（1997年一部改訂）の4項目以上を満たす
Ⅱ. 1999年ACRのnomenclatureに示されている以下の精神症状の1項目以上を示す
  □ acute confusional state
  □ anxiety disorder
  □ congnitive dysfunction
  □ mood disorder（depression）
  □ psychosis
Ⅲ. CSF IL-6の上昇（4.3pg/mL以上）
Ⅳ. 次の2つが除外できる
  1. 新たに発生した脳血管障害
  2. 感染性脳脊髄膜炎

Ⅰ，Ⅱ，Ⅲ，Ⅳすべてを満たすものをループス精神病（SLEに起因する精神病変）とする。

7 わが国におけるループス精神病の参考分類基準[36]

以上をふまえて，参考までに表5に厚生労働省診療ガイドラインに提案されている「ループス精神病の分類予備基準」を掲載しておく。ただし，この基準にはSLEの疾患特異性を示す髄液中自己抗体の測定が含まれていないので今後，これらの追加を検討する必要がある。

4 NPSLEに関するガイドライン[37]

1 NPSLEに関するEULAR recommendations

2010年「Annals of the Rheumatic Diseases」に掲載されたNPSLEに関するEULAR recommendationsを基本軸として，各症状について記載する（表6）。

表6 NPSLEに関する2010年EULAR recommendations改変

Statement	evidence	strength	agreement score
【NPSLE全般】			
▶神経精神イベントはSLE診断に先行することも，同時に起こることも，後発することもある．しかし，SLE診断後1年以内に起こることが多い（50〜60%）．また，SLEの全般的な疾患活動性を有するときに起こることが多い（40〜50%）	2	B	8.2
▶よくある表現型としては脳血管障害（CVD）や痙攣（5〜10%）．高度認知障害，大うつ病，acute confusional state（ACS），末梢神経障害は比較的少なめ（1〜5%）．psychosis，脊髄症，舞踏病，脳神経障害，無菌性髄膜炎は稀（＜1%）	2	B	8.4
▶危険因子：全般的なSLE活動性，重症のNPSLEの既往（特に高度認知機能障害，痙攣と関連），aPL（特に脳血管障害，痙攣，舞踏病と関連）はいずれもNPSLE発症リスク5倍	2	B	9.1
▶SLE患者において，新たな，あるいは説明困難な神経精神病態が出現したときは，まず，一般患者が同病態を生じたときと同様の初期診断ワークアップを行うべきである	2	D	9.7
▶神経精神症状の種類により，髄液検査〔CNS感染否定，髄液-PCR：HSV，JCV（PML），髄液軽度異常は40〜50%（特異的所見なし）〕，EEG（痙攣に有用），認知機能の神経心理学的評価，神経伝導速度検査（NCS），MRIを考慮	2	D	9.7
▶脳，脊髄MRIで推奨されるのは，T1/T2，FLAIR，DWI，ガドリニウム（Gd）造影 MRI異常所見：最も頻度の高い所見は，皮質下〜脳室周囲白質，通常側頭頭頂領域の，T2で高信号を示す小さな点状巣病変だが，NPSLE症状のない患者に認めることがあり，特異度は60〜82% ＊MRI正常例では，他の画像診断法（SPECTやPET）も検討	1	A	9.4
【治療全般】			
▶免疫性ないし炎症性の病態を伴う神経精神症状：ACS，無菌性髄膜炎，横断性脊髄炎，脳神経障害，視神経炎，末梢神経障害，Psychosis，難治性痙攣→（SLE以外の原因を除去した上で）免疫抑制治療	1	A	9.1
＊難治・重症例：血漿交換，IVIg，RTX（rituximab）が候補	―	―	―
▶抗血小板療法，抗凝固療法は，症状がaPLに関連している（特に血栓性CVD）と考えられるとき推奨 ＊他のaPL関連症状：眼神経症，舞踏病，免疫抑制治療に難治の脊髄症	2	B	9.6
▶対症的な治療（抗痙攣薬・抗うつ薬）や，増悪因子（感染・高血圧，糖尿病もしくは高脂血症）に対する治療も考慮すべきである	3	D	9.8
▶**抗血小板療法は，aPLが持続陽性，中等度から強陽性のSLE患者において一次予防のために考慮**	2	D	8.8
【NPSLEの病型別各論】			
＜headache＞			
• SLEで多いという統計があるが，SLEに特有のいわゆるlupus headacheと言われるものがあるかについては不明な点も多い．無菌性髄膜炎，静脈洞血栓症，出血を除外する必要がある．特に危険因子がなければ普通の頭痛と同様に対症療法			

＜CVD（脳血管障害）＞

- 脳梗塞における診断や治療過程で重要なのはaPLを含めた危険因子の評価である
- 脳出血は高血圧が最も重要な因子と考えられるが，脳血管炎の関与の症例報告もある。くも膜下出血の報告もあるが，その原因は動脈瘤，血管炎など様々である

▶ 動脈硬化症ないし血栓性CVDは多いが，出血性梗塞は稀。**血管炎に伴う梗塞はSLE患者においてはきわめて稀。それゆえ免疫抑制治療はあまり推奨されない**	2	B	9.1
＊梗塞やTIAに対する急性期の対応は一般的なものと同様である	−	−	−
▶ 抗リン脂質抗体症候群（APS）の分類基準を満たすSLE患者においては，脳梗塞の再発の二次予防のために，長期の抗凝固療法を考慮すべきである	2	C	9.4
＊PT目標値はINR3〜4のhigh intensityを勧める者もいる			

＜cognitive dysfuction（認知障害）＞

- SLE活動性との関連に関しては不明である一方，罹病期間と関連するという報告もある。脳の非可逆的病変に基づく後遺症状態と考えられる場合や症候形成も緩徐である場合が多く，ステロイドや免疫抑制療法の適応になることは非常に少ない。ただし，ステロイド効果を認めたとの報告もあり，治療適応かどうか総合的に判断する
- また，長期にわたるaPL高力価例を数年間追跡したところ，ほとんどの症例が認知機能障害を呈したという報告もある。MRIで脳梗塞を認めなくても認知機能障害を認める例があり，aPLの直接的な神経細胞障害の可能性も動物実験により示唆されている。多発性脳梗塞に伴う認知障害例では抗血小板療法を考慮する
- 虚血性脳血管障害と網状皮斑を呈するSneddon症候群はAPSと関連すると言われるが，aPL陽性のSneddon症候群では認知機能障害を呈しやすく，aPL症候群と認知機能障害を合併した患者の1/3がSneddon症候群であったという報告もみられる

▶ 軽度から中等度の認知障害はSLEで多いが，軽度のものが多く予後良好，高度の認知障害は比較的稀（3〜5％），神経心理士とともに神経心理学テストにより，評価すべきである ＊頻度の高い症状：注意力低下，視記憶低下，言語記憶低下，高次機能低下，精神運動速度低下	2	B	9.3
＊頭部MRI適応：①60歳以下，②明らかな原因のない認知機能の進行性の障害，③最近の頭部外傷歴，④新規の神経症状出現，⑤免疫抑制治療や抗血小板・抗凝固療法の開始と認知障害の発症増悪が関連している	−	−	−
＊治療：増悪原因の治療（特に不安や抑鬱），心血管系リスク管理，認知機能以外のSLE／NPSLE治療適応がある場合は免疫抑制治療を検討する	−	−	−

＜seizure disorders（痙攣）＞

- 全般型（67〜88％）と部分型に分類され，前者では全身性もしくは中枢神経系の活動性上昇を伴う場合が多く，後者では脳血管障害に由来する場合や局所神経細胞への自己抗体による直接作用，特にAPSとの関連が示唆され，基底核での抗原抗体反応により生じると考えられている
- 抗痙攣薬の使用に関して，バルビツール誘導体であるフェノバールやフェニトインを使用する際はステロイド代謝を促進し，ステロイド血中濃度を低下させる可能性があるので注意が必要である

▶ 単発性の痙攣発作はSLE患者において多く，疾患活動性と関連する。再発のリスクは一般集団と同等である（再発1〜2割のみ）	2	B	8.4

▶MRI, EEG（異常6〜7割）で構造的・機能的（炎症・代謝異常）障害の評価 ＊除外目的で髄液検査を行う	2	D	9.5
▶MRIで痙攣や痙攣後の脳波異常を説明しうる所見を認めない場合は，単回の痙攣発作後の抗痙攣薬は中止することを検討すべきである．**長期の抗てんかん療法は再発性の痙攣においてのみ考慮されるべき（長期に必要なのは1/4）**	3	D	9.3
▶疾患活動性のない患者において，痙攣のコントロールや再発予防に免疫抑制治療は考慮されない．しかし，疾患活動性とともに認められる場合は，ステロイド±IVCYが有用	3	D	9.0
▶抗凝固療法は抗リン脂質抗体陽性の患者に考慮	3	D	8.4
＜movement disorder（運動異常）＞			
・最も頻度が高いのはchorea（舞踏病）で，SLEのhallmark徴候と言われてきた有名な症状である．aPLとの関連が高率に示唆されているが（〜90％），脳血流イメージによる検討でも虚血性の病変でないことが示されており，aPLが血栓以外の機序（aPLがBBBの破綻を招き，aPLや他の自己抗体が神経細胞に結合し，神経細胞障害を引き起こすといった免疫機序）で関与している可能性がある			
＊通常，半分以上では自然経過もしくは治療に反応し，単回発作のみ，数日〜数カ月で消退するが，残りは持続もしくは再燃を反復する	—	—	—
▶持続性の症状に対する対症的な治療（ドパミン拮抗薬）が有効．aPL陽性の患者においては抗血小板療法・抗凝固療法を考慮	3	D	8.9
▶疾患活動性があるとき，ステロイド・免疫抑制治療（AZAやCPA）の併用を考慮	3	D	9.0
＜acute confusional state（ACS）＞			
・急性発症，意識レベルの変動，注意力低下を認める ・いわゆる，"delirium"に相当する用語であり，意識障害としての意味を有している．短時間に意識レベルが変動することがあり，傾眠から昏睡まで多彩な意識障害がみられる			
▶髄液検査，MRIを施行し，SLE以外の要因（特に感染や代謝性原）を除外すべき ＊脳SPECTは感度93％，治療効果判定にも有用という報告もある	3	D	9.6
▶ステロイドおよび免疫抑制薬を重症例に考慮（治療反応性70％） ＊重症／不応例には血漿交換（±IVCY），RTXの報告	3	D	9.0
＜psychosis（精神病）・anxiety disorder（不安障害）・mood disorder（気分障害）＞			
・psychosisは，妄想・幻覚によって特徴づけられる．ACS（delirium）においても妄想・幻覚を認めるが，意識障害がない症例をpsychosisとして分類する ・抗ribosomal P抗体の上昇に伴う肝機能障害出現が中枢神経症状発現の前兆となった例も報告されている			
＊ステロイドによる精神症状は，PSL 1mg/kg以上投与すると約1割に出現するが，psycosisよりmood disorder（93％）を呈する傾向にある	—	—	—
▶SLE単独に起因する大うつ病は比較的少なく，psychosisに至っては稀	2	B	9.1
▶大うつ病における血清マーカーや画像の診断有用性を支持する強いエビデンスはない ＊psychiatric SLEに対する抗ribosomal P抗体に関する報告：感度25〜27％，特異度75〜80％	2	B	8.7
▶SLEによるpsychosisで，特に疾患活動性を有する場合においてはステロイド・免疫抑制薬を考慮（ステロイド＋IVCY→AZP維持が一般的，治療反応性6〜8割，再発約半分）	3	D	8.8

項目	evidence	strength	agreement score
＊多くの精神病イベントは2〜4週以内におさまり，約2割のみが慢性的に軽度の障害を残す	—	—	—
<脊髄症>			
・灰白質病変（下位運動ニューロン）：弛緩性，反射低下			
・白質病変（上位運動ニューロン）：痙性，反射亢進→NMOやAPSとの関連を考慮			
・他の病態合併1/3，視神経炎が最多			
▶診断ワークアップ：Gd造影MRI，髄液検査 ＊3椎体以上の脊髄炎を"longitudinal myelopathy"と呼ぶ ＊髄液異常50〜70%だが非特異的，感染除外目的 ＊頭部MRIは脱髄疾患疑う場合に検討	2	D	9.5
▶可能な限り早期に（数時間以内！）高用量ステロイドを導入し，その後IVCY ＊数日〜3週以内のMRIは病状を反映する		A	9.4
▶再発予防の維持療法として免疫抑制治療を考慮すべきである ＊重症例では血漿交換	3	D	9.3
▶機能予後不良因子：MRIで長大病変，筋力や括約筋機能低下，初診時の機能不全，aPL陽性，治療開始まで2週間以上	—	—	—
<他の脳神経炎>			
・頻度の多い順に，Ⅷ＞Ⅲ，Ⅳ，Ⅵ＞Ⅴ，Ⅶ			
<視神経炎>			
・視神経炎以外に視神経病変として前部・後部虚血性視神経症，一過性の視力喪失を呈するamaurosis fugaxなどが生じうる			
▶診断ワークアップ：眼底鏡（視神経板浮腫3〜4割），蛍光血管造影などの眼科検査，MRI（造影で視神経増強効果6〜7割），VEP	3	D	9.3
▶視神経炎は虚血性視神経症と区別すべきである。虚血性視神経症は特にaPL陽性患者で多く，片側性であるのに対し，視神経炎は通常両側性である ＊視神経炎を示唆する他症状：脊髄炎と痙攣	3	D	9.3
▶ステロイド（パルス）単独か，免疫抑制薬との併用を考慮すべきであるが，治療に成功しないことが多い	1	A	9.1
<末梢神経障害>			
・様々なタイプがある			
▶末梢神経障害は他の神経精神症状としばしば合併し，筋電図，NCSで診断される	3	D	9.1
▶ステロイド単独か，免疫抑制薬の併用の奏効率は60〜75%	1	A	8.8
＊一方で，ある研究では，7年以上の経過でNCS所見は大半で不変（67%）	—	—	—

注1：evidenceは1＞2＞3，A＞B＞C＞Dの順にレベルが高い
注2：元論文の表に記載がなく，その論文の本文中より抜粋した記載に関しては，"＊"を付けて追記し，"evidence, strength, agreement score"については記載がなかったので触れていない

表7　CNSループスに対する治療ガイドライン（2004年厚生労働省研究班提案）

治療法	精神症状	神経症状	
		横断性脊髄炎	その他
ステロイド内服	A	A	B
ステロイドパルス	B	B	B
シクロホスファミドパルス	B		B
ステロイドパルス＋シクロホスファミドパルス		B	
免疫用製剤内服	B		
血漿交換療法	C	C	
ステロイド＋MTXの髄腔内投与	C	C	C
抗CD20抗体（RTX）	C	C	
自家骨髄幹細胞移植	C	C	

A：行うよう強く勧められる
B：行うよう勧められる
C：行うよう勧められるだけの根拠がない

（文献38より引用改変）

2 わが国におけるCNSループスに対する治療ガイドライン

参考までに表7に厚生労働省研究班から提案されたCNSループスに対する治療ガイドラインも提示する[38]。NPSLEの治療には基本的にステロイドと免疫抑制薬が用いられる。この2004年時点のガイドラインでは，推奨グレードA・Bはステロイドあるいは CPAであり，RTXの治療効果についてはまだエビデンスが得られていなかった。厚生労働省研究班で後ろ向きコホート研究を行い，ループス精神病126例の寛解率を調べたところ，治療開始5年後の時点で50％近い症例でSLEの再燃がみられていたが，ほとんどの再発例で精神神経症状の再発までには至っていない。

一方，ACSを示した患者に対する治療別のSLEの寛解率を調べたところ，IVCY施行群でSLEの再燃に対するハザード比が0.576と低い傾向があった[39]。したがって，**特にACSの治療としてIVCYを積極的に取り入れることが推奨される。**

3 NPSLEにおけるRTXの有効性

症例1では当初，患者が無月経のリスクを懸念し，IVCYを拒否したため，やむをえずRTXを使用した。以下にRTXの有効性について記載したい。

2007年のARDにNPSLEに対するRTXの有効性が報告された[40]。その報告では，従来の治療［IVCY，CsA（cyclosporin A），血漿交換療法］に抵抗性のNPSLE患者10例にRTXが投与された。その結果，全例でCNS症状の改善を得た。特にACSの全5例における意識障害が，治療後すぐに改善した。さらに，psychosisや気分障害などの精神症状においても，投与後数週から数カ月で効果がみられた。しかし，RTX

投与後フォローの過程（7〜45カ月）で，6例（60％）でNPSLEを含むSLEの再燃を認めた。**気分障害，psychosisなどのpsychiatric disorderに関しては，治療反応性は遅いが，RTXで再燃がない。一方，ACSに関しては，RTXに即効性があるが全例で再発していた。**症例を振り返ってみても，IVCYが奏効しているケースが多く，特にNPSLEにおいては基本的にIVCYがkey drugである印象があるが，難治例やIVCYが投与できない症例では有用性がある可能性がある。

5　SLEに伴う横断性脊髄炎[41]

SLEに伴う横断性脊髄炎には 症例4 や 症例5 のように比較的急速に進行するタイプと 症例6 のように緩徐進行性で再発性のものがある。2009年「Arthritis and Rheumatism」にSLEに伴う横断性脊髄炎が灰白質病変主体のものと白質病変主体のものにわけられるという報告がされた。22例のSLE脊髄炎症例を対象に分類したところ，11例は灰白質病変（臨床的に弛緩や反射低下を認める），11例は白質病変（臨床的に痙性や反射亢進を認める）を呈していた。

灰白質病変のあるものでは，単相性だが，不可逆性対麻痺になりやすく，SLE活動性が高く，CSFは細菌性髄膜炎と鑑別困難な強い炎症所見を認めた。不可逆性の対麻痺を呈する前に発熱と尿閉を呈し，尿路感染症と初期診断される例が多かった。

白質病変のあるものでは，再発が多く，optic neuritis合併例も多く，NMO診断基準を満たすものが多く，aPLとの関連も認めた。SLE初発時に併存するのは，灰白質病変36.3％，白質病変18.2％であった。MRI所見に関しては，cord swellingは灰白質病変のほうが有意に多く認められた。Gd造影効果が認められたのは，灰白質病変のうち25％のみで，むしろ白質病変のほうに多く認められた。

以上，SLE脊髄炎は，灰白質病変・白質病変という2つの異なる症候群を含んでいて，**発熱と尿閉を不可逆的な対麻痺の先行症状と認識すれば，早期診断・早期治療を行うことができる。**

6　SLEに伴う末梢神経障害

症例7 は末梢神経障害のうち，脳神経障害を呈した症例である。

SLEに伴う末梢神経障害は，ACR分類のうち，acute inflammatory demyelinating polyneuropathy, autonomic disorder, mononeuropathy (single/multiple), myasthenia gravis, cranial neuropathy, plexopathy, polyneuropathyの7つが挙げられている[4]。

2011年の「Seminars in Arthritis and Rheumatism」に125例のSLE関連末梢神経障害についてまとめた報告がある[42]。SLE患者1,533例のうち，末梢神経障害を認めたものは207例(14%)。うち，SLE関連は125例(SLE関連の可能性＝possible含む)および非SLE関連は82例であった。末梢神経障害症例のうち，SLE関連と非SLE関連で比較して，有意差を認めたのは，①**SLE罹病期間(短いほどSLE関連寄り)**，②**SLE疾患活動性(高いほどSLE関連寄り)**，③**多発性単神経炎(multiple mononeuropathy)は全例SLE関連であった**。SLE関連末梢神経障害内における病型は，感覚性多発ニューロパチー(pure sensory polyneuropathy)＞感覚運動性多発ニューロパチー(sensorymotor polyneuropathy)＞多発性単神経炎の順に多かった。神経伝導速度検査上，SLE関連 vs 非SLE関連において所見に差はなく，軸索障害が78%，脱髄が20%を占めた。末梢神経障害(非SLE関連含む)197例と，末梢神経障害を伴わないSLE 197例の対照群を比較すると，末梢神経障害のある群のほうがCNS病変の合併率が高く，それに起因してSLE活動性が高かった。治療に関しては，SLE関連＞SLE関連の可能性(possible)＞非SLE関連の順に免疫抑制治療が行われ，改善率はSLE関連≒possible SLE関連＞非SLE関連の傾向であった。

2014年「Arthritis and Rheumatism」からの報告もある[43]。SLE患者2,097例のうち，末梢神経障害ありは5.9%で，うち2/3がSLE関連末梢神経障害であった。本研究では，17.1%が小径線維ニューロパチー(small fiber neuropathy：SFN)であり，そのうち，5例のみがlength dependent(glove & stockingパターン症状，遠位逆行性軸索変性を反映)で，9例はlength non-dependent(斑状，非対称性，近位性神経障害性疼痛などの症状で後根神経節神経細胞障害を反映)であった。末梢神経障害合併例では，非合併例に比して，ステロイド最大投与量が同等にもかかわらず，合併症が多く，herpes zosterを含む感染症に罹患しやすく，骨密度が低い傾向にあった。一方，上述の2011年の「Seminars in Arthritis and Rheumatism」の研究で認められた，SLE疾患活動性が高いという傾向はなく，逆に疾患活動性が低く，damage indexが高い傾向を認めた。これは，前述の研究では多発性単神経炎の症例が多く，本研究ではSFNが多いという患者背景を反映している可能性がある。

以上，Dubois'の教科書[44]と上述の2論文をまとめると，**感覚性軸索多発ニューロパチー(sensory axonal polyneuropathy)＞感覚運動性軸索多発ニューロパチー(sensorymotor axonal polyneuropathy)の頻度が高い。多発性単神経炎が認められれば，SLE関連の可能性が高く，疾患活動性を伴いやすく，免疫抑制治療の適応と考えられる。SFNは過小評価されている可能性があり，SFNの中でも，**

length dependent/non-dependentの2病型があり，病態が異なる可能性がある。length dependent neuropathyの中では，大部分がNCS異常を伴う（感覚性軸索多発ニューロパチー，感覚運動性軸索多発ニューロパチー）が，SFNも存在する。これらの患者では，免疫抑制治療と向精神薬が組み合わされるが，約2/3では症状の増悪傾向が乏しく，対症療法のみで経過観察も選択肢と考えられる。

cranial neuropathyに関しては，2010年の「Lupus」に以下のように報告されている[45]。一般的に全体的なSLE活動性とともに生じ，免疫抑制治療に反応する。視神経症（Ⅱ）を除いた集計では，Ⅷ（聴覚前庭障害）＞Ⅹ（嗄声，嚥下障害など）＞Ⅵ，Ⅲ（外眼筋麻痺→複視，眼瞼下垂など）＞Ⅴ（三叉神経麻痺）＞Ⅶ（顔面神経麻痺）の順に報告が多い。髄膜炎，海綿状脈洞炎症，ギラン・バレー症候群（Guillain-Barré syndrome：GBS）などの合併や，MS，糖尿病，腫瘍など他疾患の鑑別を考慮する。比較的，aPL陽性例が多い傾向にあった。

autonomic disordersは，稀である。

急性脱髄性末梢神経障害もありうるが，一般的なGBSと異なりステロイド治療によく反応する。また，慢性炎症性脱髄性多発ニューロパチー（chronic inflammatory demyelinating polyneuropathy：CIDP）も生じうるが，神経叢障害は非常に稀である。MGに関しては，過去50例以上の報告あり，典型的にはMGがSLEに先行するが，MGに対する胸腺摘出後にSLEを発症した例もある。ただし，GBSやMGは独立した疾患概念であり，偶発的合併かSLEに伴うものかを注意深く観察するべきである。判断が難しい場合は偶発的合併と考え，それぞれの治療を行うとともにSLEの病勢に応じてSLEの治療を加えるべきと考えられる。治療はステロイドや免疫抑制薬を行うが，これらで反応不良な場合は血漿交換療法やIVIg（intravenous immunoglobulin），RTXなどの生物製剤を検討する。

7　NPSLEと鑑別を要する疾患

NPSLEと鑑別を要する大事な疾患として，CIPDs，SLEに伴う脊髄症と類似するNMO，中枢感染症であるPMLや，高血圧を伴うPRESなどがある。以下それらについて解説していく。

1 CIPDs[46]

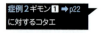
症例2ギモン1 ➡p22
に対するコタエ

ステロイドによる副作用としての精神症状は，ステロイド精神病（steroid-psychosis）という名称で馴染み深いが，本章ではCIPDsという用語で統一して述べている。理

由として，DSM-IV分類上，"精神病（psychosis）"は，"精神病性障害（psychotic disorder）"と狭義に定義され，ステロイドによってしばしば出現する気分障害やせん妄などを含んでいないためである．

症例1は，PSL 10mgしか内服しておらず，SLEの活動期に発症した精神症状なのでNPSLEが強く疑われた．CIPDsは強く疑わないが，症例2のようにPSL 50mg投与開始中にSLE患者に起こった精神症状に関してはCIPDsかNPSLEか非常に鑑別が難しい．一鑑別法として，Nishimuraらは，NPSLEあるいは精神症状のないSLE患者との比較において，CIPDsでは髄液IL6が増加しない例がほとんどであり，鑑別診断に有用であると報告している[47]．ステロイド開始後に精神症状が変化するのは，ループス精神病により精神状態が変調しやすいところにステロイドが投与されたことによる可能性も十分考えられる．仮にステロイド治療開始後に精神症状が増悪し，それがCIPDsであったとしてもステロイド投与中止やステロイド漸減を早めるようなことを決して行ってはならない．むしろ，精神科と協力しつつ，CIPDsに対する対症療法を検討することが重要である．

1）臨床症状

CIPDsの定義やステロイド投与量に差はあるが，その発症頻度は2～60%と報告されている．ステロイドの投与期間による差は興味深く，いくつかの前向き研究によると，**ステロイド高用量投与時は，急性に躁病エピソードが生じることが多く，比較的低用量で長期投与する場合は，うつ病エピソードが生じやすい**．一方，NPSLEの精神症状に関する22文献を検討した論文では，報告された総数669例のうち躁状態を呈したのは17例（2.5%）にすぎなかったと報告している[47]．SLE患者にステロイドを投与中に躁状態が出現した場合は，CIPDsの可能性が高いと思われる．Bolanosら（2004年）は，PSL＞7.5mg/dayを6カ月にわたり投与した患者20例と，14例のコントロール群を比較し，ステロイド長期投与は，うつと関連すると結論付けた．これらの結果とLewis & Smithらによるreview（1983年）を合わせると，CIPDsの発症頻度は，うつ35%，躁31%，精神病14%，幻覚やせん妄13%，混合6%であった．**認知障害は，短期・長期ステロイド投与のいずれにおいても生じうる**．1995年，Keenanらは，1年以上ステロイド投与を受けたRA患者とコントロール群を比較した．ステロイド投与患者で，海馬と関連したparagraph recall（陳述記憶の指標）に障害が多いと報告した．海馬とは関係のない顕在記憶は障害されなかった．高齢者では特に陳述記憶は障害されやすく，ステロイドに対する脆弱性がうかがわれる．

2）発症時期と罹病期間

一般的にステロイド治療開始後，3日～6週まで平均11.5日で出現し，**大方，ステ**

ロイド開始もしくは増量後，8週以内に生じると考えてよい。一方，CIPDsの罹病期間は様々である。Lewis & Smithらによるreview（1983年）では，90％以上で投与終了後，6週以内に回復するとした。幻覚やせん妄は，うつや躁・精神病よりも速やかに回復したが，認知障害など他の症状は，回復に数カ月程度の長時間を要した。

3）危険因子

①ステロイドの高用量使用

最も重要な危険因子で，PSL 40mg／day以上が発症リスクの目安と言われている。1972年，Bostonの報告で，**PSL 40mg／day以下では1.3％**，41〜80mg/dayでは4.6％，80mg/day以上では18.8％と用量依存性を認めた。ただし，**ステロイド投与量と発症時期，重症度，精神症状の種類，持続期間には関連がなかった**。

②製剤や投与経路

どの製剤でも発症しうる。ステロイドの隔日投与は身体的副作用を軽減することが知られているが，CIPDsを軽減するかは不明である。ステロイドの分割投与（1日の中で分2や分3で内服する方法）は，血漿中のpeak濃度を減少させ，精神症状を軽減するかもしれない。mPSL（methylprednisolone）では相対的にCIPDs発症が少ないと報告されている。

③薬物相互作用

ステロイドはCYP3A4で水酸化されるため，これを阻害する薬剤（ketoconazole, clarithromycin, fluvoxamine, エストロゲン含有経口避妊薬など）の併用でステロイドの血中濃度が上昇する。clarithromycinとステロイドの併用で躁や精神病を発症した報告があるが，一方でclarithromycin単独でも躁や幻覚と関連しうる。

④その他の危険因子

女性，SLEが危険因子になる。一方，年齢，肝腎機能障害，CIPDsの既往歴，精神障害の既往歴，家族歴は危険因子ではないとされている。

⑤SLEにおける危険因子

低アルブミン血症が危険因子になる。

⑥その他

グルココルチコイド受容体遺伝子の多型性が関与している可能性がある。

4）マネージメント

①アセスメント

まず自殺リスクを評価。次に，ステロイド以外の要因を検索する。

②治療
- ステロイドの減量・中止

CIPDsは用量依存性であり，**目安としてPSL 40mg／day以下に減量**する。通常，精神症状は，ステロイド中止により2週間以内に50％，6週間内に90％が改善すると言われており，陳述記憶の喪失や海馬の萎縮も，ステロイドの減量や中止により改善しうるが，ステロイド認知症は，他の症状よりもステロイド中止後から改善までの期間が数カ月と長い傾向にある。**ステロイドの減量が急速過ぎると，かえって精神症状を誘発することがあるため，注意が必要である。**

- 薬物療法

実際にはステロイドの減量中止が困難な症例も多いので，向精神病薬による対症療法が行われる。抗精神病薬や気分安定薬が有用とされるが，症例報告と小規模臨床試験の結果に基づく。抗精神病薬は，錐体外路系副作用の少ないrisperidone, olanzapine, quetiapineなどの第二世代抗精神病薬が繁用されている。気分安定薬には，lithium, valproateが含まれる。

- 予防

lithiumはCIPDsの予防に有効であることが示唆されている。このほか，chlorpromazine, gabapentin, lamotrigine, valproateが予防に有効だったという報告がある。

❷ 視神経脊髄炎（NMO）

症例5ギモン❶ ➡p23 に対するコタエ

症例5 のように脊髄長大病変や脳室周囲病変を呈するもの，症例5 などの再発を繰り返すタイプは，NMOとの鑑別を要する。NMOは，おそらくDevic病と同一の疾患を指す。MSと混同されるのは表現型が似ているためだが，発症機序はまったく異なっている。**NMOの病態は，AAS (autoimmune astrocytopathy syndrome) であり，抗AQP4抗体が病態に大きく関与**している。抗AQP4抗体はIgG1サブクラスで，補体活性化能を有することも重要な所見である。ただし，抗AQP4抗体陰性のseronegative NMOもあり，SLEに伴う脊髄障害か判断を要する場合がある。脊髄炎の経過がSLEの活動性と相関があるようであればNPSLEとして治療を行う。

1）現時点での診断基準

現時点での診断基準を**表8〜10**[48)49)]にまとめた。

2）治療[50)]

NMO治療に関するエビデンスは限られているが，急性期治療および長期的再発予防療法がこの疾患の予後改善につながることに間違いはない。NMO治療は，①急性

表8 NMOの改訂診断基準

(1) 視神経炎
(2) 急性脊髄炎
(3) 以下の3項目のうち少なくとも2項目を満たす
　　a) 3椎体以上の長さを有する脊髄病変が脊髄MRIで認められる
　　b) 発症時の脳MRIで脳MRI病巣がMSの診断基準を満たさない[1]
　　c) 血清中にNMO-IgGもしくは抗AQP4抗体が存在[2]
備考
[1] Patyの基準（3個以上の脳病巣を有し，うち1個以上は側脳室に接する病巣である）が用いられる
[2] NMO-IgGの対応抗原はAQP4であり，抗AQP4抗体陽性とNMO-IgG陽性は同等の意義を有する

（文献48より改変）

表9 NMO spectrum disorder：NMO類縁疾患

(1) NMO
(2) 限局型
　　・脊髄MRIで3椎体以上の連続する脊髄炎で，原因不明の単発あるいは再発性のもの
　　・両側同時発症あるいは再発性の視神経炎
(3) アジア型OSMS
(4) 全身性自己免疫疾患に伴う視神経炎あるいは脊髄MRIで3椎体以上の連続する脊髄炎
(5) NMOに特徴的な視床下部，脳梁，脳室周囲，脳幹に病変を伴う視神経炎あるいは脊髄炎

（文献49より引用）

表10 NMOの局所病変とそれに伴う症状

局在，病変	臨床症状（特徴的な症状のみ記載）
【AQP4分布による病変分布】	
視床下部	ナルコレプシー，傾眠
視床下部～下垂体	内分泌異常
第3脳室，第4脳室，中脳水道周囲，中心管	
延髄①：中心管～背側の最後野（AP）	難治性の吃逆と嘔吐：初発症状であることも (intractable hiccup and nausea：IHN)
延髄②：孤束核（NTS）を含むdorsomedial	
延髄③：呼吸中枢の疑核（NA）	呼吸抑制
【浮腫を反映した変化】	
脳梁病変，PRES（後述）	

（文献49より改変）

増悪期治療，②長期再発抑制療法，③慢性期後遺症に対する対症療法とリハビリテーション，の3つにわけられる。

① 急性増悪期治療（図2）[50]

　NMO急性増悪期（再発時）の症状は，MSに比べて重症であることが多く，1回の再発で視神経炎による失明，脊髄炎による著明なADL低下を認めることがあるため，

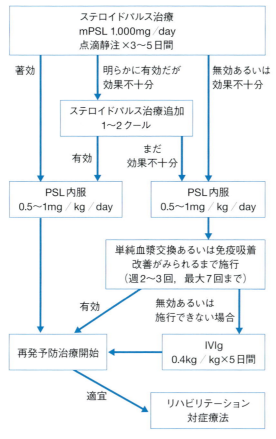

図2　NMO急性増悪期治療アルゴリズム
(文献50より改変)

　迅速に治療を開始することが重要である．まず，ステロイドパルス療法を行うが，無効であることも稀ではない．そのような場合に血漿交換療法を行うことにより半数以上の症例で臨床的改善がみられる．再発後，より早期に血漿交換療法を開始したほうが高い改善率が得られると言われる．

- ステロイドパルス療法

　急性増悪期の第一選択はステロイドパルス療法である．mPSL 1,000mg/dayを3日間連続で点滴投与し，症状改善不十分な場合は，さらに1～2クール追加するのが標準である．NMOは重症例が多いため，最初から5日間連続で点滴投与する方法や，1回あたりmPSL 2,000mg/dayといった，いわゆるメガパルスを行っている報告もある．ステロイドパルス療法後はPSL内服を継続するのが一般的である．

- 血液浄化療法〔単純血漿交換もしくは免疫吸着療法
　(immunoadsorption plasmapheresis：IAPP)〕

　ステロイドパルス療法の治療効果が乏しい場合には，第二選択の治療として血漿浄化療法 (PP) を積極的に考慮する．重症例ではステロイドパルス療法が無効な例も稀

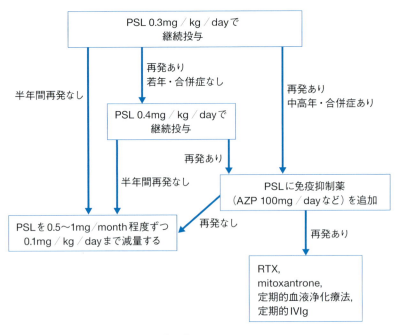

図3　NMO再発抑制療法アルゴリズム　　　　　　　　　（文献50より改変）

ではないため，早期からPPを施行することが望ましい。ある後ろ向き調査では，発症20日以内に単純血漿交換（PE）を開始した症例は，それよりも遅く開始した症例よりも回復が良く，さらに再発60日以降にPEを行っても回復する症例もあった。なお，PP前にPSL内服を開始しておくと，PP後の抗体価再上昇を抑制することが期待できるため，ステロイドパルス療法に引き続き，PSL内服継続することが望ましい。

　NMOに対するPPはPEが標準であり，1回につき循環血漿量（40〜50mL/kg）を同量のアルブミン製剤に置換する。回数は週に2〜3回のペースで，治療反応性を見ながら合計4〜7回の交換を目安とする。少数例のNMOに対してIAPPが中等度以上の改善をもたらしたとの報告もある。IAPPも週2〜3回のペースで施行する。処理血漿量の目安は40〜50mL/kgであるが，トリプトファンカラムを用いた研究では，処理血漿量が2,000mLを超えるとIgG 1クラスの吸着率が著しく低下した。抗AQP4抗体はIgG 1クラスが主体であるため，処理血漿量が一定量を超えるとカラムに吸着した抗体が剥がれて生体内へ返送される可能性も考えられている。

● IVIg

　通常，体重当たり400mg/kgを5日間連続で行う。何らかの理由でPPが施行できない場合やPP無効例に対して，IVIgを検討する。有効性を示す報告もみられるが，エビデンスは乏しく，わが国では保険適用外でもあるため適否を慎重に判断する。

②長期再発抑制療法（図3）

　NMOは再発予防を行わない場合，年間再発率は平均1.0〜1.5程度と言われ，少

なくとも1年に1回は再発すると考えられている。抗AQP4抗陽性脊髄炎の場合，約40％の症例が1年以内に再発を認めると言われる。European Federation of Neurological Societiesのガイドラインでも，NMO-IgG陽性で臨床的活動性が認められる場合は，免疫抑制療法の絶対的適用としており，抗AQP4抗体陽性であれば，積極的な再発予防治療が強く勧められる。

NMO再発予防には，ステロイドや免疫抑制薬(AZA, MMF, MTX, mitoxantrone)，RTXなどが用いられる。なお再発時のステロイドパルス療法後のステロイド減量については，ステロイド単独では1年以内に10mg/day以下にすると再発しやすい傾向があり，注意を要する。また定期的なIVIgやPEが再発予防に有効だったという報告もある。また，最近，注目されている新規のNMO治療薬が2つある。1つは補体C5に対するモノクローナル抗体であるeculizumab，もう1つがtocilizumabで，RTX無効例においても再発抑制効果が報告されている。

● ステロイド

ステロイドパルス治療後はPSL換算で1mg/kg/day程度の副腎皮質ホルモン製剤の経口投与が推奨される。発症早期で再発回数も少ない場合は，10mg/weekくらいの割合で漸減し，0.3mg/kg/day程度で少なくとも半年間は維持する。再発回数が多い場合は0.5mg/kg/day(25mg/day)程度での維持が必要なこともある。半年間再発がなければ，さらに1mg/monthあるいは10％/monthくらいの割合で漸減し，最終的には0.1mg/kg/day程度での維持を目標とする。

● AZA

過去の再発回数が多い症例で，PSL単独治療で再発抑制できない場合や，副作用のため高用量PSLが使いづらい場合には免疫抑制薬を併用する。ただし，免疫抑制薬は効果発現に数カ月を要するとされており，少なくとも半年はPSL 10mg/day以上との併用が望ましい。最も頻用される免疫抑制薬はAZAであり，50～150mg/dayを分服する。PSL＋AZA併用療法により有意な再発頻度の減少を認めたとの報告が散見される。

● MMF

750～3,000mg/dayを分服する。基本的に半年以上はPSLの併用が望ましいと考えられる。

● RTX

海外からその有用性が多く報告されている。投与方法は375mg/m^2を毎週，計4回点滴静注するものと，1,000mgを2週間隔で2回点滴静注するものがある。投与後6～9カ月あたりから末梢血B細胞が徐々に回復し，それに伴って抗AQP4抗体上昇もみられることがあるため，6～12カ月ごとに追加投与を行うのが望ましい。効果発現まで時間を要し，直ちに効果を発揮する中等量ステロイドより再発抑制作用も弱い。

●その他

　IVIgは，NMOの急性期・再発予防治療，いずれにおいてもその効果が期待されるがエビデンスは少ない。一方，定期的な血液浄化療法の有効性も指摘されている。また，MSの再発予防の第一選択薬であるINF-βとは無効ないし増悪したという報告が多く，基本的に新規導入は避けるべきである。それゆえ，発症早期にNMOをMSと鑑別することが非常に重要である。

③慢性期後遺症に対する対症療法とリハビリテーション

　NMO患者のQOL向上のため，疼痛，痺れ，痙性，便秘や排尿障害などを治療対象とする。NMO脊髄炎の慢性期に起こる有痛性強直性痙攣にはcarbamazepineが有効であるが，ステロイドの効力を低下させるため注意が必要である。

3 進行性多巣性白質脳症（PML）[51]

　PMLはヒトポリオーマウイルスJC（JCV）により引き起こされる。PMLは強い免疫抑制下の患者におけるグリア細胞の溶解性の感染からなる脳疾患であり，しばしば致死的となる。PMLは重篤な免疫抑制状態の患者における中枢神経の脱髄疾患である。**麻痺と意識障害が主な症状で頭痛，発熱，炎症反応を伴わず，一般髄液検査も異常を呈さないにもかかわらず，NPSLEと誤診されやすい**ので注意が必要である。

1) classic PML

①臨床症状

　典型的には，PMLはJCウイルスのオリゴデンドロサイトへの感染により起こる。したがって，神経学的障害は脳の脱髄領域に関連している。89例のPML患者のレビューでは，16例が痙攣を起こしていた。痙攣は通常，灰白質から発生すると考えられており，PMLが白質病変主体であることを考慮すると，これは意外なことである。しかし，痙攣を起こしたPML患者では，しばしば皮質のすぐ近傍に脱髄領域がみられる。

②画像所見

　通常はMRIやCTで白質に病変が検出でき，血管支配領域とは一致しない。CTでは低吸収域もしくは斑状の領域として認められ，MRIではT2強調画像やFLAIRで高信号，T1強調画像で低信号としてみられる。多発性の領域が一般的に出現し，大脳半球皮質下白質もしくは小脳脚にしばしばみられる。さらに基底核や視床のような灰白質にもみられることがある。それらは有髄神経である。**classic PMLは浮腫や質量効果，造影効果がない。**

③診断

　脳生検における*in situ*ハイブリダイゼーションもしくは免疫組織化学法によりウ

イルスDNAや蛋白を検出する，もしくは髄液PCRでJCウイルスのDNAを検出することで診断は確定する．しかし，他の感染症や悪性腫瘍が除外された場合，髄液中でJCウイルスが検出されなくても，典型的な臨床所見や放射線所見から"possible PML"と考えられることもある．

④治療

JCウイルスに特異的な抗ウイルス薬はない．特異的な抗ウイルス薬がないため，現在の治療目標は宿主の免疫反応を回復させることにある．HIV陽性患者では，cART (combination antiretroviral therapy)での治療が主に目標達成につながり，HIV陰性患者では可能であれば免疫抑制薬を減らすことが重要である．

2) モノクローナル抗体関連PML

RTX投与後のPML57例のうち90%が死亡した．しかし，多くがリンパ増殖性疾患で，既に他の免疫抑制薬を使用していたため，RTXのためだと特定することは困難である．これまでRTX単独での自己免疫疾患の患者におけるPMLの報告例はあまりないが，PMLのリスクについては確定的である．

①臨床症状

RTX治療が行われていた57例のPMLにおける初発症状は，意識混濁(54%)，片麻痺(33%)，運動失調(25%)，構音障害(21%)，視覚障害(18%)であった．

②画像所見

モノクローナル抗体関連のPMLにおけるMRI所見は古典的PMLと同様である．ただ，natalizumab(ヒト化抗ヒトα4インテグリンモノクローナル抗体)関連のPMLでは，古典的PMLでは通常みられないガドリニウム造影効果がみられたが(28例中11例)，これはJCウイルスに対する宿主の免疫反応が進行していることを示唆している．

③診断

髄液中のPCRで確定する．しかし陰性であることもあり，脳生検が必要になることがある．

④治療

natalizumabを使用していた場合，中止しても，薬剤の生物学的活性は3カ月続き，その間はPMLが進行する可能性があり，さらに，リンパ球の中枢神経系における回復により免疫再構築症候群が引き起こされる可能性がある．免疫再構築症候群の治療として，モノクローナル抗体を除去した後にステロイドを積極的に使用することが必要である．これは致死的な経過を避けるのに役立つ．

4 可逆性後白質脳症症候群（PRES）[52]

　　PRESという症候群は，1996年にHincheyらにより提唱されて以後，画像診断技術の発展と相まって，急速に認知されるようになり，SLEや血管炎といった自己免疫疾患に合併することが知られている。SLEは全身臓器を障害しうる自己免疫疾患だが，NPSLEやSLEに合併した中枢神経感染症，臨床症状とPRESは，臨床症状や経過がoverlapするため，その診断や治療はchallengingである。①PRESは支持的治療で可逆的であること，②早期にPRESを診断することで不要な免疫抑制療法を防げること，③PRES症例の蓄積によりその病因や治療の確立につながることなどから，それらを鑑別することが必要である。PRESの発症機序は，いまだに不明な点が多い。2008年，「Rheumatology (Oxford)」にliterature reviewが報告されているので以下に記載する。

1）literature review

　　PRESは1996年にHincheyら[53]により初めて提唱された。彼らは，特徴的な画像所見とともに可逆的な頭痛や意識障害，痙攣，視覚障害，腎機能障害を呈した15例を報告した。CTやMRIでは，可逆性の後頭葉優位の白質病変が確認された。15例で合計54の頭蓋内病変が認められたが，両側後頭葉24.1％，両側頭頂葉14.8％，左側頭葉と左前頭葉7.4％，右側頭葉と右前頭葉5.6％，その他（小脳，右尾状核，橋，左後頭葉，右視床，右前頭葉，左内包，中心白質，左頭頂葉と半卵円中心）1.9％だった。総合すると，**病変の57％は後大脳動脈の環流域**だった。**ほぼ全例で後頭葉の病変を合併**していた。急速に臨床的，画像的に改善を認めることから，Hincheyらはこれらの白質病変は梗塞でなく脳浮腫であると推測した。Hincheyらの報告に続いて，120以上のPRES症例が次々と報告された。多くの症例は，悪性高血圧や前子癇・子癇，固形癌に対する移植後，骨髄移植後，化学療法後であった。

2）SLE患者におけるPRES

　　これまでに報告されているSLE合併PRESは，94.1％が女性で平均年齢は29.8歳，全例がRPLS発症前にSLEを発症していた。SLE以外のPRES症例と比較すると，若く（29.8歳 vs 40.2歳），女性の割合が多かった（94.1％ vs 84.6％）。一方で，PRESの症状や画像は非SLE症例のものと共通だった。全例が，原因として疑われた免疫抑制療法の中止や，降圧療法，抗痙攣薬投与，透析を行い改善した。PRES発症から神経学的所見回復までの時間は7.2日だった。画像的改善には24.5（14〜45）日を要した。**SLEそのものが直接的にPRES発症に関与するという報告は乏しく，おそらくPRESは二次的な病態と考えられている。**

3）画像所見

典型的なPRESの画像所見は，後頭葉・頭頂葉の白質，特に中大脳動脈と後大脳動脈移行部を中心に認められ，動脈支配域に合致しない分布をとる。皮質も障害されうるが，鳥距皮質や傍正中領域は通常障害されない。皮質病変が顕著な例は軽症でみられることから，脳浮腫はまず皮質に生じる可能性も指摘されている。

前頭葉や基底核，脳梁，脳幹，小脳に病変が認められることがある。前大脳動脈領域に病変が出現する場合は，より重症である。小脳病変を合併したとしても，著明な小脳症状を認めた報告はない。CTで低吸収域（ただしCTで所見があるのは50％にすぎない），**MRIではT1で等〜低信号，T2で高信号，FLAIRでより明瞭となり，DWIでは等信号，ADCでは高信号を呈し，血管原性浮腫が主体と推測される**（表11）。一部の患者ではDWIやや高信号，ADC低下なし，T2高信号を呈するが，これは脳梗塞を意味しない。**治療開始が遅れると，細胞障害性浮腫を反映してDWI高信号，ADC低信号になることもある。**

画像から見た鑑別診断として，脳梗塞（DWI high，ADC low，通常，痙攣はない，血管支配域と一致することが多く鳥距裂も侵されることが多い），静脈洞血栓症，脳血管炎（MRIでは多発梗塞を認め，95％以上の患者で髄液異常が確認される），痙攣後の一過性脳浮腫（皮質が病変の主体で片側性。DWI高信号，ADCやや低信号），MELAS，ADEM，感染性脳炎（PRESでは炎症所見を認めない），PML，低酸素脳症，Creutzfeldt-Jakob disease（CJD），中枢神経原発悪性リンパ腫，reversible cerebral vasoconstriction syndrome（RCSV；雷鳴頭痛が特徴で，これはPRESでは認められないがPRESとのoverlapが10％に認められる）などが挙げられる。

表11　各条件によるMRI画像の相違

MRI画像条件	血管原性浮腫	細胞障害性浮腫	RPLS/PRES	脳梗塞（急性期）
T2	↑	↑	↑	N その後↑
FLAIR	↑	↑	↑	N その後↑
DWI	↑，N orやや↑	↑	N or↓（or 一部↑）	↑その後↑↑
ADC	↑	↓	↑（or 一部↓）	↓

4）発症機序

PRESの病因は不明な点が多いが，高血圧性脳症と一部重なると思われる。現時点で，3つの仮説がある。①脳血管攣縮とそれに続発する脳虚血，②脳血管自動調節能破綻による脳浮腫，③血管内皮障害とBBBの破綻による脳浮腫，である。しかし，これまでの画像所見や剖検例の検討から，②，③の説が有力である。

たとえば，CsA/TAC，cisplatin，IVIg，cytarabine，L-asparaginase，

bevacizumabに関連したPRESは，著明な高血圧がなくとも発症する．また，これら薬剤による直接的な血管内皮障害と，内皮細胞からのendothelinやthromboxaneの放出も関与しているかもしれない．原因薬剤の中止により改善し，再投与可能であった症例も報告されている．PRESの多くは可逆的だが，一部に脳梗塞や脳出血を合併し，不可逆的な症例があることを忘れてはならない．

5）NPSLE，中枢感染症などとの鑑別診断

これらは初期には臨床症状が重なり鑑別が難しい．SLE患者でPRES様症状が出現した場合，詳細な病歴聴取（急性発症の頭痛，痙攣，視覚異常，最近変更になった薬剤），身体所見（項部硬直，瞳孔サイズ，腱反射，視力・視野障害，巣症状，意識）をとる．その上で，感染症，代謝異常，薬剤毒性，腎機能障害を精査する．最終的にそれらが除外され，MRIでPRESに合致する所見が得られれば，SLE合併PRESと診断できる．中枢神経感染症，脱髄疾患，中枢神経血管炎，くも膜下出血のような中枢神経病変を除外するためには，髄液検査が必須である．しかし，PRESを診断する上での有用性は限られる，PRESの髄液所見は，正常〜軽度の蛋白上昇程度にすぎない．

6）SLEにおけるPRESの治療（表12, 13）

SLE合併PRESが免疫学的機序による可能性は低く，免疫抑制療法の強化は一般的に推奨されない．よって，SLE合併PRESの治療は，非SLE患者の場合と同様に扱う．重要なのは，悪化要因を避け，血圧や痙攣を管理し，必要に応じて透析を行うことである．

表12　PRESの基礎疾患

```
＜基礎疾患＞
・高血圧性脳症
    特発性
    二次性：褐色細胞腫，神経節細胞腫，原発性アルドステロン症，急性／慢性腎疾患，
           頸動脈内膜剝離術後，熱傷，サソリ咬傷後
・子癇（eclampsia），子癇前症（preeclampsia），妊娠高血圧症候群，HELLP症候群
・postpartum cerebral angiopathy（PCA）
・reversible cerebral vasoconstriction（RCV）
・isolated benign cerebral vasculitis（IBCV）
・急性間欠性ポルフィリア（AIP），サラセミア
・血栓性血小板減少性紫斑病（TTP），溶血性尿毒症症候群（HUS），特発性血小板減
  少性紫斑病（ITP），感染症／敗血症，ショック
・HIV脳症，高Ca血症，低Mg血症
・結節性多発動脈炎（PN），Wegener肉芽腫症，全身性エリテマトーデス（SLE）
・関節リウマチ（RA），全身性硬化症（SS）
・片頭痛，その他の一次性頭痛（雷鳴頭痛）
・外傷・手術（輸血含む），痙攣
```

表13　PRES発症に関連する薬剤

<薬剤関連性>
- 免疫抑制薬
  cyclosporin A, tacrolimus (FK506), corticosteroids
- 抗癌薬
  cytarabine (Ara C), cisplatin, gemcitabine, tiazofurin, vincristine, BAY43-9006 (sorafenib), L-Asparaginase, methotrexate, combination therapy (MACOP-B, CHOP, CVP)
- 抗ウイルス薬
  acyclovir, indinavir
- サイトカイン
  interferon-α, interleukin-2 (IL-2), erythropoietin, G-CSF (filgrastim)
- 免疫グロブリン・モノクローナル抗体
  immunoglobulin, OKT-3, RTX, bevacizumab
- エフェドリン含有薬
  ephedra, 葛根湯加川芎辛夷
- 覚醒剤
  cocaine, amphetamine など
- その他の薬剤
  造影剤

<その他>
- 血液製剤など
  血液幹細胞輸血 (DMSO-cryoreserved), 濃厚赤血球, 鉄剤
- 過酸化水素水 (誤飲)

　SLE合併PRESでは，治療開始2時間以内に，平均動脈圧を10～25％低下させるか，拡張期血圧を100mmHg未満に低下させる。あまりに急激な降圧は，脳梗塞や心筋梗塞，腎梗塞といった重要臓器障害を呈する。画像所見が改善すれば，痙攣が再発することは稀であるため，抗痙攣薬の継続は不要であることが多い。通常，活動性のあるSLEに合併した場合を除き，免疫抑制療法は維持ないし減量が望ましい。特に，**TACやCsAといったカルシニューリン阻害薬が併用されている場合は，中止が望ましい**。非SLE患者のPRESと同様，SLE合併PRESでは1～2週間以内に神経学的所見の改善を認める。

【引用文献】
1) 上田洋, 他：全身性エリテマトーデスに伴った舞踏様運動の一例. 日臨免疫会誌 2013;36(6):467-72.
2) Colasanti T, et al：Autoantibodies involved in neuropsychiatric manifestations associated with systemic lupus erythematosus. J Neuroimmunol 2009;212(1-2):3-9.
3) 西村勝治：統合失調症様症状をきたす脳神経疾患 全身性エリテマトーデス(NPSLE)などの膠原病. Schizophrenia Frontier 2011;12(1):32-7.
4) The American College of Rheumatology nomenclature and case definitions for neuropsychiatric lupus syndromes. Arthritis Rheum 1999;42(4):599-608.

5) Unterman A, et al:Neuropsychiatric syndromes in systemic lupus erythematosus:a meta-analysis. Semi Arthritis Rheum 2011;41(1):1-11.
6) Sciascia S, et al:Central nervous system involvement in systemic lupus erythematosus:Overview on classification criteria. Autoimmun Rev 2013;12(3):426-9.
7) Luyendijk J, et al:Neuropsychiatric systemic lupus erythematosus:lessons learned from magnetic resonance imaging. Arthritis Rheum 2011;63(3):722-32.
8) Sibbitt WL Jr, et al:Magnetic resonance imaging and brain histopathology in neuropsychiatric systemic lupus erythematosus. Semin Arthritis Rheum 2010;40(1):32-52.
9) Katsumata Y, et al:Diagnostic reliability of magnetic resonance imaging for central nervous system syndromes in systemic lupus erythematosus:a prospective cohort study. BMC Musculoskelet Disord 2010;11:13.
10) Zhang X, et al:Diagnostic value of single-photon-emission computed tomography in severe central nervous system involvement of systemic lupus erythematosus:a case-control study. Arthritis Rheum 2005;53(6):845-9.
11) Kodama K, et al:Single photon emission computed tomography in systemic lupus erythematosus with psychiatric symptoms. J Neurol Neurosurg Psychiatr 1995;58(3):307-11.
12) Weiner SM, et al:Diagnosis and monitoring of central nervous system involvement in systemic lupus erythematosus:value of F-18 fluorodeoxyglucose PET. Ann Rheum Dis 2000;59(5):377-85.
13) Bertsias GK, et al:Pathogenesis, diagnosis and management of neuropsychiatric SLE manifestations. Nat Rev Rheumatol 2010;6(6):358-67.
14) West SG:Neuropsychiatric lupus. Rheum Dis Clin North Am 1994;20(1):129-58.
15) Fragoso-Loyo H, et al:Interleukin-6 and chemokines in the neuropsychiatric manifestations of systemic lupus erythematosus. Arthritis Rheum 2007;56(4):1242-50.
16) Hirohata S, et al:Accuracy of cerebrospinal fluid IL-6 testing for diagnosis of lupus psychosis. A multicenter retrospective study. Clin Rheumatol 2009;28(11):1319-23.
17) Katsumata Y, et al:Diagnostic reliability of cerebral spinal fluid tests for acute confusional state(delirium) in patients with systemic lupus erythematosus:interleukin 6(IL-6), IL-8, interferon-alpha, IgG index, and Q-albumin. J Rheumatol 2007;34(10);2010-7.
18) Zandman-Goddard G, et al:Autoantibodies involved in neuropsychiatric SLE and antiphospholipid syndrome. Semin Arthritis Rheum 2007;36(5):297-315.
19) Isshi K, et al:Differential roles of the anti-ribosomal P antibody and antineuronal antibody in the pathogenesis of central nervous system involvement in systemic lupus erythematosus. Arthritis Rheum 1998;41(10):1819-27.
20) Chapman J, et al:Non-stroke neurological syndromes associated with antiphospholipid antibodies:evaluation of clinical and experimental studies. Lupus 2003;12(7):514-7.

21) Elkon KB, et al:Lupus autoantibodies target ribosomal P proteins. J Exp Med 1985;162(2):459-71.
22) Chindalore V, et al:The association between anti-ribosomal P antibodies and active nephritis in systemic lupus erythematosus. Clin Immunol immunopathol 1998;87(3):292-6.
23) Bonfa E, et al:Association between lupus psychosis and anti-ribosomal P protein antibodies. N Engl J Med 1987;317(5):265-71.
24) Isshi K, et al:Association of anti-ribosomal P protein antibodies with neuropsychiatric systemic lupus erythematosus. Arthritis Rheum 1996;39(9):1483-90.
25) Hirohata S, et al:Association of cerebrospinal fluid anti-ribosomal p protein antibodies with diffuse psychiatric/neuropsychological syndromes in systemic lupus erythematosus. Arthritis Res Ther 2007;9(3):R44.
26) Katzav A, et al:Induction of autoimmune depression in mice by anti-ribosomal P antibodies via the limbic system. Arthritis Rheum 2007;56(3):938-48.
27) Matus S, et al:Antiribosomal-P autoantibodies from psychiatric lupus target a novel neuronal surface protein causing calcium influx and apoptosis. J Exp Med 2007;204(13):3221-34.
28) Nagai T, et al:Anti-ribosomal P protein antibody in human systemic lupus erythematosus up-regulates the expression of proinflammatory cytokines by human peripheral blood monocytes. Arthritis Rheum 2005;52(3):847-55.
29) 永井立夫, 他:抗リボソームP抗体はヒト単球系白血病細胞株THP-1からのVEGF産生を亢進する. 臨リウマチ 2009;21(2):151-6.
30) DeGiorgio LA, et al:A subset of lupus anti-DNA antibodies cross-reacts with the NR2 glutamate receptor in systemic lupus erythematosus. Nat Med 2001;7(11):1189-93.
31) Gono T, et al:Anti-NR2A antibody as a predictor for neuropsychiatric systemic lupus erythematosus. Rheumatology(Oxford) 2011;50(9):1578-85.
32) Omdal R, et al:Neuropsychiatric disturbances in SLE are associated with antibodies against NMDA receptors. Eur J Neurol 2005;12(5):392-8.
33) Harrison M, et al:Anti-NR2 antibody does not identify cognitive impairment in a general SLE population. Arthritis Rheum 2004;50:S596.
34) Kowal C, et al:Human lupus autoantibodies against NMDA receptors mediate cognitive impairment. Proc Natl Acad Sci U S A 2006;103(52):19854-9.
35) Arinuma Y, et al:Association of cerebrospinal fluid anti-NR2 glutamate receptor antibodies with diffuse neuropsychiatric systemic lupus erythematosus. Arthritis Rheum 2008;58(4):1130-5.
36) 廣畑俊成:ループス精神病の分類基準. 厚生労働科学免疫アレルギー疾患予防・治療研究事業免疫疾患の合併症とその治療法に関する研究「診療ガイドライン」2005;8-13, 5-9.
37) Bertsias GK, et al:EULAR recommendations for the management of systemic lupus erythematosus with neuropsychiatric manifestations:report of a task force of the EULAR standing committee for clinical affairs. Ann Rheum Dis 2010;69(12):2074-82.

38) 廣畑俊成：第2章 難治性神経筋疾患 I.CNSループス．厚生労働科学免疫アレルギー疾患予防・治療研究事業 全身性自己免疫疾患における難治性病態の診断と治療に関する研究「全身性自己免疫疾患における難治性病態の診療ガイドライン」．2005, p5-9.
39) 廣畑俊成, 他：ループス精神病の既存治療法の評価に関する研究（中枢神経障害小委員会報告）．厚生労働科学研究補助金免疫アレルギー疾患予防・治療等研究事業免疫疾患の既存治療法の評価とその合併症に関する研究．田中良哉班長, 平成17-19年度綜合研究報告 2008; 38-41.
40) Tokunaga M, et al：Efficacy of rituximab(anti-CD20)for refractory systemic lupus erythematosus involving the central nervous system. Ann Rheum Dis 2007; 66(4): 470-5.
41) Birnbaum J, et al：Distinct subtypes of myelitis in systemic lupus erythematosus. Arthritis Rheum 2009; 60(11): 3378-87.
42) Florica B, et al：Peripheral neuropathy in patients with systemic lupus erythematosus. Semin Arthritis Rheum 2011; 41(2): 203-11.
43) Oomatia A, et al：Peripheral neuropathies in systemic lupus erythematosus: clinical features, disease associations, and immunologic characteristics evaluated over a twenty-five-year study period. Arthritis Rheumatol 2014; 66(4): 1000-9.
44) Daniel JW, et al, eds：Dubois'Lupus Erythematosus. 7th ed. LWW, 2007, p707-46.
45) Saleh Z, et al：Cranial nerve VI palsy as a rare initial presentation of systemic lupus erythematosus: case report and review of the literature. Lupus 2010; 19(2): 201-5.
46) 西村勝治：ステロイド精神病．グルココルチコイドup to date．リウマチ科 2011; 46(3): 222-7.
47) Nishimura K, et al：Blood-brain barrier damage as a risk factor for corticosteroid-induced psychiatric disorders in systemic lupus erythematosus. Psychoneuroendocrinology 2008; 33(3): 395-403.
48) Wingerchuk DM, et al：Revised diagnostic criteria for neuromyelitis optica. Neurology 2006; 66(10): 1485-9.
49) Wingerchuk DM, et al：The spectrum of neuromyelitis optica. Lancet Neurol 2007; 6(9): 805-15.
50) 糸山泰人, 他：標準的神経治療：視神経脊髄炎（NMO）．神経治療 2013; 30(6): 775-94.
51) Tan CS, et al：Progressive multifocal leukoencephalopathy and other disorders caused by JC virus: clinical features and pathogenesis. Lancet Neurol 2010; 9(4): 425-37.
52) Mak A, et al：Neuropsychiatric lupus and reversible posterior leucoencephalopathy syndrome: a challenging clinical dilemma. Rheumatology(Oxford) 2008; 47(3): 256-62.
53) Hinchey J, et al：A reversible posterior leukoencephalopathy syndrome. N Engl J Med 1996; 334: 494-500.

3 SLEに伴う血球減少
Cytopenia associated with SLE

高橋広行

ポイント

- ▶ 全身性エリテマトーデス（systemic lupus erythematosus：SLE）において自己免疫性溶血性貧血（autoimmune hemolytic anemia：AIHA）を診断したら，必ず治療を要する。ステロイド抵抗性AIHAにおけるRTX（rituximab）の有効性が近年，示されてきている。MMF（mycophenolate mofetil）は症例報告レベルだが，他剤抵抗例で有効性が期待できる。脾摘の有用性は議論がわかれる。

- ▶ Coombs陰性AIHAは診断に苦慮するが，溶血所見と高感度赤血球結合IgG定量が有用である。ステロイド反応性はCoombs陽性AIHAと同等である。

- ▶ SLE合併自己免疫性血小板減少症（autoimmune thrombocytopenic purpura：ATP）は，慢性・軽度なら治療を要さないこともある。重症例において，ステロイド抵抗性の場合，IVCY（intravenous cyclophosphamide），CsA（cyclosporin A），HCQ（hydroxychloroquine）等の有効性が示唆されている。近年，RTXの有効性も示され，症例報告レベルでは多剤抵抗例におけるMMFの有用性も期待される。

- ▶ 急性ループス血球貪食症候群（acute lupus hemophagocytic syndrome：ALHS），すなわちSLEに伴う血球貪食性リンパ組織球症〔血球貪食症候群／血球貪食性リンパ組織球症（hemophagocytic syndrome：HPS／hemophagocytic lymphohistiocytosis：HLH）〕は，血清フェリチンと抗dsDNA抗体の値により，2つのサブタイプにわけられる可能性がある。フェリチン高値型のALHSには，CsAが有効である可能性が示唆されている。また，多剤抵抗性のALHSにおいてはIVCYが有効である可能性がある。

- ▶ 血栓性血小板減少性紫斑病（thrombotic thrombocytopenic purpura：TTP）と診断したら，速やかに血漿交換療法（plasma exchange：PE）を開始する。溶血所見，血小板数が完全寛解（complete response：CR）に到達後2日までは継続する。PE抵抗例は，早期にRTXを併用すると寛解率が上昇する。ADAMTS13（a disintegrin-like and metalloproteinase with thrombospondin type 1 motifs 13）正常例においてもRTXが有効である可能性が示されている。

症例集

症例1 ステロイド単独で順調に軽快したAIHA合併SLEの症例

25歳女性。初発SLEで，発症時AIHAとⅣ-G（A）型（diffuse-global-active）のループス腎炎を合併していた。ステロイドパルス療法および後療法PSL（prednisolone）50mgを開始したところ，AIHAは順調に改善した。

ギモン1 SLEのAIHAにおけるステロイド単独治療の有効性はどの程度か　コタエはp66

症例2 ステロイド＋IVCYが無効でMMFが有効だったCoombs陰性AIHA合併SLEの症例

24歳女性。X年3月，ループス腎炎Ⅳ型・血球減少・精神症状主体のNPSLE（neuropsychiatric syndrome of systemic lupus erythematosus）および漿膜炎を認め，他院にてステロイドパルス療法が行われた。しかし，X年5月，腎機能悪化，尿蛋白増加，血球減少を認め，当院へ転院した。

改めてステロイドパルス療法を行い，NPSLEに対してIVCYを開始。経過中，Hb 5.6g/dL，ハプトグロビン検出感度以下まで低下した。溶血所見を認めるもののTMA（thrombotic microangiopathy）の可能性は否定的であり，Coombs陰性AIHAが疑われた。IVCYを継続したが，著明な好中球減少に伴う発熱で，継続困難と判断された。X年7月，Hb 6.4 g/dL，LDH 874IU/L，網状赤血球5.0％と，AIHAを疑う所見は残存していたため，MMFへ変更したところ，ハプトグロビンは正常化し，貧血は改善した。

ギモン1 SLEにおけるステロイド抵抗性AIHAの治療方法　コタエはp67
ギモン2 Coombs陰性AIHAの診断方法，特徴　コタエはp65

症例3 MMFが著効したCoombs陰性AIHA＋ATP合併SLEの症例

31歳女性。19歳発症のSLE。X年2月の海外旅行の際に日光過敏を呈し，その後，尿蛋白増加を伴う腎機能悪化・抗dsDNA抗体上昇・補体低下・貧血進行が出現したため，当科を紹介受診した。

X年6月よりステロイドパルス療法を開始したが，貧血に関してはハプトグロビン 3.3mg/dLと低下傾向を認め，血小板減少を伴っていた。貧血の鑑別について，"ハプトグロビン低下，網状赤血球上昇を伴う貧血であること"，"二重膜濾過法後のハプトグロビン上昇やLDHの一時的低下など溶血所見の改善を認めること"より

Coombs陰性AIHAが強く疑われた。血小板低下は，PA-IgG陽性よりATPと考えられた。

ステロイド治療のみで貧血は改善せず，X年7月よりIVCYを開始したところ，緩徐に改善した。しかし，サイトメガロウイルス感染など日和見感染を反復したため，X年11月よりIVCYからMMFへ変更したところ，貧血はさらに改善し，血小板も著明に上昇した。X＋1年8月以降，PSL 5mgおよびMMF 1,500mgで寛解を維持している。

ギモン1 SLEにおけるステロイド抵抗性ATPの治療方法　コタエはp70

症例4　ステロイドパルス療法単独では効果がなく，IVCYが奏効した重症ALHSの症例

61歳女性。X年1月，SLEと診断されたが臓器障害はなく，未治療だった。大動脈弁狭窄症に対してX年4月，弁置換術が施行されたところ，術後，発熱が持続し，他院にて水溶性PSL 55mgが投与されたが改善せず，肝機能障害が出現。その後，血小板の急激な低下が認められ，当院へ紹介された。

来院時採血において，WBC 4,680/μL，Hb 11.1g/dL，Plt 9,000/μL，フェリチン8,640.7μg/L，AST 434IU/L，ALT 500IU/L，LDH 1,327IU/L，TG 352mg/dL，CRP 0.89mg/dLであった。骨髄検査よりHPS/HLHと診断し，水溶性PSL 100mgへ増量し，IVCYを追加した。IVCYは計3回行い，ステロイドを慎重減量していく中で肝酵素，フェリチン，血小板数は徐々に正常化した。

ギモン1 SLEにおけるステロイド抵抗性HPS/HLHの治療方法　コタエはp79
ギモン2 SLEにおけるHPS/HLH（ALHS）の診断方法，特徴　コタエはp75

症例5　ステロイドパルス療法，RTXが効果なく，IVCYが奏効したALHSの症例

27歳女性。SLEにてPSL 5mgで維持療法中の患者。X年3月，発熱が出現し，当科へ入院した。

CRP 12.64mg/dLまで上昇し，血小板数も急激に低下した。骨髄検査で血球貪食像を認め，HPS/HLHと診断した。ステロイドパルス療法を施行したが改善せず，RTXを2回投与したが改善しなかった。そこで，IVCYを3回施行したところ，血小板数は徐々に増加し，正常化した。

ギモン1 SLEにおける多剤抵抗性HPS/HLHに用いる二次治療の選択方法　コタエはp79

症例6　繰り返すPEに反応せず，RTXが著効したTTPの症例

47歳女性。X年，発熱・心外膜炎で発症したSLEで，PSL 3mgで寛解維持していた。X＋4年9月，Hb 7.3g/dL，血小板6,000/μL，ハプトグロビン検出感度以下，ADAMTS13検出感度以下で破砕赤血球を認めたことから，TTPと診断し，PSL 30mgへ増量の上，PEを7回施行したが効果が認められなかったため，当院へ転院した。

転院後，ステロイドパルス療法を行い，計31回PEを施行したが血小板は上昇しなかったため，X＋4年10月，RTXを開始したところ，血小板は徐々に上昇し，正常化した。

ギモン1 SLEにおけるTTPの診断方法，特徴　コタエはp82
ギモン2 TTPにおけるPEの回数，中止基準　コタエはp83
ギモン3 SLE-TTPにおけるPE以外の治療選択肢　コタエはp85

解説

SLEに伴う血球減少としてAIHA，ATP，HPS/HLH，TTPなどがある。時に通常の治療に抵抗性を示す難治例が存在する。

症例1は典型的で標準治療で改善したAIHAだが，**症例2** **症例3**はCoombs試験陰性であり，診断が困難であった。また，いずれもステロイド・IVCYで寛解が得られず，MMFが奏効した。**症例4** **症例5**は難治性ALHSであったが，IVCYの追加により改善が得られた症例である。**症例6**は，ステロイドパルス療法や度重なるPEに抵抗性であったがRTXにより寛解が得られたTTPの一例である。本項ではこれらの症例をもとに，SLEに伴う血球減少について解説していきたい。

1　自己免疫性溶血性貧血（AIHA）

1 概論

赤血球が寿命の120日を待たずに破壊され，骨髄赤芽球造血による代償が不完全で貧血を呈する場合を溶血性貧血という。このうち，抗体や補体を介する溶血を免疫性

溶血といい，免疫性溶血性貧血のうち自己抗体が関与するものをAIHAという。赤血球膜に免疫グロブリンと活性化補体成分が結合し，これらを検出する直接Coombs試験が陽性となる。IgG抗体が結合した赤血球が脾臓などの網内系でマクロファージやリンパ球などのFc受容体によって識別され，貪食，破壊される（血管外溶血）。貪食細胞のFc受容体はIgG2，IgG4には活性を示さず，抗体がIgG2やIgG4のみであれば，直接Coombs試験が強陽性であっても有意な溶血をきたさないことがある[1]。

2 診断

厚生労働省研究班により，溶血性貧血（表1），AIHA（表2）の診断基準がそれぞれ出されているが，AIHAの診断には溶血性貧血の診断が前提となっている。

3 SLEにおけるAIHAの特徴

1）疫学

SLE患者の5〜14%にAIHAがみられると言われる[2]。SLE発症時には，およそ2/3がAIHAを有する[3]。また，SLE患者全体の18〜65%において直接Coombs試験が陽性である。SLEのAIHAにおいて赤血球膜に結合しているグロブリン種はC3（C3c, C3d）のみか，IgG+C3である。また，SLE-AIHAはほとんどが，温式AIHAである[4]。大規模前向き研究で，AIHAがSLEにおける貧血のうち最も高度であったが（Hb 8.99±1.5g/dL），AIHAの重症度はSLEの活動性と相関はみられなかった[5]。寛解に要する期間の中央値は3カ月。ステロイド有効例においては，再発しにくく，全体の85%が5年間再発なく経過した。その後，73%が15年間再発なく経過した。

表1　溶血性貧血の診断基準

1. 臨床所見として，通常，貧血と黄疸を認め，しばしば脾腫を触知する。ヘモグロビン尿や胆石を伴うことがある
2. 以下の検査所見がみられる
    1) ヘモグロビン濃度低下
    2) 網赤血球増加
    3) 血清間接ビリルビン値上昇
    4) 尿中・便中ウロビリン体増加
    5) 血清ハプトグロビン値低下
    6) 骨髄赤芽球増加
3. 貧血と黄疸を伴うが，溶血を主因としない他の疾患（巨赤芽球性貧血，骨髄異形成症候群，赤白血病，congenital dyserythropoietic anemia，肝胆道疾患，体質性黄疸など）を除外する
4. 1，2によって溶血性貧血を疑い，3によって他疾患を除外し，診断の確実性を増す。しかし，溶血性貧血の診断だけでは不十分であり，特異性の高い検査によって病型を確定する

（文献1より引用改変）

表2 AIHAの診断基準

1. 溶血性貧血の診断基準を満たす
2. 広スペクトル抗血清による直接Coombs試験が陽性である
3. 同種免疫性溶血性貧血（不適合輸血・新生児溶血性疾患）および薬剤起因性免疫性溶血性貧血を除外する
4. 1～3によって診断するが，さらに抗赤血球自己抗体の反応至適温度によって，温式（37℃）の1）と，冷式（4℃）の2）および3）に区分する
    1) 温式自己免疫性溶血性貧血
       臨床像は症例差が大きい。特異抗血清による直接Coombs試験でIgGのみ，またはIgGと補体成分が検出されるのが原則であるが，抗補体または広スペクトル抗血清でのみ陽性のこともある。診断は2），3）の除外によってもよい
    2) 寒冷凝集素症
       血清中に寒冷凝集素価の上昇があり，寒冷曝露による溶血の悪化や慢性溶血がみられる。直接Coombs試験では補体成分が検出される
    3) 発作性寒冷ヘモグロビン尿症
       ヘモグロビン尿を特徴とし，血清中に二相性溶血素（Donath-Landsteiner抗体）が検出される
5. 以下によって経過分類と病因分類を行う
    急性　：推定発病または診断から6カ月までに治癒する
    慢性　：推定発病または診断から6カ月以上遷延する
    特発性：基礎疾患を認めない
    続発性：先行または随伴する基礎疾患を認める
6. 参考
    1) 診断には赤血球の形態所見（球状赤血球，赤血球凝集など）も参考になる
    2) 温式AIHAでは，常用法による直接Coombs試験が陰性のことがある（Coombs陰性AIHA）
       この場合，患者赤血球結合IgGの定量が診断に有用である
    3) 特発性温式AIHAに特発性血小板減少性紫斑病（idiopathic thrombocytopenic purpura：ITP）が合併することがある（Evans症候群）。また，寒冷凝集素価の上昇を伴う混合型もみられる
    4) 寒冷凝集素症での溶血は寒冷凝集素価と平行するとは限らず，低力価でも溶血症状を示すことがある（低力価寒冷凝集素症）
    5) 自己抗体の性状の判定には抗体遊出法などを行う
       基礎疾患には自己免疫疾患，リウマチ性疾患，リンパ増殖性疾患，免疫不全症，腫瘍，感染症（マイコプラズマ，ウイルス）などが含まれる。特発性で経過中にこれらの疾患が顕性化することがある
    6) 薬剤起因性免疫性溶血性貧血でも広スペクトル抗血清による直接Coombs試験が陽性となるので留意する。診断には臨床経過，薬剤中止の影響，薬剤特異性抗体の検出などが参考になる

（文献1より引用改変）

Evans症候群（＝AIHA＋ATP）は，SLE全体の26/953例（2.7％）に認められたとする報告がある[6]。うち大多数（92％）で，AIHAとATPがSLE初発時に同時発症している。

2) SLE-AIHAに特異的な要因

抗カルジオリピンIgG抗体，IgM抗体は，SLE-AIHAの74％に認められ，コントロール群［SLE患者全体[7]，鉄欠乏性貧血（iron deficiency anemia：IDA），慢性疾患による貧血（anemia of chronic disease：ACD）を呈するSLE患者］よりも高頻度である[5]。また，SLE患者では，抗リン脂質抗体陽性＋AIHAの場合，直接

Coombs試験陽性率が高い[8]。IgG型，IgM型抗リン脂質抗体には赤血球と結合し補体を沈着させるものがあり，それにより赤血球の寿命が短縮し，AIHAの原因になることを証明した報告がある[9]。また，SLE-AIHAでは，赤血球上のCD55，CD59（補体活性化・沈着による細胞融解機構から赤血球膜を防御する働きを有する補体制御分子）の発現が低下していることが報告されており，病態との関連が示唆される[10]。

4 Coombs陰性AIHA

症例2ギモン2 ⇒p60
に対するコタエ

通常法による直接Coombs試験は陰性だが，明らかな溶血所見があり，ステロイドに反応する場合，Coombs陰性AIHAと解釈される。Coombs陰性AIHAは，AIHA全体の1～10％と報告され[1]，SLEにもみられることがある。また，Evans症候群の形をとることもある。抗体の生物学的な活性は強いにもかかわらず，結合抗体量が検出閾値以下であるために生じる現象と理解されている。

ステロイド治療前の赤血球結合IgG量（RIA法）が78.5／赤血球以上であれば，Coombs陰性AIHAの診断感度は100％，特異度94％であり，検査の有用性を示す尤度比は16.7と高値であったとの報告があり，診断に有用である可能性が示されている[11]。

Coombs陰性AIHAとCoombs陽性AIHAでは病型やステロイド治療に対する反応性に明らかな差は認められなかった[12]。よって，診断・治療に苦慮するCoombs陰性溶血性貧血では積極的に赤血球結合IgG定量によりAIHAの診断を行い，治療につなげることが重要であるとされる。

5 検査所見[1]

1）血液所見

温式AIHAの貧血の程度は様々だが，高度の症例が多い。MCVは高値を呈するが，凝集による見かけ上の異常高値を示すことがある。末梢血標本上でも2～3個の凝集像がみられることがある。網状赤血球は，急性発症の一定期間，SLEにおける骨髄機能障害の合併などを除けば，著明増加が原則である。小球状赤血球と多染性大赤血球との混在が特徴的である。

2）骨髄所見

典型的には強い正赤芽球過形成像である。

3）血液生化学所見

溶血亢進を反映する所見がみられるが，AIHAに特異的なものはない。間接型優位の高ビリルビン血症，LDH上昇，AST上昇，ハプトグロビン低下（検出感度以下）を

認める。特にハプトグロビン低下は必発と思われる。なお，総ビリルビン値が5mg/dLを超すことは少ない。

6 治療

　AIHAの治療目標は抗体の産生を抑制すること，また抗体の赤血球に対する作用を減弱させることである。無治療では，死亡率31～53%である[13]。ITPのように無治療・経過観察とすることはできない。AIHAを認識したら，急性/慢性経過にかかわらず，治療介入が必要である。SLEにおいて，AIHAのコントロールが優先される場合は，特発性AIHAに準じた治療法を適用するが，SLE-AIHAは特発性AIHAと同様にステロイドへの反応が良好であることが多く，免疫抑制薬や，脾摘などの第二，第三選択の治療は，ステロイド治療の補完的な意味で採用する[1]。

1）ステロイド

　ステロイド治療は，PSL 1mg/kg換算の大量ステロイドを用いた初期治療より開始するのが一般的である[14)15)]。しかし，中等量ステロイド（PSL 0.5mg/kg）との治療成績の比較が十分に評価されたわけではない。また，ステロイドパルス療法が，標準量による寛解導入効果にまさるかの検証は行われていないが，溶血の速やかなコントロールを図りたい状況においては，選択肢になりうる。

　治療開始3週以内に80～90%の患者で著効する。この期間に，改善が得られない場合は，ステロイド単剤治療での治療継続は困難であり，二次治療の追加を検討する[13]。3カ月後には，2/3がCRに，21～30%が部分寛解（partial response：PR）に達する[16]。急性型であったり，直接Coombs試験が早期に陰性化する例では，その後の減量を速めたり，維持療法を短期で打ち切ってよい[1]。減量期に約5%で悪化を見るが，その際はいったん中等量（0.5mg/kg/day）まで増量する[1]。網赤血球とCoombs試験の推移を見て，ゆっくりとさらに減量を試み，平均5mg/dayなど最少維持量とする。

2）輸血

　貧血が高度な場合や，急速な貧血の進行と心肺脳機能低下が危惧される場合に限り，少量の輸血を試みる。

　患者血清中に同種抗体が存在し，赤血球輸血時に溶血の悪化をまねくことがある。また，赤血球に自己抗体が結合しているため，血液型判定や交差適合試験が干渉されることがあり，不適合輸血の危険が高まる[1]。

　しかし，実際には，温式AIHAで反復輸血を受けた多数例について同種抗体の出現率や輸血直後の溶血増悪の有無を検討すると，他の理由で頻回輸血を行った場合と比

較して，それらの頻度は決して高くなかったとの観察から，温式AIHAで適合血が得がたい場合でも，過剰に恐れるには当たらないとの考えもある[1)17)]。いざ，輸血を行うとなれば，保存してあるできるだけ多くのRCCについて交差適合試験を行い，凝集が最も少ないRCCを輸血する。また，可能であれば，1mL/kg/h以下の速度での輸血が望ましい[18)]。

3) 脾摘

脾摘後，脾が果たしていた役割の一部は肝や骨髄の網内系細胞によって代行されるので，脾摘のみで病態の消失を期待することはできない[1)]。しかし，特発性AIHAにおいて，脾摘の有効性は従来の免疫抑制薬と比べて高く，第二選択治療としての重要性が指摘されている。

一方，SLE-AIHAにおいては，脾摘の有用性は議論のわかれるところである。Riveroらは，脾摘を受けたSLE-AIHA 15例と薬物療法を受けたSLE-AIHA 15例を比較した[19)]。脾摘は短期的な利益は得られたが，フォローアップ期間を通じて，薬物療法群と脾摘群とで治療効果に差は認められなかった。また，脾摘群では皮膚血管炎，術後重症感染が有意に増加した。Gomard-Mennessonらの報告では，重症AIHA合併SLE患者26例の追跡において，4例で脾摘が行われ，1例で著効，2例で有効だったがすぐに再発，1例は無効だった[20)]。

4) RTX

RTXは，ステロイド抵抗性温式AIHA全般における新たな治療法として注目されている[1)]。AIHA全般においては，Reynaudらが21試験，409例のRTX治療についてメタ解析を行っている[21)]。全奏効率 (overall response rate：ORR) 73%，CR 37%であり，RTX投与後2～4カ月以内にCRが最大となった。単変量解析では，ORR＋CRと関連するRTX有効性予測因子として，温式AIHA，若年，AIHA罹病期間の短さが抽出された。一方，AIHAにおけるprimary/secondaryの別は抽出されなかった。

また，近年AIHA全般におけるRTXの無作為化比較試験 (randomized controlled trial：RCT) も報告された[22)]。ステロイド単独治療 vs ステロイド＋RTX併用治療 ($375mg/m^2$/week×4回) 群で，1年後の有効率 (36% vs 75%)，3年後の有効率 (45% vs 70%)，無再発生存率はRTX併用治療群で有意に高く，副作用や重篤な合併症には有意差がなかった。

SLE-AIHAにおいては，TerrierらがSLE-AIHA 12例を含むRTXの治療成績を報告している[23)]。治療反応に要した期間はRTX投与後6±3カ月。11/13例 (84%) がRTXに反応し，うちCRは9例 (69%)，PRは2例 (15%) であった。AIHA全

般における治療成績と遜色ないと思われ，ステロイド抵抗性SLE-AIHAにおいてもRTXの重要性が示唆される。

5）その他の治療

SLE-AIHAにおけるその他の治療は定まった見解がないが，CPA（cyclophosphamide），CsA，MMF，PEなどの有効性が示唆されている。MMFは，SLE＋抗リン脂質抗体症候群（antiphospholipid syndrome：APS）2例［ループス腎炎合併，それぞれIVCY無効，mPSL（methylprednisolone）パルス療法無効］においてMMF 1,000〜2,000mgが併用され，いずれもAIHAに有効だった[24]。また，他の腎炎合併SLE 1例において，腎炎はIVCYで改善するも，AIHAはIVCY・CsA抵抗性を示し，MMF 2,000mgで改善した[25]。

一方，AIHAにおけるIVIg（intravenous immunoglobulin）はITPの3〜5倍量を要し，反応も遅く，治療効果は一過性であるので[1]，積極的には勧められない。

2　自己免疫性血小板減少症（ATP）

1　概論

血小板減少（＜10万/μL）はSLEの7〜30％にみられる[26)〜29)]。そのうち，高度の血小板減少（＜2万/μL）は比較的少なく，大規模コホートで血小板減少を伴うSLEの28％との報告がある[30]。また，SLEの16％でATPが先行発症するとの報告がある[31)32)]。

SLE＋ATPは慢性的な経過をとる症例が多い。慢性ATPは他の臓器病変の活動性とは相関せず，ステロイドへの反応性は乏しい。多くが軽症であり，治療を要さないことが多い。一方，急性発症ATPは重症病態と解釈され，SLEにおける他の臓器病変の活動性と相関するが，ステロイドへの反応性は良好であることが多い[33]。

病態は，抗血小板抗体［抗Gp（glycoprotein）Ⅱb/Ⅲa抗体，抗GpⅠa/Ⅱa抗体，抗GPⅠb/Ⅸ抗体］の存在による末梢での破壊亢進が主な原因であり，抗リン脂質抗体，抗トロンボポエチン抗体，抗トロンボポエチン受容体c-Mpl抗体，抗CD40L抗体も原因になることがある[33]。

診断は，SLEにおける血小板低下をきたす他の病態の否定が最重要である。血小板表面IgG（PA-IgG）は感度約90％，特異度約20％であり，正常であればATPが否定できる可能性は高いが，診断に有用であるとは言いがたく，参考程度とする[34]。しかし，実臨床でATPの診断は容易であり，本項では治療を中心に述べる。

2 治療

1）治療適応・治療目標

　　臨床症状や血小板数によってITPを層別化し，健常人との予後を比較した結果，血小板数3万/μL以上では一般人口と比較して生命予後に大きな差がないことが明らかにされた[35)～37)]。ITPにおいては現在の治療法による副作用などを勘案し，血小板数3万/μLの症例では無治療経過観察も選択肢になりうることが示唆されている[35)]。

　　Hepburnらは，SLE-ATPにおいて，出血・重度の血腫がみられたとき，あるいは血小板数＜5万/μLのとき，治療開始を考慮すべきと提案している[33)]。血小板の絶対数のみならず，経過も治療適応を考慮する上で重要である。すなわち，発症様式（急性発症），血小板低下の速度（急速な進行）も，治療適応を判断する根拠となりうる。

　　また，SLE-ATPにおける現時点の治療目標は，ITPと同様に[35)]，血小板数の正常化ではなく，出血を防ぐレベルに血小板数を維持することと思われる。なお，SLE-ATPでは通常，ピロリ菌除菌の効果は得られない。

2）ステロイド

　　Arnalらは，SLE＋重症ATP 59例（平均血小板数2.0±1.7万/μL）の後ろ向きコホート研究について報告した[38)]。PSL単独（平均1mg/kg/day）が57例（97％）で第一選択であった。他の薬剤が早期に追加された6例とフォローアップ期間が短かった1例を除き，50例で分析したところ，50例中40例（80％）でステロイド反応性がみられ，CRは28例（56％），PRは12例（24％）であった。フォローアップ期間78±63カ月において，持続性の効果は11例（22％）でみられ，CRが7例，PRが4例であった。うち8例は，フォローアップ期間中にステロイドが中止された。この8例については，平均治療期間は13±14カ月で，ステロイド中止後の平均観察期間は77±61カ月であった。一方，39例（78％）で長期の反応が得られなかった。21例（42％）は治療開始当初はステロイドに反応したものの，平均0.7±0.3mg/kg/dayと高用量を使用している段階で再発がみられた。

　　SLE＋重症ATPにおいて，ステロイド単剤による初期治療（PSL 1mg/kg/day）は8割で反応が得られるが，その4割は減量過程で早期に再発するため，減量当初は慎重なフォローが必要と言える。

3）ステロイドパルス療法

　　Arnalらの報告[38)]（重症ATP）において，mPSLパルス療法（平均15mg/kg/day）が10例に行われた。一過性の反応が6例（60％）にみられ，CR 4例（40％），PR 2例（20％）であった。血小板数＞5万/μLになるまでの期間は7.2±8.8日であった。長期の効果がみられた例はなく，月1回を4～5回繰り返した2例についても同様で

あった。

ステロイドパルス療法は緊急性の高い症例に考慮してもよいが，効果は持続しないことに注意する。

4）IVIg

Arnalらの報告[38]（重症ATP）において，IVIg（2g/kg，2～5日間）が31例の患者に行われた。20例（65％）で一過性の反応がみられ，CR 12例（39％），PR 8例（26％）であった。血小板数＞5万/μLとなるまでの平均期間は4.6±2.8日であった。長期の治療反応性がみられた例はなく，3～12回と複数回IVIgが行われた4例においても長期反応性は得られなかった。

IVIgは緊急性の高い症例に考慮してもよいが，効果は持続しないことに注意する。

5）danazol

> 症例3 ギモン1 ➡p61
> に対するコタエ

Arnalらの報告[38]（重症ATP）において，18例でdanazol（蛋白同化ステロイド）が使用された（600mg/day：10例，400mg/day：2例，50mg/day：6例）。全例において，ステロイド単独で反応がみられなかった時点で（平均PSL 0.7mg/kg/day），danazolが追加された。また，danazolが追加された18例中12例は，danazol追加前に他の治療［IVIg：7例，免疫抑制薬：6例，HCQ：4例，高用量mPSL：3例，脾摘：1例］で反応みられなかった患者であった。danazol＋PSLで長期の反応がみられたのは9例（50％）であり，CR 7例（39％），PR 2例（11％）であった。このうち，PSLを中止できたのが4例（うち3例はdanazolも中止），PSL 0.2mg/kg/day以下まで減量できたのが5例だった。

また，Cerveraらの報告[39]においては，SLE＋ステロイド抵抗性ATP 16例でdanazolを200mg/dayより開始，上限1,200mg/dayとし，効果か副作用が出るまで増量した。寛解後は200～400mg/dayまで減量した。その結果，danazol開始2カ月後には16例すべてがCRに至った。

6）HCQ

Arnalらの報告[38]（重症ATP）において，11例がHCQ（平均400mg/day）で治療された。うち10例は，PSL単剤で減量中に（PSL 0.7mg/kg/dayの時点で）再燃した患者であり，また，7例は他の治療（IVIg：5例，免疫抑制薬：2例，高用量mPSL：2例，danazol：1例，脾摘：1例）で長期の反応性が得られなかった患者であった。長期の反応は7例（64％）で得られ，CR 4例（36％），PR 3例（27例）であった。いずれもPSL 0.2mg/kg/day以下まで漸減できた。反応が得られた患者全員が調査終了時にもHCQを使用継続していた（中止症例なし）。

7）IVCY

　Boumpasらの報告[40]において，高用量ステロイド抵抗性ATPを有するSLE患者7例に対し，PSL 0.5〜1.0mg/kg/day＋IVCY 0.75〜1.0g/m^2/monthを最低4カ月投与した。IVCY終了後2〜18週以内に全例で血小板数が正常化した。4例が平均5.6年のフォローアップにおいて，低用量隔日PSLで血小板正常値を維持できた。

8）CsA

　Quartuccioらの報告[41]において，ステロイド抵抗性ATP合併SLE患者6例（血小板数7,000〜48,000/μL）に対し，CsA（3〜5mg/kg）を追加投与。うち5例は以前に高用量ステロイドで治療されるも漸減過程で再発した既往があった。平均フォローアップ期間は23.5カ月で，CsA血中濃度100〜200ng/mLで維持した。CR 5例，PR 1例と全例で反応がみられた。

9）脾摘

　Arnalらの報告[38]において，17例に脾摘が行われ，長期の効果が得られたのは11例（65％），うちCRは10例（59％），PRは1例（6％）であった。フォローアップ期間は平均64±108カ月であった。脾摘後に1例で劇症型の黄色ブドウ球菌関連TTPを発症し死亡したが，ほかに脾摘後の重篤な感染合併はなかった。

　Youらの報告[42]において，脾摘が施行されたSLE＋ATP25例を後ろ向きに検討した。全例でステロイド治療歴があり，16例が他の治療に抵抗性を示した。術後30日の時点でCR 16例（64％），PR 6例（24％）であり，合計88％に反応がみられた。平均9.5年のフォローアップで，16例が再発なくPRまたはCRを達成した。うち8例（32％）が脾摘のみで，他の治療を行わずにCR（6例）またはPR（2例）を維持できた。その他の8例は他の治療を併用することでCR（6例）またはPR（2例）を達成した。一方，9例（36％）に再発がみられた。うち2例が1カ月以内と早期にみられ，残り7例は平均して術後6年と晩期にみられた。長期における主な合併症として，1例が術後2カ月で腹壁斑状出血，1例が肺炎球菌による髄膜炎（術後9年で発症。術後4日目にワクチン接種済みであった）を発症した。血小板減少の改善における長期成績は，再発なし（64％）と再発あり（20％）を合わせて，全体で84％であった。

　SLEにおける脾摘については議論の余地がある。これまでの報告では，SLEにおいては有効性が低く[43]，皮膚血管炎や重症感染を起こすことが指摘されてきた。しかし，上記の報告では，持続性の効果が約6割にみられており，症例によっては治療選択肢として排除すべきではない。

10) RTX

Lindholmらの報告[44]において、難治性ATP 10例を含む従来治療抵抗性のSLE 31例にRTX（375mg/m²/weekを4週連続）を追加した。ATP 10例はいずれも高用量ステロイドとIVIgに対して治療抵抗性を示した既往がある。1例が投与後に血清病を発症し、中止された。しかし、残り9例はいずれも速やかに反応し、1カ月後には血小板数4.1±9.7万から9.3±1.8万まで増加した。6カ月のフォローアップで5例（56％）は血小板数が正常化し、うち2例ではステロイドを減量しても血小板数＞10万/μLが維持された。再発は2例にみられ、それぞれ投与終了6カ月後と8カ月後だった。

11) MMF

SLE＋ATPにおける治療成績は症例報告レベルである。他剤抵抗例においては選択肢になりうる。ステロイドパルス療法やIVIg抵抗性のSLE-ATP 1例にMMFが有効であった[45]。また、IVCY、AZP（azathioprine）、CsA、IVIg、danazol、脾摘に抵抗性のSLE-ATP 1例においても有効であった[46]。

12) TPO受容体アゴニスト

巨核球のTPO受容体（c-Mpl受容体）に対するアゴニストであり、慢性ITPに適応を取得している。SLE-ATPにおいても3例の検討で速効性があり、ステロイド減量効果が示されている[47]。

3 血小板輸血[35]

緊急時は1回当たり10〜20単位の製剤を用いる。緊急時に止血効果を得るには有用であるが、抗血小板抗体が存在するので輸注された血小板の寿命は短い。免疫グロブリン大量療法を併用すると血小板増加効果が上がる。

3 血球貪食症候群／血球貪食性リンパ組織球症（HPS／HLH）

1 概論

組織球*は、病原体や老化血球・傷害を受けた血球などの貪食・処理を行うという生理的機能を有するが、サイトカイン等の影響で異常に増殖・活性化することで活発な血球貪食像を示し、特徴的な臨床像と検査値異常を呈するものが、HPS／HLHである。発熱・肝脾腫・血球減少（2系統以上）・肝機能障害（AST＞ALT）・高LDH血症・

高フェリチン血症・高トリグリセリド血症・低フィブリノゲン血症・播種性血管内凝固症候群（disseminated intravascular coagulation：DIC）・NK活性低下などに加え，網内系組織での組織球増殖と組織球による血球貪食像がみられる。

なお，国際組織球協会の提唱により，「HPS」よりも「HLH」を使用するようになってきている。本項ではHPS/HLHと表記する。

*組織球は，マクロファージ（抗原貪食細胞）と樹状細胞（抗原提示細胞）から成り，組織球増殖症のうちマクロファージに由来する代表疾患がHPS/HLHである。なお，樹状細胞に由来する代表疾患は，Langerhans cell histiocytosisである。

2 HPS/HLHの分類，疫学

HPS/HLHは，一次性と二次性に大別される。一次性は，細胞傷害性T細胞，NK細胞が標的細胞を攻撃し死滅させる際に欠かすことができない，パーフォリンを中心とした細胞傷害性顆粒の産生・搬送・分泌機能に関する遺伝子の異常に伴う病態である。二次性は，感染症，悪性腫瘍（悪性リンパ腫など）や自己免疫疾患などの基礎疾患に伴うHPS/HLHである。

HPS/HLH全体から見ると，60％が15歳未満の小児例で，ついで60歳以上に多い。また，内訳はEpstein-Barr virus（EBV）-associated HPS/HLHが最多で，ついでlymphoma-associated HPS/HLH（LAHS），autoimmune- associated HPS/HLH（AAHS）であった。成人では，二次性HPS/HLHがほとんどである。その半数を悪性腫瘍関連HPS/HLHが占め，さらにその80％以上がLAHSである。

3 ALHSの概要と病態

二次性HPS/HLHのうち，SLEに伴うHPS/HLHをALHSという[48]。

1）疫学，literature review

SLE全体から見ると，ALHS合併の頻度は0.9～2.4％と報告されている[49)50)]。

Takahashiら（筑波大）は2001～2013年にかけて報告された46論文，93例を同定し，literature reviewを行っている（表3）[51]。

発症年齢，性差の偏りはなく，ALHS発症時期はSLE初発時が約半数である。皮膚・粘膜病変，腎炎の合併がALHSの約6～7割に認められ，肝脾腫も約6割にみられた。また，フェリチン正常例，抗dsDNA抗体正常例，補体正常例が混在することは，注目すべき点である。

表3　literature reviewにおけるALHSの臨床的特徴（46論文，93例）

患者背景		臨床的特徴
発症年齢		30.4±14.5歳
男女比		18：75
SLE初発		40/75例，53%（不明18例）
臓器障害	中枢神経	21/74例，28%（不明19例）
	心病変	19/56例，34%（不明27例）
	肺病変	19/52例，37%（不明41例）
	腎炎	42/66例，64%（不明27例）
	皮膚・粘膜	48/72例，67%（不明21例）
	関節炎	17/57例，30%（不明36例）
	肝脾腫	47/82例，57%（不明11例）
血液検査	WBC（/μL）	2,176.6±1,419.4
	Hb（g/dL）	8.9±2.2
	PLT（万/μL）	7.6±4.8
	CRP（mg/dL）	4.2±6.5
	LDH（U/L）	1,641.6±2,182.9
	フェリチン（μg/L）	6,471.4±11,383.2
	抗dsDNA抗体（IU/mL）	108.9±194.6
	C3（mg/dL）	50.7±34.1

（文献51より引用改変）

2）病態，機序

　熊倉らがAAHSについて述べている通り[52]，ALHSにおいても発症機序は多彩であると考えられる。すなわち，①サイトカインを介する機序に加え，②血球に対する自己抗体・免疫複合体を介する機序が想定されている（図1）。

① サイトカインを介する機序

　一次性HLHや，s-JIA（systemic juvenile idiopathic arthritis）/MAS（macrophage activation syndrome）などにおいて想定される機序であるが，一部のALHSにおいても内在する免疫異常に起因して種々のサイトカイン過剰産生がもたらされる機序が存在すると考えられる。

② 自己抗体・免疫複合体を介する機序（オプソニン化）

　血球に対して産生された自己抗体が，血球に結合し，抗体のFc部分と組織球上のFc受容体が結合することで血球が貪食される。また，免疫複合体が血球に沈着し，免疫複合体を形成する抗体のFc部分と組織球上のFc受容体が結合し，同時に補体活性化が生じることで血球が組織球に貪食される。

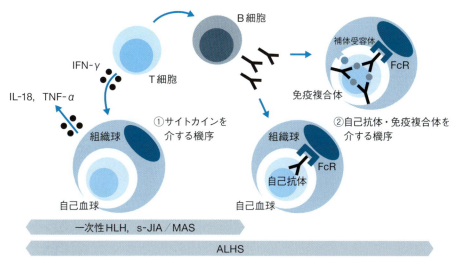

図1 ALHSの機序

3) ALHSのサブタイプ

<症例4ギモン❷ ➡p61 に対するコタエ>

また，Takahashiらのメタ解析では，ALHSにおいて抗dsDNA抗体と血清フェリチン値は逆相関し，相反的な関係にあることが示された[51]。これらの血清所見によりALHSが以下2つのサブタイプにわけられる可能性がある。

（1）フェリチン高値＋抗dsDNA抗体低力価

このタイプのALHSは，サイトカイン過剰産生がALHSの主な発症機序（一次性HLHやs-JIA/MASと同様の病態）として想定される。

（2）フェリチン低値＋抗dsDNA抗体高力価

このタイプのALHSは，自己抗体・免疫複合体など自己免疫的機序が想定される。

血清所見により分類されるこれらのサブタイプと，治療選択の関連については，後述する。

❹ ALHSの診断

<症例4ギモン❷ ➡p61 に対するコタエ>

HPS/HLH診断基準は様々あるが，ALHSについてはSLE分類基準（ACR，SLICC）に加え，HPS/HLHの診断に下記のいずれかを用いる。各診断基準に優劣はないが，すべてにおいて「臨床所見＋骨髄所見（血球貪食像；図2）」が求められている。

①HLH2004診断基準（表4）[53]

主に小児の一次性HLHを主眼に入れた診断基準であるが，場合によっては臨床所見のみで診断可能であることから，迅速な診断と治療開始が可能である。

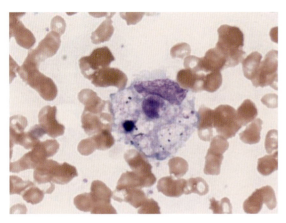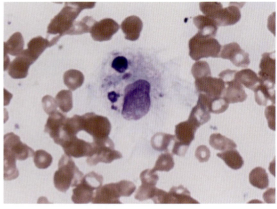

図2 ALHSの血球貪食像　　　　　　　　　　　　　　（400倍，骨髄塗抹標本，ギムザ染色，ALHSの自験例より）

表4　HLH2004診断基準

以下のいずれかを満たせばHPS／HLHと診断される

1. HPS／HLHに一致する分子診断が得られる
2. 以下の8項目中5項目以上を満たす
    1) 発熱
    2) 脾腫
    3) 2系統以上の血球減少
        - ヘモグロビン9g／dL未満（4週未満の乳児は10g／dL未満）
        - 血小板数10万／μL未満
        - 好中球数1,000／μL未満
    4) 高トリグリセリド血症または／および低フィブリノゲン血症
        - 空腹時トリグリセリド265mg／dL以上
        - フィブリノゲン150mg／dL以下
    5) 骨髄または脾臓またはリンパ節における血球貪食像を認め，悪性腫瘍を示す所見はない
    6) NK細胞活性の低下または消失
    7) フェリチン500μg／L以上
    8) 可溶性IL-2受容体2,400U／mL以上

付記：
1. 発症時に血球貪食が明らかでなければ，さらに検索を進める。骨髄所見陰性の場合，他臓器の生検や経時的な骨髄穿刺検査を考慮する
2. 以下の所見は診断を強く支持する：髄液細胞増加（単核球）および／または髄液蛋白増加，肝生検上慢性持続性肝炎に類似した組織所見
3. 以下の所見は診断を支持する：脳・髄膜症状，リンパ節腫脹，黄疸，浮腫，皮疹，肝酵素異常，低蛋白血症，低ナトリウム血症，VLDL増加，HDL低下

（文献53より引用）

②津田の診断基準（**表5**）[54]

　　成人HPS/HLHを包括する診断基準である。成人HPS/HLHでは決して頻度が高くないという理由で，高トリグリセリド血症は除外されている。

③今宿の診断基準（**表6**）[55]

　　二次性HPS/HLHを包括した診断基準である。高フェリチン血症，高LDH血症といったバイオマーカーを組み込んだことが特徴である。

④熊倉のAAHS診断基準（**表7**）[52]

　　自己免疫疾患に伴うHPS/HLHに特化した診断基準である。

表5　津田のHPS/HLH診断基準

1. 1週間以上持続する高熱
2. 原因不明で進行性の少なくとも2系統以上の血球減少
3. 骨髄中の成熟組織球の増加（有核細胞の3%以上，あるいは2,500細胞/μL以上で，著明な血球貪食像を伴う）あるいは肝臓，脾臓，リンパ節での血球貪食像を認める

HPSの診断には，上記項目をすべて満たすことが必須である。家族歴，誘因となる感染症，悪性腫瘍，免疫抑制状態の詳細な検索を必要とする。

（文献54より引用）

表6　今宿のHPS/HLH診断基準

1. 臨床および検査値基準
   1) 発熱持続（7日以上，ピークが38.5℃以上）
   2) 血球減少
      - 末梢血で2系統以上の細胞の減少を認め，かつ骨髄の低・異形成によらない
      - Hb≦9g/dL，血小板≦100×10^9/L，好中球≦1×10^9/L
   3) 高フェリチン血症および高LDH血症
      - フェリチン：通常≧1,000ng/mL
      - LDH：通常≧1,000IU/L
2. 病理組織学的基準
   - 骨髄，脾臓，リンパ節に血球貪食像を見る。しばしば，成熟したまたは幼若な大顆粒リンパ球（LGL）の増生を認める

（文献55より引用）

表7　熊倉のAAHS診断基準

＜基本項目＞
1. 血球減少（末梢血で2系統以上）
2. 骨髄，リンパ節などでの血球を貪食する組織球の増加
3. 原疾患が活動期にあるか，増悪期であること
4. 感染症，悪性腫瘍など他に反応性血球貪食症候群をきたす疾患の合併がないこと

＜参考項目＞
1. 血球に対する自己抗体陽性
2. 高熱，高フェリチン血症，高LDH血症を伴わないこともある
＊除外項目：再生不良性貧血，骨髄異形成症候群など血球減少をきたす血液疾患

（文献52より引用）

SLEの血球減少において，フェリチン上昇がみられれば，ALHSを鑑別に挙げることは容易である。しかし，ALHSでは，前述の通り，フェリチン上昇を伴わないこともある。したがって，SLEの血球減少においては，他のバイオマーカー（肝酵素・LDH上昇，CRP上昇，空腹時TG上昇）にも注意しながら，ALHSの可能性を常に念頭に置き，必要に応じて骨髄検査を迅速に行うことが重要である。

5 治療

　ALHSでは，SLEの活動性のコントロールと，高サイトカイン血症または病因に関与する自己抗体産生の改善のために，免疫抑制治療を行う。しかし，ALHSに特異的な治療方法は確立していない。

1）ステロイド治療

　初期療法としてステロイド療法が第一選択である。軽症例では中等量（PSL 0.4〜0.5mg/kg/day）で改善が得られる症例も存在するが，中等症〜重症では，ステロイドパルス療法やステロイド大量療法（PSL 1mg/kg/day以上）を要する。
　Takahashiらが行ったALHSのメタ解析では，多変量解析により治療前CRP低値，Hb高値がステロイド単剤治療有効性の予測因子として抽出され，治療前CRP＜2.55mg/dLかつHb≧7.8g/dLを満たすと，感度73％，特異度69％でステロイド単剤治療の有効性が予測できた[51]。ALHSは，AOSDに合併したHPS/HLH（MAS）と比較し，ステロイドに反応しやすく，軽症例も多いが，ステロイド抵抗性であれば速やかに二次治療を追加する。

2）免疫抑制薬

　ALHSにおける免疫抑制薬の優劣には定まった見解がない。Takahashiらのliterature reviewでは，海外の報告を含めると，ステロイド以外の追加治療の中でCsA，IVIgの報告が多いようである（表8）[51]。

表8　literature reviewにおける，ALHSの治療内容（46論文，93例）

治療	治療奏効率
PSL単独治療	36/92例，39％
CsA	19/30例，63％
IVCY	15/17例，88％
IVIg	17/31例，55％
RTX	3/5例，60％

（文献51より引用改変）

① CsA

> 症例4 ギモン❶ ➡ p61
> に対するコタエ

HLH-2004プロトコールに示されている通り，基礎疾患によらず高サイトカイン血症の是正に用いられるべき基本薬剤はCsAである。

AAHSでは，通常，内服の場合3～6mg/kg/day 分2（トラフ値200ng/mL前後），持続点滴の場合2～5mg/kgが投与される。持続点滴の場合の血中濃度の設定は明確な基準が示されていないが，移植領域における急性GVHD予防目的の投与法にならえば，病初期患者で450～550ng/mL，進行期患者で250～350ng/mLが目標範囲となっており，約500ng/mLを超えると高値とされる。患者の肝腎機能を含めた全身状態により，適宜調整を行う。なお，点滴→内服への変更においては，CsA投与量を約2倍にする必要があるとされる。

TakahashiらがおこなったALHSのメタ解析では，CsA有効群において，有意にフェリチン高値，WBC低値であった。また，治療前フェリチン≧1,722μg/LかつWBC＜3,000/μLを満たすと，感度76％，特異度100％でCsA追加治療の有効性を予測できた[51]。すなわち，高フェリチン，サイトカイン過剰産生タイプのALHSにおいては，一次性HLHやs-JIA/MASと同様に，CsAがサイトカインの是正を介して病態を改善させるため，有効性が高いと考えられる。したがって，治療開始時に高フェリチン＋低WBCの症例は，ステロイド単剤治療が無効の場合，CsA追加を第一に考慮してよいと思われる。

② IVCY

> 症例4 ギモン❶ ➡ p61
> 症例5 ギモン❶ ➡ p61
> に対するコタエ

我々は，多剤抵抗例を含めた下記ALHS 3例におけるIVCYの有効性を報告している[56]。

1. ALHS＋ループス肺臓炎：ステロイドパルス療法→PSL＋CsA＋RTX（4回）抵抗性→**IVCY 700mg/2weeks（2回）有効**
   （CsA導入前フェリチン1,224.8μg/Lであり，CsA抵抗性はTakahashiらのメタ解析[51]の結果に矛盾しない）

2. ALHS（他の重要臓器病変なし）：ステロイドパルス療法→PSL＋RTX（2回）抵抗性→**IVCY 750mg/2weeks（2回）有効**→TACで維持

3. ALHS（他の重要臓器病変なし）：ステロイドパルス療法→dexamethasone 21-palmitate（リメタゾン®）5mg抵抗性→**IVCY 500mg/2weeks（2回）有効**

これまでの症例報告は計17例にとどまるが，多剤に抵抗性を示したALHSにおける高い有効性が示唆されており，ステロイド抵抗性かつCsA有効性が期待できない症例においては，積極的に使用してよいと思われる。

③ IVIg

マクロファージのFc受容体をブロックすることで，Fc受容体を介する貪食を抑制すると考えられている。自己抗体・免疫複合体を介する貪食が想定される，ステロイ

ド不応性の症例には，一定の効果が期待される。

④ **血漿交換療法（PE）**

免疫抑制治療により高サイトカイン血症の是正や自己抗体産生の改善が得られない場合，高サイトカイン血症の速やかな是正を必要とする場合に検討する。

⑤ **難治性症例に対するその他の治療**

確立されたものはないが，RTX，TNF-α阻害薬，MMF，MTX（methotrexate），vincristine，VP-16（etoposide）などが候補となる。

■EBV関連HPS/HLH

SLEの免疫抑制治療中にHPS/HLHを発症した場合，感染に伴うHPS/HLHの可能性も念頭に置く必要がある。ここでは，その中でも頻度の高いEBV関連HPS/HLHについて述べる。

EBV関連HPS/HLHは，EBVの感染したCD8陽性T細胞，NK細胞が活性化し増殖する，高サイトカイン血症症候群である。EBV-HPS/HLHでは，EBVがB細胞のみならず，CD8陽性T細胞，NK細胞に感染し，きわめて限られたウイルス遺伝子のみを発現し潜伏するため，細胞傷害性T細胞から逃れやすくなり，感染細胞が増殖していく。これら感染細胞がTNF-αやIFN-γを過剰に産生し，マクロファージを活性化することでHPS/HLHの病像を形成する。

EBV関連HPS/HLHはわが国をはじめとした東アジアに多い。また，初感染のみならず慢性期あるいは再活性期に発症することもあり，抗体価の測定は診断的価値が低い。血液（血清や単核球中）あるいは組織中におけるreal-time PCRによるEBV-DNA定量が診断・治療効果判定に有用である。末梢血単核球中のEBV-DNAが102.5copies/μg DNA以上は，症候性EBV関連疾患の診断において有意である。健常人において血清中にEBV-DNAが検出されることは稀であり，血清中からEBV-DNAが検出された場合は，EBV初感染あるいは再活性化を念頭に置く。治療が奏効すると，血清および単核球中のEBV-DNAは速やかに減少する（ちなみに，血液検体でEBV-DNA定量を提出する場合，検査会社によっては測定対象を「血漿中」か「全血中」，「単核球中」などと指定できることがある）。

治療は，HLH-2004プロトコールを応用する（CsA＋ステロイド＋VP-16）。小児のみならず成人例においても，VP-16がkey drugであり，診断後4週以内に投与を開始することが予後を改善する。急速に進行するEBV-HLHに対し，現在の標準的治療法であるCsA＋ステロイド＋VP-16に先立って，RTXを投与する方法が有効であったとの報告がある。初感染の場合は，免疫化学療法で7～8割が治癒。反応不良例や再燃例は，まず悪性リンパ腫に準じた多剤併用化学療法を行い，その後に同種移植の適応を考える。

4 血栓性血小板減少性紫斑病（TTP）

1 概論[57]

　　TTPは細小血管障害性溶血性貧血，血小板減少，腎機能障害，発熱，動揺性精神神経症状を5徴とし，その主症状は血小板血栓が全身臓器に引き起こされることで発症する。TTPは無治療であれば致死率90％以上の予後不良病態であったが，1990年代にPEが導入されるようになり，80％程度の生存が期待できるようになった。1998年にTTPの病因がvWF（von Willebrand factor）切断酵素（ADMATS13）活性低下であることが報告され，PEが有効である理由が一部解明されたが，いまだに謎が多い病態である。

2 病因[57]

　　後天性TTPは全般として，典型的にはADAMTS13に対する自己抗体が産生されることによる。ADAMTS13活性が著減し，ADAMTS13による超高分子量vWF重合体は高ずり応力下で血小板の活性化，凝集を促すため，細小血管において血栓形成が起こるとともに，血小板の過剰凝集によって消費性に血小板数は減少する。

3 臨床症状[57]

　　細小血管障害性溶血性貧血，血小板減少，腎機能障害，発熱，動揺性精神神経症状を古典的5徴候とする。腎機能障害と発熱，動揺性精神神経症状は，細小血管における血栓形成による最終的な臓器障害が原因となるため，病状の進行がない状態では必ずしも顕在化しない。

4 診断[58)59]

　　基本的には，上記臨床所見による診断，臨床的にTTPが疑われた時点で，ADAMTS13活性とインヒビターを測定し，定型的にはADAMTS13活性の高度な低下（5％以下とする基準が多い）を認める。しかし，臨床的にTTPが強く疑われても，ADAMTS13活性の高度な低下やインヒビターを証明できない症例が少なからず存在する。ADAMTS13活性の低下を認めない症例については，超高分子量vWF重合体を分解するADAMTS13ではない他の因子の異常や欠損，または超高分子量vWF重合体に依存しない他の原因による血小板血栓が推定されている。

　　DICとの鑑別は，病理所見ではTTP血栓は血小板血栓が主体だが，DICは凝固血栓が主体であることや，TTPではFDP/Dダイマーが高値にならないことがポイントとなる。敗血症に伴うDICでは，細菌プロテアーゼや顆粒球エラスターゼにより

ADAMTS13が破壊されて失活するという報告もあり，診断上注意が必要である。

5 SLEとTTP

症例6ギモン❶ ➡ p62 に対するコタエ

　SLEにおけるTTPの頻度は，1～4％と推定されている[60]。通常，TTPは，SLE診断後，遅発性に発症するが[61]，TTP先行例や，SLEと同時発症例も報告がある[62]。また，特に小児発症のTTPはSLEと類似の病態を呈し，TTP発症時にSLEのACR分類基準（1997年）のうち4項目を満たさなくても，その後，基準を満たし，SLE確定診断例へ移行することがある[63)64]。

　LetchumananらはSLE関連TTP 8例と特発性TTP 8例を比較しており，前者ではcytotoxic agents（vincristine，CPA）をより多くの患者に，かつより早期に導入されているが，死亡率は高い傾向であり［5/8例（62.5％），4/8例（50％）］，寛解を得るまでの時間は前者で長い傾向が認められ［31.3（±26.4）日（$n=3$）vs 16.8（±6.1）日（$n=5$）］，SLE関連TTPはより難治であると言える[65]（**表9**）[66]。

　SLE＋TTP 56症例の検討[67]では，TTP先行例では死亡率0％，SLE先行例では40.5％であった。後者で死亡率が高いのは，TTP症状がSLE症状と誤りやすく，治療の時機を逸する可能性があるためと考察されている。死亡率はSLEの活動性の有無に関係しなかった。

　SLE＋TTP 40例の検討[68]では，SLE先行が73％，TTP先行が15％，同時発症が12％であった。SLE先行例においてTTP合併を予測する臨床症状は抽出できず，SLEの活動性の有無はTTP合併に関連しなかった。

　また，SLEに合併するTTPに対しては，いまだ明らかな確立した治療法がないのが現状である。SLEに合併するTTPのマーカーとしては，ADAMTS13活性低下よりもインヒビターの存在が重要であるとの指摘がある。さらに，SLEに合併するTTPの病態は，ADAMTS13活性低下のみでなく，血管内皮障害や活性化した血小板に伴うサイトカイン異常産生も想定されており，早期から免疫抑制療法を行うことでこれらの異常が改善すると考えられている[69)70]。

表9　特発性TTPとSLE関連TTPの違い

	特発性TTP	SLE関連TTP
性差	男性＝女性	女性＞男性
PEへの反応	良好	不良
免疫抑制治療の必要性	一部	ほぼ全例
再燃率	高い	非常に高い
死亡率	10％	30～60％
ADAMTS13活性	低	様々
内皮細胞活性化	なし	あり

（文献66より引用改変）

6 治療

治療プロトコールは特発性TTPに準じる。

1) PE，血漿輸注[57]

RCT(**表10**)[71)72)]で有効性が示された唯一の治療である。PEでは患者血漿中のADAMTS13インヒビターを除去し，ADAMTS13を補充することができる。

TTPと診断したら速やかにPEを開始するべきだが，困難な場合は新鮮凍結血漿(fresh frozen plasma：FFP)輸注(13〜30/kg)を行う。PEは1回につき1〜1.5 plasma volume(循環血漿量の概算：40mL/kg)。臨床症状が改善し，血小板≧15万/μLに達するまでは連日施行する。FFP，24h plasma，thawed plasma(解凍血漿)，cryosupernatant plasma(寒冷上清成分)はADAMTS13補充という観点からは同等である。

血小板のほかにLDHが治療効果判定に有用であり，LDH＜基準値×1.5倍がPE中止の目安になる。

PEのtapering方法に関する指針はないが，British Society for Haemostasis and Thrombosis(London)は，寛解に到達後，最低2日間はPEを継続することを推奨している。

Haemostasis and Thrombosis Task Force, British Committee for Standards in Haematologyのガイドライン[73)]によると，TTPを発症した時点で1 plasma volumeのdaily PEを開始する(Grade A，Level Ib)。PE開始は，発症から24時間以内が望ましい(Grade C，Level Ⅲ)。cryosupernatantを用いたPEはFFPよりも有効性が高いかもしれない(Grade B，Level Ⅲ)。daily PEはCRを達成してから少なくとも2日間は継続すべきである(Grade C，Level Ⅳ)。治療抵抗性の場合，FFPの代わりにcryosupernatantやS/D plasmaを使用する(Grade C，Level Ⅳ)。PEの強化(回数や量の調整)も考慮すべきである(Grade C，Level Ⅳ)。

なお，わが国の保険適用は一連につき週3回，3カ月までであることに注意する。

表10 TTP治療におけるRCT

	n	比較	生存率
Rock, et al [71)]	103	PE vs 血漿輸注[*1]	78% vs 63%
Henon [72)]	40	PE vs 血漿輸注[*2]	85% vs 57%

[*1] PEは3倍以上の血漿量
[*2] 使用血漿は同量

2）ステロイド

英国のガイドライン[73]によると，すべての患者はステロイド投与を受けるべきである（Grade B，Level Ⅲ）。ステロイド長期投与による副作用を避けるため，mPSLパルス療法1g×3日間が推奨される（Grade C，Level Ⅳ）。

3）抗血小板療法

英国のガイドライン[73]によると，血小板＞5万/μLに回復後，低用量aspirin（75mg）を開始することを推奨している（Grade C，Level Ⅳ）。しかし，ticlopidine, clopidogrelには薬剤性TTPの副作用報告があり，注意を要する。

4）輸血

英国のガイドライン[73]によると，濃厚赤血球輸血は臨床的な必要性に応じて考慮（grade B，Level Ⅲ）。血小板輸血は，生命を脅かす出血が起こらない限り適応にならない（grade C，Level Ⅳ）。

5）vincristine

case seriesで，TTPの患者8例中7例に有効だったとの報告があり[74]，投与はday 1（1.4mg/m^2），day 4（1mg），day 7（1mg）静注であった。英国のガイドライン[73]によると，治療抵抗性のTTPに対し，3〜4日間ごとに1mg（合計4回）が推奨される（Grade C，Level Ⅳ）。

6）CsA

PSL単独群との比較が報告されている[75]。PSL群は10/12例（83％）が寛解したが，その後30日以内に6/10例（60％）が再燃した。CsA群では8/8例（100％）が寛解し，その後再燃しなかった。寛解に至るまでのPEの回数も，16回から7回（$P=0.029$）に減少させることができた。

7）CPA

英国のガイドライン[73]によると，治療抵抗性で重症あるいは再発性のTTPに対し，CsAやCPAを用いた免疫抑制が支持される（Grade C，Level Ⅳ）。重要臓器障害を合併したSLE＋TTPに対してCPAを早期に用い，良好な効果を示したとの報告もあるが[64]，SLEのTTPにおけるCPAの有用性についてはコンセンサスが得られていない。

8) 脾摘

英国のガイドライン[73]によると，脾摘は再燃の危険を減少させるかもしれない（Grade B, Level Ⅲ）。

9) RTX

症例6 ギモン3 →p62 に対するコタエ

症例報告の集積ではCR率79%であり，2つの前向き研究では100%であった[76)~78]。多くの患者は，standard once-weekly RTX（375mg/m^2）×4週間で改善するが，延長を必要とする症例もある。一方で1，2回の投与で改善が得られた症例も存在する。RTX投与から効果発現までの時間は，1週間以内から13週間まで多様である。多くの症例で寛解が1年間以上持続している。

また，RTXはADAMTS13活性正常のTTPに対しても有効との報告がある[79)80]。さらに，長期間にわたり治療抵抗性であったTTPや再燃したTTPにおいても，RTXは同等の効果を発現するとの報告もある[77)78]。慢性的に再燃を繰り返すTTPに対しては，維持療法として2カ月ごとに1年間投与することが有効かもしれない[81]。

PE単独 vs PE＋RTXでは後者で再燃率が低いとする報告もある[82]。daily PEとRTXを併用する場合，RTX投与から次のPEまでは24~36時間の間隔をあけたほうがよい（RTXの半減期：4.4日）[83)~85]。また，RTXを早期に開始（7~14回のPE後）することで，早期寛解率が上昇し，副作用も少ない傾向にあった[86)87]。

5 SLEに伴う白血球減少症[33)87)88]

1 概論

白血球減少症（定義：＜4,000/mm^2）は，SLE初発時（無治療時）の約半数に認められる。SLEの病勢（紅斑や抗dsDNA抗体価）と連動してしばしば認められる。リンパ球減少症や好中球減少症（定義：＜1,500/mm^2）はSLEの20~50%に認められるとされる。しかし，重度の白血球減少は稀である。

2 病態生理

SLEにおける白血球減少症は，非免疫性にも免疫介在性にも生じうる。SLE患者で，他の臓器障害なく発症した白血球減少症や無顆粒球症は，薬剤性（AZP，CPA，MTXなど）を考慮すべきである。稀ではあるがHCQによる無顆粒球症も報告されている。また，ACE阻害薬やNSAIDs，抗菌薬も原因薬剤になりうる。

重症感染症によるSIRS（systemic inflammatory response syndrome），敗血

症，DICも白血球減少につながる。健常人でも，赤痢菌，チフス，結核による好中球やリンパ球減少が知られているが，SLE患者はそれらの菌に対して感受性がより高いと思われる。パルボウイルスB19や肝炎ウイルス・HIVが，深刻な好中球減少や再生不良性貧血（aplastic anemia：AA）を起こすことがある。

細胞傷害性抗リンパ球抗体が，免疫介在性リンパ球減少症の病因となる上に，この抗体はSLEの疾患活動性と関連する。T細胞上のFas抗原が過剰発現することにより誘導されるアポトーシスもリンパ球減少症の原因となる。またリンパ球減少症の程度は，疾患活動性と関連すると報告されている。

抗好中球抗体も，好中球のアポトーシスや薬剤反応性，骨髄抑制を誘導し，好中球減少症と関連する。SLEの2/3で抗好中球抗体（IgG）が陽性とされるが，抗好中球抗体陽性者が必ずしも好中球減少症を呈するわけではない。SLEにおける好中球減少の病態生理は複雑だが，成熟好中球のアポトーシス亢進が主要な要因と考えられている。好中球においても，Fas-Fasリガンドを介したアポトーシスが想定される。また，SLE血清中のTRAIL（TNF related apoptosis-inducing ligand）が好中球数と逆相関することが報告されている。抗SS-A抗体陽性者では，好中球減少症が多い。また，抗SS-B抗体は抗好中球抗体のひとつであり，好中球表面のSS-B/La抗原に結合すると考えられている。

3 病態の鑑別，原因検索

白血球減少症には，好中球減少症やリンパ球減少症が含まれる。通常，好中球は白血球の大部分を占めるため，好中球減少症は白血球総数の減少につながり，多くは薬剤と関連する。よって，薬歴の確認は重要である。

軽度のリンパ球減少（1,000～1,500/mm^2）はSLEの病勢と関連する場合が多いが，免疫抑制薬や感染症によっても生じる。PSL投与を受けている患者では，リンパ球が末梢から骨髄，脾臓，皮膚，リンパ節に移行する。重度のリンパ球減少（＜500/mm^2）を見たら，末梢血のフローサイトメトリーやパルボウイルスB19，肝炎ウイルス，CMVの検査を行う。リンパ節腫脹を伴わないリンパ球1系統の減少症では，骨髄検査は必須ではない。

4 治療

SLEにおける白血球減少は多くが軽度であり（WBC＞2,000/mm^3），治療は通常必要ない。中等度の白血球減少に対しては，原因薬剤があれば減量や中止を考慮する。

軽度の好中球減少（1,000～2,000/μL）においては，単独ならば経過観察する。他臓器にSLEの活動性があれば，HCQ，低用量PSLなどを考慮してもよいかもしれない。中等度～重度の好中球減少（＜1,000/μL）の場合，骨髄検査で血液疾患を除外

するなど，他の原因が否定され，自己免疫的機序による好中球減少と判断されれば，第一選択はPSL 1mg/kg，steroid-sparing agentとしてAZP（最大2.5mg/kg/day）[31]，第二選択はMMF，CsA，MTXである。致死的な好中球減少や汎血球減少ではIVCY，POCY（oral cyclophosphamide），治療抵抗性ならRTX，骨髄移植を考慮する。

なお，SLEにおける発熱性好中球減少症に対し，G-CSFを投与するかは議論がわかれる。自己免疫疾患患者にG-CSFを投与したところ，腎機能障害や皮膚血管炎（leukocytoclastic vasculitis）が再燃した報告がある[89]。感染症を合併するなどした重度の好中球減少（＜500/mm^3）を伴うSLEに対し，応急的にG-CSFを使用する際は，SLE再燃のリスクを常に念頭に置く必要があり，好中球＞1,000/μLを目標に，最低限の用量・頻度で用いることが望ましい。

6　SLEに伴うその他の貧血

SLEに伴うその他の貧血には，赤芽球癆（pure red cell aplasia：PRCA），AAなどがある。

1 PRCA

SLEに伴うPRCAは稀である。正球性正色素性貧血，網状赤血球低値，骨髄における赤芽球系の選択的低形成（図3）によって診断される。

SLE-PRCA 23例＋自験1例のliterature reviewが報告されている[90]。2例で自然軽快，13/21例でステロイド治療の反応が良好であり，うち3例でステロイド中止

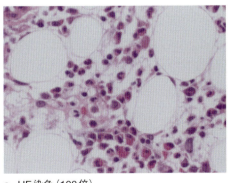

a. HE染色（100倍）

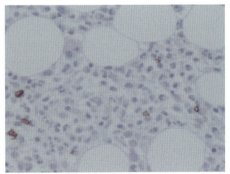

b. CD235a（glycophorin A）染色（100倍）

図3　SLE-PRCAの骨髄所見
CD235aは赤芽球系に発現する表面抗原であり，同系統の選択的低形成が示唆される。
（200倍，骨髄生検，SLE＋PRCAの自験例より）

が可能だった。他の10例は少量ステロイドによる維持治療を要した。ステロイド抵抗例の2/3例でIVIgが有効であった。

　特発性PRCAにおける治療の有効性は，ステロイドが30〜62%，CPAが7〜20%，CsAが65〜87%と報告されており[91)92)]，近年RTXの有効性についても報告がある。SLE-PRCAにおいてもCsA，CPA，RTXの有効性を示した報告が散見され，ステロイド抵抗例においては，特発性PRCAに準じた二次治療の選択を考慮する。SLE-PRCAにおいては，抗EPO抗体，抗EPO受容体抗体が検出されるとの報告があり，これらの自己抗体が病態に関与している可能性がある。

　また，同時にSLE以外の原因，特に薬剤性，パルボウイルス感染を除外する必要がある[93)]。薬剤性PRCAの原因としてフェニトイン，isoniazid，erythropoietin製剤，AZP（azathioprine），TAC（tacrolimus），MMFが報告されており，これらの薬剤使用があれば，中止を要する。erythropoietin以外の薬剤性による場合，中止後通常約3週間以内に貧血の改善がみられる。erythropoietinにより抗EPO抗体が誘発され生じるPRCAは自然寛解が難しいとされる。

　パルボウイルスB19感染の初感染によるPRCAは，通常，急性発症で自然軽快する。診断にはパルボウイルスB19のIgM抗体，DNA定量（PCR）を行う。免疫不全を呈する患者においては感染が慢性化するため，免疫抑制治療中のSLE患者に生じた慢性型のPRCAでもパルボウイルスB19のDNA検査を行うべきである。

❷ 再生不良性貧血（AA）

　SLE患者におけるAAは稀である。また，SLE自体の免疫学的機序で生じる場合と，免疫抑制薬を含む治療薬が遷延性の骨髄抑制をまねく場合がありうると考えられる。

　SLE-AA25例＋自験1例のliterature reviewが報告されている[94)]。SLE-AAにおける死亡率は15%であり，原発性AAと同等である。半数がSLE初発時にAAを発症している。SLE-AAにおいては，ステロイド治療が行われた17/26例で改善し，原発性AAよりステロイドの反応がよいかもしれない。一方，抗胸腺細胞グロブリン（antithymocyte globulin：ATG）は4/4例で無効であり，うち3例が死亡した。追加的な免疫抑制・調整薬（CPA 5/5例，HCQ 4/4例，CsA 4/7例，AZP 2/2例，IVIg 2/2例が生存）の効果は一定しないが，PEは6/6例で有効・生存が報告されており，SLE-AAの二次治療では考慮すべき選択肢と考えられる。また，同種造血幹細胞移植が成功・有効であった報告も1例含まれる。また，1例においては，indoprofenによりAAが誘発され中止のみで改善を得たため，薬剤性AAの可能性が示唆された。さらに，因果関係は明らかではないが，3例においてはAZPを含むSLEの維持治療中にAAが出現し，AZPの中止を要している。

【引用文献】

1) 厚生労働科学研究費補助金（難治性疾患政策研究事業）特発性造血障害に関する調査研究班：自己免疫性溶血性貧血診療の参照ガイド（平成26年度改訂版）.
2) Giannouli S, et al：Anaemia in systemic lupus erythematosus：from pathophysiology to clinical assessment. Ann Rheum Dis 2006；65(2)：144-8.
3) Kokori SI, et al：Autoimmune hemolytic anemia in patients with systemic lupus erythematosus. Am J Med 2005；108(3)：108-204.
4) Valent P, et al：Diagnosis and treatment of autoimmune haemolytic anaemias in adults：a clinical review. Wien Klin Wochenschr 2008；120(5-6)：136-51.
5) Kokori SI, et al：Autoimmune hemolytic anemia in patients with systemic lupus erythematosus. Am J Med 2000；108(3)：198-204.
6) Costallat GL, et al：Evans syndrome and systemic lupus erythematosus：clinical presentation and outcome. Joint Bone Spine 2012；79(4)：362-4.
7) Sturfelt G, et al：Anticardiolipin antibodies in patients with systemic lupus erythematosus. Arthritis Rheum 1987；30(4)：382-8.
8) Ross GD, et al：Disease-associated loss of erythrocyte complement receptors(CR1, C3b receptors)in patients with systemic lupus erythematosus and other diseases involving autoantibodies and/or complement activation. J Immunol 1985；135(3)：2005-14.
9) Arvieux J, et al：Reactivity patterns of anti-phospholipid antibodies in systemic lupus erythematosus sera in relation to erythrocyte binding and complement activation. Clin Exp Immunol 1991；84(3)：466-71.
10) Ruiz-Argüelles A, et al：The role of complement regulatory proteins(CD55 and CD59)in the pathogenesis of autoimmune hemocytopenias. Autoimmun Rev 2007；6(3)：155-61.
11) Kamesaki T, et al：Cut-off value of red-blood-cell-bound IgG for the diagnosis of Coombs-negative autoimmune hemolytic anemia. Am J Hematol 2009；84(2)：98-101.
12) Kamesaki T, et al：Characterization of direct antiglobulin test-negative autoimmune hemolytic anemia：a study of 154 cases. Am J Hematol 2013；88(2)：93-6.
13) Murphy S, et al：Drug therapy of autoimmune hemolytic anemia. Semin Hematol 1976；13(4)：323-4.
14) Pirofsky B：Clinical aspects of autoimmune hemolytic anemia. Semin Hematol 1976；13(4)：251-65.
15) Zanella A, et al：Treatment of autoimmune hemolytic anemias. Haematologica 2014；99(10)：1547-54.
16) Serrano J：[Autoimmune hemolytic anemia. Review of 200 cases studied in a period of 20 years(1970-1989)] (Article in Spanish). Sangre(Barc) 1992；37(4)：265-74.
17) Salama A, et al：Red blood cell transfusion in warm-type autoimmune haemolytic anaemia. Lancet 1992；340(8834-5)：1515-7.
18) Petz LD, et al：Immune Hemolytic Anemias. 2nd ed. Churchill Livingstone, 2004.
19) Rivero SJ, et al：Splenectomy for hemocytopenia in systemic lupus erythematosus. A controlled appraisal. Arch Intern Med 1979；139(7)：773-6.

20) Gomard-Mennesson E, et al:Treatment of isolated severe immune hemolytic anaemia associated with systemic lupus erythematosus:26 cases. Lupus 2006;15(4):223-31.
21) Reynaud Q, et al:Efficacy and safety of rituximab in auto-immune hemolytic anemia:A meta-analysis of 21 studies. Autoimmun Rev 2015;14(4):304-13.
22) Birgens H, et al:A phase Ⅲ randomized trial comparing glucocorticoid monotherapy versus glucocorticoid and rituximab in patients with autoimmune haemolytic anaemia. Br J Haematol 2013;163(3):393-9.
23) Terrier B, et al:Club Rhumatismes et Inflammation:Safety and efficacy of rituximab in systemic lupus erythematosus:results from 136 patients from the French AutoImmunity and Rituximab registry. Arthritis Rheum 2010;62(8):2458-66.
24) Alba P, et al:Mycophenolate mofetil as a treatment for autoimmune haemolytic anaemia in patients with systemic lupus erythematosus and antiphospholipid syndrome. Lupus 2003;12(8):633-5.
25) Mak A, et al:Mycophenolate mofetil for refractory haemolytic anemia in systemic lupus erythematosus. Lupus 2005;14(10):856-8.
26) Wang F, et al:Systemic lupus erythematosus in Malaysia:a study of 539 patients and comparison of prevalence and disease expression in different racial and gender groups. Lupus 1997;6(3):248-53.
27) Cervera R, et al:Morbidity and mortality in systemic lupus erythematosus during a 5-year period. A multicenter prospective study of 1,000 patients. European Working Party on Systemic Lupus Erythematosus. Medicine(Baltimore) 1999;78(3):167-75.
28) Mok CC, et al:A prospective study of survival and prognostic indicators of systemic lupus erythematosus in a southern Chinese population. Rheumatology(Oxford)2000;39(4):399-406.
29) Vilá LM, et al;LUMINA Study Group:Early clinical manifestations, disease activity and damage of systemic lupus erythematosus among two distinct US Hispanic subpopulations. Rheumatology(Oxford) 2004;43(3):358-63.
30) Ziakas PD, et al:Lupus thrombocytopenia:clinical implications and prognostic significance. Ann Rheum Dis 2005;64(9):1366-9.
31) Rabinowitz Y, et al:Systemic lupus erytematosus after "idiopathic" thrombocytopenic purpura:a review. Ann Intern Med 1960;52:1-28.
32) Karpatkin S:Autoimmune thrombocytopenic purpura. Semin Hematol 1985;22(4):260-88.
33) Hepburn AL, et al:The management of peripheral blood cytopenias in systemic lupus erythematosus. Rheumatology(Oxford) 2010;49(12):2243-54.
34) George JN, et al:Idiopathic thrombocytopenic purpura:a practice guideline developed by explicit methods for the American Society of Hematology. Blood 1996;88(1):3-40.
35) 厚生労働省難治性疾患克服研究事業血液凝固異常症に関する調査研究班 ITP治療の参照ガイド作成委員会:成人特発性血小板減少性紫斑病治療の参照ガイド 2012年版. 臨床血液 2012; 53(4):433-42.

36) Cohen YC, et al：The bleeding risk and natural history of idiopathic thrombocytopenic purpura in patients with persistent low platelet counts. Arch Intern Med. 2000；160(11)：1630-8.
37) Portielje JE, et al：Morbidity and mortality in adults with idiopathic thrombocytopenic purpura. Blood 2001；97(9)：2549-54.
38) Arnal C, et al：Treatment of severe immune thrombocytopenia associated with systemic lupus erythematosus：59 cases. J Rheumatol 2002；29(1)：75-83.
39) Cervera H, et al：Danazol for systemic lupus erythematosus with refractory autoimmune thrombocytopenia or Evans' syndrome. J Rheumatol 1995；22(10)：1867-71.
40) Boumpas DT, et al：. Intermittent cyclophosphamide for the treatment of autoimmune thrombocytopenia in systemic lupus erythematosus. Ann Intern Med 1990；112(9)：674-7.
41) Quartuccio L, et al：Efficacy of cyclosporin-A in the long-term management of thrombocytopenia associated with systemic lupus erythematosus. Lupus 2006；15(2)：76-9.
42) You YN, et al：Outcome of splenectomy for thrombocytopenia associated with systemic lupus erythematosus. Ann Surg 2004；240(2)：286-92.
43) Hall S, et al：Splenectomy does not cure the thrombocytopenia of systemic lupus erythematosus. Ann Intern Med 1985；102(3)：325-8.
44) Lindholm C, et al：Longterm clinical and immunological effects of anti-CD20 treatment in patients with refractory systemic lupus erythematosus. J Rheumatol 2008；35(5)：826-33.
45) Vasoo S, et al：Refractory immune thrombocytopenia in systemic lupus erythematosus：response to mycophenolate mofetil. Lupus 2003；12(8)：630-2.
46) Chang HK：Successful treatment of refractory thrombocytopenia with mycophenolate mofetil in a patient with systemic lupus erythematosus. J Korean Med Sci 2005；20(5)：883-5.
47) Maroun MC, et al：Eltrombopag as steroid sparing therapy for immune thrombocytopenic purpura in systemic lupus erythematosus. Lupus 2015；24(7)：746-50.
48) Wong KF, et al：The acute lupus hemophagocytic syndrome. Ann Intern Med 1991；114(5)：387-90.
49) Lambotte O, et al：Characteristics and long-term outcome of 15 episodes of systemic lupus erythematosus-associated hemophagocytic syndrome. Medicine(Baltimore) 2006；85(3)：169-82.
50) Kim JM, et al：Reactive hemophagocytic syndrome in adult Korean patients with systemic lupus erythematosus：a case-control study and literature review. J Rheumatol 2012；39(1)：86-93.
51) Takahashi H, et al：Predictors of the response to treatment in acute lupus hemophagocytic syndrome. Lupus 2015；24(7)：659-68.
52) Kumakura S, et al：Autoimmune-associated hemophagocytic syndrome. Mod Rheumatol 2004；14(3)：205-15.

53) Henter JI, et al:HLH-2004:Diagnostic and therapeutic guidelines for hemophagocytic lymphohistiocytosis. Pediatr Blood Cancer 2007;48(2):124-31.
54) Tsuda H:Hemophagocytic syndrome(HPS)in children and adults. Int J Hematol 1997;65(3):215-26.
55) Imashuku S:Differential diagnosis of hemophagocytic syndrome:underlying disorders and selection of the most effective treatment. Int J Hematol 1997;66(2):135-51.
56) Ueda Y, et al:Refractory hemophagocytic syndrome in systemic lupus erythematosus successfully treated with intermittent intravenous cyclophosphamide:three case reports and literature review. Clin Rheumatol 2014;33(2):281-6.
57) Kiss JE:Thrombotic thrombocytopenic purpura:recognition and management. Int J Hematol 2010;91(1):36-45.
58) 宮田茂樹, 他:DICとHITおよびTTPとの鑑別のポイント. 血栓と循環 2009;17(4):399-406.
59) Peyvandi F, et al:von Willebrand factor cleaving protease(ADAMTS-13)and ADAMTS-13 neutralizing autoantibodies in 100 patients with thrombotic thrombocytopenic purpura. Br J Haematol 2004;127(4):433-9.
60) George JN, et al:Overlapping features of thrombotic thrombocytopenic purpura and systemic lupus erythematosus. South Med J 2007;100(5):512-4.
61) Stricker RB, et al:Thrombotic thrombocytopenic purpura complicating systemic lupus erythematosus. Case report and literature review from the plasmapheresis era. J Rheumatol 1992;19(9):1469-73.
62) Yuen LK, et al:Recurrent thrombotic thrombocytopenic purpura in a young boy with systemic lupus erythematosus. J Clin Rheumatol 2007;13(4):224-8.
63) Brunner HI, et al:Close relationship between systemic lupus erythematosus and thrombotic thrombocytopenic purpura in childhood. Arthritis Rheum 1999;42(11):2346-55.
64) Vaidya S, et al:Thrombotic thrombocytopenic purpura and systemic lupus erythematosus. Scand J Rheumatol 2001;30(5):308-10.
65) Letchumanan P, et al:A comparison of thrombotic thrombocytopenic purpura in an inception cohort of patients with and without systemic lupus erythematosus. Rheumatology(Oxford) 2009;48(4):399-403.
66) Lansigan F, et al:Microangiopathic haemolytic anaemia resembling thrombotic thrombocytopenic purpura in systemic lupus erythematosus:the role of ADAMTS13. Rheumatology(Oxford) 2011;50(5):824-9.
67) Hamasaki K, et al:Systemic lupus erythematosus and thrombotic thrombocytopenic purpura:a case report and literature review. Clin Rheumatol 2003;22(4-5):355-8.
68) Musio F, et al:Review of thrombotic thrombocytopenic purpura in the setting of systemic lupus erythematosus. Semin Arthritis Rheum 1998;28(1):1-19.
69) Vasoo S, et al:Thrombotic thrombocytopenic purpura in systemic lupus erythematosus:disease activity and the use of cytotoxic drugs. Lupus 2002;11(7):443-50.

70) Mannucci PM, et al：Von Willebrand factor cleaving protease(ADAMTS-13) in 123 patients with connective tissue diseases(systemic lupus erythematosus and systemic sclerosis). Haematologica 2003；88(8)：914-8.
71) Rock GA, et al：Comparison of plasma exchange with plasma infusion in the treatment of thrombotic thrombocytopenic purpura. Canadian Apheresis Study Group. N Engl J Med 1991；325(6)：393-7.
72) Henon P：Treatment of thrombotic thrombopenic purpura. Results of a multicenter randomized clinical study. Presse Med 1991；20(36)：1761-7.
73) Allford SL, et al：Haemostasis and Thrombosis Task Force, British Committee for Standards in Haematology：Guidelines on the diagnosis and management of the thrombotic microangiopathic haemolytic anaemias. Br J Haematol 2003；120(4)：556-73.
74) Ferrara F, et al：Vincristine as salvage treatment for refractory thrombotic thrombocytopenic purpura. Ann Hematol 1999；78(11)：521-3.
75) Cataland SR, et al：An evaluation of cyclosporine alone for the treatment of early recurrences of thombotic thrombocytopenic purpura. J Thromb Haemost 2006；4(5)：1162-4.
76) Barcellini W, et al：Rituximab therapy for autoimmune haematological diseases. Eur J Intern Med 2011；22(3)：220-9.
77) Fakhouri F, et al：Efficiency of curative and prophylactic treatment with rituximab in ADAMTS13-deficient thrombotic thrombocytopenic purpura：a study of 11 cases. Blood 2005；106(6)：1932-7.
78) Scully M, et al：Remission in acute refractory and relapsing thrombotic thrombocytopenic purpura following rituximab is associated with a reduction in IgG antibodies to ADAMTS-13. Br J Haematol 2007；136(3)：451-61.
79) Kameda T, et al：Two cases of refractory thrombotic thrombocytopenic purpura associated with collagen vascular disease were significantly improved by rituximab treatment. Clin Rheumatol 2007；26(12)：2159-62.
80) Reddy PS, et al：Rituximab in the treatment of relapsed thrombotic thrombocytopenic purpura. Ann Hematol 2005；84(4)：232-5.
81) Herbei L, et al：Recurrent thrombotic thrombocytopenic purpura treated repeatedly and successfully with the monoclonal antibody rituximab. Clin Adv Hematol Oncol 2006；4(3)：215-7.
82) Jasti S, et al：Rituximab as an adjunct to plasma exchange in TTP：a report of 12 cases and review of literature. J Clin Apher 2008；23(5)：151-6.
83) Boctor FN, et al：Timing of plasma exchange and rituximab for the treatment of thrombotic thrombocytopenic purpura. Am J Clin Pathol 2006；126(6)：965-6.
84) Hull MJ, et al：Efficacy of rituximab and concurrent plasma exchange in the treatment of thrombotic thrombocytopenic purpura. Clin Adv Hematol Oncol 2006；4(3)：210-4.
85) Darabi K, et al：Rituximab can be combined with daily plasma exchange to achieve effective B-cell depletion and clinical improvement in acute autoimmune TTP. Am J Clin Pathol 2006；125(4)：592-7.

86) Garvey B : Rituximab in the treatment of autoimmune haematological disorders. Br J Haematol 2008 ; 141(2) : 149-69.
87) Newman KA, et al : Management of autoimmune neutropenia in Felty's syndrome and systemic lupus erythematosus. Autoimmun Rev 2011 ; 10(7) : 432-7.
88) Levine AB, et al : Clinical assessment and management of cytopenias in lupus patients. Curr Rheumatol Rep 2011 ; 13(4) : 291-9.
89) Vasiliu IM, et al : Therapy with granulocyte colony-stimulating factor in systemic lupus erythematosus may be associated with severe flares. J Rheumatol 2006 ; 33(9) : 1878-80.
90) Habib GS, et al : Pure red cell aplasia and lupus. Semin Arthritis Rheum 2002 ; 31(4) : 279-83.
91) Sawada K, et al : Acquired pure red cell aplasia : updated review of treatment. Br J Haematol 2008 ; 142(4) : 505-14.
92) Sawada K, et al : Diagnosis and management of acquired pure red cell aplasia. Hematol Oncol Clin North Am 2009 ; 23(2) : 249-59.
93) 厚生労働科学研究費補助金（難治性疾患等政策研究事業）特発性造血障害に関する調査研究班：赤芽球ろう診療の参照ガイド．改訂第4版．2015．
94) Chalayer É, et al : Aplastic anemia as a feature of systemic lupus erythematosus : a case report and literature review. Rheumatol Int 2015 ; 35(6) : 1073-82.

4 抗リン脂質抗体症候群
Antiphospholipid antibody syndrome

波多野裕明

ポイント

- 抗リン脂質抗体症候群（antiphospholipid antibody syndrome：APS）を疑ったら，最低限，抗カルジオリピン抗体（anticardiolipin antibody：aCL）（IgG），抗CL-β_2GP I 抗体，ループスアンチコアグラント（lupus anticoagulant：LA）の3つを測定する．
- LAは検体処理・測定法が重要である．ガイドライン上では測定原理の異なる2項目で検査することが推奨されている．
- 抗リン脂質抗体（antiphospholipid antibody：aPL）陽性で血栓症の既往のない場合の一次予防にエビデンスはない．ただし，全身性エリテマトーデス（systemic lupus erythematosus：SLE）合併例や心血管系リスクを多数伴う場合にはアスピリンを投与する．心血管系リスクとなる因子はできる限り改善すべきである．スタチン投与は有用かもしれない．
- APSにおける静脈血栓症ではINR 2.5（2.0〜3.0）を目標に抗凝固療法を行う．動脈血栓症では意見の一致が得られていないが，INR 2.5（2.0〜3.0）を目標とした抗凝固療法＋アスピリン併用などの治療が行われる．抗凝固療法中に血栓が再発した場合，INRが至適域にあったかを確認する．INRに問題がなければ，INRを高めに設定するか，アスピリンを併用する．
- 特発性血小板減少性紫斑病（idiopathic thrombocytopenic purpura：ITP）と診断する場合は，必ずaPLを測定する．陽性なら血栓症リスクが高い．ただし，一次予防についての推奨できる一定の方針はない．アスピリンのみならず抗凝固療法も検討される．
- 数日〜数週で進行する多臓器血栓症では，劇症型抗リン脂質抗体症候群（catastrophic antiphospholipid syndrome：CAPS）を鑑別に挙げる．半数はAPS症状の既往がない．感染症や手術などが誘因となることも多く，播種性血管内凝固症候群（disseminated intravascular coagulation：DIC）や血栓性血小板減少性紫斑病（thrombotic thrombocytopenic purpura：TTP）／溶血性尿毒症症候群（hemolytic uremic syndrome：HUS），ヘパリン起因性血小板減少症（heparin-induced thrombocytopenia：HIT），HELLP

症候群との鑑別が問題となる．治療は抗凝固療法に加え，ステロイド，血漿交換，IVIg（intravenous immunoglobulin）などを併用する．重症，再発例ではRTX（rituximab）の投与が考慮される．

症例集

症例1　下肢静脈血栓・肺血栓性塞栓症で発症した原発性抗リン脂質抗体症候群（primary antiphospholipid syndrome：PAPS）の症例

44歳男性．右下腿疼痛・腫脹を認め，右下肢静脈血栓・肺血栓性塞栓症と診断され，抗凝固療法およびカテーテルによる血栓除去を行った．後日，aCL陽性，LA陽性が判明した．APSと診断し，ワーファリン®を継続する方針となった．

- **ギモン1** APSの診断はどのように行うのか　コタエはp99
- **ギモン2** aPLにはどのような種類があるのか　コタエはp100
- **ギモン3** PAPSに対する治療はどのように行うべきか．動脈血栓と静脈血栓に対する治療方針に違いはあるのか　コタエはp108
- **ギモン4** 無症候性aPL陽性患者の場合，抗凝固薬の予防投与は必要か　コタエはp108

症例2　無治療のaPL陽性SLEが緩徐に血栓閉塞を起こし，SLE活動性上昇とともに脳梗塞を発症した症例

25歳時に血小板減少を契機にaPL陽性が判明した．抗dsDNA抗体陽性，補体低下もあり，SLEが疑われたが内服治療を希望せず，27歳時に通院を自己中断した．28歳時にふらつき，左顔面神経麻痺を生じ，当院に救急搬送となった．

神経学的所見上，左顔面神経麻痺，左上肢不全麻痺，左半側空間無視を認め，血液検査上，白血球3,580/μL（Lym 760/μL），血小板4.7万/μL，APTT 77.2秒，抗核抗体160倍（HOMO），抗dsDNA抗体207.1IU/mL，抗CL-β_2GP I 抗体5.3U/mLと異常所見を認め，SLEと診断された．頭部MRI上，右頭頂葉から基底核・前頭頭頂葉にかけて新規梗塞巣を認め，頭部MRA上，右中大脳動脈基始部での閉塞を認めた．ただ，緩徐に閉塞したものと思われ，脳血流シンチグラフィー上，完全な血流の途絶を認めず，側副路が発達しており，APS合併による閉塞と診断した．まず，アスピリンより治療を開始し，血小板が上昇したところでワーファリン®への移行およびSLEの活動性上昇に対しPSL（prednisolone）30mgを開始したところ，劣位半球症候群などの脳梗塞症状は徐々に改善した．現在，ADLに問題なく仕事もしている．

ギモン❶ aPL陽性SLEの治療介入はいつ，どのように行うべきか　コタエはp110

ギモン❷ APSに伴う血小板減少，脳梗塞に対してどのような治療を行うべきか
コタエはp111, 112

症例3　APSに伴う腎症〔APS腎症（antiphospholipid antibody syndrome nephropathy：APSN）〕かループス腎炎か鑑別が困難であった症例

　25歳女性．高血圧の既往がある．20歳時，血液検査で血小板減少，APTT延長を認め，当科受診となった．

　抗CL-β_2GPⅠ抗体，LA，抗核抗体陽性．全身精査で血栓症はないものの，血小板減少を認めたことからアスピリンを開始した．尿蛋白も認め，SLEの分類基準を満たしていたが，本人が腎生検を希望せず，経過観察していた．

　25歳時，尿検査で顕微鏡学的血尿，赤血球円柱，顆粒円柱，蠟様円柱など異常円柱を認め，腎機能も血清Cre 0.9mg/dLから1.4mg/dLに上昇傾向となり，抗dsDNA抗体も陽転化したため，精査加療目的に入院となった．APSNかループス腎炎か腎生検による鑑別が必要だったが，本人が希望しなかった．

　両者の可能性を考慮し，ステロイドパルス療法およびワーファリン®併用を開始し，軽快傾向を認めた．

ギモン❶ APSNとはどのようなものか．治療はどのように行うべきか　コタエはp114

解説

　APSは，血中にaPLが検出され，動静脈血栓症や妊娠合併症をきたす疾患である．約半数がSLEなどの膠原病を基礎疾患に持つ二次性APSであり，基礎疾患を持たない場合はPAPSと呼ばれる．わが国の患者数は，正確な統計はないが1万人程度と推定されている．

　若年性の脳梗塞や習慣流産患者，APTTの延長や血小板減少を認める例で診断に至ることが多い．動脈血栓症としては，脳梗塞や一過性脳虚血発作（transient ischemic attacks：TIA）が多くみられる．脳梗塞に比較して心筋梗塞の頻度は低い．末梢動脈の閉塞による皮膚潰瘍や網膜中心動脈の閉塞により視野障害や失明をきたすこともある．静脈血栓症としては，下肢深部静脈血栓症や肺塞栓症の合併が多い．妊娠合併症としては，習慣流産，子宮内胎児発育遅延，妊娠高血圧症候群などがある．APSでみられる流産は，妊娠中後期に多い．

表1に欧州で行われた1,000例の調査のデータを示す[1]。動静脈血栓症や妊娠合併症のほか，血小板減少，弁膜症，四肢の網状皮斑や皮膚潰瘍，腎障害，神経症状など多彩な症状がみられる。神経症状は，認知機能低下，片頭痛（20.2%），てんかん（7.0%），舞踏病（1.3%），横断性脊髄炎（0.4%）などがある。小児期発症例では成人発症例に比べ，舞踏病（14%），頸静脈血栓症（7%）が多い。予後は5年生存率が94.7%，10年生存率が90.7%とされており，死因は様々である[1]。

表1 APSの臨床症状と頻度

症候	患者数（%）	症候	患者数（%）
血栓症		消化管症状（食道や腸間膜虚血）	15 (1.5)
深部静脈血栓症	389 (38.9)	脾梗塞	11 (1.1)
下肢表在性血栓性静脈炎	117 (11.7)	膵梗塞	5 (0.5)
下肢動脈血栓症	43 (4.3)	Addison病	4 (0.4)
上肢静脈血栓症	34 (3.4)	Budd-Chiari症候群	7 (0.7)
上肢動脈血栓症	27 (2.7)	皮膚症状	
鎖骨下静脈血栓症	18 (1.8)	網状皮斑	241 (24.1)
頸静脈血栓症	9 (0.9)	下腿潰瘍	55 (5.5)
神経症状		偽血管炎病変	39 (3.9)
片頭痛	202 (20.2)	指趾壊疽	33 (3.3)
脳卒中	198 (19.8)	皮膚壊死	21 (2.1)
一過性脳虚血発作	111 (11.1)	線状出血	7 (0.7)
てんかん	70 (7.0)	骨関節症状	
多発梗塞性認知症	25 (2.5)	関節痛	387 (38.7)
舞踏病	13 (1.3)	関節炎	271 (27.1)
急性脳症	11 (1.1)	虚血性骨壊死	24 (2.4)
一過性健忘	7 (0.7)	眼症候	
脳静脈血栓症	7 (0.7)	一過性黒内障	54 (5.4)
小脳失調	7 (0.7)	網膜動脈血栓症	15 (1.5)
横断性脊髄炎	4 (0.4)	網膜静脈血栓症	9 (0.9)
ヘミバリスム	3 (0.3)	視神経障害	10 (1.0)
肺症状		耳鼻咽喉症状	
肺塞栓症	141 (14.1)	鼻中隔穿孔	8 (0.8)
肺高血圧症	22 (2.2)	血液異常	
肺微小血栓症	15 (1.5)	血小板減少（＜10万/μL）	296 (29.6)
肺線維症	12 (1.2)	溶血性貧血	97 (9.7)
その他（急性呼吸窮迫症候群，肺出血，肺動脈血栓症）	7 (0.7)	産科合併症（妊婦590例）	
		妊娠高血圧症候群	56 (9.5)
心症状		子癇	26 (4.4)
弁肥厚／機能障害	116 (11.6)	胎盤早期剥離	12 (2.0)
心筋梗塞	55 (5.5)	産後心筋症	3 (0.5)
狭心症	27 (2.7)	妊娠（1,580件）	
心筋症	29 (2.9)	早期流産（妊娠10週未満）	560 (35.4)
疣贅形成	27 (2.7)	後期流産，早産（妊娠10週以降）	267 (16.9)
冠動脈バイパスグラフト血栓症	11 (1.1)	生児	753 (47.7)
心腔内血栓形成	4 (0.4)	未熟児，未熟児数／生児数	80/753 (10.6)
腹腔内症状			
腎症候（糸球体内血栓形成，腎梗塞，腎動脈血栓，腎静脈血栓）	27 (2.7)		

（文献1より改変）

治療は基本的に抗凝固療法で，場合により抗血小板療法が行われる。免疫抑制療法は無効である。ただし，CAPSと呼ばれる，短期間に多臓器不全を起こす非常に稀で予後不良な一群では，免疫抑制療法を含めた集学的治療が行われる。CAPSについても後述する。血栓症や不育症の既往がなく，aPLのみ検出される場合の一次予防の必要性も後述する。妊娠・不育症関連については，別章で取り扱っているので本章では扱わない。

1 APSの診断

APSと診断するには，臨床症状（血栓症もしくは妊娠合併症）とaPLが持続的に存在することが条件である。

札幌分類基準の2006年シドニー改変（表2）[2]には，aPLとして血清学的検査で検出されるaCL，抗β_2GPⅠ抗体と凝固検査で検出されるLAが挙げられている。

APSを疑ったら，通常の凝固検査に加え，少なくとも抗カルジオリピンIgG抗体，抗CL-β_2GPⅠ抗体，LAの3項目を提出する。これらは感染症などに伴い一過性に出現することがあるので，12週以上あけて再検する必要がある。しかし，これはあくまで分類基準であり，実臨床では血栓症の既往があり，aPLが検出された場合，速やかに抗凝固療法を開始すべき状況が多い。LA活性とELISA（aCLまたは抗CL-β_2GPⅠ抗体）の両方が陽性の場合，12週間後に陰性化することはまず考えられないとされる[3]。

表2　抗リン脂質抗体症候群分類基準

少なくとも1つの臨床所見と1つの検査所見が確認できた場合をAPSと判断する。
1. 臨床所見
    (1) 血栓症：画像検査や病理検査で確認できる1つ以上の動静脈血栓症
        （血管の大小や発生場所は問わないが，血管炎によるものは除外する）
    (2) 妊娠合併症：1回以上の妊娠10週以降の説明できない胎児死亡
        　　　　　　1回以上の妊娠高血圧症候群や胎盤不全などによる34週未満の早産
        　　　　　　3回以上の妊娠10週未満の自然流産
2. 検査所見
    (1) LA：少なくとも12週間以上の間隔をあけて2回以上検出されること
        （LAの測定は国際血栓止血学会のガイドラインに従う）
    (2) aCL：標準化されたELISAで，中等度以上のIgGまたはIgMクラスaCLが12週間以上の間隔をあけて2回以上検出されること
        （中等度以上とは，40GPLまたはMPL以上，あるいは健常人の99パーセンタイル以上）
    (3) 抗β_2GPⅠ抗体（aβ_2GPⅠ）：中等度以上のIgGまたはIgMクラスaβ_2GPⅠが12週間以上の間隔をあけて2回以上検出されること
        （中等度以上とは，健常人の99パーセンタイル以上）

検査所見が12週間以内または5年以上の間隔で検出された場合はAPSと判断しない。　　（文献2より改変）

分類基準には含まれていないが，網状皮斑，血小板減少，弁膜症などは高頻度にみられ，参考所見となる[1]。

　APSを疑いaPLを測定すべき状況としては，すべての静脈血栓症，危険因子がない動脈血栓症（若年性脳梗塞を含む），SLEを含む膠原病，梅毒生物学的偽陽性，原因不明のAPTT延長，血小板減少，ITP，産科的APSを疑う場合が挙げられる。現在，参照可能なわが国の「抗リン脂質抗体症候群合併妊娠　診療ガイドライン（案）」[4]では，2回以上の連続した妊娠10週未満の原因不明流産の既往，妊娠10週以降の原因不明子宮内胎児死亡の既往，子癇，重症妊娠高血圧腎症（特に早発型）や胎盤機能不全（胎児発育不全），胎盤早期剝離の既往をaPLを測定すべき状況として挙げている。

2 aPLの種類

症例1 ギモン2 ⇒p96
に対するコタエ

　aPLについては，歴史的経緯から名称が混沌としている。実際にはリン脂質に対する抗体ではなくリン脂質に結合する蛋白に対する抗体であり，ループスアンチコアグラントはSLEでなくても検出され，生体内ではアンチコアグラント（抗凝固）ではなくコアグラント（向凝固）に働く（図1）。わが国での測定法も含め，整理して後述する。

❶ 抗カルジオリピン抗体（aCL）

　カルジオリピン（ジホスファチジルグリセロール）はリン脂質の一種で，主にミトコンドリア内膜に分布する。梅毒患者で発見された自己抗体で，現在はELISAで定量的に測定できる。すなわち，カルジオリピンを固着させたマイクロプレートに患者血清を加え，抗原抗体反応で抗体を結合させ，その抗体に対する酵素標識抗体（抗ヒトIgG抗体）で検出し，吸光度を用いて定量化している。しかし，**APSと関連する「aCL」は，実際にはカルジオリピンに直接結合する抗体ではなく，カルジオリピンに結合した$β_2GPⅠ$（$β_2$-glycoprotein Ⅰ）などの血清蛋白に対する抗体である**（図1）。患者血清には$β_2GPⅠ$などの血清蛋白が含まれるので，この検査ではカルジオリピンに結合した血清蛋白に対する抗体，カルジオリピンに直接結合する抗体の両方とも検出される。カルジオリピンに直接結合する抗体は，梅毒だけでなくHIV，妊娠，自己免疫疾患でも出現する。なお，梅毒検査のSTSは，カルジオリピンとホスファチジルコリン（レシチン）を混合したものと患者血清の反応を見る検査であり，見ているものはほぼ同じである。

　分類基準における中程度や99パーセンタイルを明確にする必要がある。わが国において一般に用いられている検査会社試薬での値は表3の通りである[5]。**検査会社が**

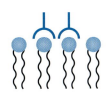

図1 APSと関連する抗体と梅毒などでみられる抗体の違い

表3 各aPLの99パーセンタイル値

	BML社 99パーセンタイル	SRL社 99パーセンタイル
抗CL-$β_2$GPI抗体	1.9U/mLかつ$β_2$GPI依存性抗体＞$β_2$GPI非依存性抗体のとき陽性と判断する	1.8U/mLかつ$β_2$GPI依存性抗体＞$β_2$GPI非依存性抗体のとき陽性と判断する
抗カルジオリピン抗体IgG	14U/mL	10.2U/mL
抗カルジオリピン抗体IgM	9U/mL	9.0U/mL

（文献5より一部引用）

表4 各aPLのAPS診断における感度，特異度および的中率

	MESACUP®カルジオリピンテスト	抗CL・$β_2$GPIキット「ヤマサ」EIA®
メーカー基準値	10U/mL	3.5U/mL
感度* $n=100$	62.0%	51.0%
特異度* $n=129$	93.8%	99.2%
陽性的中率	88.6%	98.1%
陰性的中率	76.1%	72.3%

＊感度および特異度はメーカー設定の基準値より算出．
北大による229例（APS100例，非APS129例）での検討． （文献6より改変）

設定したcut off値と99パーセンタイル値は異なるため，注意する必要がある。たとえば，わが国で保険収載されているELISAキットであるMBL社のMESACUP®におけるaCL-IgG検査では，健常人205例の95パーセンタイル値である10U/mLをcut off値としている（**表4**）[6]。99パーセンタイル値は**表3**の通りで，海外でも一般に健常人の99パーセンタイル値は40GPL/MPLより低いようである[7)8)]。分類基準では，健康成人の99パーセンタイル値を超えるか，または40GPL/MPLを超えると

中程度以上としているが，わが国では99パーセンタイル値のほうが低い。したがって，**実際は99パーセンタイル値が中程度陽性の基準値になると思われる。**

なお，これらのキットでの検査結果は，1U/mL＝1GPLないし1MPLである。以前はELISAにおけるキャリブレーションに用いる標準血清や測定方法が統一されておらず，施設間の測定値の比較が困難であった。現在はHarrisらによってELISA・標準血清が定められ，広く普及している[6]。測定値の単位は，aCL IgGはGPL unit，aCL IgMはMPL unitで表記する。1GPL unitは1μg/mLに相当するaCL－IgGの力価である。

基本的にIgG，IgMが測定可能である。IgGのほうがIgMよりも臨床症状と関連が強く，**高値であるほど血栓リスクは上昇する**[9]。後述の通り，陽性・陰性でなく定量的にリスク評価に使用されてきている。IgAは単独で検出されることは少なく，分類基準には含まれていない。日常的には測定できないが，IgG，IgMが陰性の場合，提出してもよい[10]。

2 抗β_2GPⅠ抗体

β_2GPⅠは50kDaの脂質結合性の蛋白で，約200μg/mLの濃度で血漿中に存在する。

domain Ⅰ-Ⅱ-Ⅲ-Ⅳ-Ⅴと並んだ構造をとるが，血漿中ではdomain ⅠとⅤが相互作用し円環構造をとっている（**図2b**）[11]。陰性荷電したリン酸膜表面にdomain Ⅴの陽性荷電領域に隣接した疎水性ループを介して結合すると，開環し釣り針状となり，エピトープが露出すると考えられている（**図2a**）[11]。抗β_2GPⅠ抗体にはdomain Ⅰ，Ⅳ，Ⅴに対する抗体が知られているが，特にdomain Ⅰに対する抗体（D1抗体）が強い病原性を持つとされる[12]。

海外で測定されている抗β_2GPⅠ抗体キットでは，ELISAに用いられるポリスチレ

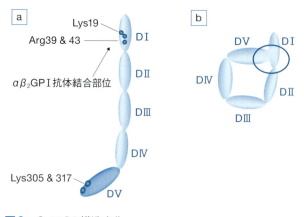

図2 β_2GPⅠの構造変化　　　　　　　　（文献11より引用）

ンプレートにγ線照射などで強力な酸化処理を施し，β_2GP I を物理吸着させると酸性リン脂質と結合した際と同様の構造変化が生じ，抗体に対するエピトープが発現しているとされる[13]。**わが国では，抗β_2GP I 抗体は日常的に測定できず，保険適用もない。代わりに抗CL-β_2GP I 抗体が測定されている。**

❸ 抗CL-β_2GP I 抗体

カルジオリピンに結合し立体構造が変化したβ_2GP I に対する抗体を検出しており，わが国で抗β_2GP I 抗体の代わりに測定されている抗体である。抗CL・β_2GP I キット「ヤマサ」EIA® では，カルジオリピンを固着させたマイクロプレートにβ_2GP I を加えた系と加えない系に患者血清を加え，前者の力価がcut off値である3.5（健常人283例の平均値＋6SD）以上で，かつ後者以上の値であれば陽性とする。**厳密に上述の抗β_2GP I 抗体とまったく同じ抗体を検出しているかは明らかではないが，感度・特異度に大きな差はないとされる。**保険適用はIgG抗体のみである。

❹ ループスアンチコアグラント（LA）

LAは，*in vitro*でリン脂質抗体依存性の凝固反応を阻害する免疫グロブリンと定義されている。**実体は抗ホスファチジルセリン依存性抗プロトロンビン抗体，抗β_2GP I 抗体などと考えられる。**現状，院内ルーチンのAPTT検査と外注の「LA」のみ提出することが多いと思われるが，実際は見逃されている例があると思われる。凝固機能検査の検査値から検出するため，検体処理，測定法が重要である。検体処理については国際血栓止血学会（International Society on Thrombosis and Haemostasis：ISTH）科学的標準化委員会（Scientific and Standardization Committee：SSC）のプロトコール[14]に従うことが求められる。

1）検査時の注意事項

以下の3点に注意する必要がある。

①**抗凝固療法前の検体を採取する**

ワーファリン®内服中は偽陽性となることがあるため，望ましくはない。PTT-LAで7/22例（32％），LA test Gradipore®では8/22例（36％）で偽陽性になったという報告がある[15]。ただし，近年の外注検査では正常血漿との混合やリン脂質濃度の異なる検体での測定比で判定することによりワーファリン®内服による偽陽性は少ないとされる。本来は正常血漿と1:1に混合して検査することが推奨されている[9]が，一般病院の検査室では現実的でない。

未分画ヘパリン使用中は偽陽性となり，正常血漿との混合でも検査できない。低分子ヘパリンもXa活性が治療域を超えている場合，結果に影響する[16]。非ビタミンK

拮抗経口抗凝固薬(non-vitamin K antagonist oral anticoagulant：NOAC)使用中も測定はすべきでないが、半減期が短いためトラフでの測定も考慮される[9]。抗血小板薬(アスピリン、クロピドグレル硫酸塩)は結果に影響せず問題ない[17]。なお、**採血時のヘパリンの混入や溶血は十分注意して避ける。**

②**血小板の混入を避ける（残存血小板がリン脂質の供給源となり感度が落ちる）**

2,000g、15分間遠心分離後、血漿を別容器に移し2,500g以上で10分間遠心分離する二重遠心分離処理が有用である。わが国での測定では遠心が不十分なことが多く、検査室に確認したほうがよい。血小板除去フィルターは有用とされているが、一部の凝固因子も除去されることなどから使用しない施設もある。

③**十分な遠心前の凍結保存検体は不適当（血小板破壊に伴い検体中にリン脂質が散らばる）**

遠心後の血漿は、直後に測定しない場合、速やかに－70℃以下で凍結する。

2) 検査の流れ

従来、海外のLA検出のガイドラインでは、「スクリーニング試験→ミキシング試験→確認試験」の3段階を踏むことが推奨されていた[9]。

- スクリーニング試験：APTTや稀釈Russell蛇毒時間(diluted Russell's viper venom time：dRVVT)で凝固時間の延長があるかでLAをスクリーニングする。
- ミキシング試験：正常血漿と1：1で混合しAPTTを測定し、凝固因子の欠乏による影響を除外する。
- 確認試験：リン脂質を過剰に投与し、凝固時間の延長が改善するかを確認する。

ただし、第14回抗リン脂質抗体国際会議(2013)の推奨[14]では、凝固因子欠乏がLA検出に与える影響は少ないことから、ミキシング試験は必須ではなくスクリーニング試験で陽性であれば、次に確認試験を行ってよいとされた。ミキシング試験はむしろ、スクリーニング試験で偽陰性を疑う場合に、正常血漿と混合することで感度を上げ、再度LAをスクリーニングする目的で用いるとされた。

わが国においてはやや状況が異なるため、理想的なLA検出手順を以下に示す。

①**スクリーニング試験**

LAの責任抗体は単一ではないので、見落としを避けるために原理の異なる2つ以上の検査をすることが推奨されている。一般的には、APTTとdRVVTによる検査が行われるが、**LAに高感度のAPTT試薬でAPTTの延長がなかった場合でも、dRVVTのみで検出できるLAがあるため、両方の検査を行う必要がある。**LAに高感度のAPTTとdRVVTで9割以上のLAは検出できる[15]。なお本来は、KCTおよびそのクロスミキシング試験の感度が高いが、普及しておらず、特定の大学病院などの施設に依頼するしかないと思われる。

● APTT

　本来，通常の凝固検査のAPTT検査でよい。しかし，わが国の院内ルーチン検査におけるAPTTは，遠心時間が不十分で血小板が混入している，そもそもLA検出を目的としていないため，LAに感受性の低い試薬を使用しているなどの理由で施設によっては偽陰性も多い。

　APTTは検査の標準化がなされておらず，各試薬でリン脂質の濃度や組成，活性化剤が異なり，LAの検出感度も試薬や検査機器により45〜70％と様々である[18]。リン脂質濃度が低い試薬のほうが感度が良いとされ，日本血栓止血学会ではPTT-LA®をLAの感度が高い試薬として推奨しているが，ヒーモスIL APTT-SP®，トロンボチェックAPTT-SLA®なども良好なLA感受性を有する[19]。外注検査ではSRL社でAPTT法によるLA検査が可能である（PTT LA試薬「RD」を使用，ただし，保険診療上，凝固時間検査としてではなく，LAとして算定される）。

● dRVVT

　以前はBML社でLA test Gradipore®キットにより検査されていたが，ワーファリン®などでの偽陽性も多い点が問題であり[15]（除外には有用であった），現在はヒーモスアイエルdRVVT®[20]を採用している。いずれもリン脂質濃度の低いスクリーニング試薬とリン脂質濃度の高い確認試薬で，同時に凝固時間を測定し，その比でLAの存在を判断する。したがって，偽陽性の問題はあるものの，確認試験も同時に施行していると考えてよいようである。

　海外ではdRVVTは，まず感度の高いリン脂質低濃度試薬でスクリーニングし，延長が認められた検体のみ，確認試験としてリン脂質高濃度試薬で凝固時間が短縮するかを調べるのが主流であるため，海外の文献を参照する際は注意が必要である。

② クロスミキシング試験

　APTTが延長していた場合，本来，わが国では保険適用であるクロスミキシング試験を行うのがよい。また本来は，dRVVTによりLAが疑われた場合もdRVVTにおけるクロスミキシング試験が望ましいが，一般的には行われていない。わが国のクロスミキシング試験は，上述のミキシング試験（正常血漿と1：1で混合）とは異なる。正常血漿と患者血漿を様々な比率で混合し，凝固時間と混合比率をプロットしたグラフの形状から，凝固時間延長の原因が凝固因子欠乏，凝固因子のインヒビター，LAのいずれであるかを判定する。

　正常血漿との混合比率を何ポイントとるかは標準化されていないが，LAの検出においては患者血漿の割合が低い混合比率での測定が有用であるため，混合直後は患者血漿0％，10％，20％，50％，100％（5ポイント），37℃インキュベーション後は患者血漿0％，50％，100％で測定することが望ましい[21]（ただし，現時点では外注検査では5ポイントの測定は行われておらず，検査室か特定の施設に依頼するしかな

いと思われる)。結果の解釈が困難なこともあるが，1ポイントでも上に凸な部分があるグラフの場合には，LAの存在を疑い確認試験に進む[20]。

③確認試験

過剰なリン脂質により凝固時間の延長が改善するかどうかを見る。dRVVTに関しては，上述の通り，ヒーモスアイエルdRVVT®で確認試験も行われていると考えてよいようである。一方，APTTに対する確認試験として，リン脂質中和法（Staclot®）が行われている。これはリン脂質[hexagonal(Ⅱ)phase]を加えた場合とそうでない場合で凝固時間の差を測定し，8秒以上あれば陽性とする方法である。Staclot®は正常血漿と1：1に混合して測定するため，ワーファリン®内服中も偽陽性が少ないとされる[15]。

なお，最近ヒーモスアイエルSCT®を用いたリン脂質中和法（SCT）が外注検査可能になった。これは感度の高いリン脂質低濃度試薬（スクリーニング試薬）とリン脂質が過剰に含まれた確認試薬のそれぞれで正常血漿とのAPTTの比を測定し，さらにその比によってLAを検出する方法である。理論的にはスクリーニングも兼ねるが，あくまで確認試験の位置づけのようである。ワーファリン®などの影響を受けにくいとされている[20]。

以上をまとめると下記のようになる。

- APTT系に関しては，LAに高感度のAPTT試薬でスクリーニングし，(できればクロスミキシング試験を施行し）検出されたらリン脂質中和法（Staclot®）またはリン脂質中和法（SCT）で確認する。
- dRVVT系に関しては，ヒーモスアイエルdRVVT®を提出する。

上記2点を行い，少なくとも一方でも検出できれば陽性とするのが現時点でのわが国におけるLAの検出法と言える（保険診療上，両者を同時に測定することはできないため，一方を測定して陰性であった場合には，他方を後に追加して行う必要がある）。ただし，臨床的に偽陰性を疑う場合など，正確なLAの検出については，結局は特定の施設に依頼するのがよいと思われる。

5 抗ホスファチジルセリン依存性プロトロンビン抗体 (antiphosphatidylserine-prothrombin complex antibody：aPS/PT)

APSの血栓症状や妊娠合併症にきわめて相関が強い。抗β_2GPⅠ抗体とともに，LAの主な責任抗原と考えられており[22]，aPS/PT陽性者の95％がLA陽性という報告[23]や海外のInova Diagnostics社のELISAキットを用いた検討[24]では，LA陽性APS患者77例のうち65例がaPS/PT(IgGまたはIgM)陽性であり，残りの12例は抗CL抗体または抗β_2GPⅠ抗体のいずれかが陽性であったという報告がある。単独

陽性例においても血栓症や妊娠合併症がみられるため，臨床上APSを疑う症例においては測定を考慮すべきである。特に，少なくとも抗凝固療法中でLAの検査に向かない場合は測定したほうがよい。現時点ではIgGは国内の検査会社で測定可能である。IgMはわが国で測定する手段は乏しく，特定の施設や海外に依頼するしかない。今後，保険収載が期待されている。

6 抗プロトロンビン抗体（anti-prothrombin antibody：aPT）

aPS/PTとは別の抗体群をとらえているとされる。血栓症や産科的合併症との関連については報告によって様々であり，検査も標準化されておらず，ルーチンでの測定は推奨されていない[9]。

7 その他のaPL

その他，抗キニノーゲン抗体（抗ホスファチジルエタノールアミン抗体；抗PE抗体）IgG，IgMは外注検査で日常的に測定できるが，血栓症に対する臨床的意義は十分解明されていない。また，annexin V，フォスファチジルイノシトールに対する抗体など様々な抗体が報告されているが，これらの臨床的意義は十分わかっていない。

以上，APSの診断には正確なaPLの測定が必須であるが，わが国では保険収載のない検査項目が多い。わが国では最低限LA，aCL（IgG），β_2GP I 抗依存性カルジオリピン抗体（IgG）の3つを測定する必要がある。LA，aCL（IgGまたはIgM）および抗β_2GP I 抗体（IgGまたはIgM）がすべて検出されるtriple positive aPLでは血栓症の危険性がきわめて高いとされる[25]。さらに，SLE患者においてLA，抗β_2GP I 抗体，抗aPS/PT抗体がすべて検出された場合，血栓や妊娠合併症の危険性がさらに高いとされる[26]。近年，aPLの抗体価や種類により血栓リスクを定量化する試み（APS score[27]，risk scale[28]など）がなされてきている。心血管系リスクを含めた血栓リスクのスコアリングとしてGAPSS[29]が提唱されており，脂質異常症（3点），高血圧（1点），aCL（5点），抗β_2GP I 抗体（4点），抗PS/PT抗体（3点），LA（4点）の6項目20点満点（抗体はいずれもIgGまたはIgM）でスコアリングすると，SLE患者やaPL陽性患者[20]，PAPS患者[30]などのコホートで，血栓症発症をよく予測することが示されている。137例のaPL陽性またはSLE患者（平均43.5歳）を平均43.1カ月観察した多施設研究では，GAPSS＞16点の群ではハザード比6.86（95％ CI 1.90～24.77）で有意に血栓症が増加した（3/5例 vs 13/132例）。＞12点（7/34例 vs 9/103例），＞10点（8/51例 vs 8/86例）では有意差はつかなかったが，血栓症が多い傾向にあった。

3 APSに対する治療

1 一般的なAPSにおいて推奨される治療

APSに対する一般的な治療をまとめると下記のようになる．

- 静脈血栓症：ワーファリン®〔目標PT-INR 2.5（2.0〜3.0）〕
- 動脈血栓症：ワーファリン®〔目標PT-INR 2.5（2.0〜3.0）〕±低用量アスピリンなど様々な意見がある
- 目標INR達成下での血栓症再発に対しては，ワーファリン®（目標PT-INR 3.0〜4.0）±低用量アスピリン
- 無症候性：経過観察．ただし，血栓リスクが高い場合，SLE患者では低用量アスピリンを考慮

急性期血栓症に対してはヘパリンによる抗凝固療法が行われる．

血栓症の二次予防にはワーファリン®が用いられる．治療しない場合の再発率は高く[31]，長期にわたるワーファリン®内服が必要である．初発深部静脈血栓症（deep vein thrombosis：DVT）に対する6カ月の抗凝固療法終了後もaCLが存在する場合，再発率は高率である[32]．

初発の静脈血栓症に対しては，INR 2.0〜3.0を目標とすることが望ましい[33]．これに関しては，2つの無作為化比較試験がある．Crowtherらの報告[34]では，aPLと血栓既往を有する114例を目標INR 2.0〜3.0の中強度治療群（平均INR 2.3）と目標INR 3.1〜4.0の高強度治療群（平均INR 3.3）の2群に無作為に割り付け，平均2.7年間フォローアップした．再発率に関して，有意差はつかなかった（10.7% vs 3.4%，ハザード比3.1，95%CI 0.6〜15.0）．また，両群合わせて再発率は7%であったが，その半数はINRが2.0未満であったときに発生した．大出血は，有意差はないが高強度治療群で多く（2.2%/year vs 3.6%/year）発生した．Finazziらの報告[35]では，血栓症の既往のある109例のAPS患者を目標INR 2.0〜3.0の中強度治療群（平均INRは2.5）と目標INR 3.0〜4.5の高強度治療群（平均INR 3.2）の2群に無作為に割り付け，平均3.6年間フォローした．こちらにおいても，再発率に関して有意差はつかなかったものの，高強度治療群のほうが多かった〔11%（6/54例）vs 5.5%（3/55例），ハザード比1.97，95%CI 0.49〜7.89〕．大出血は2群とも2，3例発生したが，小出血は高強度治療群で有意に多かった．

以上の結果から，高強度の治療を行っても再発率の減少はなく，むしろ出血が増える可能性が示唆されている．また，平均INRが2.3，2.5で平均INR 3.3，3.2と同等の結果が得られていることから，3.0になるべく近づけることは必要がなく，2.5

程度を維持するのがよいと思われる。ただし，INR 2.0未満での血栓症再発が多かったことから，2.0未満とならないように注意すべきである。

一方で，**動脈血栓症に対してどの程度の抗凝固療法を行うべきかは意見が統一されていない**。静脈血栓症と同様に目標INRを2.0～3.0としたワーファリン®と低用量アスピリン併用での治療を推奨する意見，目標INRを3.0～4.0とした治療を推奨する意見[36]，脳梗塞の場合に限りINR 1.4～2.8のワーファリン®やアスピリン単剤治療を勧める意見[37]などがある。ただし，わが国では高INR域での出血合併症が欧米より多いとされる[38]ことには留意する必要がある。第13回抗リン脂質抗体国際会議（2011）[33]の推奨では，基本的にワーファリン®による治療が勧められるが，非SLE患者の初回の心原性ではない脳動脈イベントで，低リスクのaPLプロファイルでかつ改善できる誘発因子があれば，抗血小板薬単剤による治療の候補となりうるとしている。

日本血栓止血学会の記載[39]では，①シロスタゾール（プレタール®）200mg/day，クロピトグレル（プラビックス®）75mg/day，アスピリン（バイアスピリン®）100mg/dayのうち2剤以上の併用，②抗血小板薬のうち1剤＋ワーファリン®（PT-INR 2.0～3.0目標），③ワーファリン®（PT-INR 2.5～3.5目標）のいずれかとしている。わが国では欧米と比べ，異なる作用機序の抗血小板薬を併用しやすいという背景がある。

脳梗塞時の治療についてはさらに後述する。

適切な抗凝固療法（目標INR 2.0～3.0を達成）が行われていても血栓症の再発を認める場合はINR 3.1～4.0を目標とした治療，INR 2.0～3.0目標のワーファリン®と低用量アスピリンの併用，低分子ヘパリンの皮下注射，HCQ（hydroxychloroquine）が選択肢となるが，有効性に関するデータは限られている[33]。INR 3.1～4.0の高強度治療は前述の無作為化比較試験から有効性に乏しいかもしれず，低用量アスピリン併用が考慮される。ただし，INR 3.0以上の治療中血栓再発例に低用量アスピリンを投与しても無意味であったという報告がある[40]。また，LA陽性の場合，INR値が影響を受けるため，INRが治療域にもかかわらず血栓症再発を認める場合は抗Xa活性など別の指標での評価も検討される。

HCQが血栓症を減少させる可能性がSLE患者において示されており，わが国でも今後使用が検討されるが，現時点で無作為化比較試験はない。

スタチンもaPLによる血栓形成に影響する可能性があり，投与が検討されるが，やはり，無作為化比較試験による検証が必要である。

ステロイドや免疫抑制薬はAPS自体に対しては無効であり，用いられない。

クロピドグレル硫酸塩，アルガトロバン水和物やその他のNOACなどの新規抗凝固薬に関しては効果が証明されたものは今のところないが，リバーロキサバンやダビガトランエテキシラートメタンスルホン酸塩で症例報告が散見される[41]。

無症候性のaPL陽性者（APSとは診断されない）に対しては，予防的な抗血栓治療

は行わない．周術期や長期臥床，産褥期など血栓リスクが高い状況においてのみ低分子量ヘパリンを考慮する．また，高血圧や脂質異常症，肥満などの心血管系リスクをできる限り改善する[33]．

一次予防としてのアスピリン投与が無益である根拠となっているのは前向き二重盲検無作為化比較試験（APLASA study）[42]である．98例の血栓症の既往のないaPL陽性患者を，低用量アスピリン群48例とプラセボ群50例に無作為に割り付け，平均2.3年前向きに観察した．アスピリン群では急性血栓症の発症率が2.75/100人・年であったのに対し，プラセボ群では0/100人・年であった．同時に行われた観察研究では，既にアスピリンを内服または無作為化を拒否した61例とアスピリンを内服していない13例を前向きに観察したところ，アスピリン内服群では発症率が2.7/100人・年，アスピリン非内服群では0/100人・年であった．また，13の血栓イベントのうち12は高血圧，喫煙，肥満など血栓リスクのあった例に生じていた．この結果から，**血栓症の既往のないaPL患者の急性血栓症の年間発症率は低く，一次予防での低用量アスピリンは無益である**と結論された．

ただし，SLEなどの合併例や血栓リスクの高い抗体プロファイルの例（triple positiveや高力価例），高血圧や脂質異常症など他のリスクがあるような例は，エビデンスは乏しいが，アスピリンの予防内服が行われる．

2 aPL陽性SLE症例に対する治療介入

症例2ギモン1 ➡ p97 に対するコタエ

血栓症の既往があり，APSと診断されるSLE患者では，PAPSと同様の治療を行う．aPL陽性だが無症候の患者では，前述の通り血栓リスクが高くない限り一次予防の低用量アスピリンは投与しない．

一方，aPL陽性だが無症候のSLE患者については，SLE自体が血栓リスクを高めることから一次予防の対象となりうる．実際，SLEのaPL陽性例は血栓塞栓症，再発性流産のリスクが高い．SLEのaPL陽性例の2つの後ろ向き研究では，29/144例（20.1％）が平均8年間[43]に，11/21例（52％）が10年間[44]に血栓症を生じ，APSの分類基準を満たした．特に前者[43]は，144例のaPL陽性SLE患者と144例のaPL陰性SLE患者を比較しており，血栓症は29/144例（20.1％）vs 11/144例（7.6％）と有意にaPL陽性SLE患者に多く（$P=0.003$），さらに，aPL陽性SLE患者では，低用量アスピリンやHCQの使用期間が長いほど血栓リスクが低下するという結果が得られた．前述のアスピリンの一次予防が無効と結論づけたAPLASA study[42]でもSLE合併例はアスピリン群30/48例，プラセボ群34/50例と半数以上を占めているのもまた事実であるが，追跡期間が平均2.3年と短く，長期に観察すれば予防効果が明らかになる可能性もある．

以上を勘案して，データは限られているものの，**SLEのaPL陽性例は，血栓症の既**

往がない場合でも低用量アスピリンによる一次予防が検討される[45]。また，HCQも網膜症のリスクはあるものの，今後わが国で普及すれば投与が検討されていくものと考える。第13回抗リン脂質抗体国際会議（2011）では，LA陽性または中程度以上の力価のaCLを有したSLE患者では，HCQとアスピリンによる一次予防が推奨された[33]。さらに，第14回抗リン脂質抗体国際会議（2013）では，HCQをaPL陽性SLE患者全例に使用することが推奨されている[46]。なお，ワーファリン®による抗凝固療法についてはデータがほとんどない。

　さて，SLE患者でAPSを合併している場合，特に脳梗塞などでは，SLEの活動性によるものか，APSによるものかを判断しなければならないが，SLEではaPL以外にも，ステロイド治療や疾患自体による高血圧，動脈硬化など脳梗塞を生じる因子が多く，鑑別が困難なことも多い。SLEの疾患活動性上昇と同時に発症した場合は，SLEの活動性に伴って生じたものと考え，ステロイドやIVCY（intravenous cyclophosphamide）などの免疫抑制療法が考慮される。SLEの活動性に伴い脳梗塞が生じる機序については定かでないが，CNS血管炎は剖検では稀とされており[47]，炎症による向凝固状態などの影響も考えられる。

❸ APSに伴う血小板減少に対する治療

> 症例2ギモン❷→p97
> に対するコタエ

　血小板減少は分類基準に含まれていないが，一般的な症状であり，APSの22～42％が血小板減少（＜10万）を生じるとされる。5万以下になるのは5～10％と稀で，**慢性かつ軽度の低下が大半であり出血症状を呈することは通常なく，治療は必要ない**[48]。また，低用量アスピリンで軽快することがある[49]。診断は除外的であり，まず一般的な血小板減少の鑑別をすべきである。妊娠中後期では妊娠性血小板減少症も鑑別である。

　APSに伴う血小板減少と診断し，急速ないし高度の血小板減少をきたした場合，ITPと同様に免疫抑制療法が必要となる。APSに伴う血小板減少の原因は不明であるが，aPLと活性化血小板の関連が示唆されており，血小板に対する自己抗体が病因とされるprimary ITPとは本来病態をわけて考えるべきである。ただし，GP Ⅱb/Ⅲa やGP Ⅰb/Ⅸを主要抗原とする抗血小板抗体はprimary ITPの50％で検出されるが，aPL抗体陽性患者の40％に検出されるという報告がある[50]。一方でprimary ITP患者にもaPL抗体が検出され，LAまたはaCLは46％，LA，aCL両方は16％に検出される[51]。

　また，ITPと新規に診断された82例（年齢中央値31歳）のうち38％がaPLを有しているという報告があり[52]，これらの報告からはAPSとITPはoverlapしている可能性がある。また，同報告でaPLを有している場合，61％（中央値38カ月後）に，有しない場合は2.3％に血栓症が生じるとされ，**aPL陽性ITPでは血栓リスクが非常に高いことに注意が必要である**。したがって，一般にITPと診断する場合，aPLの検索

が必須である。aPL陽性ITPに対する1次予防についてはデータがないが，抗凝固療法，抗血小板薬が考慮されるべきと思われる。

また，「aPL陽性のみ＋血小板減少」のときはITPの診断を考慮し，H. pylori 感染，肝機能，骨髄検査，薬剤関連，遺伝性などの検索を行う。わが国ではITPの治療として脾摘が行われるが，脾摘後に血栓イベントが増えるという報告があることには注意すべきと思われる[53]。

4 APSに伴う脳梗塞の特徴と治療

1）特徴

APS患者1,000例を対象としたEuro-Phospholipid Project Group studyでは，初診時までに19.8％が脳梗塞，11.1％がTIAを呈しており，10年間のフォローアップでも脳梗塞が最多の症状（5.3％）で，ついでTIA（4.7％）であり，死因の12％を占めた[1]。45歳未満の脳梗塞の1/3を占めるとされ[54]，若年発症の脳梗塞ではAPSを疑い，必ずaPLを測定しなければならない。

50歳以下の女性で脳梗塞を起こした患者と対照群でのケースコントロール研究では，脳梗塞を生じた群の17％がLA陽性であり，危険率は43.1倍，経口避妊薬の服用や喫煙歴が重なるとさらに高率であった[55]。Framingham studyにおいて，女性ではaCL抗体価が高いことが脳梗塞やTIA発症の独立した危険因子であったと報告された[56]。

一方，既に虚血性脳梗塞を生じた患者では，aPLが陽性か否かで2年以内の血管閉塞性イベントの発症に有意差はないとするAPASS（Antiphospholipid Antibodies and Stroke Study）の報告もある[57]。ただし，aCL陽性のcut off値の設定が低い（aCL－IgGが＞10GPL）ことには注意が必要である。実際，aCL IgG中程度以上の力価（＞40GPL）に限れば血管閉塞性イベントの発症が多い[58]。

中大脳動脈の梗塞が最も多く，血栓性梗塞だけではなく塞栓性梗塞にも生じる。特に僧帽弁・大動脈弁の疣贅による心原性塞栓症が生じることがあるため，若年の脳梗塞患者では経食道エコーを考慮するべきである。

2）急性期治療

APSの脳梗塞の治療に関して，脳梗塞急性期についてはAPSに特別な治療法はない。ただし，CAPSについては後述する。

3）慢性期治療

高血圧，糖尿病，脂質異常症などのリスク因子を改善することが第一である。
前述の通り，動脈血栓症として抗凝固療法を含めるか，一般において想定されてい

る機序から抗血小板薬を使用するべきなのかは未解決の問題である。第13回抗リン脂質抗体国際会議(2011)[33]の推奨では，意見の一致は得られていないとしながらも，目標INRを2.0～3.0としたワーファリン®と低用量アスピリン併用または目標INRを3.0～4.0とした治療を推奨するが，非SLE患者の初回の心原性でない脳動脈イベントで，低リスクのaPLプロファイルでかつ改善できる誘発因子があれば，抗血小板薬単剤による治療の候補となりうるとしている。

わが国の「脳卒中治療ガイドライン 2015」では，「抗リン脂質抗体陽性者の脳梗塞再発予防に，第一選択としてワーファリンが使用されるが，十分な科学的根拠はない（グレードC1）」，「抗リン脂質抗体陽性者の脳梗塞再発予防においてSLE合併例では副腎皮質ステロイドの投与を考慮しても良い（グレードC1）」と記載されている。

APASS[57]では，アスピリンは心房細動や高度動脈狭窄がない場合はPT-INR目標を2.2に設定したワーファリン®と有効性，出血リスクの面で同等であったと結論づけている。

一方，無作為化比較試験はほとんどないものの，わが国で脳梗塞を呈したAPS患者（平均年齢＜50歳）の二次予防において，INR 2.0～3.0目標のワーファリン®＋アスピリン併用群とアスピリン単剤群を比較した試験があり[59]，ワーファリン®＋アスピリン併用群のほうがAPSの脳梗塞再発予防に優れていたという結果がある。

渥美らは抗血小板療法を推奨しており[60]，動脈血栓で発症したAPSの血栓の二次予防として，シロスタゾール（プレタール®）200mg/day，クロピトグレル（プラビックス®）50～75mg/day，アスピリン（バイアスピリン®）1錠/dayの単剤ないし併用，ラクナ梗塞の場合はシロスタゾール単剤を第一選択としている。ワーファリン®を用いた抗凝固療法の併用については，静脈血栓の併存，血小板凝集抑制薬のみで再発した場合，トロンビン生成マーカーの平常時での高値を認める場合に使用し，Dダイマーの陰性化を目標としてINRは2.0～2.5にコントロールすると述べている。

以上より，**統一見解はないため，患者がSLEか否か，aPLが高リスクかどうか，出血リスクなどに応じて臨床判断せざるをえない**と思われる。

4) Sneddon症候群

livedo reticularisと脳梗塞の合併はSneddon症候群と呼ばれる。100万人に4人程度の稀な疾患で，若年女性に比較的多く，40%の患者はAPSの診断を満たす。livedo reticularisが脳梗塞（初発は45歳頃）に数年先行することがある[61]。脳梗塞後の認知機能低下や後遺症が重度とされ，白質病変や多発ラクナ梗塞を呈することが多い[55]。

5 APSに伴う腎病変の特徴と治療

症例3ギモン1 ➡p97
に対するコタエ

　APSでは，大血管から腎臓の糸球体毛細血管まで様々な太さの動静脈の非炎症性閉塞を呈する。腎動脈狭窄はよく知られており，腎血管性高血圧を生じる。また，腎梗塞も生じうる。稀に腎静脈や下大静脈の血栓症をきたすこともある[62]。ネフローゼを伴うとされ，APS患者が突然ネフローゼをきたした場合，これらを鑑別に挙げ，超音波検査を行う[63]。

　糸球体や細動脈の血栓閉塞による腎病変はAPSNと定義されている[64]。病理像は血栓性微小血管症 (thrombotic microangiopathy：TMA) であり，糸球体や細動脈のフィブリン血栓が特徴的で，慢性病変として細動脈の壁肥厚や内腔の線維化狭窄，器質化血栓，限局性皮質萎縮などもみられる。補体沈着や炎症細胞浸潤，ループス腎炎の所見は呈さない[65]。

　症状の程度は様々で，軽度の蛋白尿のみで腎機能低下を伴わない例もあれば，急性ないし亜急性の腎不全を呈する例もある。蛋白尿は1g未満のことが多いが，25％でネフローゼをきたし[66]，また，93％が高血圧を呈し[66]，時に悪性高血圧にも至る[63]。SLE患者での腎生検の報告では，aPLを有する患者ではAPSNを39.5％に認め，aPLを有さない患者では4.3％にしかAPSNが認められず，aPLとの関連が示唆されている。特にLAとの関連が強い[67]。**治療はACEi/ARBを用いた厳密な血圧コントロールと，通常のAPSに対する抗凝固療法が行われる。CAPSでなければ，免疫抑制療法は行われない。**ただし，難治例ではIVIg，血漿交換，RTXやeculizumabによる治療が試みられている。**抗凝固療法により腎予後が改善するかは未検討である。**また，aPL陽性だが血栓既往がない患者がAPSNを呈した場合の治療も未検討である[65]。

　APSN以外の腎病理像としては，腎生検を施行したPAPS患者29例において，20例でAPSNに合致した腎組織を認めたが，9例においてAPSNとは異なる組織学的所見が得られ，内訳は膜性腎症 (3例)，微小変化型／巣状分節状糸球体硬化症 (3例)，C3腎症 (2例)，pauci-immune型半月体形成性糸球体腎炎 (1例) であったという報告がある[68]。

6 APSに伴う心病変の特徴と治療

　APSの心病変には急性冠症候群や心内血栓などがあるが，とりわけ頻度が高いのは弁病変 (弁膜症，弁肥厚，非細菌性心内膜炎) である。弁病変に対しては，抗凝固療法は効果に乏しいとされるが，**臨床的に問題となることも少ない**[69]。ただし，脳梗塞の危険因子である[70]ことには，注意しておく必要がある。

　僧帽弁，ついで大動脈弁が侵されやすく，三尖弁は稀である。これは血流圧による微小損傷が圧の高い左心系で生じやすいためとされる[71]。微小損傷により弁構造や弁の毛細血管内皮細胞の表面に陰性荷電リン脂質が露出し，β_2GP I の構造変化が生じ

自己抗体に認識される機序が考えられる[72]。

　弁膜症は僧帽弁逆流症が多く，狭窄症は稀である[73]。PAPSでは，経胸壁エコーでの評価で32〜38％に弁膜症がみられるとされる[74]が，血行動態に影響があるのは4〜6％のみとされ，稀に手術が必要となる[71]。

　弁肥厚も40〜60％と高頻度に生じるが，臨床的にあまり問題とならない[69]。aPLプロファイルが低リスクで，アスピリンかワーファリン®で治療された脳梗塞患者では，経胸壁心エコーで弁肥厚があっても脳梗塞の再発に差はなかったという報告がある[75]。

　非細菌性心内膜炎は，PAPS患者の10〜40％にみられ，血栓性ないしSLEと同様の炎症性（Libman-Sacks心内膜炎）の疣贅がみられる[76]。感染性心内膜炎との鑑別がときに問題となるが，血液培養結果や炎症反応，疣贅の性状[69]などから総合的に判断する。

4　劇症型抗リン脂質抗体症候群（CAPS）

1 定義と診断

　数日〜数週で複数の臓器の微小血管に血栓をきたし多臓器障害をきたす予後不良な一群があり，CAPSと呼ばれる。**死亡率は約30〜50％であり**[68)77)]，**早期診断と積極的な治療が必須である**。症例は国際登録され，2013年までにCAPSレジストリには433例の患者が登録されている。この時点の解析では女性が69％，平均年齢は38.5±17.0歳（0〜85歳），PAPSが59％，SLE合併が26.9％，CAPSがAPSの初発症状であった症例は49.1％である。腎臓（73.0％），肺（55.9％），脳（55.9％），心（49.7％），皮膚（45.4％），表在血管（36.2％），腸管（24.0％），脾臓（16.7％），副腎（10.6％），膵臓（7.2％），網膜（5.8％），骨髄（3.1％）とあらゆる臓器が障害される。障害臓器に応じ，腎不全，高血圧，ARDS，肺塞栓，肺胞出血，脳梗塞，痙攣，心筋梗塞，弁膜症，皮膚壊死，潰瘍，四肢末梢虚血など多彩な症状が出現する。**症例のうち65.4％は発症に誘因があったと報告されており，そのうち感染症（46.7％）が最も多く，悪性新生物（17.6％），手術（16.8％），抗凝固の中止や不十分（10.9％）と続く**[78]。CAPSの分類基準（**表5**）[79]が2002年に提唱され広く受け入れられている。CAPSの診断に対し，感度90.3％，特異度99.4％とされる[80]が，あくまで分類基準であり，現実的には組織診断が困難でprobableに留まる例も多い[81]。

表5 CAPSの分類基準

1. 3つ以上の臓器，器官あるいは組織の病変
2. 同時または1週間以内に症候が出現
3. 少なくとも1つの臓器または組織で組織学的に微小血栓が証明される
4. aPLが少なくとも6週間以上間隔をあけて陽性

CAPS確実例（definite CAPS）
- 4つの基準すべてを満たす場合

CAPS疑い例（probable CAPS）
- 2，3，4を満たすが，2つ以下の臓器，器官あるいは組織の病変しかない場合
- 1，2，3を満たすが，患者が早期に死亡したため6週以上の間隔をあけてaPL陽性を確認できなかった場合
- 1，2および4を満たす場合
- 1，3および4を満たし，抗凝固療法にもかかわらず（1週以降）1カ月以内に3つ目の臓器病変が出現する場合

（文献79より改変）

表6 CAPSの鑑別疾患

	CAPS	TTP	HIT	DIC
血栓形成機序	後天性抗体関連血栓症	抗体関連血栓症／酵素欠損症	PF4に対する抗体	感染症，悪性腫瘍など
対応抗原	β_2GPI，プロトロンビン，など	vWF切断酵素（ADAMTS13）	PF4ヘパリン複合体	なし
血栓形成部位	動・静脈 微小血管	微小血管	動・静脈 微小血管	動・静脈 微小血管
破砕赤血球	比較的少ない	多い	稀	やや多い
aPL	陽性	陰性（時に陽性）	陰性（時に陽性）	陰性（時に陽性）
診断	抗リン脂質抗体陽性＋短期間での多臓器血栓	ADAMTS13活性の著減 ADAMTS13 inhibitorの存在	抗ヘパリン・PF4抗体の存在	DIC診断基準

CAPS：劇症型抗リン脂質抗体症候群，TTP：血栓性血小板減少性紫斑病，HIT：ヘパリン起因性血小板減少症，DIC：播種性血管内凝固症候群，β_2GPI：$\beta_2$glycoprotein I，vWF：von Willebrand factor，PF4：血小板第4因子 （文献81, 82より改変）

2 鑑別

　　CAPSの診断の際には，DICやTMA/TTP，HIT，HELLP症候群との鑑別が問題となる（**表6**）[81)82)]。逆にこれらの疾患を疑った場合，CAPSを鑑別に挙げaPLを測定すべきである。基本的には，aPLが検出されればCAPSを強く疑う。フローチャートによるCAPS診断の試みもある[83)]。LAは83％，aCL-IgGは81％，aCL-IgMは49％，抗β_2GPI抗体は78％で検出される[84)]。また，破砕赤血球は微小血管溶血性貧血（microangiopathic hemolytic anemia：MAHA）に特徴的であるがCAPSでは21.7％でしか検出されず，程度が軽度[82)]なことが多い[80)]。

　　DICとの鑑別としては，DICとCAPSはともに凝固検査異常，血小板減少，MAHA所見（ハプトグロビン著減，破砕赤血球出現）を伴うが，広範な出血があればDICをよ

り疑う。20%で両者を合併するとされ，明確な線引きが難しいこともある。感染症によるDICでは，感染症に伴い一過性にaPLが弱陽性になることもあるが，CAPSでのaPLは高力価であることが多く，鑑別点となる[81]。

ADAMTS13活性著減を認めずTMA病態をきたす広義のaHUS（CAPSを含むかどうかは用語の定義によると思われる）については，特にSLE-TMAとの鑑別は困難だが，aPLが陽性であればCAPSが強く疑われ，治療はいずれにせよ同様となる。なお，補体関連aHUSではeculizumab（補体C5モノクローナル抗体）が奏効するが，CAPSも補体関連の機序が大いに関与していると考えられており，CAPSにeculizumabが著効した症例が報告されている（後述）[85]。

HIT Ⅱ型ではCAPSと同様，広範な血栓症をきたす。通常ヘパリン開始後4～10日で生じ，ヘパリンPF4複合体抗体が出現する。ただし，HIT症例の1/3でaPLが出現するという報告もあり，一方でヘパリン投与歴のないSLE患者にヘパリンPF4複合体抗体が出現した報告もある[86]。ヘパリン投与の時期が合致し，aPLが低力価以下で，抗ヘパリンPF4複合体抗体があればHIT Ⅱ型と判断できる[81]。

3 治療

治療としては，抗凝固療法に加え，サイトカインカスケードの抑制のため，ステロイド，血漿交換，IVIgの併用を行う。また，誘因となった可能性のある感染症があれば，抗菌薬等で治療する。具体的には，急性期はヘパリンによる抗凝固療法を行い，血行動態が安定し，血栓再発や活動性出血がなければワーファリン®に切り替える。INRの目標値は定まっていない。同時に，mPSL（methylprednisolone）1,000mg，3～5日間のステロイドパルス後PSL 1mg/kgの後療法を行う。血漿交換の理想的なプロトコールは不明だが，最初は連続3～5日間行い，状態の改善に応じ延長する[87]。置換液として，FFPと血清アルブミンのどちらがよいかについては議論がある[88]。IVIgを施行する場合，血漿交換で喪失しないよう，血漿交換後から400mg/kg/dayを5日間投与する。大量出血時など抗凝固療法が施行できない場合は，血栓傾向を助長する可能性があるためIVIgは施行しない。

CAPSレジストリでの342例時点での治療の集計は**表7**の通りである[81]。**抗凝固療法，ステロイド，血漿交換とIVIgの少なくとも一方による治療が**，血漿交換とIVIgのいずれも施行しなかった場合と比較して有意に死亡率が低い[78]ことから**標準的な治療となっている。**

SLEの合併がある場合，IVCYの併用も考慮されることがある。標準治療に抵抗性のCAPSに対し，RTX[89]やeculizumab[90]による治療が報告されている。特にRTXは1st lineでの使用のエビデンスはそろっていないが，今後標準的治療になる可能性はある。CAPSに対しRTXを投与した20例（12例が標準治療に反応せず，残

表7 CAPSの治療法と予後

治療法						患者数	死亡数	死亡率
無治療						14	14	100.0%
AC	GC					127	50	39.4%
AC	GC			DMARDs（35CYC, 3AZP）		37	14	37.8%
AC	GC	PE		CYC		26	5	19.2%
AC	GC		IVIg	DMARDs（30CYC, 1AZP, 2CsA, 1MMF）		32	11	34.4%
AC	GC		IVIg			22	5	22.7%
AC	GC	PE	IVIg			24	8	33.3%
AC	GC	PE				38	10	26.3%
AC	GC	PE	IVIg	DMARDs		8	5	62.5%
AC	GC	PE	IVIg		RTX	7	1	14.3%
AC	GC	PE	IVIg	CYC	RTX/ECU	3	1	33.3%
AC		PE				1	1	100.0%
	GC	PE				1	1	100.0%
		PE		MTX		1	0	0%
					RTX	1	0	0%
全般死亡率						342	126	36.8%

AC：抗凝固療法，GC：glucocorticoid，PE：血漿交換，IVIg：intravenous immunoglobulin，DMARDs：疾患修飾性抗リウマチ薬，CYC：cyclophosphamide，AZP：azathioprine，CsA：cyclosporin A，MMF：mycophenolate mofetil，MTX：methotrexate，RTX：rituximab，ECU：eculizumab

（文献81より改変）

りは最初に使用）の集計では，15例は急性期から回復，4例が死亡した[89]。

下記のようにeculizumabでも劇的な効果を示す報告があり，今後の検討が待たれる（最大限の抗凝固療法，免疫抑制療法，および血漿交換を施行したにもかかわらず，再発したCAPS2例でeculizumabを投与したところ，劇的な効果があった[81)90]。また，SLE，IgA欠損症の患者が，抗凝固療法およびステロイドで治療されたが，血漿交換，IVIgを施行できず肺胞出血を併発し，抗凝固療法中止を余儀なくされたが，eculizumabを投与したところ4日で改善した[85])。

CAPSの大多数は，初回を乗り切れば，ワーファリン®投与継続で血栓再発は生じない。58例の生存者の平均67カ月の観察研究では，2/3は再発せず，約20%は血栓再発を生じたものの多臓器不全を生じた患者はいなかった。再発の40%は周術期に発生した[91]。

本項の作成にあたり，抗リン脂質抗体症候群全般に関して，順天堂大学医学部膠原病科の松木祐子先生にご助言を頂き，感謝を致します。

【引用文献】

1) Cervera R, et al:Morbidity and mortality in the antiphospholipid syndrome during a 5-year period:a multicentre prospective study of 1000 patients. Ann Rheum Dis 2009;68(9):1428-32.
2) Miyakis S, et al:International consensus statement on an update of the classification criteria for definite antiphospholipid syndrome(APS). J Thromb Haemost 2006;4(2):295-306.
3) 野島順三:抗リン脂質抗体症候群の検査診断に向けた新展開. 日血会誌 2011;12(3):399-406.
4) 「抗リン脂質抗体症候群合併妊娠 診療ガイドライン」作成委員会:抗リン脂質抗体症候群(APS)合併妊娠 診療ガイドライン(案)(2016年7月閲覧) [http://plaza.umin.ac.jp/~praj/pdf/news16_0302.pdf]
5) 日本産科婦人科学会, 日本産婦人科医会:産婦人科診療ガイドライン―産科編 2014. 日本産科婦人科学会, 2014, P119.
6) 藤枝雄一郎, 他:抗リン脂質抗体症候群におけるエリア-抗リン脂質抗体測定試薬の臨床的有用性. 日臨免疫会誌 2014;37(5):430-6.
7) Gardiner C, et al:Diagnosis of antiphospholipid syndrome in routine clinical practice. Lupus 2013;22(1):18-25.
8) Vikerfors A, et al:Clinical manifestations and anti-phospholipid antibodies in 712 patients with systemic lupus erythematosus:evaluation of two diagnostic assays. Rheumatology(Oxford) 2013;52(3):501-9.
9) Bertolaccini ML, et al:14th International Congress on Antiphospholipid Antibodies Task Force. Report on antiphospholipid syndrome laboratory diagnostics and trends. Autoimmun Rev 2014;13(9):917-30.
10) Bertolaccini ML, et al:'Non-criteria' aPL tests :report of a task force and preconference workshop at the 13th International Congress on Antiphospholipid Antibodies. Galveston, TX, USA, April 2010. Lupus 2011;20(2):191-205.
11) Agar C, et al:Beta2-glycoprotein I can exist in 2 conformations:implications for our understanding of the antiphospholipid syndrome. Blood 2010;116(8):1336-43.
12) Banzato A, et al:Antibodies to domain I of β2 glycoprotein I are in close relation to patients risk categories in antiphospholipid syndrome(APS). Thromb Res 2011;128(6):583-6.
13) 家子正裕:抗リン脂質抗体症候群－分かったこと, 分からないこと―. 日検血会誌 2016;17(1):61-9.
14) Pengo V, et al:Update of the guidelines for lupus anticoagulant detection. Subcommittee on Lupus Anticoagulant/Antiphospholipid Antibody of the Scientific and Standardisation Committee of the International Society on Thrombosis and Haemostasis. J Thromb Haemost 2009;7(10):1737-40.
15) 内藤澄悦, 他:Lupus Anticoagulant診断に有用な試薬の検討. 日臨検自動化会誌 2009;34(5):833-8.
16) Liestøl S, et al: Effect of subcutaneous administration of dalteparin on lupus anticoagulant assays. Thromb Res 2005;115(6):509-17.

17) Tripodi A：Testing for lupus anticoagulants：all that a clinician should know. Lupus 2009；18(4)：291-8.
18) 山崎哲, 他：APTTの注意点と標準化. 日検血会誌 2013；14(1)：85-95.
19) 内藤澄悦, 他：種々のaptt試薬における凝固異常検出の有効性に関する検討. 臨病理 2008；56(3)：195-202.
20) 藤岡貴：ヒーモスアイエル血栓性素因スクリーニングパネルのご紹介. 医と薬学 2016；73(5)：621-6.
21) 熊野穣, 他：ループスアンチコアグラントの検出方法―現状の課題と今後の展望―. 日検血会誌 2015；16(3)：232-45.
22) Zuily S, et al：Validity of the global anti-phospholipid syndrome score to predict thrombosis：a prospective multicentre cohort study. Rheumatology(Oxford) 2015；54(11)：2071-5.
23) Atsumi T, et al：Antiprothrombin antibodies―are they worth assaying？ Thromb Res 2004；114(5-6)：533-8.
24) Pregnolato F, et al：Anti-phosphatidylserine/prothrombin antibodies：an additional diagnostic marker for APS？ Immunol Res 2013；56(2-3)：432-8.
25) Essayagh S, et al：Microparticles from apoptotic vascular smooth muscle cells induce endothelial dysfunction, a phenomenon prevented by beta3-integrin antagonists. Thromb Haemost 2005；94(4)：853-8.
26) Sciascia S, et al：Clinical accuracy for diagnosis of antiphospholipid syndrome in systemic lupus erythematosus：evaluation of 23 possible combinations of antiphospholipid antibody specificities. J Thromb Haemost 2012；10(12)：2512-8.
27) Otomo K, et al：Efficacy of the antiphospholipid score for the diagnosis of antiphospholipid syndrome and its predictive value for thrombotic events. Arthritis Rheum 2012；64(2)：504-12.
28) Sciascia S, et al：Risk Scale for the diagnosis of antiphospholipid syndrome. Ann Rheum Dis 2011；70(8)：1517-8.
29) Sciascia S, et al：GAPSS：The Global Anti-Phospholipid Syndrome Score. Rheumatology(Oxford) 2013；52(8)：1397-403.
30) Sciascia S, et al：The global anti-phospholipid syndrome score in primary APS. Rheumatology(Oxford) 2015；54(1)：134-8.
31) Khamashta MA, et al：The management of thrombosis in the antiphospholipid-antibody syndrome. N Engl J Med 1995；332(15)：993-7.
32) Schulman S, et al：Anticardiolipin antibodies predict early recurrence of thromboembolism and death among patients with venous thromboembolism following anticoagulant therapy. Duration of Anticoagulation Study Group. Am J Med 1998；104(4)：332-8.
33) Ruiz-Irastorza G, et al：Evidence-based recommendations for the prevention and long-term management of thrombosis in antiphospholipid antibody-positive patients：report of a task force at the 13th International Congress on antiphospholipid antibodies. Lupus 2011；20(2)：206-18.

34) Crowther MA, et al：A comparison of two intensities of warfarin for the prevention of recurrent thrombosis in patients with the antiphospholipid antibody syndrome. N Engl J Med 2003；349(12)：1133-8.
35) Finazzi G, et al：A randomized clinical trial of high-intensity warfarin vs. conventional antithrombotic therapy for the prevention of recurrent thrombosis in patients with the antiphospholipid syndrome(WAPS). J Thromb Haemost 2005；3(5)：848-53.
36) Espinosa G, et al：Current treatment of antiphospholipid syndrome：lights and shadows. Nat Rev Rheumatol 2015；11(10)：586-96.
37) Lim W, et al：Management of antiphospholipid antibody syndrome：a systematic review. JAMA 2006；295(9)：1050-7.
38) 日本循環器学会, 他：循環器疾患における抗凝固・抗血小板療法に関するガイドライン(2009年改訂版)(2016年7月閲覧)
[http://www.j-circ.or.jp/guideline/pdf/JCS2009_hori_h.pdf]
39) 日本血栓止血学会編集委員会 編：わかりやすい血栓と止血の臨床. 南江堂, 2011, p184-6.
40) Ruiz-Irastorza G, et al：A systematic review of secondary thromboprophylaxis in patients with antiphospholipid antibodies. Arthritis Res 2007；57(8)：1487-95.
41) Sciascia S, et al：Non-vitamin K antagonist oral anticoagulants and antiphospholipid syndrome. Rheumatology(Oxford) 2016；55(10)：1726-35.
42) Erkan D, et al：Aspirin for primary thrombosis prevention in the antiphospholipid syndrome：a randomized, double-blind, placebo-controlled trial in asymptomatic antiphospholipid antibody-positive individuals. Arthritis Rheum 2007；56(7)：2382-91.
43) Tektonidou MG, et al：Risk factors for thrombosis and primary thrombosis prevention in patients with systemic lupus erythematosus with or without antiphospholipid antibodies. Arthritis Rheum 2009；61(1)：29-36.
44) Shah NM, et al：Outcome of patients with anticardiolipin antibodies：a 10 year follow-up of 52 patients. Lupus 1998；7(1998)：3-6.
45) Wahl DG, et al：Prophylactic antithrombotic therapy for patients with systemic lupus erythematosus with or without antiphospholipid antibodies：do the benefits outweigh the risks？ A decision analysis. Arch Intern Med 2000；160(13)：2042-8.
46) Erkan D, et al：14th International Congress on Antiphospholipid Antibodies：task force report on antiphospholipid syndrome treatment trends. Autoimmun Rev 2014；13(6)：685-96.
47) Devinsky O, et al：Clinical and neuropathological findings in systemic lupus erythematosus：the role of vasculitis, heart emboli, and thrombotic thrombocytopenic purpura. Ann Neurol 1988；23(4)：380-4.
48) Uthman I, et al：The hematologic manifestations of the antiphospholipid syndrome. Blood Rev 2008；22(4)：187-94.
49) Lim W：Antiphospholipid antibody syndrome. Hematology Am Soc Hematol Educ Program 2009；233-9.
50) Fabris F, et al：Specific antiplatelet autoantibodies in patients with antiphospholipid antibodies and thrombocytopenia. Eur J Haematol 1994；53(4)：232-6.

51) Stasi R, et al：Prevalence and clinical significance of elevated antiphospholipid antibodies in patients with idiopathic thrombocytopenic purpura. Blood 1994；84(12)：4203-8.
52) Diz-Küçükkaya R, et al：Antiphospholipid antibodies and antiphospholipid syndrome in patients presenting with immune thrombocytopenic purpura：a prospective cohort study. Blood 2001；98(6)：1760-4.
53) Boyle S, et al：Splenectomy and the incidence of venous thromboembolism and sepsis in patients with immune thrombocytopenia. Blood 2013；121(23)：4782-90.
54) Hughes GR：Migraine, memory loss, and "multiple sclerosis". Neurological features of the antiphospholipid(Hughes') syndrome. Postgrad Med J 2003；79(928)：81-3.
55) Urbanus RT, et al：Antiphospholipid antibodies and risk of myocardial infarction and ischaemic stroke in young women in the RATIO study：a case-control study. Lancet Neurol 2009；8(11)：998-1005.
56) Janardhan V：Anticardiolipin antibodies and risk of ischemic stroke and transient ischemic attack：the Framingham cohort and offspring study. Stroke 2004；35(3)：736-41.
57) Levine SR, et al：Antiphospholipid antibodies and subsequent thrombo-occlusive events in patients with ischemic stroke. JAMA 2004；291(5)：576-84.
58) Levine SR, et al：IgG anticardiolipin antibody titer＞40 gpl and the risk of subsequent thrombo-occlusive events and death. A prospective cohort study. Stroke 1997；28(9)：1660-5.
59) Okuma H, et al：Comparison between single antiplatelet therapy and combination of antiplatelet and anticoagulation therapy for secondary prevention in ischemic stroke patients with antiphospholipid syndrome. Int J Med Sci 2009；7(1)：15-8.
60) 渥美達也：抗リン脂質抗体症候群の検査と治療. 日内会誌 2016；104(3)：513-8.
61) Cervera R, et al：Task Force on Catastrophic Antiphospholipid Syndrome(APS)and Non-criteria APS Manifestations(Ⅱ)：thrombocytopenia and skin manifestations. Lupus 2011；20(2)：174-81.
62) Kronbichler A, et al：Renal involvement in autoimmune connective tissue diseases. BMC Med 2013；11(1)：95.
63) Tektonidou MG：Renal involvement in the antiphospholipid syndrome(APS)—APS nephropathy. Clin Rev Allergy Immunol 2009；36(2-3)：131-40.
64) Abreu, MM, et al：The relevance of "non-criteria" clinical manifestations of antiphospholipid syndrome：14th International Congress on Antiphospholipid Antibodies Technical Task Force Report on Antiphospholipid Syndrome Clinical Features. Autoimmun Rev 2015；14(5)：401-14.
65) Tektonidou MG：Identification and treatment of APS renal involvement. Lupus 2014；23(12)：1276-8.
66) Nochy D, et al：The intrarenal vascular lesions associated with primary antiphospholipid syndrome. J Am Soc Nephrol 1999；10(3)：507-18.
67) Tektonidou MG, et al：Antiphospholipid syndrome nephropathy in patients with systemic lupus erythematosus and antiphospholipid antibodies：Prevalence, clinical associations, and long-term outcome. Arthritis Rheum 2004；50(8)：2569-79.

68) Fakhouri F, et al:The expanding spectrum of renal diseases associated with antiphospholipid syndrome. Am J Kidney Dis 2003;41(6):1205-11.
69) Silbiger JJ:The cardiac manifestations of antiphospholipid syndrome and their echocardiographic recognition. J Am Soc Echocardiogr 2009;22(10):1100-8.
70) Krause I, et al:Close association between valvar heart disease and central nervous system manifestations in the antiphospholipid syndrome. Ann Rheum Dis 2005;64(10):1490-3.
71) Koniari I, et al:Antiphospholipid syndrome;its implication in cardiovascular diseases:a review. J Cardiothorac Surg 2010;5:101.
72) Nesher G, et al:Valvular dysfunction in antiphospholipid syndrome:prevalence, clinical features, and treatment. Semin Arthritis Rheum 1997;27(1):27-35.
73) Erdogan D, et al:Assessment of cardiac structure and left atrial appendage functions in primary antiphospholipid syndrome:a transesophageal echocardiographic study. Stroke 2005;36(3):592-6.
74) Hojnik M, et al:Heart valve involvement(Libman-Sacks endocarditis) in the antiphospholipid syndrome. Circulation 1996;93(8):1579-87.
75) Rajamani K, et al:Patent foramen ovale, cardiac valve thickening, and antiphospholipid antibodies as risk factors for subsequent vascular events:the PICSS-APASS study. Stroke 2009;40(7):2337-42.
76) Roldan CA:Valvular and coronary heart disease in systemic inflammatory diseases: Systemic Disorders in heart disease. Heart 2008;94(8):1089-101.
77) Bucciarelli S, et al:Mortality in the catastrophic antiphospholipid syndrome:causes of death and prognostic factors in a series of 250 patients. Arthritis Rheum 2006;54(8):2568-76.
78) Cervera R, et al:Catastrophic antiphospholipid syndrome:task force report summary. Lupus 2014;23(12):1283-5.
79) Asherson RA, et al:Catastrophic antiphospholipid syndrome: international consensus statement on classification criteria and treatment guidelines. Lupus 2003;12(7):530-4.
80) Cervera R, et al:Validation of the preliminary criteria for the classification of catastrophic antiphospholipid syndrome. Ann Rheum Dis 2005;64(8):1205-9.
81) Cervera R, et al:14th International Congress on Antiphospholipid Antibodies Task Force Report on Catastrophic Antiphospholipid Syndrome. Autoimmun Rev 2014;13(7):699-707.
82) 山﨑雅英：劇症型抗リン脂質抗体症候群. 日臨免疫会誌 2005;28(6):357-64.
83) Erkan D, et al:Catastrophic antiphospholipid syndrome: updated diagnostic algorithms. Autoimmun Rev 2010;10(2):74-9.
84) Rodríguez-Pintó I, et al:Catastrophic antiphospholipid syndrome (CAPS):Descriptive analysis of 500 patients from the International CAPS Registry. Autoimmun Rev 2016[Equb ahead of print].
85) Kronbichler A, et al:Efficacy of eculizumab in a patient with immunoadsorption-dependent catastrophic antiphospholipid syndrome:a case report. Medicine(Baltimore) 2014;93(26):e143.

86) Alpert, D, et al: Anti-heparin platelet factor 4 antibodies in systemic lupus erythematosus are associated with IgM antiphospholipid antibodies and the antiphospholipid syndrome. Ann Rheum Dis 2008;67(3):395-401.
87) Cervera R: Update on the diagnosis, treatment, and prognosis of the catastrophic antiphospholipid syndrome. Curr Rheumatol Rep 2010;12(1):70-6.
88) Bortolati M, et al: Recovery from catastrophic antiphospholipid syndrome by a plasma exchange procedure: report of four cases and review of the literature. Autoimmun Rev 2009;8(4):297-301.
89) Berman H, et al: Rituximab use in the catastrophic antiphospholipid syndrome: descriptive analysis of the CAPS registry patients receiving rituximab. Autoimmun Rev 2013;12(11):1085-90.
90) Shapira I, et al: Brief report: Induction of sustained remission in recurrent catastrophic antiphospholipid syndrome via inhibition of terminal complement with eculizumab. Arthritis Rheum 2012;64(8):2719-23.
91) Erkan D, et al: Long term outcome of catastrophic antiphospholipid syndrome survivors. Ann Rheum Dis 2003;62(6):530-3.

5 シェーグレン症候群の末梢神経障害
Peripheral neuropathy of Sjögren's syndrome

江里俊樹

ポイント

- シェーグレン症候群（Sjögren's syndrome：SS）には様々なタイプの末梢神経障害が合併する。頻度はおよそ20％とされている。
- 治療戦略や予後は神経障害のタイプによって異なるので，末梢神経障害の正確な診断が重要である。
- 神経障害は感覚神経の障害が多いが，運動神経・自律神経のいずれにも及ぶことがある。
- 後根神経節障害を主な病態とする感覚失調性ニューロパチーはSSに特徴的である。運動神経は保たれるものの，深部感覚障害による失調性障害により歩行困難となることがある。
- 多発性単神経炎は，全身性血管炎と関連があり，血管炎に対する免疫抑制治療が有効である。
- 四肢末梢の疼痛や不快なdysesthesiaを訴えるものの，他覚的な神経所見や電気生理学的検査には反映されない小径線維ニューロパチー（small fiber neuropathy：SFN）という病態が存在し，SS患者に比較的高頻度にみられるため心因性の不定愁訴との鑑別に注意を要する。皮膚生検が有用であり，表皮内神経線維の密度低下を認めることにより診断される。IVIg（intravenous immunoglobulin）が有効なことがある。
- 末梢神経障害合併のSSでは抗SS-A抗体，抗SS-B抗体は陰性のことが多い。
- 末梢神経障害がSSと診断される前に発症することも少なくないため，末梢神経障害を見たらSSを疑うことが重要である。先に神経内科を受診した場合にSSと気づかれないこともあり，また先に膠原病科でSSと診断された場合に末梢神経障害が見逃されることもある。膠原病科医，神経内科医の双方にとって，SSの末梢神経障害への認識と理解が求められる。

症例集 [1]

各症例の神経症状所見のまとめと神経伝導速度検査の結果に関して，**表1**[1]および**表2**[1]に示す。

表1 SS末梢神経障害の各患者の臨床的特徴

症例	1	2	3	4	5	6
年齢/性別	25歳女性	78歳女性	83歳男性	73歳女性	68歳女性	60歳男性
神経障害のパターン	多発性単神経炎 (multiple mononeuritis)			感覚失調性障害 (ataxic sensory neuropathy)		疼痛性感覚障害 (painful sensory neuropathy)
SS診断から神経障害発症までの期間	同時	2カ月	6カ月	2カ月	－3年	6年
神経学的所見						
MMT	↓	↓	正常	正常	正常	正常
深部腱反射	正常	減弱～消失	↓	↓	↓	正常
表在感覚						
触覚	↓	↓	↓	正常	↓↓	↓
温痛覚	↓	↓	↓	正常	↓	↓
dysesthesia	＋	＋	＋	－	＋	＋
深部感覚						
振動覚	↓	正常	↓	↓	↓	正常
関節位置覚	正常	正常	正常	↓	↓	正常
Romberg徴候試験	＋	(不可)	－	＋	＋	－
自律神経障害	－	－	－	＋	－	－
炎症反応						
CRP (mg/dL)	0.10	12.3	0.02	4.93	0.00	0.39
血沈 (mm/h)	12	108	11	ND	22	41
治療	ステロイドパルス/IVCY/IVIg	PSL 1mg/kg/day TAC (tacrolimus) 2mg/day	IVIg	PSL 1mg/kg/day IVIg	IVIg	IVIg
治療反応性	不変	改善	改善	改善	不変	不変
推奨される治療	ステロイド&免疫抑制薬 (IVCYなど) 効果不十分のときはIVIgを考慮する			ステロイド IVIg		IVIg

(文献1より作成)

症例1 突然の歩行困難。電気生理学的検査や神経生検の結果から総合的に多発性単神経炎と診断し，ステロイド，IVCY，IVIgなど様々な治療を行った症例

25歳女性。血小板減少・肝機能障害・抗核抗体陽性を指摘され，精査目的に入院となった。肝生検・骨髄検査を施行するも自己免疫性肝炎や特発性血小板減少性紫斑病

表2 神経伝導速度検査（NCS），体性感覚誘発電位（SEP），脊髄MRI所見のまとめ

症例	1	2	3	4	5	6	正常値
NCS							
正中神経							
MCV (m/s)	40.6↓	48.0	46.4↓	50.1	52.2	56.3	>48
DL (m/s)	4.4↑	3.6	4.7	2.9	4.0	4.9	<4.0
CMAP (mV)	4.7↓	4.9↓	4.6↓	6.6	7.7	10.8	>6
SCV (m/s)	36.2↓	41.3↓	54.5	48.4	48.4	46.2	>47
SNAP (μV)	5.7↓	2.9↓	6.3↓	4.5↓	6.0↓	19.3	>12
腓骨神経							
MCV (m/s)	36.6↓	45.1	39.3↓	41.2	41.6		>41
DL (m/s)	6.0↑	3.7	4.4↓	2.4	5.5		<6.0
CMAP (mV)	2.1↓	1.6↓	11.0	14.2	22.6		>3
腓腹神経							
SCV (m/s)	35.1↓	NE↓	36.8↓	NE↓	49.0	45.2	>40
SNAP (μV)	1.8↓	NE↓	3.3↓	NE↓	2.8↓	5	>5
SEP							
正中神経刺激							
N20潜時	20.7	ND	ND	ND	20.45	ND	18.3±1.5
N13潜時	17.2	ND	ND	ND	13.40	ND	13.2±0.9
N9潜時	7.8	ND	ND	ND	9.85	ND	9.1±0.6
脊髄MRI所見	頸髄，胸髄，腰髄に異常所見なし	C2-3レベルの右髄内にT2延長域	ND	頸髄異常なしL4腰椎すべり症	腰髄MRIに粗大な異常所見なし	ND	

（ND：データなし）　　　　　　　　　　　　　　　　　　　　　　　　　　　　　　　　　　　　　　（文献1より作成）

(idiopathic thrombocytopenic purpura：ITP) は否定的とされた。眼・口腔乾燥はないものの，血清抗SS-A抗体陽性および口唇生検陽性からSSと診断された。入院9日目に左大腿外側にdysesthesiaが出現。入院12日目に肝機能障害・血球減少・神経障害の疑いに対して経口PSL (prednisolone) 40mg/dayで投与開始したところ，肝機能障害・血小板減少ともに速やかに改善した。しかし，dysesthesiaは入院14日目には両膝周囲，15日目には手の指先と両下腿に広がり，入院16日目には歩行困難となった。

　神経学的所見として，四肢のモザイク状分布の触覚低下と温痛覚低下，dysesthesiaを認め，深部感覚について関節位置覚は正常だが四肢振動覚低下，Romberg徴候陽性がみられた。深部腱反射は正常であった。徒手筋力テスト (manual muscle testing：MMT) では腸腰筋の筋力低下を認めた。異常反射は認めなかった。神経伝導検査 (nerve conduction study：NCS) では両側上下肢において，感覚神経活動電位 (sensory nerve action potential：SNAP)，複合筋活動電位 (compound muscle action potential：CMAP)，運動神経伝導速度 (motor nerve conduction velocity：MCV)，感覚神経伝導速度 (sensory conduction velocity：SCV) の低下が認められ，多発性単神経炎が疑われ，腓腹神経生検では急性または亜急性の脱

髄を伴わない軸索障害が示唆された。体性感覚誘発電位（somatosensory evoked potentials：SEP）では膝窩（N8o）からS1後角（N21）までの潜時延長を認め、後根神経節の前後の末梢感覚障害も疑われたが、脊髄後角から大脳皮質までの中枢成分の潜時差は正常であった。また、MRIでも後索障害の進行を認めないことから、Waller変性をきたしておらず、後根神経節炎は否定的と考えられた。

　以上より、症状としては失調性感覚障害が主であるが、病態としては多発性単神経炎と診断された。ステロイドパルス療法［mPSL（methylprednisolone）1,000mg/day］とIVCY（intravenous cyclophosphamide；500mg/bodyを2週間ごとに6回投与），IVIg（400mg/kg×5日間）を2コース行ったが、有意な改善を得られなかった。

ギモン1 末梢神経障害のパターンをどのように鑑別するか　コタエはp131

ギモン2 神経学的検査をどのように解釈するか　コタエはp138

ギモン3 本症例における有効で適切な治療法は何か　コタエはp140

症例2　四肢のしびれと筋力低下。多発性単神経炎と脊髄炎の合併を認め、ステロイドで改善した症例

　78歳女性。主訴は四肢のしびれと筋力低下。2カ月前にしびれが左手から始まり、ついで右手に拡大、さらには歩行困難、上肢挙上困難へと進行し、当科入院となった。口腔乾燥、抗SS-A抗体陽性、口唇生検所見より、SSと診断された。神経学的所見としては、関節位置覚と振動覚は正常だが、四肢遠位のdysesthesiaを認め、起立歩行が不可能であった。深部腱反射は低下もしくは消失しており、MMTでは両側上下肢の中程度筋力低下を認めた。NCSではCMAPとSNAPともに振幅低下を認めたが、F波は正常であった。さらに、頸髄MRIではC2-3レベルでの右側髄内にT2延長病変を認め、脊髄炎と考えられた。本症例はSSによる多発性単神経炎に伴う軸索障害と脊髄炎の合併と診断され、PSL 30mg/dayの治療によって症状改善が得られた。

ギモン1 診断について（中等量ステロイドへの治療反応性）　コタエはp136, 141

症例3　四肢のしびれ。電気生理学的検査から多発性単神経炎と診断し、IVIgが有効であった症例

　83歳男性。6カ月前から両下肢末梢のしびれが始まった。1カ月前から両手のしびれも始まり、徐々に増悪した。抗SS-A抗体陽性であったため、SSに伴う末梢神経障害が疑われて入院となった。口唇生検、眼所見、唾液腺シンチグラフィーでの陽性所見からSSと診断確定された。MMT正常だが、上下肢の表在感覚と下肢の振動覚が低下しており、深部腱反射は全般的に低下していた。Romberg徴候試験は陰性であっ

た．正中神経と腓腹神経の伝導速度と振幅が低下しており，多発性単神経炎による軸索障害と診断された．IVIg（400mg/kg/day×5日間）2コースによって症状の緩和と，腓腹神経のSNAPの軽度改善が得られた．

ギモン❶ 多発性単神経炎に対する治療選択について　コタエはp137, 141

症例4　自律神経障害と感覚失調性障害の合併を認めた症例

73歳女性．2カ月前から体重が減少し，下痢と便秘を繰り返していた．1カ月前から全身状態が悪化し，歩行困難となり入院となった．口唇生検陽性と口腔乾燥からSSと診断された．神経学的所見としては，表在感覚は正常，上下肢の関節位置覚の低下，Romberg徴候試験陽性，下肢の深部腱反射低下を認め，上下肢のMMTは正常であった．起立性低血圧と持続的な下痢/便秘がみられ，自律神経障害の症状と考えられた．これらの所見から，本症例は解離性神経障害，失調性歩行，自律神経障害を呈していると考えられた．NCSでは上肢のSNAP低下，下肢のSNAP消失を認めた．神経生検では，有髄線維の一部に亜急性変化を伴う慢性軸索障害が示唆された．これらの所見は，主に深部知覚が侵された解離性感覚神経障害に一致しており，自律神経障害＋感覚失調性ニューロパチーという診断がくだされた．IVIg（400mg/kg/day×5日間）を1コース施行し，症状改善が得られた．

ギモン❶ 感覚失調性障害と自律神経障害の合併した病態をどのように考えるか．オーバーラップと考えてよいか　コタエはp138

症例5　経過約10年の両下肢のしびれ．電気生理学的検査により後根神経節炎と診断された症例

68歳女性．13年前に口腔乾燥と眼乾燥を契機にSSと診断された．3年前に頻尿と排尿時痛を発症した．精査目的で入院．膀胱鏡で間質性膀胱炎と診断された．一方，両下肢膝窩のしびれと足底のdysesthesiaが10年前から続いていた．SSの診断は唾液腺シンチグラフィーでの重度分泌機能低下から確定された．神経学的所見としては，下肢のdysesthesiaと表在感覚の低下，Romberg徴候陽性を認めた．深部腱反射は消失していたが，MMTは正常であった．NCSでは振幅の低下を認め，感覚障害に矛盾しなかった．SEPでは末梢神経成分からの振幅は得られず，潜時は中枢神経に近づくにつれ増加した．末梢感覚神経障害による刺激伝達の遅延と考えられた．運動神経障害のないことも，障害部位が後根神経節にあることに合致した．SSに伴う感覚失調性ニューロパチーという診断に基づき，IVIg（400mg/kg/day×5日間）が1コース施行されたが，臨床症状もNCSも著明な改善は得られなかった．

ギモン❶ 後根神経節炎の臨床所見，病理，治療について　コタエはp134, 141

症例6 両下肢のしびれ。他覚的検査所見が正常な神経障害を呈した症例

　60歳男性。6年前から両下肢末梢のしびれを自覚し，2年前から悪化しはじめ，膠原病を疑われて入院となった。口腔乾燥，眼乾燥，口唇生検での陽性所見からSSと診断された。抗核抗体陽性で，胸部CTでは間質性肺炎を認め，SSの症状に合致した。神経学的所見としては表在感覚の低下とdysesthesiaを認めた。深部腱反射は正常，関節位置覚正常，Romberg徴候陰性であった。Tilt試験も行ったが，自律神経所見の証拠は得られなかった。NCS，SEPではいずれも異常を認めなかった。SSに伴うSFNと臨床診断した。IVIg（400mg/kg/day×5日間）が1コース施行されたが，明らかな改善は得られなかった。

ギモン❶ 他覚的検査に反映されないSSの末梢神経障害にどうアプローチするか　コタエはp135, 141

解説

1　SSにおける末梢神経障害

　SSは口腔乾燥と眼乾燥を主徴とする自己免疫性外分泌腺障害であり，唾液腺組織や涙腺組織へのリンパ球浸潤を特徴とする。原発性SSと，関節リウマチや他の膠原病に合併する二次性SSが存在する。腺症状のほかにも，関節痛，レイノー現象，リンパ節腫脹，尿細管性アシドーシス，間質性肺炎，神経障害など様々な腺外症状を呈しうることが知られている。

　SSにおける神経障害は，文献によって2～70％と発症率の報告に大きく差があるが，SS患者の20～25％程度に生じるとされている[2)～4)]。中枢神経・末梢神経のいずれもが侵されうるが，末梢神経障害において頻度が高く，運動・感覚・自律神経のいずれの領域も障害が起きる可能性がある。正確な発症率を把握することの難しさにおいては，①SSに伴う末梢神経障害に関する研究の多くが，SSの診断基準が確立される以前に報告されたものである，②研究の多くがretrospectiveであり，患者数も少ない，③末梢神経障害の定義が研究間で異なり，必ずしも客観的臨床所見や検査所見に基づく

ものではない，④研究デザインがヘテロである，などの理由が指摘されている[2]。

　また，SSの神経障害がSSの診断に先行する場合と，SSの診断後に発症する場合とがある。末梢神経障害が先行する場合はたいてい神経内科を受診しており，SS診断後に発症した場合は膠原病科を受診することになるが，どちらを先に受診したかによってSSに合併する末梢神経障害の発症率が変わる可能性も指摘されている。Lafitteらによる原発性SSの神経症状の2つのコホートでは，内科で診断された末梢神経障害は25例中4例，神経内科では11例中10例であった[5]。

　また，他の腺外症状と神経障害の関係についても不明点が多い。血管炎，レイノー現象，腎障害，低補体血症，クリオグロブリン血症の合併と末梢神経障害の相関を示した報告が存在する[3,4,6]。

　一方，抗SS-A抗体，抗SS-B抗体の陽性率は，神経障害を伴うSSにおいて，その他のSSより低いことが多くの論文で報告されている[6-8]。Seneらは抗SS-A抗体と抗SS-B抗体の陽性率について，「末梢神経障害あり」vs「末梢神経障害なし」で，それぞれ40％ vs 72％，15％ vs 41％と報告している[7]。Moriらのデータでも末梢神経障害合併SSにおける抗SS-A抗体，抗SS-B抗体の陽性率はそれぞれ54.2％，16.7％となっており，これらのSSを特徴づける自己抗体の陽性率が低いことも，末梢神経障害患者においてSSの診断が遅れたりなされなかったりする原因のひとつとも考えられると指摘している[8]。陽性率が低い理由については不明である。

　SSの末梢神経障害の病態はいまだ解明されていないが，大きくわけると血管炎が関わるものと，直接の自己免疫機序（炎症細胞浸潤や自己抗体）によるものが想定されている[2,8,9]。前者は多発性単神経炎に代表されるように，全身性の血管炎の臨床所見のひとつとして生じる神経障害に準ずるものである。後者としてはSSに特徴的な感覚失調性ニューロパチーにおいて，後根神経節への炎症細胞浸潤が確認されている[8,10]。自己抗体としては，Ⅲ型ムスカリン性アセチルコリン受容体に対する抗体が，自律神経障害の病態に関与しているのではないかと考えられている[11]。

2　末梢神経障害の分類パターンの各論

症例1 ギモン1 ➡p128
に対するコタエ

　SSの末梢神経障害の臨床スペクトラムは非常に広く，運動神経・感覚神経・自律神経のいずれもが単独または合併して侵されうる。1980年代以降，SSの神経障害が注目されるようになり，いくつかの症例報告がなされてきたが，2005年に名古屋大学神経内科のMoriらが，SSに伴う末梢神経患者92例のSSの神経障害スペクトラムを次の7種に分類したものを「Brain」に発表した[8]。すなわち，①sensory ataxic neuropathy（感覚失調性障害），②painful sensory neuropathy without sensory ataxia（失調を伴わない疼痛性感覚障害），③multiple mononeuropathy（多発性単神経炎），④multiple cranial neuropathy（多発性脳神経障害），⑤trigeminal neuropathy（三叉神経障害），⑥autonomic neuropathy（自律神経障害），⑦radiculoneuropathy（根障害）である。

その後2000年代半ばから後半にかけて，末梢の疼痛を特徴とするが他覚的所見を伴わないSFNの概念が確立され，SSに特徴的かつ比較的頻度の高い神経障害として認識されるようになった[12)13)]。それをふまえて，**現在は表3のように分類するのが妥当と考えられる。**

SSの神経障害を診察する上でのポイントとしては，以下の点が挙げられる。①**予**

表3 原発性SSにおける末梢神経障害の分類

1. 軸索障害型多発ニューロパチー
   1.1. 感覚性多発ニューロパチー
   1.2. 感覚運動性多発ニューロパチー
2. 感覚失調性ニューロパチー／後根神経節炎
3. small fiber neuropathy（SFN）
4. 多発性単神経炎
5. 脳神経障害
6. 多発神経根症
7. 自律神経障害

表4 末梢神経障害のパターン別発症率報告

末梢神経障害	Gemignani, et al.[14)]	Brito-Zerón, et al.[15)]	Mori, et al.[8)]	Gono, et al.[16)]	Yamashita, et al.[1)]	Pavlakis, et al.[2)]	Jamilloux, et al.[6)]
多発ニューロパチー （感覚性） （感覚運動性）	5 (10.9%) (3) (2)	24 (4.3%)	18	9 (28%) (8) (1)	0 (0%)	9 (1.8%) (5) (4)	44 (10.5%) (19) (25)
感覚失調性ニューロパチー （後根神経節炎）	2 (4.3%)	15 (2.7%)	36	ND	2 (2.1%)	ND	9 (2.1%)
small fiber neuropathy（SFN）	ND	ND	ND	ND	1 (1.0%)	15 (2.9%)	ND
多発性単神経炎	1 (2.2%)	15 (2.7%)	11	3 (9.4%)	3 (3.1%)	1 (0.2%)	3 (0.7%)
脳神経障害	ND	ND	20	7 (22%)	0 (0%)	ND	8 (1.9%)
多発神経根症	ND	1 (0.2%)	4	ND	0 (0%)	0 (0%)	1 (0.2%)
自律神経障害	2 (4.3%)	ND	3	ND	0 (0%)	0 (0%)	ND
末梢神経障害発症数／SS患者数（発症率）	10/46 (21.7%)	55/563 (9.8%)	100%（神経内科からの報告）	17/32 (53.1%)	6/96 (7.9%)	25/509 (4.9%)	62/420 (14.8%)
観察時期	1994発表	2013発表	1985〜2004	1992〜2008	2005〜2012	2010発表	1985〜2012
国	イタリア	イタリア	日本	日本	日本	ギリシア	フランス

（ND：データなし）　　　　　　　　　　　　　　　　（文献1, 2, 6, 8, 14, 15, 16より作成）

後，治療を考える上で神経障害の鑑別が非常に重要，②感覚障害が主体，③後根神経節炎は頻度は低いが特徴的，④他覚的検査所見が陰性のSFNの頻度が高い，⑤複数のパターンが合併しうる．

各末梢神経障害パターンの頻度について，過去の報告をまとめたものを**表4**に掲載する[1)2)6)8)14)〜16)]．

1 軸索障害型多発ニューロパチー（axonal polyneuropathy）

SS末梢神経障害の中で頻度が高いもののひとつ．四肢遠位の感覚性多発ニューロパチーと感覚運動性多発ニューロパチーを含む．臨床所見は通常，遠位対称性の感覚障害から始まる．大径線維の感覚障害は電気生理学的検査によって明らかとなる．

1）感覚性多発ニューロパチー（sensory polyneuropathy）
①神経所見
慢性〜亜急性，glove & stocking型分布の遠位対称性感覚障害である．下肢に最初症状が出現し，年単位で近位に広がる．重症例では上肢遠位も侵されうる．最も多い主訴は足のdysesthesiaで疼痛を伴うことが多い．罹患肢の深部腱反射は減弱または消失する．筋力は保たれる．

②検査
NCSは典型的には感覚神経に限局した軸索障害を示す．

③生検
神経生検では線維密度減少の程度は様々で，血管炎が疑われなければ診断には役立たない．

2）感覚運動性多発ニューロパチー（sensorimotor polyneuropathy）
感覚運動性多発ニューロパチーは感覚性多発ニューロパチーと同じくらいの頻度で生じるという報告がある[4)17)]．しかし，sensoryに比べて腺外疾患の頻度は高く，より重篤で，リンパ腫発症のリスクであるとされるpalpable purpuraや血管炎，C4低下，クリオグロブリン血症が比較的多い．最近の研究では感覚運動性多発ニューロパチーとリンパ腫発症との関連が報告されている[7)]．それゆえ，SS患者に感覚運動性多発ニューロパチーをみつけた場合，リンパ腫発症の定期的なワークアップを行うべきである．

感覚症状が存在するとき，対症療法を行う．RCTはされていないが，リンパ腫と末梢神経障害を伴った患者群に化学療法［CHOP±RTX（rituximab）］で神経症状の寛解を認めた報告がある[2)]．

① 神経所見

　　最初は感覚性多発ニューロパチーと同様，四肢遠位のdysesthesiaと感覚低下を認めるが，徐々に遠位対称性の筋力低下を伴ってくる．筋力低下は通常軽度で足趾や足の伸筋に限られるが，重症例では稀に杖歩行を要するほどになる．深部腱反射は減弱もしくは消失する．

② 検査

　　NCSは典型的には運動線維と感覚線維に及ぶ軸索障害を呈する．

③ 生検

　　上記と同様，血管炎を疑っていなければ神経生検は推奨されない．

2 感覚失調性ニューロパチー／後根神経節炎（sensory ataxic neuropathy/dorsal root ganglionitis）（図1）

症例5ギモン❶ ➡p130
に対するコタエ

　　後根神経節病変により深部感覚障害による失調をきたすが，明らかな運動障害はないことが特徴である．**感覚失調性ニューロパチー全体で最も多い原因は傍腫瘍性**であり，ほかにはAIDS，HTLV-1感染，pyridoxine毒性，白金アナログ療法などが知られているが，多くの場合は原因不明とされている．SSの神経障害として非常に特徴的ではあるが，SS末梢神経障害の中では頻度は低い．**このタイプのニューロパチーを有するSSは際立った腺外症状を有さず，典型的には神経症状がSSの診断に先行する．**

① 臨床病態

　　亜急性から慢性の発症であるが，急性もありうる．感覚神経細胞体が後根神経節に位置しているため，あらゆる感覚障害が生じうる．症状発現は劇的で，深部感覚障害による歩行障害に始まり，車いすレベルまで進展する．舞踏病アテトーシス状の動き

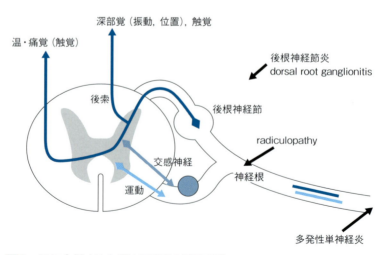

図1　SSに合併する末梢神経障害の障害部位

が上肢にみられることもある．感覚障害は最初，四肢末梢に非対称性に発症するが，進行するにつれて融合し，四肢，体幹，顔面にも広がる．

②神経所見

神経学的所見としては，振動覚消失，位置覚障害，Romberg徴候陽性，深部腱反射消失がみられる．筋力は保たれるが，末期にはびまん性の筋萎縮のため軽度低下する．

③検査

典型的な電気生理学的所見は振幅の減少もしくはSNAPの消失である．神経根が障害されると，F波の潜時延長が出現する．一部の患者ではT2強調MRIで脊髄後索のhigh intensityシグナルがみられ，後索における大径求心性線維の逆行性変性（Waller変性）との関連が考えられている．症例5のようにSEPで脊髄中心の潜時延長がみられることが，他のタイプの末梢神経障害との鑑別に有用である．

④生検

腓腹神経生検の特徴的所見は**軸索変性を伴わない大径有髄神経の減少**であり，症例4の生検所見はこれに合致する．

⑤治療

治療は，重篤な後遺障害と一部患者での急速な進行により，かなり困難である．疾患の稀少性のため，RCTがなく，IVIg，血漿交換，D-penicillamine，IFX（infliximab），INF-α，RTXの使用報告がある．

3 small fiber neuropathy（SFN）[10) 12) 13)]

症例6ギモン❶ ➡p130
に対するコタエ

SSに伴う末梢神経障害の研究の進展につれ，SFNが最も頻度の高い神経障害であることがわかってきているが，正確な頻度や原因は不明のままである．SFNが全身症状または腺症状を伴うか否か，SSの診断に先行するものか晩期に発症するかも不明である．従来，"painful sensory polyneuropathy without ataxia"として分類されていたものの一部が含まれている可能性があるが，両者の厳密な区別についてはさらなる検討が待たれる．

現在のところ，SFNは過小評価されている可能性があり，その理由のひとつとしては膠原病科医の間ですら，認知度が低いということがある．さらに多くの患者では障害がわずかであり，感覚症状があいまいであること，多くの客観的神経学的診察や検査が正常であることから，心因性と判断されてしまい，診断的ワークアップからはずれてしまう可能性も高い．皮膚生検での診断が確立されてきており，この非常に頻度の高い症状に対する臨床医の認知度を高めることが必要である．

①臨床病態

患者は疼痛や「灼熱痛」を訴えるが，客観的神経所見の異常がみられないことが特徴

である。多くの患者において「灼熱痛」は遠位対称性で，遠位軸索障害の逆行性変性（"dying-back"）の存在を示唆する。しかし，一部の患者においては斑状・非対称性の分布を示すこともあり，これは後根神経節の小型ニューロンの障害を示唆する。

②神経所見

時に温痛覚の軽度低下を認めることもあるが，神経学的所見はたいてい正常で，位置覚，振動覚，深部腱反射などは正常である。

③検査

SNAPを含む神経伝導検査も典型的には正常である。このパターンでは温痛覚などの侵害刺激を伝達する無髄C線維と有髄Aδ線維が主に障害されるため，神経の活動電位が小さく，電気生理学的検査にも表れないのである。

SFNを確実に診断して適切な治療を開始するためには，心因性疾患の鑑別が重要であるが，交感神経性皮膚反応（sympathetic skin response：SSR）や定量的感覚試験（quantitative sensory testing：QST），定量的軸索反射性発汗試験（quantitative sudomotor axon reflex tests：QSART）のような多くの複合電気生理試験は，信憑性に乏しいことで悪名高く，患者協力に大きく影響され一定した結果が得られないため，実地臨床では使われない。

④生検

最も信頼性のある検査は皮膚生検で，表皮内神経線維密度の低下を認める。これは外来で行える簡素な検査で，標準化すれば正確にSFNと診断できる。一方，腓腹神経生検は有用でなく推奨されない。

⑤治療

SFNの治療は主に対症療法である。SS関連SFNにIVIgを使用した小規模試験（$n=5$）では神経障害性疼痛の改善を認めたと報告されているが[18]，大規模試験での評価を要する。

4 多発性単神経炎（multiple mononeuropathy）[8)10)]

①臨床病態

多発性単神経炎は，SSでも他の自己免疫疾患と同様にみられ，血管炎を示唆する神経障害である。SSでは他のパターンより頻度は低い。

②神経所見

血管炎性神経障害のように発症は急性もしくは亜急性であり，四肢遠位の疼痛や痛みを伴うdysesthesiaに始まり，運動・感覚の個々の神経の支配領域に分布する障害がみられる。全身性血管炎を示唆するpalpable purpuraのような全身症状が存在することがある。

③ 検査

　　CRPの上昇があれば，全身性血管炎を示唆する。電気生理学的検査は障害部位のCMAPとSNAPが著明に低下し，軸索変性を示唆している。

④ 生検

　　罹患部位の神経生検は血管炎の鑑別として適応があり，様々な程度の血管壁の損傷，フィブリノイド壊死，単核球の血管および血管周囲への浸潤がみられ，やはり血管炎を示唆する。血管炎は局所的な現象であり，1箇所の神経生検では病変が得られないことがあるため，神経生検と筋生検を組み合わせると感度が85％に上昇する。

⑤ 治療

（症例3ギモン❶ ⇒p129 に対するコタエ）

　　病態としては血管炎による虚血性神経障害であり，原因となる血管炎を抑制する早期の免疫抑制療法は，永久的な軸索変性を防ぐために必要である。ステロイドおよびシクロホスファミドの併用が主な治療法である。

5 脳神経障害[8)9)]（cranial neuropathy）

① 臨床病態

　　多発性，再発性の脳神経障害もSSで観察される。最も多いのは三叉神経障害で，顔面神経障害や動眼神経障害がそれに続く。

② 神経所見

　　三叉神経は主に感覚成分が障害され，下顎神経が片側性に侵されることが多い。支配領域の表在覚の低下とdysesthesiaがみられる。

6 脱髄性多発神経根症[2)8)]（polyradiculoneuropathy）

① 臨床病態

　　脱髄性神経根障害も稀ではあるがSSに合併してみられることがある。ただ，SSにおけるこのパターンの発症率は，特発性の多発根障害と同等であるという説もある。

② 神経所見

　　このタイプの神経障害は重篤で，典型的には近位・遠位筋力の低下と亜急性の感覚低下を認める。感覚障害はglove & stockingパターンで，感覚性失調を伴う場合もある。深部腱反射は低下している。

③ 検査

　　髄液検査では蛋白細胞解離を認め，NCSではMCV，SCVが正常ながらF波の出現率低下と潜時延長を認める。SEPでは潜時延長，MRIでは脊髄後根と馬尾に異常なGd造影効果を認める。

④ 生検

　　腓腹神経生検では様々な程度の有髄線維の消失と脱髄変化を認める。

⑤治療

ステロイドやIVIgの早期投与が効果的とされる。

7 自律神経障害[2)8)]（autonomic neuropathy）

症例4ギモン1 ➡p129 に対するコタエ

①臨床病態

SSに合併する末梢神経障害として，自律神経障害も頻度は低いながら報告されている。病態としては神経節障害と血管炎の両者がみられる。

②神経所見

症状は自律神経に支配される全臓器に及び，Adie瞳孔，尿路症状，重篤な起立性低血圧などを含む。乾燥症状を有する患者は，乾燥症状自体が特発性自律神経障害の中心的特徴でもある。

③検査

自律神経障害の精査を行う必要があるが，SSの乾燥症状と自律神経症状との鑑別は難しい点に注意が必要である。特発性自律神経障害患者に高値でみられる抗神経節アセチルコリンレセプター抗体はSSの自律神経障害でも報告されているが，これらを鑑別するのに有用であるか否かは，この抗体がSSにおいて体系的に研究されていないためはっきりしない。

1）複数の神経障害パターンの合併

上記の末梢神経障害のそれぞれのパターンは，個々のパターンを特徴づける主要な臨床症状を有しているが，臨床症状はお互いにある程度オーバーラップしている。感覚失調性ニューロパチーは疼痛を伴うことが多く，自律神経や三叉神経の障害を伴うこともある。多発性単神経炎も疼痛や感覚失調を伴うことがある。

我々の施設で経験した症例についても，症例1はNCS，SEP等の他覚的所見から多発性単神経炎と診断されたが，症状としては感覚失調性障害が前面に出ていた。症例4は明らかな自律神経障害を伴った，感覚失調性ニューロパチーであった。

これらの事実から，上記の分類は絶対的なものではなく，個々のパターンが併存したりまた共通した病理学的背景を有していたりする場合もあるだろうと推察される。診断においては1つの症状のみに注目せず，多角的にアプローチする必要がある。

3 検査

症例1ギモン2 ➡p128 に対するコタエ

電気生理学的検査の詳細については神経内科の成書にゆずるが，末梢神経障害の分

類を考える上で，膠原病科医が理解しておくべき項目について概説する。

1 神経伝導検査（NCS）

末梢神経に電気刺激を与え，それにより誘発される筋反応（運動神経）または神経活動電位（感覚神経）を観察することで，**末梢神経の機能や障害を調べる検査である。末梢神経の軸索変性と脱髄疾患の鑑別に有用であり，SSによる末梢神経障害では軸索変性が主である**。主に，正中神経，脛骨神経，腓腹神経に対して行う。

運動神経の場合は，末梢神経幹に対し近位/遠位の2点刺激を同時に行い，得られる筋収縮を複合筋活動電位（compound muscle action potential：CMAP）として測定する。感覚神経の場合は感覚神経活動電位（sensory nerve action potential：SNAP）として記録する。SNAPはCMAPに比べて電位が小さいため，小径有髄線維や無髄線維の振幅は測定することができず，大径有髄線維（深部感覚を司る）を観察している。

1）測定項目
　①遠位潜時（distal latency：DL）（msec）
　　刺激からCMAPまたはSNAPが得られるまでの時間。運動神経のDLは神経幹－シナプス－筋線維の伝導・伝達に要する時間も含むことになる。
　②MCV（m/sec）
　　近位/遠位刺激の2点間距離（mm）/潜時差（msec）で求められる。
　③SCV（m/sec）
　　電極間距離（mm）/潜時（msec）または2点間距離（mm）/潜時差（msec）で求められる。
　④CMAPの振幅（mV）およびSNAPの振幅（μV）
　　神経線維数の減少（軸索変性）はより低下する。
　⑤F波
　　末梢運動神経に最大上刺激（supramaximum）の電気刺激を与えたとき，逆行性に上行したインパルスが脊髄前角細胞を興奮させて生じる電位。根障害の評価などに用いる。

2）NCSにおける異常所見
　①軸索変性（＝神経線維の減少）
　　振幅が低下する。MCV/SCVは軽度低下することもある。
　②脱髄（＝伝導障害）
　　伝導ブロック（近位部でのCMAP振幅低下），NCV低下著明，SNAP消失。

③根障害，近位部障害，前角細胞の興奮低下

F波の減少およびFCV低下，かつNCV正常。

2 体性感覚誘発電位（SEP）

感覚神経に電気的刺激を与えることによって誘発される電位のことで，頭皮上で計測する。末梢神経から脊髄，脳幹，大脳皮質に至る経路の機能障害の検索に用いられる。体性感覚のうち**主に後索を通る深部知覚を反映する**。

各波形は極性（陽性：P，陰性：N）と潜時（msec）で記録される。上肢SEPは正中神経を手首で刺激し，Erb点（N9），頸髄（N13），大脳感覚皮質（N20）でのピークを測定。下肢SEPは脛骨神経を刺激し，膝窩（N8），脊髄後角（N20），大脳感覚皮質（P38）などでのピークを測定する。

3 脊髄T2強調MRI

SSに特徴的である後根神経節炎においては，神経細胞体は後根神経節に存在するため中枢側に伸びる脊髄後索にWaller変性（末梢神経が切断・挫滅したときに，その遠位側から末梢に向かって軸索の変性・萎縮が生じること）が起きる。そのため，末梢神経障害を疑っている際に，脊髄後索のT2強調MRIで異常高信号を認めることは，後根神経節炎を示唆する所見である。

4 腓腹神経生検

血管炎や血管周囲の炎症細胞浸潤，軸索変性，有髄線維・無髄線維のそれぞれの密度低下などを検出することができる。**特に多発性単神経炎が疑われる場合に，血管炎の存在を証明する目的において有用である。**

5 皮膚生検

SSに伴う末梢神経障害のうち，SFNの診断に皮膚生検が有用である[13]。表皮内神経線維の密度低下が特徴的な所見である。病理学的評価を行うための技術習得が必要であるが，外来で行える侵襲の少ない簡易な検査であり，標準化することでSFNを正確に診断できるとされている[19)20)]。

4 治療

原発性SSの神経病変の治療は確立されておらず，治療効果の判定も難しい。従来，

原発性SSの末梢神経病変は治療反応性に乏しいとされてきたが，病態に応じて有効性の高い治療法が存在する場合もあるため，個々の神経障害のパターンを考慮した治療が推奨される[4)8)21)]。

1 ステロイドと免疫抑制薬（特にIVCY）

多発性単神経炎型の神経障害かつ全身性血管炎との関連が疑われるものは，免疫抑制治療が有効である可能性が高いため，ステロイドと免疫抑制薬による強力な免疫抑制治療を早急に行うことが望ましい。治療プロトコールは血管炎に準じて行う。Terrierらの報告では，病理所見として壊死性血管炎を呈するものはリンパ球性血管炎よりもステロイド＋IVCYの有効性が高く，前者の治療反応性が71％，後者は25％となっている。前者は全身症状やRF陽性率が後者より高かった[22)]。

Moriらは，多発性単神経炎型の11例中8例（73％），多発性脳神経障害型の4例中3例（75％）でステロイドが有効であったと報告している[8)]。

2 IVIg

IVIgはステロイドや免疫抑制薬に反応しない運動・感覚神経障害患者に有効である可能性がある。**特に，疼痛を伴う感覚性多発ニューロパチーやSFN，根障害において有効性が報告されている。**

上記のMoriらの報告では，感覚失調性障害（後根神経節炎）に対して，ステロイドは18％（4/22例），IVIgでも23％（3/13例）の治療反応性しかみられなかったが，疼痛を伴う感覚性ニューロパチー（painful sensory polyneuropathy）に対しては，ステロイドは17％（1/6例）に対しIVIgは63％（2/3例）と高い有効性がみられた[8)]。

また，いずれも少数の報告であるが，Takahashiらは感覚失調性障害に対して5例中4例にIVIgは有効[23)]，また，Morozumiらの報告でもpainful sensory neuropathyに対し，IVIgは5例中全例に有効とされている[18)]。

"painful sensory neuropathy"については，これらがSFNを含んでいるのか，感覚性多発ニューロパチーの一症状であるのかについて，報告されている時点での分類では明確にされていないが，WakasugiらはSFNに対しIVIgが劇的に効いたという報告をしており[24)]，過去の報告における"painful sensory neuropathy"は，少なくとも一部にSFNを含んでいると判断するのが妥当と考えられる。

Moriらの報告において，根障害に対してはステロイドは無効（0/3例），IVIgは100％有効（4/4例）であった[8)]。

3 対症療法（疼痛コントロール）

三環系抗うつ薬，ガバペンチン，プレガバリン，オピオイド，局所麻酔薬などは，

感覚性ニューロパチーにおける不快なdysesthesiaに対する対症療法として有効である。

4 その他の生物学的製剤

IFXやその他のTNF-α阻害薬，RTX，IFN-αについて，それぞれ少数の報告があるが，有効性の判断についてはさらなる大規模な研究が待たれる。

以上より，SSに関連する末梢神経障害に対しては，ステロイドとIVIgが少なくともある一定の割合で有効であると期待される。血管炎を示唆する多発性単神経炎に対しては，ステロイドおよびIVCYを含む免疫抑制薬を用いた強力な免疫抑制治療を早期に行うことが必要と考えられる。また疼痛を主体とする感覚性ニューロパチーやSFNに対してはIVIgの有効性が期待される。

ただし，本項の 症例1 の多発性単神経炎はステロイドとIVCYの併用療法を行っても著効しなかったように，期待される効果が十分に得られない場合もある。SFNに対するIVIgは比較的有効性が高いと考えられるが，症例6 のSFNにIVIgが奏効しなかったのは，神経障害発症から治療開始まで数年経過していたことも原因として考えられる。また失調症状を主体とする後根神経節炎に対してはいずれの治療も有効性が高いとは言いがたい。

SSに伴う末梢神経障害に対する治療は，いまだ十分に解明されていない領域であり，病態の解明および個々の神経障害のタイプに応じた大規模な臨床試験が今後の課題である。

本項の作成にあたり，神経内科用語などに関して当院神経内科の新井憲俊先生にご助言を頂き，感謝を致します。

【引用文献】
1) Yamashita H, et al：Diagnosis and treatment of primary Sjögren syndrome-associated peripheral neuropathy：a six-case series. Mod Rheumatol 2013；23(5)：925-33.
2) Pavlakis PP, et al：Peripheral neuropathies in Sjögren's syndrome：a critical update on clinical features and pathogenetic mechanisms.J Autoimmun 2012；39(1-2)：27-33.
3) Skopouli FN, et al：Clinical evolution, and morbidity and mortality of primary Sjögren's syndrome. Semin Arthritis Rheum 2000；29(5)：296-304.
4) Delalande S, et al：Neurologic manifestations in primary Sjögren syndrome：a study of 82 patients. Medicine(Baltimore) 2004；83(5)：280-91.
5) Lafitte C, et al：Neurological complications of primary Sjögren's syndrome. J Neurol 2001；248(7)：577-84.

6) Jamilloux Y, et al:Immunological profiles determine neurological involvement in Sjögren's syndrome. Eur J Intern Med 2014;25(2):177-81.
7) Sene D, et al:Peripheral neuropathies associated with primary Sjögren syndrome:immunologic profiles of nonataxic sensory neuropathy and sensorimotor neuropathy. Medicine(Baltimore) 2011;90(2):133-8.
8) Mori K, et al:The wide spectrum of clinical manifestations in Sjögren's syndrome-associated neuropathy. Brain 2005;128(Pt 11):2518-34.
9) Tobón GJ, et al:Neurological Disorders in Primary Sjögren's Syndrome. Autoimmune Dis 2012;2012:645967.
10) Malinow K, et al:Subacute sensory neuronopathy secondary to dorsal root ganglionitis in primary Sjögren's syndrome. Ann Neurol 1986;20(4):535-7.
11) Dawson L, et al:Antimuscarinic antibodies in Sjögren's syndrome:where are we, and where are we going? Arthritis Rheum 2005;52(10):2984-95.
12) Chai J, et al:Painful small-fiber neuropathy in Sjögren syndrome. Neurology 2005;65(6):925-7.
13) Fauchais AL, et al: [Small fibre neuropathy in primary Sjögren syndrome]. Rev Med Interne 2011;32(3):142-8.
14) Gemignani F, et al:Peripheral neuropathy associated with primary Sjögren's syndrome. J Neurol Neurosurg Psychiatry 1994;57(8):983-6.
15) Brito-Zerón P, et al:Classification and characterisation of peripheral neuropathies in 102 patients with primary Sjögren's syndrome. Clin Exp Rheumatol 2013;31(1):103-10.
16) Gono T, et al:Clinical manifestations of neurological involvement in primary Sjögren's syndrome. Clin Rheumatol 2011;30(4):485-90.
17) Pavlakis PP, et al:Peripheral neuropathies in Sjögren syndrome:a new reappraisal. J Neurol Neurosurg Psychiatry 2011;82(7):798-802.
18) Morozumi S, et al:Intravenous immunoglobulin treatment for painful sensory neuropathy associated with Sjögren's syndrome. J Neurol Sci 2009;279(1-2):57-61.
19) England JD, et al:Evaluation of distal symmetric polyneuropathy:the role of autonomic testing, nerve biopsy, and skin biopsy(an evidence-based review). Muscle Nerve 2009;39(1):106-15.
20) Lauria G, et al:EFNS guidelines on the use of skin biopsy in the diagnosis of peripheral neuropathy. Eur J Neurol 2005;12(10):747-58.
21) Font J, et al:Pure sensory neuropathy in primary Sjögren's syndrome. Longterm prospective followup and review of the literature. J Rheumatol 2003;30(7):1552-7.
22) Terrier B, et al:Diagnostic and prognostic relevance of neuromuscular biopsy in primary Sjögren's syndrome-related neuropathy. Arthritis Rheum 2007;57(8):1520-9.
23) Takahashi Y, et al:Benefit of IVIg for long-standing ataxic sensory neuronopathy with Sjögren's syndrome. IV immunoglobulin. Neurology 2003;60(3):503-5.
24) Wakasugi D, et al:Extreme efficacy of intravenous immunoglobulin therapy for severe burning pain in a patient with small fiber neuropathy associated with primary Sjögren's syndrome. Mod Rheumatol 2009;19(4):437-40.

6 筋炎
Idiopathic inflammatory myopathy

杉森祐介

ポイント

- 特発性炎症性筋疾患（idiopathic inflammatory myopathy：IIM）の診断時は，甲状腺機能異常や筋ジストロフィーなどの除外，壊死性筋症，封入体筋炎（sporadic inclusion body myositis：sIBM）の鑑別を行う。
- 多発性筋炎（polymyositis：PM），皮膚筋炎（dermatomyositis：DM）の診断後は，筋炎特異自己抗体の同定に努めつつ，筋障害，筋力，皮疹，間質性肺炎（interstitial pneumonia：IP），嚥下障害，心筋障害，悪性腫瘍の有無を評価する。特に急速進行性間質性肺炎（rapidly progressive interstitial lung disease：RP-ILD）と悪性腫瘍がないかの見きわめが重要である。
- 壊死性筋症，抗ARS抗体症候群，嚥下障害，症候性心筋障害に対しては，初発時早期より免疫抑制薬の併用も検討する。治療抵抗性の場合はIVIg（intravenous immunoglobulin）も有効である。
- 筋炎再燃時のステロイド増量は低～中等量でも再寛解を達成できることが少なくない。
- sIBMの場合は免疫抑制治療によって筋力低下を抑えられない。リハビリテーションを行う。
- DM，PM，CADM（clinically amyopathic dermatomyositis）のいずれであっても悪性腫瘍をよく検索し，悪性腫瘍があれば可能な限りその治療を先行させる。
- 筋炎発症後，少なくとも2年間は悪性腫瘍の併発に注意する。治療抵抗性の場合も悪性腫瘍の検索を行う。
- CADMでフェリチン値高値であれば，IPが軽微であってもRP-ILDに進展する可能性が高いので，初期から高用量ステロイドとIVCY（intravenous cyclophosphamide），カルシニューリン阻害薬の3剤併用療法を行う。

症例集

症例1 診断時に無症候性で5年間経過を見たところ筋力低下が出現したPMの症例

　　　　　71歳女性。X年よりCKは500〜800IU/Lを持続。筋MRIで筋炎所見を認めたが，筋力低下，嚥下障害，筋痛，皮疹，IPはなく，「無症候性PM」と診断した。本人の希望も鑑み治療介入せず経過を見たところ，X＋4年より筋力低下，X＋5年より嚥下障害が出現。筋電図，筋生検でもPM所見を認め，高用量PSL（prednisolone）を開始し筋炎は寛解した。PSLを減量し，筋力は緩徐に回復しているが，まだ十分とは言えない。

　　　ギモン1 筋炎診断時に筋力低下，嚥下障害，筋痛のいずれも認めない場合，治療介入すべきか　コタエはp167

症例2 PSL 50mgが無効な上，心外膜炎を合併し，ステロイド製剤をbetamethasoneへ変更したところ改善したPMの症例

　　　　　78歳女性。X年11月よりレイノー現象が出現し，抗核抗体陽性，抗SS-A抗体陽性，口腔乾燥からシェーグレン症候群（Sjögren's syndrome：SS）と診断した。一方でCK 285U/Lと上昇しており，X＋1年2月に精査を目的に入院。
　　　　　筋力低下，嚥下障害，筋痛がなく，MRIでも活動性筋炎所見は認めなかったが，針筋電図にて腸腰筋と三角筋に筋原性変化を認めた。皮疹，IPはなかった。「無症候性筋炎」であるが，CKが上昇し続けたため，X＋1年3月よりPSL 50mgで治療開始した。しかしその後もCKが上昇し続け，さらに心外膜炎を合併したため，X＋1年4月よりステロイド製剤をbetamethasoneに変更したところ，CKおよび心外膜炎は改善した。

　　　ギモン1 筋炎が治療抵抗性の場合，ステロイド製剤の変更は有効となりうるか
　　　　コタエはp167

症例3 PSL 10mg以上で再燃を繰り返したorganizing pneumonia（OP）合併抗ARS抗体症候群で，大腿骨頭壊死合併のためステロイド増量に躊躇した症例

　　　　　50歳女性。X年1月にヘリオトロープ疹，筋痛，多関節痛が出現し，X年3月に発熱，乾性咳嗽と労作時呼吸苦も生じたため，当科入院となった。
　　　　　入院時，下肢近位筋優位の筋力低下・筋痛を認め，CK 2,223U/Lと上昇し，針筋

電図陽性で，抗Jo-1抗体陽性であった。胸部CTでOPに矛盾しない肺底部主体で胸膜側に分布する多数の非区域性斑状陰影を認め，IP合併DMと診断した。ステロイドパルス療法を開始し，後療法をPSL 50mgで継続したが，CKがさらに上昇した。そのため，TAC（tacrolimus）を3mg追加の上，PSLを60mgへ増量したところ，筋炎もOPも改善した。経過中に両側大腿骨頭壊死を発症し，再生医療を行った。X＋1年1月，TAC 3mg併用下にPSL 11mgまで減量したところ，胸部CTにてOP再燃を認めた。呼吸器症状はわずかで，大腿骨頭壊死に対して再生医療施行後2カ月しか経過しておらず，ステロイド増量はデメリットが大きいと判断し，経口CPA（cyclophosphamide）を50mg追加したところ，OPの増悪は抑えられた。しかし，X＋1年4月にCK 490U/Lまで上昇し，筋炎症状も再燃し，当科再入院となった。

　5月よりPSL 30mgへ増量したところ，徐々に筋炎症状が改善し，CKも正常化した。X＋1年9月，PSL 14mgへ減量するとCKは192U/Lと上昇し，PSL 30mgへ増量するも改善せず，PSL 40mgへ増量すると改善した。

ギモン1 筋炎再燃時にステロイドをどの程度増量すればよいか　コタエはp168

症例4　抗ARS抗体症候群で，ステロイド減量に伴い再燃を繰り返していたが，MMF（mycophenolate mofetil）併用後に再燃せずに経過している症例

　70歳女性。IPが先行し，筋生検により確定診断された抗Jo-1抗体陽性のDM。X年2月よりPSL 10mgおよびCsA（cyclosporin A）100mgまで減量したところ，X年8月，筋炎が再燃し，IPも増悪した。ステロイドパルス療法後にPSL 40mgに増量し，CsAをTAC 3mgへ変更した。X＋1年11月よりPSL 8mgへ減量したところ，筋炎が再燃し，IPも増悪した。X＋1年12月よりPSL 40mgへ増量し筋炎もIPも改善した。X＋2年10月，TAC 4mg併用下にPSL 12mgに減量したところIPが再悪化し，PSL 40mgへ増量して改善した。sparing agentをTACからMMFに変更したところ，以後再燃を認めていない。

ギモン1 抗ARS抗体症候群の特徴や治療方法は何か　コタエはp162
ギモン2 筋炎治療において免疫抑制薬の有用性を示したエビデンスはあるか　コタエはp169

症例5　治療開始後も筋力低下が進行した抗SRP抗体陽性筋症の症例

　51歳男性。X－11年よりレイノー現象，X－1年10月より手指先壊死，X－1年11月より筋力低下，嚥下困難感，Gottron徴候，mechanic's handが出現し，体重も3カ月で7kg低下し，X年1月に精査入院。

　近位筋と体幹筋の筋力低下，嚥下障害，心筋障害を認め，CK 11,088U/Lと著

明高値であった．抗SRP抗体陽性で，筋生検でも壊死性筋症の所見を得たので，抗SRP抗体陽性筋症と考えた．肘Gottron徴候部の皮膚生検でDMの所見を得た．抗SRP抗体陽性筋症でも時に皮疹はみられるが，手指先壊死をきたしたとの報告はない．入院後すぐにステロイドパルスを2度繰り返し，PSL 1mg/kgの後療法を行うも，CKは2,500U/Lで下がり止まり，高用量PSL開始後も月の経過で筋力低下・嚥下障害が進行した．手指先壊死と皮疹はPSL＋末梢血流改善薬開始後に改善した．ステロイド開始4週後からTACを開始するとCK値が低下しはじめ，6週後からIVIgを開始したところ筋力低下も不十分ながら徐々に改善し，9週後にはCK値が正常化した．

ギモン1 抗SRP抗体陽性筋症の特徴や治療方法は何か　コタエはp163

症例6 有効な治療法がなく，誤嚥性肺炎で死亡したsIBMの症例

77歳男性．他院でX年に筋生検によりsIBMと診断された．年余にわたる緩徐な筋力低下の進行を認めており，X＋8年には書字困難になるなど，上肢は重力に抗することができなくなっていた．誤嚥性肺炎を繰り返し，喀痰喀出困難となり，X＋11年4月に誤嚥性肺炎で死亡した．

ギモン1 sIBMの特徴や治療方法は何か　コタエはp165

症例7 PSL 10mgでDMが再燃した際に，改めて全身精査したところ胃癌の併発が判明し，ステロイドは増量せずに悪性腫瘍の治療を行ったDMの症例

60歳女性．X年1月発症のDM．近位筋優位の筋力低下，MRIおよび針筋電図での筋炎所見，抗核抗体320倍よりDMと診断された．

X年8月からPSL 50mgより治療を開始．X＋1年8月からPSL 10mgまで減量したところ，X＋1年10月に皮疹が悪化．CRPも陽転化し，寛解時にCK 20U/Lであったのが X＋1年10月にはCK 130U/Lと正常範囲内だが上昇．筋力低下はないものの筋MRIで筋炎所見も認めたので，DMの再燃と考えた．同時に両側大腿骨頭壊死が判明したのでPSLは15mgへの増量にとどめ，TACを3mg追加したところ，CKは57U/Lまで低下し，CRPも正常化した．しかし，筋炎症状は残存し，X＋2年2月の針筋電図で筋原性変化，MRIでも筋炎所見を認め，筋炎の病勢が残存していた．この際に改めて全身を精査したところ胃癌・リンパ節転移（T4aN3M1，Stage Ⅳ）を認めた．筋炎発症時であるX年に全身精査した際には胃癌は認めなかった．進行胃癌に対して化学療法が開始された．ADLに支障をきたすような筋痛・筋力低下・嚥下障害はみられなかったので，筋炎治療はPSL 15mg＋TAC 3mgと同量のまま

継続したが，その後，胃癌進行のため死亡した．

ギモン❶ 悪性腫瘍合併筋炎の特徴や治療方法は何か　コタエはp171

症例8　各種治療に抵抗性であった難治性皮疹を呈したDMの症例

54歳女性．DMと全身性エリテマトーデス（systemic lupus erythematosus：SLE）のoverlap症候群で，皮疹が難治性であり，PSLを10mgから7.5mgへ減量すると皮疹が増悪し，mPSL（methylprednisolone）24mgへの増量，MTX（methotrexate）併用，TAC併用，diaminodiphenyl sulfone（dapsone）併用，TAC（プロトピック®）軟膏塗布，IVIgを施行するも皮疹は改善しなかった．

ギモン❶ DMの皮疹の特徴や治療方法は何か　コタエはp173

症例9　CADMのIPで，RP-ILDの可能性を疑い，早期よりステロイド＋IVCY＋CsAの3剤併用療法を導入することで改善を得た症例

53歳男性．X年5月よりmechanic's hand，眼瞼浮腫，労作時呼吸苦が出現し，6月に当科受診したところ低酸素血症を認め，胸部CTで全肺野にIPを認めた．筋炎所見は認めなかった．amyopathic DMに伴うRP-ILDが懸念され，PSL 60mgおよび"IVCY 750mg biweekly"，CsAの併用を開始したところ，著明なサイトメガロウイルス血症などの副作用を認めたが，徐々にIPは改善した．

ギモン❶ CADMのIPをどのように治療すべきか　コタエはp180

症例10　ステロイド＋IVCY＋TACの3剤併用療法が効果なく，IVCYをMMFに変更したところ改善したCADM-IPの症例[1]

56歳女性．X年11月，mechanic's handなど典型的なDMの皮膚症状を認めて当科入院となった．

CK正常値で筋MRIでも異常を認めなかったが，針筋電図で筋原性変化所見を認め，CADMと考えた．non specific interstitial pneumonia（NSIP）様の軽度活動性IPを認め，ステロイドパルス療法のあとにPSL 50mgを開始したが，皮膚症状は改善せず，フェリチンが149ng/mLから463ng/mLに上昇し，KL-6も上昇し，胸部CTでも両肺底部肺間質陰影は改善するも，上葉胸膜側に新たな浸潤影が出現した．CADMのRP-ILDを疑い，X年12月よりIVCYを開始するも，左上葉のスリガラス影は悪化し，KL-6も1,145U/mLから2,188U/mLに上昇し，フェリチン値も改善しなかった．遅れて抗MDA5抗体陽性が判明した．X＋1年1月よりTACを追加し，

3剤併用療法とした。IVCYを計6回反復するも肺陰影は悪化し，KL-6も4803U/mLまで上昇した。IVCYは白血球減少の副作用が著明であったため中止し，X＋1年4月よりMMF 2,000mg/dayを開始したところ，IPは改善した。X＋3年時点で再燃していない。

ギモン1 CADMの難治性RP-ILDにMMFは有用か　コタエはp180

症例11　血球貪食症候群を伴う古典的DMで発症し，治療開始後に肺浸潤影の急速な進行と脳幹病変が出現して呼吸不全で死亡し，後に抗MDA5抗体陽性が判明した症例[2]

17歳女性。X年3月より発熱，筋痛，筋力低下，典型的皮疹，関節痛が出現して近医を受診し，CK上昇，肝酵素上昇，白血球減少，血小板減少，フェリチン上昇（3,629ng/mL），肝脾腫を認めたため，当院紹介となった。

骨髄検査で有意な血球貪食像は認めなかった。胸部CTで右肺に小さな結節影を認め，FDG-PET/CTで同部位に異常集積を認めた。さらに大腿筋MRIで筋炎所見を認めた。血球貪食症候群を合併したDM・IPと考えてX年5月よりステロイドパルス療法を開始し，後療法としてPSL 50mgを開始したところ，肝機能は改善し，CKも1,934U/Lから956U/Lまで改善した。しかし微熱は持続し，CKも下がり止まったため，X年5月よりIVIgを施行するも，フェリチンが5,893ng/mLまで増加した。血球減少も改善しなかった。肝生検を行うも有意所見は認めなかった。X年5月末，全身痙攣とともに呼吸状態が悪化し，胸部CTにて両下葉優位の非区域性陰影が出現しており，人工呼吸管理となった。6月初めには，口唇不随運動，左上肢振戦，右眼球偏位が出現し，頭部MRIで橋左側に淡いT2延長を示す病変を認めた。血球貪食症候群によるものと考え，dexamethasoneによるステロイドパルス療法を再度行い，CsAの持続静注およびIVCYを開始した。フェリチンが798ng/mLまで改善するもKL-6は2,904U/mLまで上昇し，肺野全体にびまん性浸潤影が出現し，縦隔気腫を合併した。その後，人工呼吸器を離脱できず，呼吸不全で死亡した。肺の剖検所見はびまん性肺胞傷害（diffuse alveolar damage：DAD）であり，後に抗MDA5抗体陽性と判明した。ほかに剖検で脾臓に血球貪食像，肝臓にHLH/HPS剖検集計例の肝組織像に矛盾しない所見，橋に出血性壊死を認めた。

ギモン1 抗MDA5抗体陽性筋炎・IPはいつ疑い，どう治療するか　コタエはp178
ギモン2 小児DMの特徴は何か　コタエはp182

症例12　筋炎寛解導入時，PSL 50mgが無効で，ステロイドパルス療法後にPSL 70mgに増量するも効果不十分であったが，TAC併用の上，IVIgを2回施行したところ寛解導入できたPMの症例

44歳女性。X年2月より筋力低下，7月より発熱があり，CK 8,483U/Lと高値であり，PMと診断された。CTでNSIP様のIPを認めた。PSL 50mg（体重56kg，理想体重57kg）より治療を開始するも，CK 4,364U/Lと高値が持続し，8月よりTAC 3mgを追加するもCK 4,513U/Lと著変なく，IVIgを開始し，さらにステロイドパルス療法のあとにPSLを70mgに増量した。9月に2回目のIVIgを施行したところ，CKは緩徐に正常化し，PSLを慎重に減量することができた。

ギモン1 筋炎治療としてIVIgをどのように用いるか　コタエはp169

症例13　様々な免疫抑制薬に不応性の難治性抗ARS抗体症候群で，TNF-α阻害薬投与後に筋炎が悪化した症例

74歳男性。IPが先行し，抗Jo-1抗体と抗EJ抗体がともに陽性と判明していた。X年に近位筋優位の筋力低下が出現し，針筋電図で筋原性変化を認め，筋生検でも活動性筋炎に矛盾しない所見を認めた。高用量PSLで改善するも，PSL減量過程で発熱・筋力低下・CK・CRP上昇で筋炎再燃を繰り返し，CsAを追加した。PSL 10mgに減量したところ，X＋4年6月よりCRP上昇が持続し，MRIで手関節に滑膜炎を認め，CK上昇はないものの下肢筋力低下を伴い，FDG-PET CTで近位筋優位の異常集積を認めた。筋炎再燃と考え，X＋4年8月よりPSL 30mgに増量し，CsAをTACに変更したところ，筋力低下は改善し，CRPも正常化した。PSL 10mg＋TAC 3mgで維持中のX＋5年10月よりCRPが漸増し，8.12mg/dLまで上昇した。筋炎症状が再燃し，手指関節の可動域制限を伴う関節炎も出現した。緑内障がありPSLは増量しがたく，AZPとMTXは副作用のため使用継続できず，生物学的製剤としてIFX（infliximab）を開始したところ，CK値はむしろ1,392U/Lまで上昇した。IFX継続を断念し，PSL 10mg＋TAC 3mgのまま経過観察したところ，CK値は徐々に低下した。

ギモン1 筋炎治療として生物学的製剤は有用か　コタエはp170

解説

　いずれも再燃性や難治性のIIMである。症例1 症例2 では筋炎が無症候性のうちから治療介入すべきか疑問が生じるが，当科の経験上は診断時に無症候性でも必ず筋力低下が出現しており，診断や治療が早いほうが生命予後や寛解達成率が高いとの報告もあるので，診断後早期に治療介入すべきと考える。症例3 は再燃を繰り返した筋炎の一例だが，当科の経験上，筋炎の再燃時は発症時と異なり低～中等量ステロイドで再寛解を達成できる場合が少なくないので，ステロイド増量はまずは低～中等量にとどめて反応を見るのがよい。症例4 もステロイド減量過程で再燃を繰り返した抗ARS抗体症候群の一例で，MMFが再燃抑制効果を発揮した。筋炎における免疫抑制薬のエビデンスを概説する。また，抗ARS抗体症候群の特徴について述べる。

　症例5 症例6 症例7 のように筋炎が治療抵抗性の場合は，壊死性筋症，sIBM，悪性腫瘍合併の鑑別を要する。症例5 のような抗SRP抗体陽性筋症の場合，IVIgや免疫抑制薬併用を行えば，緩徐に筋炎が改善していくことが多い。症例6 はsIBMの1例である。ステロイド治療抵抗性で遠位筋の筋萎縮がみられるなら，sIBMを疑い，積極的に筋生検すべきである。症例7 はステロイド減量過程で再燃し，治療強化するも筋炎症状が残存し，再度全身検索したところ悪性腫瘍が発見された一例である。悪性腫瘍は筋炎発症の数年後に顕在化することもある。筋炎診断後に悪性腫瘍が発見された場合，全身状態が許すならば悪性腫瘍の治療を優先する。以上，まずはsIBM，悪性腫瘍合併筋炎を含めたIIMの分類・診断・治療・予後について述べる。

　症例8 はIVIgなど各種治療に抵抗性であった難治性皮疹を呈したDMの一例である。筋炎の皮疹の特徴や治療に関しても解説する。症例9 症例10 症例11 は筋炎に合併したRP-ILDの症例である。早期からRP-ILDと見抜き高用量ステロイド＋IVCY＋CsA/TACの3剤で治療開始することで救命率が上がる。症例9 はうまく治療できた一例である。症例10 はIVCYが無効で白血球減少もきたし使用継続できず，MMFに変更したところ有効であった一例である。DMに伴うRP-ILDへのMMFの有効性が示唆されるが，さらなる症例の蓄積が必要である。症例11 は血球貪食症候群を伴ったDMで，後に抗MDA5抗体陽性が判明した。フェリチン高値の場合は積極的にRP-ILDのへの進展を疑い，早期から3剤併用療法を検討すべきであると考えさせられた一例である。

　症例12 のような治療抵抗例ではIVIgが有効なことが多い。症例13 は筋炎再燃時にステロイド再増量がためらわれ，生物学的製剤投与に踏み切ったが，かえって筋炎が悪化した一例である。筋炎に対する生物学的製剤治療についても述べる。

1 総論

1 IIMの診断

1) 疾患概念

IIMの病態は多様である。PM，DMの頻度が高く，壊死性筋症，sIBMもこれに含まれる。

診断初期の段階では，sIBMでないか，悪性腫瘍はないか，RP-ILDでないかの見きわめが特に重要となる。

近年，以下のような新たな疾患概念も提唱されており，独立した疾患群か今後の検討が待たれる。

①**inflammatory myopathy with abundant macrophages（IMAM）**[3]

重症病態に続発して近位筋障害が生じ，筋膜が肥厚し，筋病理でCD68陽性マクロファージの浸潤を認める。

②**好酸球性筋炎**[4]

末梢血好酸球増多と近位筋への好酸球浸潤を認める。好酸球性筋膜炎とは炎症の主座が異なる。

③**抗ミトコンドリア抗体陽性筋炎**[5]

抗ミトコンドリア（M2）抗体陽性で，緩徐に進行し，体幹筋などの筋萎縮がみられ，心筋障害・不整脈も時にきたし，ステロイド単剤で改善することが多い。

2) 発症分布

発症年齢には5～14歳と45～64歳の2つのピークがあり，年間発症率は約1人／10万人，有病率は約10人／10万人，男女比は約1：4で女性に多い。背景に免疫異常やウイルス感染など想定されているが，他の膠原病同様に，原因は明らかとなっていない。

3) 臨床症状

筋痛，筋力低下（四肢筋，嚥下筋，体幹筋，心筋），皮疹，IPを生じうる。
PM・DMの約半数，CADMの64％にIPを認める。
症候性の心筋障害は10％に満たないが，半数以上に心臓に関連した何らかの検査異常を認めるとの報告もある[6]（心筋障害の検出感度が高いのは心筋MRI）。心外膜炎を生じうる。顔面筋罹患は稀である[7]。

4）診断方法

IIMと診断するには，筋の炎症を筋逸脱酵素測定，筋電図，筋MRI，筋生検で証明する必要がある。

CKが正常なDMもあるが，それでもアルドラーゼは上昇していることが多い。

筋MRIでは，脂肪抑制T2強調画像，STIR (short T1 inversion recovery) 法などで炎症を評価する。サルコイドーシスや筋膜炎などを疑わない場合は，炎症評価にGd造影は必ずしも必要ではない。

筋生検は，**典型的皮疹を欠く場合や，CK 5,000IU／L以上と著明高値，遠位筋萎縮が目立つなど，壊死性筋炎やsIBMなどの鑑別を要する場合は積極的に施行**する。筋逸脱酵素が上昇し，筋電図と筋MRIで筋炎所見があり，かつ筋炎特異自己抗体か典型的皮疹か重症IPを合併する場合は，必要性と侵襲性を天秤にかけ施行しない場合もある。筋病理を重視する立場もあり，可能な限り全例で筋生検を施行してもよい。

DMの皮疹の診断には，その分布および肉眼的性状が重要である。筋炎が証明され典型的皮疹を伴う場合は皮膚生検をせずにDMと診断してもよいと思われる。しかし，CADMの診断に際しては，鑑別のために皮膚生検を行うほうがよい（厚生労働省特定疾患申請時にも皮膚生検が求められる）。

IPのみで筋炎・皮疹を伴わない抗ARS抗体症候群の症例も存在する。

IIMの診断に際し，**表1**の疾患を除外する必要がある。

表1 IIMの鑑別疾患

	鑑別疾患
CK上昇	• 筋打撲後，激しい運動後，マッサージ後，横紋筋融解症，心筋梗塞，筋肉注射後 • overlap症候群，MCTD，強皮症の筋炎，血管炎，サルコイドーシス（腫瘤型とミオパチー型） • 甲状腺機能低下症，副甲状腺機能異常 • 薬剤性筋炎（スタチン，フィブラート，コルヒチンなど） • マクロCK血症（CK isozymeで検出） • 筋ジストロフィー，糖原病，脂質代謝異常，ミトコンドリア病（成人顕在化例あり，家族歴が重要） • 好酸球性筋炎 • 感染性筋炎（HIVなどのウイルス，マイコプラズマ，原虫，敗血症後に細菌など）
筋力低下	• 神経疾患（Guillain-Barré症候群，筋萎縮性側索硬化症など） • 周期性四肢麻痺 • 甲状腺機能亢進症 • その他のミオパチー（先天性，アルコール性，栄養失調性など）
筋痛	• 壊死性筋膜炎，好酸球性筋膜炎（筋膜炎ではMRIで炎症所見が筋まで波及しうる） • リウマチ性多発筋痛症，血管炎 • 線維筋痛症，有痛性筋痙攣，複合性局所疼痛症候群など
皮疹	• 湿疹・皮膚炎群（鑑別には特に皮疹の分布が重要） • SLE，成人Still病 • 薬剤性（ヒドロキシウレアなど） • 尋常性疣贅（Gottron丘疹），甲状腺機能低下症（ヘリオトロープ疹）など

表2 Bohan & Peterの診断基準

1. 四肢近位筋, 頸部屈筋の対称性筋力低下
2. 筋原性酵素上昇（CK, ALD, AST, ALT, LDH）
3. 定型的筋電図所見
    A. polyphasic, short, small, motor unit potentials
    B. fibrillation, positive sharp waves, increased insertional irritability
    C. bizarre high frequency, repetitive discharge
4. 定型的組織所見
    筋線維の変性, 壊死, 萎縮, 再生, 炎症細胞浸潤
5. 定型的皮膚症状
    ヘリオトロープ疹, Gottron徴候, 関節伸側の落屑性紅斑

definite：4項目以上（皮膚筋炎は5を含む）
probable：3項目以上（皮膚筋炎は5を含む）
possible：2項目以上（皮膚筋炎は5を含む）

IIMの診断基準, 分類基準は, 以前は皮疹の有無でPMとDMを区別した**表2**の**Bohan & Peterの診断基準**[8]が広く用いられてきたが, しだいにその多様性が知られるようになり, 様々な分類基準が提唱されてきた。

Olsenらは, IIMを「Ⅰ：PM」「Ⅱ：DM」「Ⅲ：小児のDM」「Ⅳ：悪性腫瘍を合併する筋炎」「Ⅴ：他の膠原病を合併する筋炎」「Ⅵ：sIBM」の6つに分類することを提唱した[9]。

Sontheimerは, DMに典型的な皮疹を呈する症例のうち, **筋症状がまったくない場合をamyopathic DM（ADM）, 筋症状がわずかな場合をhypomyopathic DM（HDM）, ADMとHDMを合わせてCADMと定義した**[10]。CADMの一部はRP-ILDを合併することもわかってきた。

sIBMも独立した病態ととらえられるようになり, 厚生労働省（2013）などから複数の診断基準案が提唱されている。

欧州神経筋センター（ENMC）から提唱された筋病理を重視した筋炎分類基準では, sIBMをGriggsの診断基準で除外した後, **筋炎を病理学的PM, DM, amyopathic DM, non-specific myositis, 壊死性筋症の5つに分類**する[11]。ここで言う病理学的PMは, MHC-class Ⅰ抗原の発現亢進を認める非壊死筋線維をCD8陽性T細胞が取り囲む像（CD8/MHC class Ⅰ complex）が認められる例と定義されており, 皮疹のない筋炎で上記病理を認めない例はnon-specific myositisとされる。DMに特徴的な筋病理所見とされるperifascicular atrophyは, 皮疹のない筋炎でも認められることがある。

現在, わが国では**表3**の**厚生労働省の診断基準（2015）**が用いられている。これによればADMも診断可能である。

近年, 多国間でなされた多施設共同研究international myositis classification criteria project（**IMCCP**）により, 各所見に重みをつけて点数をつける新しいPM・

表3　厚生労働省のPM・DMの診断基準

1. 皮膚症状：a ヘリオトロープ疹，b Gottron丘疹，c Gottron徴候
2. 上肢または下肢の近位筋の筋力低下
3. 筋肉の自発痛または把握痛
4. 血清中筋原性酵素（CKまたはアルドラーゼ）の上昇
5. 筋炎を示す筋電図変化
6. 骨破壊を伴わない関節炎または関節痛
7. 全身性炎症所見（発熱，CRP上昇，赤沈亢進）
8. 抗アミノアシルtRNA合成酵素抗体（抗Jo-1抗体を含む）陽性
9. 筋生検で筋炎の病理所見：筋線維の変性および細胞浸潤

皮膚筋炎：1のa，b，cのいずれかを満たし，かつ2〜9の項目中4項目以上を満たすもの。なお，皮膚症状のみで皮膚病理学的所見が皮膚筋炎に合致するものは無筋症性皮膚筋炎として皮膚筋炎に含む。
多発性筋炎：2〜9の項目中4項目以上を満たすもの。

表4　IMCCPによる筋炎分類基準案

		スコア 筋生検データ なし	スコア 筋生検データ あり
発症年齢	18〜39歳	1.3	1.5
	40歳以上	2.1	2.2
筋の臨床的所見	上肢近位筋の対称性の他覚的筋力低下，通常は進行性	0.7	0.7
	下肢近位筋の対称性の他覚的筋力低下，通常は進行性	0.8	0.5
	頸部屈筋が頸部伸筋より相対的に弱い	1.9	1.6
	下肢で近位筋が遠位筋より相対的に弱い	0.9	1.2
皮膚所見	ヘリオトロープ疹	3.1	3.2
	Gottron丘疹	2.1	2.7
	Gottron徴候	3.3	3.7
他の臨床所見	嚥下障害または食道運動障害	0.7	0.6
検査所見	血清CKまたはLDHまたはASTまたはALTの上昇	1.3	1.4
	抗Jo-1抗体陽性	3.9	3.8
筋病理所見	単核球の筋内膜浸潤，筋線維を取り囲むが内部に侵入しない		1.7
	単核球の筋周膜周囲または血管周囲への浸潤		1.2
	筋束周辺部の筋線維萎縮（perifascicular atrophy）		1.9
	縁取り空胞（rimmed vacuole）		3.1

スコアが特に高いのは，ヘリオトロープ疹，Gottron丘疹・徴候，抗Jo-1抗体陽性，縁取り空胞である。

DMの**分類基準案**（**表4**）が提唱された[12]。この基準案では，筋炎らしさ（probability）50％をcut-offとした際の感度は88％，特異度は89％である。IMCCPの分類基準案を用いてprobabilityを計算できるウェブサイトが公開されている（http://www.imm.ki.se/biostatistics/calculators/iim/）。

筋炎特異自己抗体も続々と同定され，自己抗体ごとの臨床像や予後もわかってきた。

日常診療で測定できる筋炎特異自己抗体は限られるが，可能な限り筋炎特異自己抗体の同定に努めることが望ましい．

2 IIMの治療

図1にIIMの治療アルゴリズムを示す．

1）一般的な寛解導入

治療ターゲットが筋炎，皮疹，IPのいずれか（または複数）を意識する．

PM・DMの病態は多様であるが，実臨床の場で治療方針の決定や予後予測を行う際は，以下の7点（筋炎特異抗体，筋障害・筋力，皮疹，IP，嚥下障害，心筋障害，悪性腫瘍）に着目する．

筋炎の適切な初期治療を検討したRCTはないが，経験的にステロイドを高用量（PSL 1 mg/kg）で開始し，初期量で2～4週投与後，1～2週ごとに10～20％ずつ減量する．高用量ステロイド治療で十分に改善しない場合，壊死性筋症，sIBM，悪性腫瘍併発でないか改めて評価する必要がある．

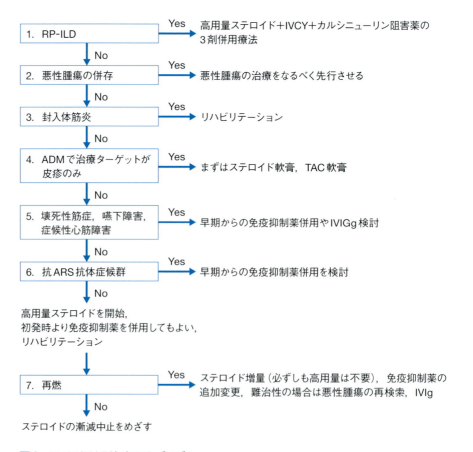

図1　IIMにおける治療アルゴリズム

嚥下障害，心病変，皮膚潰瘍があると生命予後不良である。高度の筋力低下を呈する場合，嚥下障害を伴う場合は一般に治療反応性も悪い[13)〜15)]。

壊死性筋症，高度筋力低下，嚥下障害，症候性心筋障害がある場合は，初発時の段階で免疫抑制薬を併用することもある。

抗ARS抗体症候群も再燃が多いため，初発時早期より免疫抑制薬を併用してもよい。

治療抵抗性の場合はIVIgやRTX (rituximab) も有用である。

IPに関しては，肺陰影の性状や進行速度から治療適応を決める。もし治療する場合は，ステロイドを高用量 (PSL 1mg/kg) で開始し，筋炎同様のペースで減量する。免疫抑制薬の併用も有効である。

2) 特殊な病態に対する治療

臨床像と筋病理からsIBMと診断した場合，ステロイドや免疫抑制薬は基本的に筋力低下の進行を抑えられないので，治療薬の早期減量を検討する。

DM (特にCADM) でIPがありフェリチン上昇を伴えば，致命的なRP-ILDに進展する可能性が高いので，抗MDA5抗体の検査結果を待たずに早期から強力な免疫抑制治療を開始することも検討する。仮に強力な免疫抑制治療後に抗MDA抗体陰性と判明し，かつ治療反応性も十分に良好であれば，そこで免疫抑制をゆるめればよい。

CADMでIPがなければ，筋炎が遅れて出現しないか注意しつつ，まずはステロイド軟膏による治療を開始する。

悪性腫瘍を合併していれば，可能な限り悪性腫瘍の治療を先行させる。

3) リハビリテーション

筋炎でリハビリテーションをいつ開始すべきか検討した比較試験は存在しない。「治療開始後数週間は安静を保ち，CK値が十分に低下してからリハビリテーションを開始すべき」とのexpert opinionもある。しかし，治療開始後早期からのリハビリテーションが筋炎の寛解を妨げるとの報告はなく，PM・DM 11例に発症後早期からresistive trainingを課したところ，CK値が上昇することなくADLが回復したとの報告もある。さらなる検討が待たれるが，CK値に注意しつつ，発症後早期より低強度のリハビリテーションを行うほうが筋力改善に有効かもしれない。

4) 寛解維持と再燃時の治療

PSL 5〜10mgで維持されることが多い。PSLを中止し，免疫抑制薬のみで維持されることもある。

筋炎再燃時はPSLの再増量で寛解させ，各種免疫抑制薬を併用する。

筋炎の病勢評価に関して，CK値の解釈には注意を要する．CK正常値は筋量によって異なるので，基準値内だから筋炎病勢がないとは必ずしも言えず，正常範囲内でも単調増加していれば異常である．一方，CK値は激しい運動後には上昇する．また，治療後に筋力が回復してくれば，筋炎が再燃していなくてもCK値は緩徐に上昇する．

筋力はステロイド筋症や廃用症候群でも低下する． 入院の上，高用量PSLを開始すると，PSL開始後1～4カ月の間に筋力がかえって低下することも少なくないので，患者に事前にそう伝えるのがよい．ステロイド筋症では主に下肢近位筋の筋力低下が生じる．ステロイド筋症と筋炎再燃の鑑別に筋電図を施行することもある．**PSLを10mg以下に減量すればステロイド筋症の影響は基本的に無視できる**と考える．

ステロイド筋症の予防に分枝鎖アミノ酸が有効な可能性があり[16]，治験が行われている．

3 IIMの予後

予後は生命予後と機能予後の2点で考える．

2011年のわが国の単一施設からの報告では，PM・DM・CADMをまとめた5年生存率は75％程度であり，死因は悪性腫瘍34％，IP 38％，心不全8％，感染症8％などであった（**図2**）[15]．

悪性腫瘍合併例では多くは腫瘍が死因となり，他の筋炎より明らかに予後が悪い．悪性腫瘍を根治手術で切除できた場合でも，一部の症例では筋炎病勢が残存して一般の筋炎と同様に免疫抑制治療が必要となる．

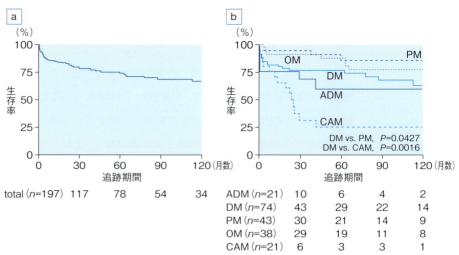

図2　PM・DMの生命予後
特発性炎症性ミオパチー患者の生存曲線
a：ADMを含めたIIM全体の生存曲線，b：サブグループごとの生存曲線．
図下部に示したのは，30カ月後，60カ月後，90カ月後，120カ月後のリスク患者数．
PM：多発性筋炎，OM：重複型筋炎（overlap myositis），DM：皮膚筋炎，ADM：amyopathic dermatomyositis，CAM：癌関連筋炎
（文献15より引用）

CADMのRP-ILDでは早期から強力な免疫抑制治療を行っても6カ月以内に40%程度が死亡する。しかし，最初の半年間を乗り切ることができれば病勢は落ち着き，再燃も少ない。

　悪性腫瘍やRP-ILDを併発すれば生命予後不良となる。悪性腫瘍併発リスク因子である抗TIF1抗体，高齢，男性，嚥下障害合併や，RP-ILDリスク因子である抗MDA5抗体，フェリチン高値を伴うCADM-IPは，生命予後不良因子でもある[17]。

　抗MDA5抗体による血管障害との関連が想定される**皮膚潰瘍合併や重症IP経過中の縦隔気腫発症も生命予後不良因子である**[18)19)]。

　ほかに，**呼吸筋障害，心筋障害も生命予後不良因子である**[15)18)]。初期治療の遅れは長期的な機能予後不良に加え，生命予後不良にもつながる[20)21)]。抗SRP抗体陽性例は生命予後不良ではないものの機能予後不良である。

　生存例の3〜4割が筋炎の寛解維持後も筋力が改善せず，7割が日常生活で何らかの不自由を訴える。また，IPが緩徐に進行し，在宅酸素療法を要する場合もある。機能予後の良い疾患とは言えない。

　sIBMの生命予後は悪くないが，治療抵抗性で緩徐に筋力低下や嚥下障害が進行し，るい痩が目立ち，発症から5〜20年で車いす生活となる。

2　各論

❶ IIMの分類

1）筋炎自己抗体の種類

　IIMは特異自己抗体ごとに臨床像や治療反応性が異なるので，可能な範囲でその同定を試みることが望ましい。

　筋炎特異自己抗体と筋炎関連自己抗体を**表5**[22)〜29)]にまとめる。なお，**基本的に筋炎特異自己抗体は1人当たり1つしか陽性にならない。**また，IIMの約20%は**表5**の筋炎特異自己抗体がすべて陰性となる[22)]（未知の自己抗体もあるのであろう）。

表5 筋炎特異抗体と筋炎関連抗体

自己抗体の種類	筋疾患名	自己抗体名		ANA pattern	頻度		臨床像
筋炎特異自己抗体	PM DM	ARS	Jo-1	Cytoplasmic	25〜40%	15〜30%	・関節炎が多い，予後良好
			PL-7			2〜5%	・皮疹，レイノー現象が多い ・SScとのoverlapが多い
			PL-12			2〜5%	・筋病変は低頻度 ・皮疹，レイノー現象が多い
			EJ			2〜5%	・皮疹が目立つ
			KS			＜5%	・筋病変・皮疹とも低頻度 ・レイノー現象が多い
			OJ			＜5%	・筋病変と関節炎は低頻度
			(Ha, Zo)			1例報告	
		Mi-2		Homogeneous Speckled（高力価）	＜10%		・筋炎が目立ち，CK高値 ・IPは11％と低頻度 ・関節炎も低頻度 ・悪性腫瘍と関連しない ・皮疹は湿疹・皮膚炎様 ・抗核抗体がHomogeneousかSpeckledで320倍以上と高力価 ・ステロイド反応性良好だが再燃も多い ・小児でもみられる
		MDA5 ＝CADM-140		Cytoplasmic	10〜15%		・CADMにみられることが多い ・RP-ILDを合併しうる
		TIF1 ＝p155/140		40〜80倍と低力価（Speckled）	13〜20%		・成人DMの20％，小児DMの25％ ・成人では70％以上で悪性腫瘍を合併 ・小児では悪性腫瘍と関連しない ・嚥下障害を高率に認める ・IPは認めない ・広範囲で激しい皮疹が多い ・皮疹は真皮中心で，浮腫・炎症が強い
		NXP-2 ＝MJ			2%		・皮疹が多い ・小児DMの30％，成人DMの2％ ・小児では皮膚石灰化と関連 ・成人では悪性腫瘍と関連
		SAE			2%（アジア）		・皮疹先行のDMを呈する ・嚥下障害が多い ・アジアではIPを50〜71％に合併 ・悪性腫瘍とは関連しない

次頁へ続く

自己抗体の種類	筋疾患名	自己抗体名	ANA pattern	頻度	臨床像
筋炎特異自己抗体	壊死性筋症	SRP	Cytoplasmic	5〜8%	・重症・治療抵抗性 ・再燃しやすい ・IPは低頻度
		HMGCR		6%	・治療によく反応するが再燃しやすい ・40%ほどはスタチン内服後に筋障害顕在化
	sIBM	cN1A		2%	・近位筋と遠位筋が萎縮
筋炎関連自己抗体	PM-SSc overlap	U1RNP	Speckled	10%	・MCTD, SSc, SLEとのoverlap症候群
		Ku	Speckled	20〜30%	・PM-SSc overlap症候群（抗RuvBL1/2抗体陽性例ではびまん性皮膚硬化，高齢発症，男性の頻度が高い）
		RuvBL1/2		不明	
		PM-Scl	Nucleolar	日本人では稀	
		SS-A	Cytoplasmic Speckled	10〜20%	・overlap症候群（SLE, SSc）

（文献22〜29より作成）

2) 筋炎自己抗体の測定方法

筋炎特異自己抗体の測定方法に関して述べる。筋炎特異自己抗体は上記の通り多種あるので，臨床像からある程度あたりをつけて測定するとよい。

抗ARS抗体のうち，抗Jo-1抗体検査（DID法とELISA法）と，Jo-1，PL-7，PL-12，EJ，KS抗体の5つをまとめてELISA法で検出する検査が商業ベースで利用可能である。抗OJ抗体はELISA法で検出困難であり，商業ベースでは検査できない。各々の抗ARS抗体は研究室レベルでRNA免疫沈降法により検査可能である。2016年より，抗Mi-2抗体（EIA法），抗MDA5抗体（EIA法），抗TIF1抗体（ELISA法），抗SRP抗体（ELISA法），抗HMGCR抗体（ELISA法）の測定も商業ベースで可能となった。なお，抗Mi-2抗体と抗TIF1抗体は構造が似ているので，EIA法，ELISA法による測定法ではdouble positiveに見えることもありうるが，その場合も各々をRNA免疫沈降法で検査すると区別できる（基本的にdouble positiveにはならない）。

以前より，EUROLINEという商業ベースの検査で，抗Jo-1，PL-7，PL-12，EJ，OJ，Mi-2，SRP，Ku，PM-Scl75，PM-Scl100抗体をimmunoblot法で調べることができたが，この検査の特異性は低いと言われている（ただし，＋＋＋の強陽性では特異性が高いとも言われる）。また，抗OJ抗体はimmunoblot法では検出しえない（必ず偽陽性である）。

3）抗ARS抗体症候群

①頻度

症例4 ギモン❶ ➡p146 に対するコタエ

成人IIMのうち，Jo-1が15〜30％，PL-7が2〜5％，PL-12が2〜5％，EJが2〜5％，OJとKSが2％未満を占める。小児DMで抗ARS抗体症候群陽性例は1〜3％と稀である。

②臨床像

ARSに対する自己抗体を伴う一群は，共通の臨床症状を有することから，抗ARS抗体症候群と呼ばれる。

共通する特徴としては，慢性型IPを90％以上に合併し，mechanic's handを認め，発熱・関節炎・CRP上昇・レイノー現象を伴うことも多く，ステロイドによく反応するが減量過程でしばしば再燃することが挙げられる。

しかし，図3のように抗体ごとに少しずつ特徴は異なる。

IPはいずれの抗体でも90％以上で認められ，慢性型が多い。NSIPが最も多いが，通常型間質性肺炎（usual interstitial pneumonia：UIP）やOPのこともある。

筋病変は抗Jo-1・EJ・PL-7抗体で55〜80％と高頻度，抗PL-12・KS・OJ抗体では7〜20％と低頻度である。

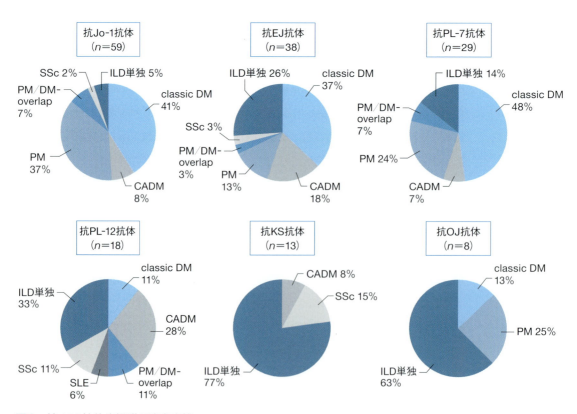

図3 抗ARS抗体症候群の臨床症状 （文献25より引用）

抗ARS抗体症候群の皮疹の特徴として，表皮主体で炎症に乏しい（mechanic's handなど）。抗PL-7・PL-12・EJ抗体ではmechanic's handに加えて定型的な皮疹を生じることが多い。手指腫脹もみられる。皮膚潰瘍は稀である。皮疹を認めないこともある。

関節炎は小関節主体で非破壊性であり，抗Jo-1抗体陽性例に特に多い。関節炎が筋障害に先行しうる。

低頻度だが，心筋炎，心外膜炎，嚥下困難を呈することもある。

悪性腫瘍が抗ARS抗体症候群の12％で認められたとの報告[25]があるので，他の筋炎同様に悪性腫瘍の除外を行うのが無難である。

③検査

抗ARS抗体陽性例は間接蛍光抗体法による抗核抗体検査で細胞質が染まる。

症例13のように1人の患者から複数の抗ARS抗体が検出されることはきわめて稀である。一方，抗SS-A抗体などの筋炎関連自己抗体はしばしば同時に存在する[30]。

④治療・予後

治療は他の筋炎と同様である。再燃率を下げる目的で，初発時より免疫抑制薬を併用してもよい。

筋炎もIPも，ステロイド増量に反応するが，しばしば再燃を繰り返す。

IPが緩徐に進行し，最終的に在宅酸素を要することもある。

診断5年後の生存率は90％以上だが，以後はIPによる死亡が増加し，10年後の生存率は60％前後であった[24]。

4）抗SRP抗体陽性筋症

①定義

症例5ギモン❶ ➡p147 に対するコタエ

筋病理で炎症細胞浸潤がないかわずかにもかかわらず，筋線維の壊死再生を多数認める病態を**壊死性筋症**と呼ぶ。浸潤炎症細胞の多くは壊死組織を処理するマクロファージであり，リンパ球集簇を見ることは少ない。MHC class I 抗原の発現亢進もないか乏しい。

壊死性筋症の原因として，自己抗体が介在するもの（抗HMGCR抗体による壊死性筋症は後述），薬剤性，傍腫瘍性，ウイルス感染などが挙げられるが，最も高頻度なのは抗SRP抗体によるもの（**抗SRP抗体陽性筋症**）である。

②発症分布

小児から高齢者まであらゆる年齢層でみられる。男女比1：1〜3.5と女性に多い。

③臨床症状・経過

抗SRP抗体陽性筋症の多くは亜急性の経過で四肢・体幹筋の筋萎縮・筋力低下を生じる。一部は若年発症で緩徐に進行し徐々に筋萎縮を呈し，筋ジストロフィー（特に

表6 抗SRP抗体陽性筋症の臨床像

	Targoff (1990)	Love (1991)	Miller (2002)	Kao (2004)	Hengstman (2006)	Takada (2009)	Suzuki (2015)
症例数	12	7	7	16	23	21	100
筋萎縮	―	1	―	12	16	―	66
筋痛	―	7	4	9	15	―	34
嚥下障害	―	―	3	―	16	3	41
心筋障害	4	全例動悸	―	2	―	―	2
皮膚所見	0	0	1	0	3	3	6
IP	1	0	0	3	5	5	13
レイノー現象	1	2	―	3	6	1	7
関節炎	0	0	―	2	3	2	4

(文献31，33より作成)

顔面肩甲上腕型筋ジストロフィー）に似た経過をたどる[31]。高度のCK上昇を伴いながら筋力低下の乏しい横紋筋融解症様の経過をとった症例報告もある[32]。

　四肢近位筋の筋力低下は必発で，診断時既に重度筋力低下・筋萎縮が目立つことも多い．時に嚥下筋・頸部筋・傍脊柱筋・心筋の障害もみられる．傍脊柱筋障害をきたすと腹部を前に突き出して歩くようになる．CK値は1,000IU/L以上となることが多く，10,000IU/L以上となることも少なくない．

　低頻度だが，皮疹，IP，発熱，関節炎，レイノー現象を生じうる（**表6**）[31)33)]．他の膠原病の合併は少ない．基本的に悪性腫瘍との関連はない．

④検査

　IIMの5～8％で抗SRP抗体陽性となる．

　抗SRP抗体は，商業ベースでリコンビナント蛋白を用いたELISA法により測定できるが，抗SRP抗体のエピトープが必ずしもリコンビナント蛋白と一致しないので，一部の症例では偽陰性となる．ほかに，研究機関にてRNA免疫沈降法により抗SRP抗体を測定でき，これは手技が煩雑なためスクリーニングには適さないが，結果は信頼できる．

　抗Jo-1抗体陽性例で本抗体も陽性であった症例報告や，関節リウマチ・強皮症で本抗体がみられたとの症例報告がある[34)35)]．

　抗核抗体や抗SS-A・SS-B抗体が陽性となりうる．

　抗SRP抗体陽性筋症100例の筋病理をENMC基準で分類すると，84例は壊死性筋症であり，14例がnon-specific myositis，1例がPM，1例がDMであった．

⑤治療

　時にステロイド単剤で治療可能だが，多くは免疫抑制薬併用を要する．IVIgも有効である．RTXが有効との症例報告[36]がある一方，無効との報告[37]もある．

抗体価が病勢と相関する可能性があり[38]，抗SRP抗体自体が病原性を有しているかもしれず，治療抵抗例では血漿交換が有効かもしれない[39]。

自家幹細胞移植が有効であった一例の報告もある[40]。

⑥予後

筋炎の病勢を抑えても筋力回復が不十分な例も多く，特に15歳以下での発症例の機能予後は不良である。ステロイド減量過程で再発することも多い。しかし生命予後は悪くない。

5) 封入体筋炎（sIBM）

①定義・病理

症例6 ギモン❶ ➡ p147 に対するコタエ

sIBMはIIMの一種で，緩徐に筋力低下が進行する。

筋の炎症が一次的なものか，変性等に伴う二次的なものか不明である。

sIBMの筋病理はPMと重なる点が多く，筋内鞘や血管周囲に炎症細胞が浸潤し，筋線維の大小不同，MHC class I 発現亢進，非壊死線維への単核球（CD8陽性T細胞主体）の包囲・侵入が認められる。筋線維全体の1％以下で縁取り空胞（rimmed vacuole）もみられるが，これはPMや筋ジストロフィーの一部でも認められ，sIBMに特異的な所見ではない。電子顕微鏡で核や細胞質に約20nmのフィラメント状封入体がみられる。β-APPや，家族性ALSの原因遺伝子産物であるTDP-43などが陽性に染色される。

②頻度

わが国に約1,000～1,500人しかいない希少疾患で，主に50歳以上で発症し，男女比3：1と男性に多い。

③臨床症状

筋力低下・筋萎縮が大腿四頭筋や前脛骨筋，前腕部深指屈筋群などにみられ，左右非対称なことも多い。

嚥下障害も約25％でみられる。

呼吸筋や心筋，顔面筋は侵されない。IPや悪性腫瘍の発生頻度上昇もない。

④検査および診断

CK値は正常～1,500U/L程度で，著明高値にはならない。

sIBMの一部で抗cN1A抗体が認められ，この感度は33～70％と幅があり，特異度は89～98％である。抗cN1A抗体が病原性を有するか不明である。

HIV，HTLV-1，HCV感染や，SLE，SS，SSc，サルコイドーシスなどの自己免疫性の異常を合併していることがある。抗核抗体も約20％で陽性となる。

sIBMの診断基準は，**表7**の厚生労働省（2013），Hilton-Jonesら[41]，Needhamら[42]，Griggsら[43]などから，これまでいくつも提唱されている。

表7 sIBMの厚生労働省診断基準

A．臨床的特徴
a. 他の部位に比して大腿四頭筋または手指屈筋（特に深指屈筋）が侵される進行性の筋力低下および筋萎縮
b. 筋力低下は数カ月以上の経過で緩徐に進行する
c. 発症年齢は40歳以上
d. 安静時のCK値は2,000 IU/Lを超えない

B．筋生検所見
筋内鞘への単核球浸潤を伴っており，かつ以下の所見を認める
a. 縁取り空胞を伴う筋線維
b. 非壊死線維への単核球の侵入や単核球による包囲

【診断カテゴリー：診断には筋生検の施行が必須である】
　definite：Aのa～dおよびBのa，bのすべてを満たすもの
　probable：Aのa～dおよびBのa，bのうち，いずれか5項目を満たすもの
　possible：Aのa～dのみ満たすもの（筋生検でBのa，bのいずれも認めないもの）
【合併しうる病態】
　HIV，HTLV-1，HCV感染症
【除外すべき疾患】
・縁取り空胞を伴う筋疾患［PM，縁取り空胞を伴う遠位型ミオパチー，眼咽頭型筋ジストロフィー，myofibrillar myopathy（FHL1，Desmin，Filamin-C，Myotilin，BAG3，ZASP，Plectin変異例），Becker型筋ジストロフィーなど］
・他の炎症性筋疾患
・筋萎縮性側索硬化症などの運動ニューロン病
【参考所見】
・嚥下障害がみられる
・針筋電図では随意収縮時の早期動員（急速動員），線維自発電位/陽性鋭波（/複合反復放電）の存在などの筋原性変化（高振幅長持続時間多相性の神経原性を思わせる運動単位電位が高頻度にみられることに注意）
・筋病理で，筋線維の壊死再生，非壊死線維への単核細胞浸潤が主にCD8陽性T細胞，形態学的に正常な筋線維におけるMHC class I発現，筋線維内のユビキチン陽性封入体とアミロイド沈着，COX染色陰性の筋線維が年齢に比して高頻度，電子顕微鏡下で核や細胞質における16～20nmのフィラメント状封入体の存在

　診断に筋病理は必須だが，病理はPMと重なる部分もあるので，免疫抑制治療が無効で緩徐進行性という臨床経過も同じく重要である。

⑤治療および予後

　有効な薬物治療はなく，リハビリテーションや，杖などの装具を活用する。ステロイドや免疫抑制薬は無効ないし有害である。IVIgは特に嚥下障害に対して限定的な効果を示す例があるが，著効はしない。現在，アクチビンⅡB受容体拮抗薬の臨床治験がわが国主体で進行中である。

　リハビリテーションに努めても5～20年で車いす生活となる。機能予後は不良だが，生命予後は悪くない。誤嚥性肺炎などに注意する。

2 IIMの治療

1）無症候性筋炎は治療すべきか

症例1ギモン1 ➡p145 に対するコタエ

筋痛・筋力低下・嚥下障害がなく無症候性であっても，CK高値の精査でMRI，筋電図，筋生検で筋炎所見を認め，PM・DMと診断されることがある。「生命を脅かすリスクがないのだから，ステロイド導入時期を遅らせることは患者に益があるかもしれない」と考え，無症候性筋炎でかつIP・活動性皮疹・悪性腫瘍がない場合に治療介入すべきかどうか検討した。

当科で患者の強い希望もあり診断後も治療介入せず比較的長期間経過を見たPM 3例を振り返ると，1～3年の経過で全例筋力低下をきたした。その後の治療介入で全例筋炎の寛解導入に成功したが，いずれも筋力低下が十分には改善していない。

PMで，診断の遅れの生命予後に対するハザード比1.01（1.00～1.02）とわずかに有意差を認めたとの報告[21]，症状出現から治療開始までの間隔が長いと再燃率が高い傾向にあったとの報告[21]，臨床症状出現から診断までの期間の中央値が寛解達成群で3カ月，非寛解達成群で5.5カ月と有意差はなかったものの，非寛解群のほうが診断に時間を要していたとの報告[44]もある。また，エビデンスはないが，治療開始が遅れると，中長期的な筋力改善率が低下するかもしれない。

以上より，**筋の不可逆的変化が生じる前に，PM・DMと診断すれば無症候性であってもなるべく早期から治療開始すべきと考える。**

症例2ギモン1 ➡p145 に対するコタエ

なお，症例2では，高用量PSLで治療寛解に至らなかったが，等力価のbetamethasoneに変更したところ寛解導入できた（PSLのまま継続しても時間経過とともに寛解達成できた可能性はある）。**寛解導入に至らない場合や鉱質コルチコイド作用を軽減したい場合，文献的な根拠はないが，等力価のbetamethasone（リンデロン®）への変更が奏効することがある。**

2）筋炎再燃時，PSLをどの程度増量すればよいか

筋炎初発時の寛解導入療法では経験的にPSL 1mg/kg程度の高用量ステロイドが使用されるが，筋炎再燃時に必要なPSL量に関して検討された報告はない。当科経験をもとに筋炎再燃時のPSL至適量を考察する。1991～2014年に当科に入院したPM 39例，DM 54例を後ろ向きに調べた。平均観察期間は6.79年。IP合併は51例（55％）。再燃の内容は**表8**の通りであった（複数回再燃した症例は初回再燃のみ検討）。初期治療から初回再燃までの期間は平均3.9年間，再燃時のPSL使用量は平均7.1mgであった。初発時より免疫抑制薬を併用されたのは33例（35％）で，**表9**に記載した通り，**初発時から免疫抑制薬を併用した群のほうが非併用群より再燃率が有意に低かった（27％ vs 47％）。**再燃率低下のために初発時早期より免疫抑制薬を併用すべき筋炎サブグループは何か，より多くの筋炎症例での検討が望まれる。

表8 PM・DMの再燃の内訳

	筋炎で再燃	IP±筋炎で再燃	再燃なし	計
PM	12例（31%）	3例（8%）	24例	39例
DM	13例（24%）	9例（17%）	32例	54例

表9 PM・DM初期治療時の免疫抑制薬の有無で見た再燃率の違い

		再燃		計
		あり	なし	
免疫抑制薬	あり	9例（27%）	24例	33例
	なし	28例（47%）	32例	60例

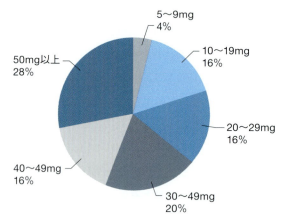

図4 筋炎再寛解に要したPSL量（計25例）

表10 再寛解に要したPSL量と免疫抑制薬併用との関係

		症例数（例）	免疫抑制薬併用（例）
再寛解に要した PSL量（mg）	5〜9	1	1
	10〜19	4	2
	20〜29	4	2
	30〜49	5	2
	40〜49	4	1
	50以上	7	1

症例3ギモン❶ ➡p146
に対するコタエ

　次に，IPではなく筋炎のみで再燃したPM 12例とDM 13例に関して，再寛解に要したPSL量を**図4**にまとめる．低〜中等量PSLを数週間継続しても再寛解できず高用量PSLを要した症例もある（その事前の予測は現時点では困難）が，低〜中等量PSLで再寛解を達成できた症例も少なくなかった．**表10**に記載した通り，免疫抑制薬を併用しているほうがPSL増量を中等量以下に抑えられることが多かった．

　再寛解達成が数週間遅れることが筋以外の臓器障害の発症や後の筋力低下につながるとは考えにくいので，ステロイドの有害事象を考慮すると，初発時と異なり，筋炎

再燃時のPSL増量はまずは低〜中等量にとどめ，しばらく反応を見てもよいと考える．

3）IIMにおける免疫抑制薬，IVIg，生物学的製剤等のエビデンス

① 免疫抑制薬

[症例4ギモン2 ➡p146 に対するコタエ]

まず，筋炎治療における免疫抑制薬のエビデンスレベルはどれも低く[45]，head to headの比較試験にも乏しいので，その使いわけは経験によるところが大きい．**表11**[46] に各免疫抑制薬の大まかな使いわけを記す．

- **AZP**

筋炎治療に関して，AZPは少数例での二重盲検比較試験がなされている．ステロイド単独群（PM 8例）よりステロイド・AZP併用群（PM 8例）のほうが加療1年後のステロイド量が少なく，3年後の身体機能が良好であった[47]．また，筋炎のIPに対してもAZPは有効である[48]．

- **MTX**

ステロイド治療抵抗性筋炎においてMTX併用が有効との報告がある[49]．IP合併例では使用を避ける．

- **カルシニューリン阻害薬**

CsA[50)51)]，TAC[50)52)〜54)]はともに筋炎とIP双方に有効であり，IP合併筋炎で好んで使用される．筋炎に対してステロイド併用下でCsAとMTXが同等の有効性を示すとの報告がある．筋炎IPにTACは保険適用を有するが，CsAは保険適用を有さない．

- **MMF**

MMFが治療抵抗性の皮膚病変やIPに有効との報告がある[46)55)]．

- **CPA**

IVCYは筋炎のIPに有効である[56)57)]．CPAは一般的に筋を対象には使用されない．

② IVIg

[症例12ギモン1 ➡p150 に対するコタエ]

DMの皮疹・筋力がIVIgで改善したとの二重盲検比較試験[58]，ステロイド治療抵抗性PM・DMにIVIgを投与しCK値・筋力・ADLがすべて改善したとの前向き試験[59]，嚥下障害・食道蠕動障害のあるステロイド治療抵抗性PM・DM 73例にIVIg

表11 IIM治療における免疫抑制薬の有効性を示した報告の有無

	筋	肺	皮膚
AZP	○	○	?
MTX	○	×	○
TAC/CsA	○	○（CsAは保険適用なし）	○
MMF	△[46)]	○	○
CPA	×	○	?

を投与し60例に改善を認めたとの報告[60]がある。PM・DMの治療抵抗性IPに対してもIVIgが有効との報告もある[61]～[63]。

　IVIgには速効性があり，投与開始1週間後にCK値が低下し，2週間後には筋力改善がみられるが，その効果は一時的なので，後の再燃を防ぐため，IVIgは免疫抑制薬と併用するのがよい。高額であるが確実な効果を見込めるので，治療抵抗例，再燃を繰り返す症例，嚥下障害合併例，妊婦，感染症併発時，併存する悪性腫瘍の全身手術をするまでのつなぎとしての使用は良い適用である。わが国では，ステロイド治療開始後6週以上経過しても改善に乏しい筋障害がある場合のみ保険適用があり，400mg/kg/dayの5日間連日投与を1～3カ月ごとに数回繰り返すのが一般的である。

- 献血ヴェノグロブリン®IH 5%静注の添付文書に記載されている，PM・DMにおけるIVIgの適用

A. 本剤投与12週以上前からの治療歴で判断する場合 ─────────

　本剤投与の12週以上前に副腎皮質ステロイドをPSL換算で50mg/day以上または1mg/kg/day以上のステロイド大量療法にて1カ月以上治療した治療歴があり，その後も本剤投与開始時までステロイド治療を継続していたにもかかわらず，十分な改善が認められず，血中CK値が基準値上限を超えている患者。

B. 本剤投与前の12週未満の治療歴で判断する場合 ─────────

　本剤投与前6～12週の時点で副腎皮質ステロイドをPSL換算で50mg/day以上または1mg/kg/day以上のステロイド大量療法を実施していた治療歴があり，その後も本剤投与開始時までステロイド治療を継続していたにもかかわらず，十分な改善が認められず，血中CK値が基準値上限を超えており，4週間以上の間隔をおいて測定された直近の検査値の比較で，血中CK値の低下が認められていない患者。

③ 生物学的製剤[64]

症例13 ギモン① ➡ p150
に対するコタエ

- **TNF-α阻害薬**

　TNF-α阻害薬のIIMに対する使用は積極的には勧められない。DMにおけるETN (etanercept)のRCTではプラセボと比較してステロイド減量効果はみられたものの治療効果に有意差はなかった[65]。IFXを再燃性筋炎13例に投与するも有効性は示されなかった[66]。TNF-α阻害薬が筋炎を誘発ないし増悪させうるとの報告もある[67]～[69]。

- **tocilizumab, abatacept**

  - tocilizumabを再燃性PM 2例に使用したところ，筋原性酵素と筋MRIの改善を見たとの報告がある[70]。
  - abataceptを筋炎の再燃，難治例に使用したところ有効であったとの2つの症例報告がある[71][72]。
  - tocilizumab, abataceptの有効性の判断のためには，さらなる症例の蓄積が必要である。

● RTX

　　ステロイドや免疫抑制薬に治療抵抗性のPM・DM 200例に対してRTXが投与され，83％の症例で改善を認めた[73]。免疫抑制薬不応の抗ARS抗体症候群のIP 11例にRTXを投与したところ7例でIPが改善したとの報告もある[74]。RTXは抗SRP抗体陽性筋症では有効例・無効例ともに報告がある[36,37]。

④ **PMX-DHP (polymyxin B-immobilized fiber column direct hemoperfusion)**

　　CADMのRP-ILDで有効との報告が複数ある[75]。hemoperfusionは100mL/minで4時間/回を24時間あけて計2回行う。PMX-DHPの適切な施行時期は不明である。

⑤ **自家造血幹細胞移植**

　　従来の薬物治療に抵抗性のPM・DMに使用され有効であった少数例の報告がある[76]。CADMのRP-ILDやDMによる難治性皮膚潰瘍など難治病態に試されることもある。有効性の判断のためにはさらなる症例の蓄積が必要である。

3 悪性腫瘍関連筋炎

1) 頻度

　　悪性腫瘍併存の頻度は，DMで13〜42％，CADMで20％，PMで3〜18％である[77,78]。報告ごとに合併率が大きく異なるが，DM・CADMに加えてPMでも悪性腫瘍をよく検索するのが無難と考える。

　　傍腫瘍性で壊死性筋症を呈することもあるが[79]，これは臨床経過や筋生検でPM，DMと鑑別できる。

2) 悪性腫瘍の内訳

　　わが国の筋炎併存悪性腫瘍23例の内訳を見ると，胃癌が8例（35％）と最も多く，ついで大腸癌3例（13％），卵巣癌3例（13％）が多かった[78]。一般人口における悪性腫瘍罹患率と比較してDMで多いのは女性器の悪性腫瘍と悪性リンパ腫と考えられている。

3) 悪性腫瘍の発症時期

　　悪性腫瘍がDMに先行ないしほぼ同時に診断されるのが70％，遅れて診断されるのが30％と言われる[80]。

　　筋炎発症後に癌が見つかる危険度（standardized incidence ratio）は1年目では5.9倍，2年目では2.5倍との報告[81]，悪性腫瘍のオッズ比は3年目以降では有意な上昇がないとの報告[82]があるので，**筋炎発症時に悪性腫瘍を認めなくても，その後少なくとも2年間は悪性腫瘍の発症がないか注意深く検索すべき**と考える。

悪性腫瘍の徹底的な検索は筋炎発症3年目以降では必ずしも行わなくてよい。筋炎発症6年後に卵巣癌を発症した症例もあるので，卵巣癌に関しては筋炎発症3年目以降も経腟エコーや腫瘍マーカーで慎重に評価したほうがよいとする報告[83]もあるが，偶然卵巣癌を合併しただけかもしれず，今後のさらなる検討が待たれる。

4）悪性腫瘍併存のリスク因子

悪性腫瘍併存のオッズ比が高齢で1.052，IP非合併で3.545，嚥下障害で7.006[78]，男性で3.3[84]，皮膚壊死で5.52[85]と高いとの報告があるので，これら因子がある場合はよりいっそう悪性腫瘍に注意しなければならない。

65歳以上の高齢者23例を含むPM，DM計79例の検討で，悪性腫瘍併存例は65歳以上11例（48％），64歳以下5例（9％）と65歳以上で明らかに多く，65歳以上で悪性腫瘍を併発していた11例中10例はDMであった[86]。

悪性腫瘍併存のオッズ比は関節炎で0.38，IPで0.32と低かった[85]。overlap症候群やMCTDの場合も悪性腫瘍併発率は下がると考えられている。

小児筋炎は基本的に悪性腫瘍を併発しないが，血液系腫瘍は稀だがありうるので注意する。

5）悪性腫瘍と筋炎特異自己抗体

悪性腫瘍併存筋炎でみられる筋炎特異自己抗体の多くは抗TIF1抗体と抗NXP-2抗体である。わが国からの報告で悪性腫瘍併存DM 12例中7例（58％）に抗TIF1抗体陽性[87]，米国からの報告で悪性腫瘍併存筋炎29例中15例（52％）に抗TIF1抗体陽性，9例（31％）に抗NXP-2抗体陽性[84]であった。

わが国からの報告で，抗ARS抗体症候群の165例中7例が悪性腫瘍先行，7例が悪性腫瘍と同時に発症，5例が遅れて悪性腫瘍を発症していた（計12％で悪性腫瘍併発）[25]。悪性腫瘍との関連が高くないと考えられている筋炎特異抗体陽性例でも，一般人口と比べた悪性腫瘍併発リスクは不明であるので，現時点では筋炎全般で悪性腫瘍の検索を行うのが無難（腫瘍検索の間隔は抗体profileごとに調整すればよい）と考える。

6）皮疹の特徴

皮疹から悪性腫瘍併存を疑うこともできる。**抗TIF1抗体陽性DMの皮疹でよく認められる広範囲の浮腫性紅斑や水疱・びらんがあれば悪性腫瘍をよく検索する。**水疱形成性皮疹がみられた婦人科腫瘍併存DMの複数例報告もある[88]。

7）治療

筋炎の治療戦略は悪性腫瘍の治療方針によって異なる。悪性腫瘍の治療担当医とよく協議して治療方針を決定する。

①悪性腫瘍の根治的摘出術をめざせる場合

悪性腫瘍を手術で摘出すると一部の例では筋炎も改善すること，悪性腫瘍が存在すると免疫抑制治療が効きにくいこと，ステロイドは創傷治癒遅延をきたすことから，**可能な限り筋炎より悪性腫瘍摘出術を先行させる。**

もし筋炎の病勢によるADL低下や全身状態悪化が原因で手術が困難であるならば，高用量ステロイドやIVIgを先行させて全身状態を改善させてから悪性腫瘍摘出術に臨まねばならないこともある。IVIgは嚥下障害にも有効である。

②悪性腫瘍の根治的治療が望めない場合

化学療法との兼ね合いに留意しながら，ADL改善をめざして通常通り免疫抑制治療を開始する。

8）予後

生命予後は悪性腫瘍非合併例より明らかに悪く，死因は主に悪性腫瘍である[15]。

4 DMに伴う皮疹

症例8 ギモン❶ ➡p148
に対するコタエ

1）皮疹の特徴

皮疹の肉眼的所見のみでDMを疑えないと，IPのないCADMの診断はできない。**皮疹からDMを疑う際に最も重要な情報は皮疹の分布である。**

基本的な皮疹は紅斑であり，そこに浮腫や角質肥厚などが加わる。

皮疹はKoebner現象（正常な皮膚に物理的刺激を与えると皮疹が出現），日光過敏，血管障害のいずれかが背景にあることが多い。たとえば，ヘリオトロープ疹は瞬目によるKoebner現象，ショール徴候は日光過敏，皮膚潰瘍は血管障害と解釈できる。

代表的な皮疹の写真を図5～7に示す[8,9]。

2）皮疹の好発部位

好発部位を列挙すると下記の通りである。

- Gottron丘疹（手の関節伸側の丘疹）
- Gottron徴候（関節伸側の非丘疹性変化，狭義には手，広義には肘や膝を含む）
- 逆Gottron徴候（手指関節屈側の鉄棒豆様変化，抗MDA5抗体陽性例に多い）
- mechanic's hand（手指側面，特に第1指尺側と第2・3指橈側の手荒れ様の角化性変化，抗ARS抗体症候群に多い，単独では手湿疹との慎重な鑑別を要する）
- 爪囲紅斑，爪上皮毛細血管異常

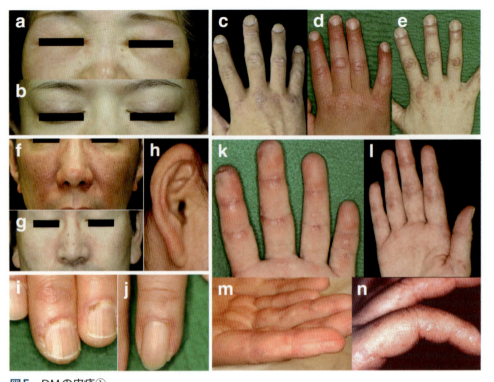

図5 DMの皮疹①
a, b：ヘリオトロープ疹, c～e：Gottron徴候（狭義）, Gottron丘疹, f～h：顔面や耳の紅斑, i, j：爪周囲の変化, k, l：逆Gottron徴候, m, n：mechanic's hand　　　　　　　　　　　　　　　　　　（文献89より引用）

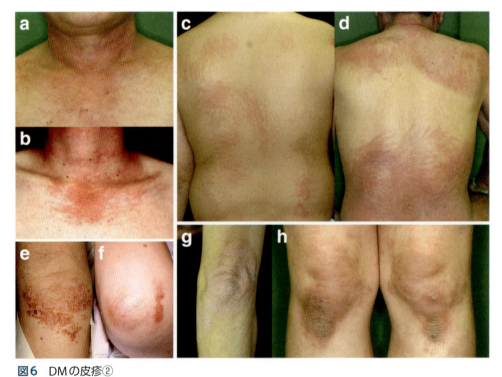

図6 DMの皮疹②
a, b：Vネック徴候, c, d：むち打ち様紅斑（dではショール徴候も）, e：小水疱性の発疹, f：紫斑, g, h：Gottron徴候（広義）　　　　　　　　　　　　　　　　　　　　　　　　　　　　　　　　　　　（文献89より引用）

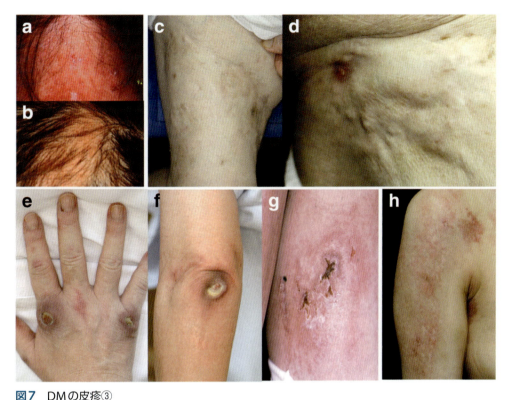

図7　DMの皮疹③
a, b：脱毛, c, d：石灰沈着（一部は脂肪織炎を伴う）, e〜g：皮膚潰瘍, h：多形皮膚萎縮

（文献89より引用）

- ヘリオトロープ疹（紫色でないことも多い，これはSLEでも生じうる）
- 前額（特に生え際），内眼角〜鼻根部（蝶形紅斑に似ることもある），鼻翼周囲（脂漏性皮膚炎様），側頬部
- 耳［DMは摩擦が多い部位，つまり軟骨で突出したところに多い（一方，SLEは冷えやすい耳朶に多い）］
- 側頸部，Vネック徴候（前胸部），ショール徴候（上背部）
- 体幹：瘙痒感を伴うことが多い。scratch dermatitis（むち打ち様紅斑；体幹の瘙破による線状紅斑），多形皮膚萎縮（poikiloderma；慢性変化であり，色素沈着と脱色，血管拡張，皮膚萎縮が混在する。体幹以外にも生じうる）
- 殿部

特殊な皮疹として，皮膚潰瘍，小水疱性の発疹，脱毛，石灰沈着，脂肪織炎を呈しうる。皮膚全層と脂肪織が壊死し，ポケット形成が生じることもある。

3）石灰化病変

主に小児でみられるが，成人でも生じうる。石灰化は皮下と筋に生じる。皮膚石灰

化の好発部位は，伸展や接触などで物理的負荷がかかりやすい部位（指・肘・膝・殿部）である．硬化する前は液状でマクロファージを含む．皮膚石灰化が進展すると，皮膚を突き破り潰瘍化したり，筋膜上に沈着し関節可動域を減少させうる．

4）皮疹の病理

　　DMにおける皮疹の病理で共通しているのは，表皮基底層の液状変性，真皮血管周囲を中心とした炎症細胞浸潤，真皮ムチン沈着である．浸潤する炎症細胞の多くはCD4陽性T細胞であり，B細胞は認められない．時に表皮真皮境界部に免疫グロブリンやC3の沈着が認められる．真皮血管壁への補体C5b-C9の沈着も認められる．

　　mechanic's handの病理は，血管周囲炎症細胞浸潤，ムチン沈着に加え，表皮の過角化，部分的な錯角化，表皮肥厚，個細胞壊死，コロイド小体がみられる．手荒れでみられる海綿状態はあまり目立たない．

　　皮膚潰瘍部の皮膚病理で，血管障害があったとしても，典型的な壊死性血管炎所見が認められることは稀である．

5）筋炎特異自己抗体ごとの皮疹の特徴[89)90)]

　　筋炎特異自己抗体ごとに皮疹に特徴がある．**抗ARS抗体はmechanic's handなど皮膚のささくれ（表皮主体の変化），抗TIF1抗体は広範囲の浮腫性紅斑・滲出性紅斑・水疱・びらん（炎症が目立つ），抗MDA5抗体は皮膚潰瘍（血管障害）や逆Gottron徴候（背景はKoebner現象か）を呈することが多い**．自己抗体ごとの特徴的な皮疹につき**表12**[89)]にまとめる．

6）皮疹の鑑別診断

　　皮疹の鑑別診断としては，脂漏性皮膚炎，アトピー性皮膚炎，中毒疹，伝染性紅斑，尋常性疣贅（Gottron丘疹），しいたけ皮膚炎（体幹の線状紅斑），薬疹，SLE（DMとSLEの皮疹は肉眼的にも病理学的にも似る），成人Still病，甲状腺機能低下症（ヘリオトロープ疹），皮膚リンパ腫などが挙げられる．

　　鑑別には何より皮疹の分布が重要である．

7）皮疹の治療

　　ADMや，DMの治療後に筋・肺病変が改善したにもかかわらず皮疹のみ遷延する場合の治療は，まずは紫外線の遮光と，ステロイド軟膏[91)]・TAC軟膏[92)]による局所療法，皮膚瘙痒感があれば抗ヒスタミン薬である．しかし皮疹は時に難治で遷延することがあり，その場合は，RCTで有用性が示されているわけではないので慎重に，ステロイド内服や免疫抑制薬内服を考慮する．参考までに，**図8**に治療フローチャー

表12 筋炎特異自己抗体ごとに特徴的な皮疹

自己抗体	特徴的な皮疹
ARS	mechanic's hand
Mi-2	ヘリオトロープ疹, 日光過敏, Vネック徴候, ショール徴候, 爪郭部点状出血, Gottron丘疹, 角質肥厚
MDA5	皮膚潰瘍, 逆Gottron徴候 (発赤し圧痛を伴う), びまん性脱毛, 脂肪織炎, 口腔内の疼痛や潰瘍, mechanic's hand, 手の腫脹
TIF1	びまん性の露光部紅斑：皮疹は目立つ, 赤黒い顔面, Vネック徴候, ショール徴候, 皮膚潰瘍, 逆Gottron徴候 (発赤や圧痛を伴わない疣贅様丘疹)

（文献89より作成）

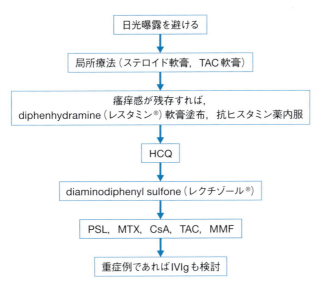

図8 治療フローチャートの一例

トの一例を示す。

　薬物療法としては, MTX[93], CsA[94], TAC[95], MMF[96)97], HCQ (hydroxychloroquine)[98], diaminodiphenyl sulfone[99], IVIg[58]が皮疹に有効との症例報告がある。

　石灰化の治療では, alendronateが小児DMの石灰化に有効との報告がある[100]。ワーファリン®も有効かもしれない[101]。CREST症候群の成人で240〜480mg/dayという大量のdiltiazemが使用され石灰化が縮小したとの報告があり[102], DMの石灰化にも有効な可能性がある。水酸化アルミニウム[103], probenecid[104], IVIg[105)106]の有効性も報告されている。関節可動域制限や美容上, 問題となれば摘出することもある。

　上記のいずれの治療にも抵抗性の皮疹を呈する症例もあり, 今後の課題と言える。

5 CADMに伴うRP-ILD

1）CADMとDMとの関係

　　ミネソタ州の1地域における30年間の全患者を集積した研究で，29例のDM患者のうち6例（21％）がCADMであり，このほかの3例（10％）は，当初CADMであったが6カ月以上の観察期間の後にclassic DMに移行した[107]。成人CADM 291例を集計したsystematic reviewで，69％がADM，10％がHDM，19％が初発時にCADMだが後に（皮疹出現の15カ月〜6年後に）classic DMに移行していた[108]。以上より，**初発時にCADMと診断された例の1/5〜1/3は後にDMになる**ので，CADMのフォロー時は筋症状が後発しないか注意を要する。

2）CADMと抗MDA5抗体との関係

（症例11 ギモン❶ ➡ p149 に対するコタエ）

　　抗MDA5抗体陽性筋炎の特徴は人種ごとに大きな差がある。以下は主にわが国などアジアにおけるデータである。

　　抗MDA5抗体は，classic DMの9％，CADMの65％で陽性となる[83]。

　　「2. 各論 ❹DMに伴う皮疹」の項（☞p173〜177）に記載した通り，皮膚潰瘍などをきたしうる。

　　稀に，CADMで抗MDA5抗体と同時に抗ARS抗体[108]や抗SAE抗体[109]が検出されることもある。

　　米国の抗MDA5抗体陽性DMでは，ILDを高率に合併するも，RP-ILDは特に多くなかった。ほかに関節炎やmechanic's handが高頻度で，筋力低下は目立たなかった[110]。

3）CADMの肺病変

　　抗MDA5抗体陽性DMの93〜95％でIPを認める[25)83]。

　　CADM-IPの90％はRP-ILDであり，致命的となりうる。

　　抗MDA5抗体価はRP-ILD発症の予測因子のみならず，RP-ILDの病勢を反映し，生命予後の予測因子ともなる[111]。

　　抗MDA5抗体陽性IPでは，下葉優位の浸潤影・スリガラス影が50％，不規則なスリガラス影が33％にみられた。葉内網状影，下葉優位の網状影はみられなかった。抗MDA5抗体陽性IPに典型的な胸部CT像を図9，10に示す[112]。

　　抗MDA5抗体陽性CADMでもILDがないか慢性型の例もある。また，抗MDA5抗体陰性筋炎のRP-ILDも存在する[113)114]。

　　DMのIPで経過中に縦隔気腫を発症する症例は，抗MDA5抗体陽性のCADM・RP-ILDである可能性が有意に高かった[115]。縦隔気腫の背景には，皮膚潰瘍同様に血管障害が想定されている。

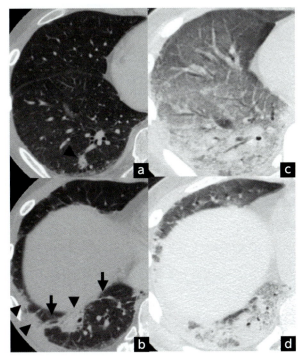

図9 抗MDA5抗体陽性IPでみられる下葉優位の浸潤影・スリガラス影

a, b：診断時
c, d：6週間の免疫抑制治療にもかかわらず呼吸不全が進行したあと

（文献112より引用）

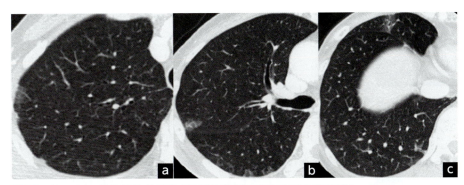

図10 抗MDA5抗体陽性IPでみられる不規則な分布のスリガラス影
a～c：同一症例の同時刻における異なる高さでのHRCT像

（文献112より引用）

　当科において，抗MDA5抗体陽性のCADM・RP-ILDで，早期から3剤併用療法をするもIPが徐々に悪化し，経過中に縦隔気腫と同時に嗄声を生じ，声帯生検で血管障害に起因すると推測される広範な声帯壊死が証明された一例を経験した．この症例は最終的に救命でき，IPが改善するとともに縦隔気腫は消失し，嗄声も改善した．

4）CADMと悪性腫瘍との関係

悪性腫瘍併発の頻度はCADMでも20％と高率である[78]。

抗MDA5抗体陽性筋炎は悪性腫瘍併発率が高くないと言われる。

悪性腫瘍併発CADMの一部は抗TIF1抗体陽性である。

5）CADMの治療

①初期対応

CADMを診断した際は，まずは全例IPの有無をHRCTなどで評価する。

CADMで抗MDA5抗体が陽性であればRP-ILDのリスクが高いと言えるが，抗MDA5抗体の結果はすぐには得られない。

もしCADMでIPを併発していた場合，RP-ILDか慢性IPかを予測するためフェリチン値を測定する。フェリチン値はCADMのRP-ILDで上昇し，**フェリチン値とRP-ILDの病勢が相関する**[116]。

悪性腫瘍がないか全身検索をする。

②CADMでRP-ILDを伴わない場合の治療

皮疹に関しては，抗MDA5抗体の有無にかかわらず，「2. 各論 ❹DMに伴う皮疹」の項（☞p173～177）に記載したように治療する。

IPを伴いフェリチン低値の場合，慢性IPかもしれないが，フェリチンや胸部画像を頻回に検査してRP-ILDに進展しないか慎重に観察する（しばらくは入院管理が望ましいかもしれない）。抗MDA5抗体陽性であれば特にRP-ILDを警戒する。

③RP-ILD合併例の治療

〔症例9ギモン❶ ➡p148 に対するコタエ〕

救命のため，なるべく早期から下記の強力な免疫抑制治療を開始する必要がある。

IPがありフェリチン値が高値（特に1,600ng/mL以上）であれば，たとえ肺陰影がそのとき軽微であっても，抗MDA5抗体の結果を待たずに，なるべく早期から高用量ステロイド（パルス療法も行う）＋IVCY＋カルシニューリン阻害薬（高用量）の3剤併用療法を行うことを検討する。

〔症例10ギモン❶ ➡p149 に対するコタエ〕

それでも改善に乏しければ，CsAとTACを切り替える[117]，CsA投与方法を内服から点滴に変更する，カルシニューリン阻害薬をMMFに切り替える[1,118]，IVIgを行う[61]，PMX-DHPを行う[75,119]（適切な施行時期は不明）などが選択肢となる。しかし，手を尽くしても救命できない例も存在する。

6）CADMに伴うRP-ILDの予後

わが国の成人DM 376例のうち，抗MDA5抗体陽性IP合併は43例でみられ，その**累積5年生存率は56％**で，多くはIP発症後2カ月以内に死亡していた。死因はほとんどがILDの呼吸不全で，稀にニューモシスチス肺炎（pneumocystis jirovecii pneumonia：

PCP)や播種性血管内凝固症候群(disseminated intravascular coagulation：DIC)などであった[25]。

抗MDA5抗体陽性例の中でも治療前の抗体価が高いほうが予後不良である[111]。

抗MDA5抗体陽性IPにおいて，フェリチン値1,600ng/mL以上はそれ未満より明らかに累積生存率が低かった。逆にフェリチン値500ng/mL未満では死亡例はなかった[120]。図11[120]に抗MDA5抗体や血清フェリチン値でわけた生存率(Kaplan-Meier法)を記す。

抗MDA5抗体陽性例では，治療前の$AaDO_2$が大きいほど，RP-ILDである可能性も死亡率も高くなる[121]。

CADM-IPのほうがDM-IPより生命予後不良である。また，抗MDA5抗体陽性例に関しても，CADMのほうがDMより生命予後不良である[25]。

RP-ILD発症時に下肺野の浸潤影・スリガラス影が認められれば90日後死亡率が高かった[112]。

図12[111]の通り，CADMのRP-ILDで救命できた例では，治療後に抗MDA5抗体の抗体価も正常化していた。一方，死亡例では抗体価が陰性化しないうちに死亡していた。

CADMのRP-ILDでも治療開始後，半年間を乗り切ることができれば，多くは救命できる。

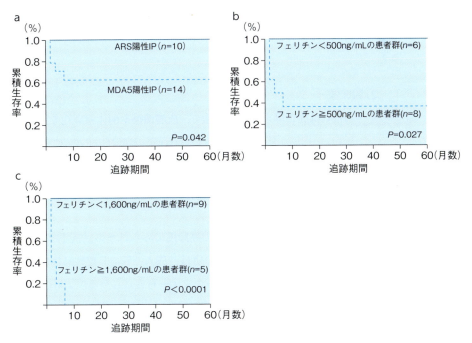

図11 抗MDA5抗体や血清フェリチン値と生存率との関係
抗MDA5抗体陽性ILDは発症10カ月以内に4割が死亡し，特にフェリチン1,600ng/mL以上では全例死亡していた。
(文献120より引用)

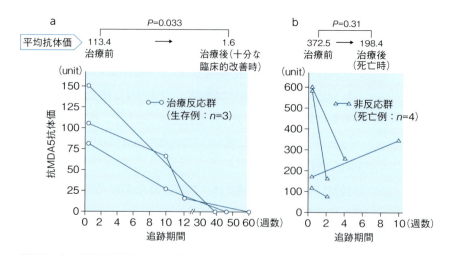

図12 生存群と死亡群における抗MDA5抗体の推移の比較
抗MDA5抗体価は，生存例では全例治療後に正常化した一方，死亡例では全例高値のままであった。
（文献111より引用）

CADMのRP-ILDは再燃が少ない。ただし，急性期を乗りきったあと，ステロイドをどう減量し免疫抑制薬をどう減量・中止すればよいか，まだわかっていない。

6 小児のDM[122)123)]

1）頻度

小児のIIMのほとんどはDM（juvenile DM：JDM）である。

JDMは小児10万人当たり1.7人の有病率であり，男女比1：2と女児に多い。幼児例もみられる。

2）臨床像

JDMは血管障害の要素が強く，皮膚潰瘍や消化管穿孔を呈しうる。ほかに皮膚石灰化が6～30％，脂肪萎縮（lipodystrophy）が10～14％にみられる。IPも稀だが生じうる。悪性腫瘍は基本的に合併しないが，血液腫瘍には注意を要する。

3）自己抗体ごとの特徴

JDMの筋炎特異自己抗体で高頻度にみられるのは抗TIF1抗体と抗NXP-2抗体である。抗TIF1抗体陽性のJDMは，成人と異なり悪性腫瘍の併存はないが，皮疹が重度で，皮膚潰瘍やリポジストロフィーもきたしうる[82)]。小児の抗NXP-2抗体は石灰化と関連する。抗Mi-2抗体陽性JDMでは軽度筋症状と皮疹がみられる。抗ARS抗体陽性JDMは1～3％と低頻度である。抗MDA5抗体陽性JDMは，成人例と同様にRP-ILDと関連し，生命予後不良である。小児発症DMでRP-ILDを呈した7例中6例が抗MDA5抗体陽性で5例がCADMとの報告がある[114)]。抗SRP抗体陽性JDM

では緩徐な筋萎縮進行がみられ，筋ジストロフィーなどの鑑別を要する。

4）治療・予後

治療は成人DMと同様である。JDMの半数程度は治療中止後も再燃がなく，後遺症も残さず治癒する。一方で，5％程度は筋力低下や脂肪萎縮が残る。腸管穿孔やRP-ILDのため1〜2％は死亡する。JDMで死亡した7例のうち6例は抗MDA5抗体陽性でRP-ILDが死因となっていたとの報告がある[124]。

7 スタチン筋症，抗HMGCR抗体陽性筋症[125]

スタチンは無症候性CK上昇に加えて筋痛や横紋筋融解症もきたしうる。**稀にスタチン投与を契機として壊死性筋症が発症し，スタチン中止後も筋障害が持続することがある。スタチン誘発性の壊死性筋症には抗HMGCR（3-hydroxy-3-methylglutaryl-coenzyme A reductase）抗体が関与している。また，スタチン投与歴がなくとも抗HMGCR抗体陽性筋症は生じうる。**以下にスタチン筋症および抗HMGCR抗体陽性筋症に関して概説する。

1）スタチン筋症[126)127)]

スタチン開始後，平均1カ月で無症候性CK上昇や筋痛など軽度の筋障害が少なからず生じる。筋痛の頻度は190人/10万人・年と言われている。こうした筋症状はスタチン中止後，数カ月ほどで改善する[128]。

ほかに，4〜9人/10万人・年と稀であるが，スタチン投与で横紋筋融解症をきたすことがある[129]。スタチンそのものが筋組織に毒性を有するので，高用量のスタチン投与，高齢者や低体重，フィブラートとの併用，CsAなどスタチン代謝を阻害する薬剤との併用で横紋筋融解症の発症リスクは高まる。*SLCO1B1*の一塩基多型を有する例で横紋筋融解症をきたしやすいことも知られている[130]。

筋症発現の頻度は，fluvastatin 5.1％＜pravastatin 10.9％＜atorvastatin 14.9％＜simvastatin 18.2％とスタチン製剤の種類によって差がある。いずれかのスタチン製剤で筋障害を生じた場合，スタチンの種類を変更すれば40％程度は継続できるという集計があるのでスタチンの種類変更を試みてもよいし，ezetimibe，胆汁酸結合レジン，イコサペント酸エチルなどスタチン以外の脂質異常症治療薬に切り替えてもよい。

スタチン製剤の多くはCYP3A4を介して代謝されるので他薬剤との相互作用が問題になるが，pravastatinは腎代謝主体，fluvastatinとrosuvastatinはCYP2C9を介するので相互作用が少ない。

スタチン投与で壊死性筋症が誘発されることがある（statin-associated

autoimmune myopathy)。こうした例では，スタチン開始前から抗HMGCR抗体を有しており，スタチン投与で壊死性筋症が顕在化したものと考えられている。

2）抗HMGCR抗体陽性筋症

自己抗体が介在する壊死性筋症の原因として，抗SRP抗体のほかに抗HMGCR抗体が挙げられる。

抗HMGCR抗体陽性筋症16例の検討では，発症年齢の平均50歳代，性差なし，急性〜亜急性の筋力低下，血清CK値は平均10,333IU/Lと著明高値であり，IPや悪性腫瘍，他の膠原病の合併は少なかった。**16例中10例でスタチンが投与されて**いた。スタチン投与から筋症状発現までの平均期間は31カ月で，**スタチンを中止しても筋症状は改善しなかった**[131]。

スタチン投与歴のない抗HMGCR抗体陽性筋症は発症年齢が30歳代と若く，CK値がより高い傾向にあるが，ほかに臨床像の差はなかった[132]。

壊死性筋症と診断した際は，抗SRP抗体陽性筋症や傍腫瘍性・薬剤性・ウイルス感染性に加えて，スタチン投与の有無にかかわらず抗HMGCR抗体陽性筋症も鑑別に挙げる必要がある。

抗HMGCR抗体陽性筋症の病勢と抗HMGCR抗体の抗体価が相関する[24]。

抗HMGCR抗体陽性筋症はステロイドや免疫抑制薬による初期治療によく反応し，約7割は完全寛解，約3割は部分寛解すると言われるが，薬剤の減量中止でしばしば再燃する。最終的に約6割で嚥下障害を認め，約3割で車いすを必要とする[131]。

わが国の多施設共同研究で，抗SRP抗体陽性筋症70例と抗HMGCR抗体陽性筋症46例が比較された（1例は抗SRP抗体と抗HMGCR抗体がともに陽性）。重度の四肢筋力低下や頸部筋力低下，嚥下障害，呼吸不全，筋萎縮は抗SRP抗体陽性筋症のほうが抗HMGCR抗体陽性筋症より高率で認められた。特に抗SRP抗体陽性筋症において，ステロイドに加えて免疫抑制薬の併用が必要であった。治療後の筋力低下残存率は抗SRP抗体陽性筋症と抗HMGCR抗体陽性筋症で大きな差はなかった[133]。

【引用文献】

1) Tsuchiya H, et al：Mycophenolate mofetil therapy for rapidly progressive interstitial lung disease in a patient with clinically amyopathic dermatomyositis. Mod Rheumatol 2014；24(4)：694-6.
2) Yamashita H, et al：Hemophagocytic lymphohistiocytosis complicated by central nervous system lesions in a patient with dermatomyositis：a case presentation and literature review. Mod Rheumatol 2013；23(2)：386-92.
3) Hara S, et al：Clinical, serologic and magnetic resonance imaging of 3 cases of inflammatory myopathy with abundant macrophages in the Japanese population. Rheumatol Int 2013；33(4)：1059-64.

4) Selva-O'Callaghan A, et al：Eosinophilic myositis：an updated review. Autoimmun Rev 2014；13(4-5)：375-8.
5) Maeda MH, et al：Inflammatory myopathies associated with anti-mitochondrial antibodies. Brain 2012；135(Pt 6)：1767-77.
6) Gupta R, et al：Clinical cardiac involvement in idiopathic inflammatory myopathies：a systematic review. Int J Cardiol 2011；148(3)：261-70.
7) Dalakas MC：Polymyositis, dermatomyositis and inclusion-body myositis. N Engl J Med 1991；325(21)：1487-98.
8) Bohan A, et al：Polymyositis and dermatomyositis. N Engl J Med 1975；292(7)：344-7.
9) Olsen JN, et al：Inflammatory and metabolic disease of muscle. Klippel HJ, et al, ed. Primer on the Rheumatic Diseases. Arthritis Foundation, 1998, p276-82.
10) Sontheimer RD：Would a new name hasten the acceptance of amyopathic dermatomyositis(dermatomyositis siné myositis) as a distinctive subset within the idiopathic inflammatory dermatomyopathies spectrum of clinical illness？ J Am Acad Dermatol 2002；46(4)：626-36.
11) Hoogendijk JE, et al：119th ENMC international workshop：trial design in adult idiopathic inflammatory myopathies, with the exception of inclusion body myositis, 10-12 October 2003, Naarden, The Netherlands. Neuromuscul Disord 2004；14(5)：337-45.
12) Tjarnlund A, et al：Progress Report On Development of Classification Criteria for Adult and Juvenile Idiopathic Inflammatory Myopathies. the American College of Rheumatology Scientific Meeting 2012(Abstract＃753).
13) Medsger TA Jr, et al：Factors affecting survivorship in polymyositis. A life-table study of 124 patients. Arthritis Rheum 1971；14(2)：249-58.
14) Dankó K, et al：Long-term survival of patients with idiopathic inflammatory myopathies according to clinical features：a longitudinal study of 162 cases. Medicine(Baltimore) 2004；83(1)：35-42.
15) Yamasaki Y, et al：Longterm survival and associated risk factors in patients with adult-onset idiopathic inflammatory myopathies and amyopathic dermatomyositis：experience in a single institute in Japan. J Rheumatol 2011；38(8)：1636-43.
16) Kohsaka H：Mechanism, diagnosis, and treatment of steroid myopathy. Brain Nerve 2013；65(11)：1375-80.
17) Hamaguchi Y, et al：The clinical relevance of serum antinuclear antibodies in Japanese patients with systemic sclerosis. Br J Dermatol 2008；158(3)：487-95.
18) Marie I：Morbidity and mortality in adult polymyositis and dermatomyositis. Curr Rheumatol Rep 2012；14(3)：275-85.
19) Le Goff B, et al：Pneumomediastinum in interstitial lung disease associated with dermatomyositis and polymyositis. Arthritis Rheum 2009；61(1)：108-18.
20) Marie I, et al：Polymyositis and dermatomyositis：short term and longterm outcome, and predictive factors of prognosis. J Rheumatol 2001；28(10)：2230-7.
21) Airio A, et al：Prognosis and mortality of polymyositis and dermatomyositis patients. Clin Rheumatol 2006；25(2)：234-9.

22）藤本学：皮膚筋炎特異抗体の最近の知見．臨神経 2014；54：1110-2.
23) Betteridge Z, et al：Myositis-specific autoantibodies：an important tool to support diagnosis of myositis. J Intern Med 2015. [Epub ahead of print]
24) Hamaguchi Y, et al：Clinical correlations with dermatomyositis-specific autoantibodies in adult Japanese patients with dermatomyositis：a multicenter cross-sectional study. Arch Dermatol 2011；147(4)：391-8.
25) Lazarou IN, et al：Classification, diagnosis, and management of idiopathic inflammatory myopathies. J Rheumatol 2013；40(5)：550-64.
26) Hamaguchi Y, et al：Common and distinct clinical features in adult patients with anti-aminoacyl-tRNA synthetase antibodies：heterogeneity within the syndrome. PLoS One 2013；8(4)：e60442.
27) Hervier B, et al：Hierarchical cluster and survival analyses of antisynthetase syndrome：phenotype and outcome are correlated with anti-tRNA synthetase antibody specificity. Autoimmun Rev 2012；12(2)：210-7.
28）平形道人：多発性筋炎・皮膚筋炎における自己抗体とその臨床免疫学的意義．日臨免疫会誌 2007；30(6)：444-54.
29) Kaji K, et al：Autoantibodies to RuvBL1 and RuvBL2：a novel systemic sclerosis-related antibody associated with diffuse cutaneous and skeletal muscle involvement. Arthritis Care Res(Hoboken) 2014；66(4)：575-84.
30) Hervier B, et al：Clinical heterogeneity and outcomes of antisynthetase syndrome. Curr Rheumatol Rep 2013；15(8)：349.
31) Suzuki S, et al：Inflammatory myopathy with anti-signal recognition particle antibodies：case series of 100 patients. Orphanet J Rare Dis 2015；10：61.
32) Dimitri D, et al：Myopathy associated with anti-signal recognition peptide antibodies：clinical heterogeneity contrasts with stereotyped histopathology. Muscle Nerve 2007；35(3)：389-95.
33）清水潤：多発筋炎（壊死性筋症）：抗SRP抗体．分子リウマチ治療 2014；7(1)：42-6.
34) Kao AH, et al：Anti-signal recognition particle autoantibody in patients with and patients without idiopathic inflammatory myopathy. Arthritis Rheum 2004；50(1)：209-15.
35) Takada T, et al：Clinical and histopathological features of myopathies in Japanese patients with anti-SRP autoantibodies. Mod Rheumatol 2009；19(2)：156-64.
36) Valiyil R, et al：Rituximab therapy for myopathy associated with anti-signal recognition particle antibodies：a case series. Arthritis Care Res(Hoboken) 2010；62(9)：1328-34.
37) Whelan BR, et al：Poor response of anti-SRP-positive idiopathic immune myositis to B-cell depletion. Rheumatology(Oxford) 2009；48(5)：594-5.
38) Benveniste O, et al：Correlation of anti-signal recognition particle autoantibody levels with creatine kinase activity in patients with necrotizing myopathy. Arthritis Rheum 2011；63(7)：1961-71.
39) Arlet JB, et al：Marked efficacy of a therapeutic strategy associating prednisone and plasma exchange followed by rituximab in two patients with refractory myopathy associated with antibodies to the signal recognition particle(SRP). Neuromuscul Disord 2006；16(5)：334-6.

40) Henes JC, et al:Antisignal recognition particle-positive polymyositis successfully treated with myeloablative autologous stem cell transplantation. Ann Rheum Dis 2009;68(3):447-8.
41) Hilton-Jones D, et al:Inclusion body myositis:MRC Centre for Neuromuscular Diseases, IBM workshop, London, 13 June 2008. Neuromuscul Disord 2010;20(2):142-7.
42) Needham M, et al:Inclusion body myositis:current pathogenetic concepts and diagnostic and therapeutic approaches. Lancet Neurol 2007;6(7):620-31.
43) Griggs RC, et al:Inclusion body myositis and myopathies. Ann Neurol 1995;38(5):705-13.
44) Agarwal SK, et al:Characterization of relapses in adult idiopathic inflammatory myopathies. Clin Rheumatol 2006;25(4):476-81.
45) Gordon PA, et al:Immunosuppressant and immunomodulatory treatment for dermatomyositis and polymyositis. Cochrane Database Syst Rev 2012;15(8):CD003643.
46) Pisoni CN, et al:Mycophenolate mofetil treatment in resistant myositis. Rheumatology(Oxford) 2007;46(3):516-8.
47) Bunch TW. Prednisone and azathioprine for polymyositis:long-term followup. Arthritis Rheum 1981;24(1):45-8.
48) Mira-Avendano IC, et al:A retrospective review of clinical features and treatment outcomes in steroid-resistant interstitial lung disease from polymyositis/dermatomyositis. Respir Med 2013;107(6):890-6.
49) Joffe MM, et al:Drug therapy of the idiopathic inflammatory myopathies:predictors of response to prednisone, azathioprine, and methotrexate and a comparison of their efficacy. Am J Med 1993;94(4):379-87.
50) Kotani T, et al:Combination with corticosteroids and cyclosporin-A improves pulmonary function test results and chest HRCT findings in dermatomyositis patients with acute/subacute interstitial pneumonia. Clin Rheumatol 2011;30(8):1021-8.
51) Vencovský J, et al:Cyclosporine A versus methotrexate in the treatment of polymyositis and dermatomyositis. Scand J Rheumatol 2000;29(2):95-102.
52) Wilkes MR, et al:Treatment of antisynthetase-associated interstitial lung disease with tacrolimus. Arthritis Rheum 2005;52(8):2439-46.
53) Oddis CV, et al:Tacrolimus in refractory polymyositis with interstitial lung disease. Lancet 1999;353(9166):1762-3.
54) Takada K, et al:Polymyositis/dermatomyositis and interstitial lung disease:a new therapeutic approach with T-cell-specific immunosuppressants. Autoimmunity 2005;38(5):383-92.
55) Fischer A, et al:Mycophenolate mofetil improves lung function in connective tissue disease-associated interstitial lung disease. J Rheumatol 2013;40(5):640-6.
56) Yamasaki Y, et al:Intravenous cyclophosphamide therapy for progressive interstitial pneumonia in patients with polymyositis/dermatomyositis. Rheumatology(Oxford) 2007;46(1):124-30.

57) Marie I, et al:Short-term and long-term outcomes of interstitial lung disease in polymyositis and dermatomyositis:a series of 107 patients. Arthritis Rheum 2011;63(11):3439-47.
58) Dalakas MC, et al:A controlled trial of high-dose intravenous immune globulin infusions as treatment for dermatomyositis. N Engl J Med 1993;329(27):1993-2000.
59) Saito E, et al:Efficacy of high-dose intravenous immunoglobulin therapy in Japanese patients with steroid-resistant polymyositis and dermatomyositis. Mod Rheumatol 2008;18(1):34-44.
60) Marie I, et al:Intravenous immunoglobulins for steroid-refractory esophageal involvement related to polymyositis and dermatomyositis:a series of 73 patients. Arthritis Care Res(Hoboken) 2010;62(12):1748-55.
61) Suzuki Y, et al:Intravenous immunoglobulin therapy for refractory interstitial lung disease associated with polymyositis/dermatomyositis. Lung 2009;187(3):201-6.
62) Cherin P, et al:Results and long-term followup of intravenous immunoglobulin infusions in chronic, refractory polymyositis:an open study with thirty-five adult patients. Arthritis Rheum 2002;46(2):467-74.
63) Danieli MG, et al:Cyclosporin A and intravenous immunoglobulin treatment in polymyositis/dermatomyositis. Ann Rheum Dis 2002;61(1):37-41.
64) Mann HF, et al:Clinical trials roundup in idiopathic inflammatory myopathies. Curr Opin Rheumatol 2011;23(6):605-11.
65) Muscle Study Group:A randomized, pilot trial of etanercept in dermatomyositis. Ann Neurol 2011;70(3):427-36.
66) Dastmalchi M, et al:A high incidence of disease flares in an open pilot study of infliximab in patients with refractory inflammatory myopathies. Ann Rheum Dis 2008;67(12):1670-7.
67) Klein R, et al:Tumor necrosis factor inhibitor-associated dermatomyositis. Arch Dermatol 2010;146(7):780-4.
68) Ishikawa Y, et al:Etanercept-induced anti-Jo-1-antibody-positive polymyositis in a patient with rheumatoid arthritis:a case report and review of the literature. Clin Rheumatol 2010;29(5):563-6.
69) Iannone F, et al:Use of etanercept in the treatment of dermatomyositis:a case series. J Rheumatol 2006;33(9):1802-4.
70) Narazaki M, et al:Therapeutic effect of tocilizumab on two patients with polymyositis. Rheumatology(Oxford) 2011;50(7):1344-6.
71) Musuruana JL, et al:Abatacept for treatment of refractory polymyositis. Joint Bone Spine 2011;78(4):431-2.
72) Arabshahi B, et al:Abatacept and sodium thiosulfate for treatment of recalcitrant juvenile dermatomyositis complicated by ulceration and calcinosis. J Pediatr 2012;160(3):520-2.
73) Oddis CV, et al:Rituximab in the treatment of refractory adult and juvenile dermatomyositis and adult polymyositis:a randomized, placebo-phase trial. Arthritis Rheum 2013;65(2):314-24.

74) Sem M, et al：Rituximab treatment of the anti-synthetase syndrome：a retrospective case series. Rheumatology(Oxford) 2009；48(8)：968-71.
75) Ichiyasu H, et al：Favorable outcome with hemoperfusion of polymyxin B-immobilized fiber column for rapidly progressive interstitial pneumonia associated with clinically amyopathic dermatomyositis：report of three cases. Mod Rheumatol 2014；24(2)：361-5.
76) Wang D, et al：Efficacy of allogeneic mesenchymal stem cell transplantation in patients with drug-resistant polymyositis and dermatomyositis. Ann Rheum Dis 2011；70(7)：1285-8.
77) Hill CL, et al：Frequency of specific cancer types in dermatomyositis and polymyositis：a population-based study. Lancet 2001；357(9250)：96-100.
78) Azuma K, et al：Incidence and predictive factors for malignancies in 136 Japanese patients with dermatomyositis, polymyositis and clinically amyopathic dermatomyositis. Mod Rheumatol 2011；21(2)：178-83.
79) Levin MI, et al：Paraneoplastic necrotizing myopathy：clinical and pathological features. Neurology 1998；50(3)：764-7.
80) 新井達，他：悪性腫瘍を合併した皮膚筋炎の臨床的検討．日皮会誌 2010；120(6)：1197-202.
81) Chow WH, et al：Cancer risk following polymyositis and dermatomyositis：a nationwide cohort study in Denmark. Cancer Causes Control 1995；6(1)：9-13.
82) Zantos D, et al：The overall and temporal association of cancer with polymyositis and dermatomyositis. J Rheumatol 1994；21(10)：1855-9.
83) Whitmore SE, et al：Ovarian cancer in patients with dermatomyositis. Medicine(Baltimore) 1994；73(3)：153-60.
84) Fiorentino DF, et al：Most patients with cancer-associated dermatomyositis have antibodies to nuclear matrix protein NXP-2 or transcription intermediary factor 1γ. Arthritis Rheum 2013；65(11)：2954-62.
85) Wang J, et al：Meta-analysis of the association of dermatomyositis and polymyositis with cancer. Br J Dermatol 2013；169(4)：838-47.
86) Marie I, et al：Influence of age on characteristics of polymyositis and dermatomyositis in adults. Medicine(Baltimore) 1999；78(3)：139-47.
87) Hoshino K, et al：Anti-MDA5 and anti-TIF1-gamma antibodies have clinical significance for patients with dermatomyositis. Rheumatology 2010；49(9)：1726-33.
88) Kubo M, et al：Vesicle formation in dermatomyositis associated with gynecologic malignancies. J Am Acad Dermatol 1996；34(2 Pt 2)：391-4.
89) Muro Y, et al：Cutaneous manifestations in dermatomyositis：key clinical and serological features-a comprehensive review. Clin Rev Allergy Immunol 2015. [Epub ahead of print]
90) Fiorentino D, et al：The mucocutaneous and systemic phenotype of dermatomyositis patients with antibodies to MDA5(CADM-140)：a retrospective study. J Am Acad Dermatol 2011；65(1)：25-34.
91) Lam C, et al：Management of cutaneous dermatomyositis. Dermatol Ther 2012；25(2)：112-34.

92) Lampropoulos CE, et al:Topical tacrolimus treatment in a patient with dermatomyositis. Ann Rheum Dis 2005;64(9):1376-7.
93) Hornung T, et al:Efficacy of low-dose methotrexate in the treatment of dermatomyositis skin lesions. Clin Exp Dermatol 2012;37(2):139-42.
94) Grau JM, et al:Cyclosporine A as first choice therapy for dermatomyositis. J Rheumatol 1994;21(2):381-2.
95) Hassan J, et al:Treatment of refractory juvenile dermatomyositis with tacrolimus. Clin Rheumatol 2008;27(11):1469-71.
96) Edge JC, et al:Mycophenolate mofetil as an effective corticosteroid-sparing therapy for recalcitrant dermatomyositis. Arch Dermatol 2006;142(1):65-9.
97) Gelber AC, et al:Mycophenolate mofetil in the treatment of severe skin manifestations of dermatomyositis:a series of 4 cases. J Rheumatol 2000;27(6):1542-5.
98) Quain RD, et al:Management of cutaneous dermatomyositis:current therapeutic options. Am J Clin Dermatol 2006;7(6):341-51.
99) Cohen JB:Cutaneous involvement of dermatomyositis can respond to Dapsone therapy. Int J Dermatol 2002;41(3):182-4.
100) Mukamel M, et al:New insight into calcinosis of juvenile dermatomyositis:a study of composition and treatment. J pediatr 2001;138(5):763-6.
101) Moore SE, et al:Effect of warfarin sodium therapy on excretion of 4-carboxy-L-glutamic acid in scleroderma, dermatomyositis, and myositis ossificans progressiva. Arthritis Rheum 1986;29(3):344-51.
102) Palmieri GM, et al:Treatment of calcinosis with diltiazem. Arthritis Rheum 1995;38(11):1646-54.
103) Wang WJ, et al:Calcinosis cutis in juvenile dermatomyositis:remarkable response to aluminum hydroxide therapy. Arch Dermatol 1988;124(11):1721-2.
104) Nakamura H, et al:Efficacy of probenecid for a patient with juvenile dermatomyositis complicated with calcinosis. J Rheumatol 2006;33(8):1691-3.
105) Peñate Y, et al:Calcinosis cutis associated with amyopathic dermatomyositis:response to intravenous immunoglobulin. J Am Acad Dermatol 2009;60(6):1076-7.
106) Touimy M, et al:Calcinosis universalis complicating juvenile dermatomyositis:improvement after intravenous immunoglobulin therapy. Joint Bone Spine 2013;80(1):108-9.
107) Bendewald MJ, et al:Incidence of dermatomyositis and clinically amyopathic dermatomyositis:a population-based study in Olmsted County, Minnesota. Arch Dermatol 2010;146(1):26-30.
108) Gerami P, et al:A systematic review of adult-onset clinically amyopathic dermatomyositis(dermatomyositis siné myositis):a missing link within the spectrum of the idiopathic inflammatory myopathies. J Am Acad Dermatol 2006;54(4):597-613.
109) Betteridge Z, et al:Identification of a novel autoantibody directed against small ubiquitin-like modifier activating enzyme in dermatomyositis. Arthritis Rheum 2007;56(9):3132-7.

110) Hall JC, et al：Anti-melanoma differentiation-associated protein 5-associated dermatomyositis：expanding the clinical spectrum. Arthritis Care Res(Hoboken) 2013；65(8)：1307-15.
111) Sato S, et al：Anti-CADM-140/MDA5 autoantibody titer correlates with disease activity and predicts disease outcome in patients with dermatomyositis and rapidly progressive interstitial lung disease. Mod Rheumatol 2013；23(3)：496-502.
112) Tanizawa K, et al：HRCT features of interstitial lung disease in dermatomyositis with anti-CADM-140 antibody. Respir Med 2011；105(9)：1380-7.
113) Nakashima R, et al：The RIG-I-like receptor IFIH1/MDA5 is a dermatomyositis-specific autoantigen identified by the anti-CADM-140 antibody. Rheumatology(Oxford) 2010；49(3)：433-40.
114) 佐藤慎二：抗MDA5抗体陽性皮膚筋炎の臨床的および免疫学的特徴．リウマチ科 2013；50(1)：147-54.
115) Ma X, et al：Clinical and serological features of patients with dermatomyositis complicated by spontaneous pneumomediastinum. Clin Rheumatol 2016；35(2)：489-93.
116) Gono T, et al：Serum ferritin correlates with activity of anti-MDA5 antibody-associated acute interstitial lung disease as a complication of dermatomyositis. Mod Rheumatol 2011；21(2)：223-7.
117) Ando M, et al：Successful treatment with tacrolimus of progressive interstitial pneumonia associated with amyopathic dermatomyositis refractory to cyclosporine. Clin Rheumatol 2010；29(4)：443-5.
118) Morganroth PA, et al：Mycophenolate mofetil for interstitial lung disease in dermatomyositis. Arthritis Care Res(Hoboken) 2010；62(10)：1496-501.
119) Teruya A, et al：Successful polymyxin B hemoperfusion treatment associated with serial reduction of serum anti-CADM-140/MDA5 antibody levels in rapidly progressive interstitial lung disease with amyopathic dermatomyositis. Chest 2013；144(6)：1934-6.
120) Gono T, et al：Clinical manifestation and prognostic factor in anti-melanoma differentiation-associated gene 5 antibody-associated interstitial lung disease as a complication of dermatomyositis. Rheumatology(Oxford) 2010；49(9)：1713-9.
121) Gono T, et al. Anti-MDA5 antibody, ferritin and IL-18 are useful for the evaluation of response to treatment in interstitial lung disease with anti-MDA5 antibody-positive dermatomyositis. Rheumatology(Oxford) 2012；51(9)：1563-70.
122) Zouagui A, et al：Actuality of juvenile dermatomyositis. Joint Bone Spine 2011；78(3)：235-40.
123) Feldman BM, et al：Juvenile dermatomyositis and other idiopathic inflammatory myopathies of childhood. Lancet 2008；371(9631)：2201-12.
124) Kobayashi I, et al：Anti-melanoma differentiation-associated gene 5 antibody is a diagnostic and predictive marker for interstitial lung diseases associated with juvenile dermatomyositis. J Pediatr 2011；158(4)：675-7.
125) 五野貴久, 他：抗HMGCR抗体と薬剤誘発性筋症．炎症と免疫 2014；22(6)：49-53.

126) Joy TR, et al:Narrative review:statin-related myopathy. Ann Intern Med 2009;150(12):858-68.
127) White C:Statin induced myopathy. SEARCH genome study's results. BMJ 2008;337:a2792.
128) Law M, et al:Statin safety:a systematic review. Am J Cardiol 2006;97(8A):52-60C.
129) Mohassel P, et al:The spectrum of statin myopathy. Curr Opin Rheumatol 2013;25(6):747-52.
130) Link E, et al:SLCO1B1 variants and statin-induced myopathy-a genomewide study. N Engl J Med 2008;359(8):789-99.
131) Christopher-Stine L, et al:A novel autoantibody recognizing 200-kd and 100-kd proteins is associated with an immune-mediated necrotizing myopathy. Arthritis Rheum 2010;62(9):2757-66.
132) Mammen AL, et al:Autoantibodies against 3-hydroxy-3-methylglutaryl-coenzyme A reductase in patients with statin-associated autoimmune myopathy. Arthritis Rheum 2011;63(3):713-21.
133) Watanabe Y, et al:Clinical features and prognosis in anti-SRP and anti-HMGCR necrotising myopathy. J Neurol Neurosurg Psychiatry 2016. [Epub ahead of print]

7 強皮症
―皮膚硬化・慢性偽性腸閉塞・強皮症腎クリーゼ―

Systemic sclerosis
— scleroderma, chronic intestinal pseudo-obstruction, scleroderma renal crisis —

土屋遥香

ポイント

皮膚硬化

- 強皮症（systemic sclerosis：SSc）の診断には，2013年EULAR／ACR分類基準が参考になる。
- びまん皮膚硬化型全身性強皮症（diffuse cutaneous systemic sclerosis：dcSSc）では一般的に，発症早期に急速で激しい皮膚硬化が起こり，皮膚硬化の重症度は，独立した予後予測因子であることが知られている。また，抗RNAポリメラーゼⅢ抗体の存在は，急速進行性の皮膚硬化と関連する。
- 皮膚硬化の評価には，modified Rodnan skin score（mRSS）が有用である。
- SSc の皮膚硬化に対する有効な治療は確立していないが，経験的に免疫抑制療法が試みられており，2009 年 EULAR recommendations とわが国の「全身性強皮症診療ガイドライン」が参考になる。後者では，①皮膚硬化出現6年以内のdcSSc，②急速な皮膚硬化の進行例（数カ月から1年以内に皮膚硬化の範囲や程度が進行する例），③触診で浮腫性硬化が主体のうち，2項目以上を満たす症例を治療の対象としている。
- 上記のガイドライン等において推奨されている治療として，GC（glucocorticoid）（ステロイド）・CPA（cyclophosphamide）・MTX（methotrexate）・リハビリテーション・紫外線療法が挙げられる。十分に検証されていないが効果が期待できる治療として，MMF（mycophenolate mofetil）・AZP（azathioprine）・CsA（cyclosporin A）／TAC（tacrolimus）・RTX（rituximab）・TCZ（tocilizumab）・ABT（abatacept）・血漿交換療法（plasma exchange：PE）・IVIg（intravenous immunoglobulin）などが挙げられる。なお，PE単独での有効性は報告されていないが，GCやIVIg・CPAと併用することで長期罹患例や他剤抵抗例でも皮膚硬化が改善した症例が報告されており，当科では経験的にGC＋IVCY（intravenous cyclophosphamide）＋二重膜濾過法（double filtration plasmapheresis：DFPP）併用療法を行っている。

慢性偽性腸閉塞（chronic intestinal pseudo-obstruction：CIPO）

- 慢性偽性腸閉塞のような重度の消化管病変は，心肺・腎合併症とならび，臨床医が注意を払うべき臓器障害である。小腸の腸蠕動障害により腸内容物が停滞すると，腸管内の細菌叢が異常に増殖し，必要栄養素の奪い合いや吸収不良が起こり，small intestinal bacterial overgrowth（SIBO）と呼ばれる病態が引き起こされる。

- CIPOに対する確立した治療は存在しないが，消化管運動改善薬〔メトクロプラミド（プリンペラン®），ドンペリドン（ナウゼリン®），モサプリド（ガスモチン®），エリスロマイシン（エリスロシン®），オクトレオチド（サンドスタチン®）〕が経験的に用いられており，免疫抑制薬の有用性は低い。また，SIBOには，経口抗菌薬のローテーションが経験的に行われている。

- 消化管病変を合併したSSc患者の栄養管理には，2010年Canadian Scleroderma Research Group（CSRG）recommendationが参考になる。CSRGの質問票やMalnutrition Universal Screening Tool（MUST）questionnaireは，栄養失調のスクリーニングツールとして有用である。

- 経口摂取による栄養維持が困難な患者には，在宅中心静脈栄養（home parenteral nutrition：HPN）が検討される。

強皮症腎クリーゼ（scleroderma renal crisis：SRC）

- 強皮症腎クリーゼの分類概念は混沌としている。海外を中心とした過去の文献では，歴史的に狭義のSRC（腎臓の弓状・小葉間動脈の虚血により急性尿細管壊死が起こり，急激な高血圧・腎機能障害をまねく病態）とSScに合併した血栓性微小血管症（thrombotic microangiopathy：TMA）およびANCA関連血管炎（ANCA associated vasculitis：AAV）を総じて，"SRC"と呼称してきた（広義のSRC）。しかし，病態に応じた治療戦略により予後が改善される可能性があり，わが国の「全身性強皮症診療ガイドライン」では，狭義のSRCのみを"SRC"と呼称し，TMAとAAVは"他の腎障害"として区別している（以下，本項中の"SRC"は基本的に狭義のSRCを指すが，上記の理由で，取り上げた既報中の"SRC"は必ずしも狭義でないことに注意頂きたい）。

- SRCの発症予測因子として，新規発症の貧血や心病変，抗RNAポリメラーゼIII抗体，先行するGCやCsA投与，重篤で急速なびまん性の皮膚硬化の進行，SSc発症から4年未満があることが報告されている。

- わが国では，欧米と比較し抗RNAポリメラーゼIII抗体の陽性率が低く，SRCの発症率も低いとされている。

- SRCの治療はアンジオテンシン変換酵素阻害薬（ACEIs）を中心とした徹底的な降圧であり，発症から72時間以内にbaselineの血圧まで降圧することを目標に漸増する。他剤〔アンジオテンシンII受容体拮抗薬（ARB）やレニン阻害薬，Ca拮抗薬，利尿薬，α受容体遮断薬〕にACEIsと同様の効果があるかは不明である。β受容体遮断薬

はvasospasmを悪化させるので投与すべきではない。
▶ ACEIsのSRC発症予防効果は確立していない。Ca拮抗薬（アムロジピン）に予防効果があることが報告されたが，今後の検証が待たれる。
▶ 一方，SScに合併したTMAは，緩徐な血小板減少やhaptoglobin（HPT）減少から早期発見が可能である。治療の主体はPEであり（念のためACEIsを併用する），早期にSRCとTMAを鑑別することで，予後の改善が期待される。

症例集

症例1　急速に進行した皮膚硬化にGC，IVCY，DFPPの併用療法が有効であった症例

59歳女性。43歳時に関節リウマチを発症し，他院でMTX 10mg/weekとPSL 10mg/dayが処方されていた。59歳になり，手指の皮膚硬化を自覚。急速に皮膚硬化の範囲は体幹にまで拡大し，dcSScの合併と診断された。

その後，皮膚硬化に対する治療のため当科に入院し，PSL 30mg/dayおよびDFPP，IVCYの併用療法が行われた。DFPPおよびIVCY 4回終了時には，mRSS，自覚症状ともに改善を認めていた。

ギモン1 SScに伴う皮膚硬化に対してどのような治療戦略を考慮するべきか
　　コタエはp200, 202

症例2　CIPO悪化に伴う症状を繰り返し，最終的にHPN導入となった症例

58歳女性。49歳より皮膚硬化とレイノー症状が出現し，同時期に間質性肺炎を指摘され，dcSScと診断された。

57歳頃から1年間で計5回，CIPOに伴う腹痛，嘔吐を繰り返して入院し，そのたびに禁食による腸管安静を繰り返していた。メトクロプラミドやエリスロマイシンを内服したが，目立った効果は認められなかった。58歳時，経口摂取のみによる栄養の維持は困難と考えられ，皮下埋没型中心静脈ポートが造設され，HPNが開始された。しかしその後，カテーテル感染を繰り返し，カテーテルの抜去・再挿入を反復した。

ギモン1 SScに伴うCIPOに対してどのような治療戦略を考慮するべきか
　　コタエはp214, 218

症例3　SRCとTMAの鑑別を要した症例

　71歳女性。全身の皮膚硬化を自覚し，抗Scl-70抗体陽性，レイノー症状を認めたことから，dcSScと診断された。診断から約1年後，下腿浮腫を伴う労作時の呼吸困難感が出現し，心エコーで右心負荷所見を認めたため，当科に入院した。

　循環器内科の診察で肥大型心筋症と診断され，β受容体遮断薬が導入された。入院中，新規発症の高血圧や急速進行性の腎機能障害を伴わずに，緩徐な血小板減少と高LDH血症・HPT著減・軽微な尿所見異常が出現した。dcSScに合併したTMAと考えられ，PEとACEIsが開始された。その後，上記の検査値異常は正常化し，重篤な臓器障害への進展を未然に防ぐことができたと考えた。

ギモン1　SScに腎障害を認めた場合，どのような鑑別を行うべきか　コタエはp222, 228

ギモン2　SScに腎障害を認めた場合，どのような治療戦略を考慮するべきか　コタエはp229

解説

　SScで診断や治療に難渋する代表的な臓器障害として，皮膚硬化，CIPO，SRCが挙げられる。本項では，これらの診断と治療について，国内・海外のエビデンスを，国内の実情と当科の経験に照らし合わせ解説したい。

　皮膚硬化に対する画期的な治療はいまだ確立していないが，当科では，症例1 を筆頭に7例にGC中等量＋DFPP＋IVCY併用療法を行い，mRSSや自覚症状の改善を認めている。施行するならできる限り発症早期がよいと思われるが，硬化期でも効果を発揮する可能性がある。

　次にCIPOだが，当科でも症例2 のようにHPNを必要とした症例を3例経験している。CIPOに伴う小腸ガス像は出現と消退を繰り返し，多くの場合，イレウス管は挿入せずに禁食による腸管安静と補液のみで経過観察可能である。しかし，高度に腸管蠕動が低下し，イレウス症状の反復や吸収不良を起こす場合は，HPNを開始せざるをえない。

　SRCに関しては，わが国の有病率は欧米と比較して低く，当科でも最近の10年間において本質的にはTMAであった症例を3例経験しているにすぎない。海外を中心とした過去の文献では，腎臓の弓状・小葉間動脈の虚血により急性尿細管壊死が起こり，急激な高血圧・腎機能障害をまねく病態（狭義のSRC）と，SScに合併したTMAやAAVを含め，SRCと総称されてきた（広義のSRC）。しかし，異なる病態の疾患を同一視することで，適切な治療の開始が遅れ，予後が悪化する一因になっていると

考えられる。狭義のSRCと診断したら速やかにACEIsを開始し徹底的な降圧が図られるべきだが，症例3のようなTMAにはPEを中心とした治療が有効である。

1 SScの皮膚硬化

1 総論

　SScの皮膚硬化の初期症状は，両手や顔面に現れる無痛性・非圧痕性の浮腫や紅斑，痒みである**(浮腫期)**。病期の進行とともに皮膚は肥厚して光沢を帯び，皺が消える**(硬化期)**。最終的に皮膚は萎縮し，関節拘縮（開口障害を含む），脱毛，発汗減少，色素沈着や白斑を残す**(萎縮期)**。一部の患者では，そのときに皮膚の軟化を認めることがある。

　一般的に，皮膚硬化は手指より上行し，上肢や体幹に拡がるが，皮膚の軟化は逆の順で起こる。また，近位部の皮膚の軟化は生じても，末梢の皮膚硬化や関節拘縮は残存することが多い。下肢の皮膚硬化は上肢と比較して程度が軽い。

　2013年にEULAR/ACRから発表された分類基準（**表1**）[1]によると，両手指MCP関節より近位に拡がる皮膚硬化は，それ単独で分類基準を満たす特徴的所見である。dcSScでは，皮膚硬化は肘や膝を越えて近位部に及ぶが，**限局皮膚硬化型全身性強皮症 (limited cutaneous systemic sclerosis : lcSSc)** では四肢末梢，時に指のみが侵される。顔面の皮膚硬化は両者に共通であり，分類や予後に影響しない。5％未

表1 SSc分類基準（EULAR/ACR 2013）

項目	score
1. 両手指のMCP関節より近位の皮膚硬化	9
2. 手指の皮膚硬化：腫れぼったい指（2点），PIPからMCPまでの皮膚硬化（4点）（高得点をカウント）	2 または 4
3. 指尖部病変：指尖部潰瘍（2点），指尖部陥凹瘢痕（3点）（高得点をカウント）	2 または 3
4. 毛細血管拡張症	2
5. 爪郭部の毛細血管異常	2
6. 肺動脈性肺高血圧症，および/もしくは 間質性肺疾患	2
7. Raynaud現象	3
8. 抗セントロメア抗体，抗トポイソメラーゼI（Scl70抗体），抗RNAポリメラーゼⅢ抗体	3

・手指硬化のない場合，類似する疾患（腎性全身性線維症，全身性斑状強皮症，好酸球性筋膜炎，糖尿病性浮腫性硬化症，硬化性粘液水腫，紅痛症，ポルフィリン症，硬化性苔癬，移植片対宿主病，糖尿病性手関節症など）には適応しない
・合計9点以上でSScと分類する

（文献1より引用）

満の患者はSScに特徴的な臓器病変を合併するものの皮膚硬化を伴わず，sine skin sclerosis/sclerodermaと呼ばれる。

- dcSScでは，症例1 のように発症早期に急速で激しい皮膚硬化が起こり，この時期に一致して肺・消化管・腎・心などの臓器病変や関節拘縮が進行する。**重篤な皮膚硬化の70％は発症3年以内に生じ，発症6年以降に皮膚硬化が再び悪化することは稀である**。また，dcSScにおけるレイノー症状は，典型的には皮膚硬化が起こる1年ほど前から認められるが，稀に皮膚硬化が明瞭になった後に自覚することがある。lcSScでは，皮膚硬化の進行はdcSScと比較して遅く，レイノー症状が皮膚硬化の出現に何年も先行することが多い。

- 皮膚硬化の重症度は，臓器合併症（心臓・肺，腎）や一部の自己抗体（抗Scl-70抗体や抗Th/To抗体），発症時の年齢と並び，予後と関連することが知られている。たとえば，dcSSc患者225例を対象とした研究では，mRSSが35点以上の患者は，35点未満の患者と比較し有意に予後が悪いことが報告された（累積死亡率37％ vs 21％）[2]。また，dcSSc患者134例の検討では，**mRSSが20点以上であることは，心病変・肺病変の合併についで，3番目の予後予測因子であり，SRC発症の2番目の予測因子だった**[3]。dcSSc患者826例を対象とした観察研究でも，**急速進行例（skin thickness progression rate；STPR≧40unit／year）は2年以内の死亡やSRCの発症に対し独立した危険因子だった**[4]。一方，急速進行性の皮膚硬化と関連する因子として，抗RNAポリメラーゼⅢ抗体の存在が知られている[5]。

2 皮膚硬化の評価方法

1）mRSS

　皮膚硬化の評価には一般的に，皮膚の厚さや硬さ・可動性を半定量的に評価するmRSSが用いられる[6]（図1）[7]。全身を17箇所にわけ，皮膚硬化を0（正常）～3（重度）で表し，総計は0～51となる。厚生労働省強皮症研究班の重症度分類では，0＝normal，1～9＝mild，10～19＝moderate，20～29＝severe，30以上＝very severeと定めているが，わが国の患者は欧米より皮膚硬化が軽症であるため，欧米の基準よりやや低い値で重症と設定している。実際にスコアをとる際は，皮膚を両母指（あるいは母指と示指）で挟み，転がすようにして評価する（図2）[8]。皮膚が下床との可動性をまったく欠く場合は3，明瞭な皮膚硬化はないがやや厚ぼったく感じられるものを1とし，中間を2と判定する。

　部位ごとの皮膚硬化の判定は，以下の場所および姿勢で行う。

- 手指：PIP関節とMP関節間の指背
- 前腕・上腕：屈側より伸側の皮膚硬化を重視
- 顔：頬部（頬骨弓から下顎の間）

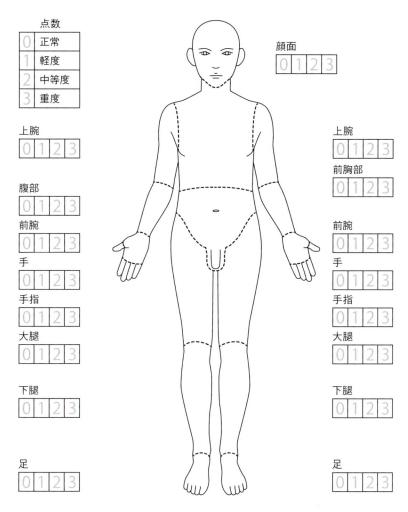

図1　mRSSの評価部位
全身を17箇所にわけ，各部位において皮膚スコアを触診により評価する。
（文献7より引用）

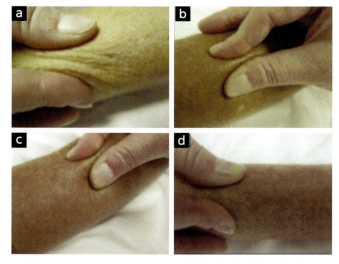

図2　mRSSの評価方法
皮膚の厚さや硬さ，可動性を半定量的に評価する。0：正常（a），1：軽度（b），2：中等度（c），3：重度（d）。最大値は51となる。
（文献8より引用）

- 前胸部：坐位で，胸骨上端か下端まで，乳房を含める
- 腹部：背臥位で，胸骨下端から骨盤上縁
- 大腿・下腿・足背：背臥位で膝を立てた状態

　　　　mRSSは検者の主観が入る判定法だが，米国および英国の3施設におけるmRSSの観察者間変動（正確性の指標）は各施設で同等と言われている[9]。また，皮膚生検の重量と生検部のmRSSおよび全身のmRSSが相関することから，mRSSは病理学的な線維性変化も反映すると考えられている[6]。

2）その他の評価方法
- エコーやdurometerを用いた評価方法が報告されているが，まだ一般臨床では汎用されていない。
- SSc診断のための皮膚生検は必須ではない（病理学的に認められる変化として，発症早期の段階では，血管周囲へのT細胞・単球の浸潤や真皮におけるコラーゲン束の肥厚が挙げられる。進行すると，表皮は萎縮し，ヒアリン化したコラーゲン束やフィブロネクチン，細胞外基質の蓄積が認められ，晩期には，炎症細胞や毛細血管は消失し，皮下組織は萎縮して脂肪細胞をコラーゲンが置き換える[10]）。

3 SScの皮膚硬化の治療に関するrecommendation

　　　　以下に，2009年ARDに掲載されたSScの治療全般に関するEULARのrecommendation（表2）[11]と，2010年に発表されたわが国の「全身性強皮症診療ガイドライン」[12]のうち皮膚硬化に関する部分（表3，図3）を抜粋する。

表2　SScの治療recommendation（EULAR 2009）

項目番号	勧告内容	推奨度
I. 末梢血管障害（レイノー現象，指炎潰瘍）		
1	ジヒドロピリジン系Ca拮抗薬とプロスタグランジン製剤に関するメタ解析によると，ニフェジピン投与およびイロプロスト静注は，SSc-RP発生頻度と重症度を低下させる。 ジヒドロピリジン系Ca拮抗薬（通常，経口ニフェジピン）はSSc-RPに対する第一選択と考えられ，重度SSc-RPに対してはイロプロスト静注または他の静注用プロスタグランジン製剤の投与を考慮する。	A
2	2件のRCTによると，静注用プロスタグランジン製剤（特にイロプロスト静注）はSSc患者における指炎潰瘍の治療上有効であり，考慮すべきである。	A

	3	ボセンタンについては，活動性指炎潰瘍の治療における有効性は確認されていない。dcSSc患者の指炎潰瘍の予防（特に多発性の場合）については，2件の質の高いRCTで有効性が認められている。 多発性指炎潰瘍を伴うdcSScでCa拮抗薬やプロスタグランジン製剤が無効であった場合に，ボセンタンを考慮する。	A
II. SSc-PAH			
	4	質の高い2件のRCTからは，ボセンタンによりPAHにおける運動耐容能，機能分類，血行動態評価項目の改善が認められた。ボセンタンはSSc-PAHの治療に際して積極的に使用を考慮すべきである。	A/B
	5	質の高い2件のRCTからは，sitaxentanによりPAHにおける運動耐容能，機能分類，血行動態評価項目の改善が示唆されている。sitaxentanもまた，SSc-PAH治療で考慮される。	A/B
	6	質の高い1件のRCTからは，シルデナフィル投与によりPAHにおける運動耐容能，機能分類，血行動態評価項目の改善されることが示唆されている。シルデナフィルはSSc-PAH治療において考慮されてもよい。	A/B
	7	質の高い1件のRCTからは，エポプロステノールの持続静注によりSSc-PAHにおける運動耐容能，機能分類，血行動態評価項目が改善することが示されている。突然の投薬中止は，致死的となる可能性がある。エポプロステノールの持続静注は，重症SSc-PAH患者の治療において考慮される。	A
III. 皮膚硬化			
	8	2件のRCTからは，メトトレキサートにより早期dcSScにおける皮膚スコアが改善することが示されている。他の臓器病変に対する効果は確認されていない。メトトレキサートは，早期びまん性SScの皮膚病変治療において考慮してもよい。	A
IV. SSc-ILD			
	9	質の高い2件のRCTによると，シクロホスファミドは，SSc-ILDの治療において考慮すべきである。	A
V. SRC			
	10	RCTはないが，専門家の見解では，ACE阻害薬はSRC治療において使用すべきである。	C
	11	4件の後ろ向き研究からは，ステロイドはSRCの危険因子である。ステロイド投与中の患者は，血圧や腎機能を注意深く経過観察すべきである。	C
VI. 消化管病変			
	12	RCTはないが，専門家の見解では，GERD，食道潰瘍および狭窄に対する予防目的でPPIを使用すべきである。	B
	13	RCTはないが，専門家の見解では，症候性消化管運動障害（嚥下困難，GERD，早期胃部膨満感，腹満感，偽性腸閉塞など）の管理上，消化管運動促進薬は使用すべきである。	C
	14	RCTはないが，専門家の見解では，SSc患者における吸収障害の原因が細菌の異常増殖の場合，抗菌薬のローテーションは有効かもしれない。	D

ACE：アンジオテンシン変換酵素，GERD：胃食道逆流症，PAH：肺高血圧症，PPI：プロトンポンプ阻害薬，RCT：無作為化比較対照試験，RP：レイノー現象，SRC：強皮症腎クリーゼ，SSc：全身性硬化症，SSc-ILD：SSc関連間質性肺疾患，SSc-PAH：SSc関連肺高血圧症，SSc-RP：SSc関連レイノー現象

（文献11より改変）

表3 皮膚硬化の治療recommendation（全身性強皮症診療ガイドライン）

A:	強い科学的根拠があり行うよう強く勧める
B:	科学的根拠があり行うよう勧める
C1:	科学的根拠はないが行うよう勧める
C2:	科学的根拠がなく行わないよう勧める
D:	無効あるいは害を示す科学的根拠があり行わないよう勧める

皮膚硬化（一部のみ）

modified Rodnan total skin thickness scoreは，皮膚硬化の半定量的評価に有用である	A
ステロイド内服（初期量20〜30mg/day）は発症早期で進行皮膚硬化例に有用である	B
ステロイドは腎クリーゼのリスク因子となる。血圧と腎機能をモニターする	B
シクロホスファミド（CYC）内服（1mg/kg/day）は皮膚硬化に考慮してよい。副作用に注意が必要	B
手指の屈曲伸展運動などのリハビリは手指拘縮の予防や改善に有用である	B
皮膚硬化出現6年以内のdcSSc，急速な皮膚硬化の進行，触診にて浮腫性硬化が主体，の2項目以上がある場合を治療対象とする	C1
メトトレキサート（MTX）は皮膚硬化を改善させる傾向は認められているが，有用性は確立していない	C1
その他の薬剤で有用性の確立しているものはない。シクロスポリン（C1），タクロリムス（C2），アザチオプリン（C2），MMF（C1），IFN-γ（C2），IFN-α（D），ミノサイクリン（C2），トラニラスト（C2），イマチニブメシル酸塩（C1），ビタミンD₃（C1），リツキシマブ（C1），免疫グロブリン大量静注療法（C1）	
長波紫外線療法は皮膚硬化の改善に有用の場合がある	C1
D-penicillamineは皮膚硬化を改善しない	C2

（文献12を元に作成）

4 皮膚硬化の治療

　皮膚硬化に対する有効な治療は確立していないが，症例を限定し，経験的に免疫抑制療法が試みられることがある。当科では 症例1 のように経験的にGC中等量＋DFPP＋IVCYを行い，一定の効果を得ている。「全身性強皮症診療ガイドライン」[12]では，①皮膚硬化出現6年以内のdcSSc，②急速な皮膚硬化の進行例（数カ月から1年以内に皮膚硬化が進行する例），③触診で浮腫性硬化を主体とする症例のうち，2項目以上を満たす症例を治療の対象としている。lcSSc で抗セントロメア抗体陽性であれば皮膚硬化は進行しない可能性が高く，一般的には治療の対象とならない。血清学的に，抗Scl-70抗体や抗RNAポリメラーゼIII抗体が高力価陽性の場合，抗U3RNP抗体の存在が疑われる場合は注意が必要である。

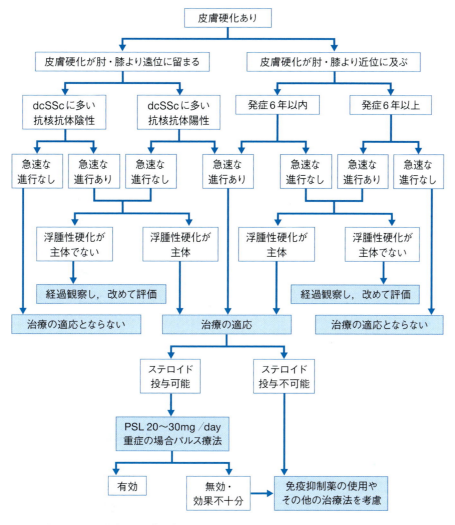

図3 皮膚硬化の診療アルゴリズム(全身性強皮症診療ガイドライン)

(文献12より改変)

1)ガイドライン等において推奨されている治療

①GC

GC単剤の皮膚硬化に対する効果を検討した研究は少ない。

SSc患者35例を対象としたRCTでは,DEX(dexamethasone)パルス療法群(100mg/month,6カ月)17例でmRSSの改善を認めたが,コントロール群18例ではmRSSが増加した[13]。

また,非対照後ろ向き研究で,発症早期のSSc患者23例に対し低用量GC内服を行った結果,1年後のmRSSが低下した[14]。

長期かつ大量のGC投与は,SRCの誘因になることが欧米を中心に報告されており[15)16)],**可能であれば10mg/day以下で,できるだけ最小限の投与に抑えたほう**

がよいと考えられている。わが国では，日本人のSRC発症率が低いことや，経験的に発症早期で皮膚硬化が進行している症例に限り有効であると考えられていることから，「全身性強皮症診療ガイドライン」では，対象患者に対し，PSL 20〜30mg/dayを初期量の目安として，重症度がvery severeに該当するmRSS 30以上の症例にはステロイドパルス療法を考慮すると記載されている（ただし，当科では皮膚硬化に対するステロイドパルス療法は行っていない）。初期量を2〜4週間継続し，2週から数カ月ごとに約10%ずつ減量し，5mg/day程度を維持量とする。皮膚硬化の進行が長期間停止もしくは萎縮期に入ったら中止する。

②CPA

いくつかの研究で，CPAの皮膚硬化への有効性が示されているが，**多くはGCやPEと併用されており，CPA単剤の有効性はいまだ不明である。**

レイノー症状以外のSSc症状を発症してから7年未満の肺病変を持つlcSSc/dcSSc患者158例を対象に経口CPA（最大2mg/kg/day，12カ月間）の有効性を検証したRCT[17]では，1年後，プラセボ群と比較し，呼吸機能だけでなく皮膚硬化の改善も認められた。CPA投与終了から6カ月経過しても，皮膚硬化は改善し続けた。しかしその後，24カ月までに皮膚硬化は急速に悪化し，24カ月時点でプラセボ群と有意差がなくなった。

また，発症早期のdcSSc患者13例を対象とした観察研究では，経口CPAと少量GCが1年間投与され，mRSSの有意な改善を認めた（ただし，GCと経口CPAの効果は個別に検討されていない）[18]。

発症早期のSSc患者60例を対象に経口CPAとAZPを無作為に割り付けた非盲検試験[19]では，mRSSやレイノー症状の改善は，CPA群で有意に認められた。呼吸機能はCPA群で不変，AZP群で有意に悪化した。なお，試験開始から6カ月間はPSL 15mg/dayが併用され，漸減された。

CPAは，他の治療無効例や継続困難例，発症早期のdcSScで肺病変の合併例には検討してもよいと思われる。**IVCYが経口CPAと同様に皮膚硬化を改善するかは報告されていないが，投与総量や毒性を考え，当科ではIVCYを選択する場合が多い。**

③MTX

1990年代初頭に小規模非対照試験でMTXの皮膚硬化に対する有効性が報告されて以降，2つのRCTが行われた[20)21]。

発症3年未満のdcSSc患者73例に対する経口MTX（10mg/week，12カ月間）の有効性を検討したRCT[21]では，mRSSに統計的有意差はないものの，MTX群で改善する傾向を認めた。しかしこの研究では，最もmRSSの差が大きかったのが3カ月時点であり，その差は経時的に縮小した。

dcSSc患者18例とlcSSc患者11例を対象としたRCT[20]では，MTX群（15mg/

week筋注，24週間）でプラセボ群と比較し，統計学的有意差はないものの皮膚硬化の改善を認めた．

　これらの結果を合わせ，**EULARは，発症早期で進行性の皮膚硬化に対し，MTXの使用を推奨しているが，現時点で有効性が明確に立証されているとは言えず，当科では積極的には使用していない．**

④ リハビリテーション

　手指の屈曲伸展運動が手指拘縮の予防や改善に有効な可能性がある．厚生労働省強皮症研究班編の全身性強皮症リハビリテーションプログラムが参考になる（強皮症研究会議のホームページ[http://derma.w3.kanazawa-u.ac.jp/SSc/pamphret/pdf/rehabilitation2.pdf]からPDF形式でダウンロードできる）．

⑤ 紫外線療法

　小規模な研究でPUVA療法，UVA1療法の有効性が報告されている．ただし，免疫抑制薬との併用は皮膚癌発生のリスクに注意すべきである．

2）効果が期待できる治療

① 免疫抑制薬

- MMF

　MMFは動物モデルで抗線維化および免疫調整作用が報告されており，dcSScの皮膚硬化への治療効果が期待されているが，現段階ではRCTは行われていない．これまでに，2つの小規模な非盲検試験でdcSScの皮膚硬化に対する有効性が報告された[22)23)]．

　dcSSc患者15例を対象とした前向き研究では，最低3カ月間，MMFを投与された患者において，mRSSの有意な改善を認めた．呼吸機能に統計学的有意差はないものの，改善する傾向を認めた[22)]．

　また，発症24カ月以内のdcSSc患者25例を対象とした前向き研究では，平均18カ月間MMFが投与され，mRSSと皮膚硬化範囲の改善を認めた．呼吸機能は不変だった[23)]．なお，皮膚生検が行われた3例では，組織学的な改善と線維化関連遺伝子の発現低下が確認された．

　dcSSc患者98例を対象とした後ろ向き研究では，治療開始3カ月以内にmRSSの改善を認め，効果は12カ月間持続した．呼吸機能は不変だった．relaxin・DPC（D-penicillamine）・経口ウシtypeⅠコラーゲンのRCTを対象としたhistorical controlと比較すると，6カ月時のmRSSに有意差はなかったが，12カ月時はMMF群で有意に低かった[24)]．

　発症早期のSSc患者16例を対象に，MMF・mPSL（methylprednisolone）パルス療法（3日間連続の後，月1回）・少量経口GC（5～10mg/day）の併用療法（1年間）の有効性を検討した．mRSSと呼吸機能の有意な改善を認めた．SRCの発症は認めら

れなかった[25]。

抗胸腺グロブリン（5日間）とMMFを発症早期のdcSSc患者13例に投与し，皮膚硬化の改善を認めたという観察研究もある[26]。

一方，後ろ向き研究でMMFが投与されたdcSSc患者109例と，他の免疫抑制薬が投与された63例を比較した。両群でmRSSや呼吸機能の変化に有意差はなく，MMF投与群で，肺線維症が少なく，5年生存率が良い傾向を認めた[27]。

英国の観察研究では，CPAや胸腺グロブリン，MMFを含む免疫抑制療法が早期のdcSScに有効ではあることが示唆されたが，いずれかの治療の優位性は示されなかった[28]。

残念ながら，MTXやCPAとMMFの有効性を直接比較した報告はない。**実臨床では，合併する臓器障害や妊孕性の温存など個々の状況に応じて（たとえば間質性肺炎の合併や挙児希望があり，MTXやCPAが使用困難な症例など），MMFが選択される場合があるかもしれない。**近々，SSc-ILDに対するCPAとMMFの有効性を比較するRCTが発表される予定であり，皮膚硬化への有効性も検討されるであろう。

● AZP

前述のように，CPAとAZPを各30例に投与し，CPAでは皮膚硬化の改善が認められたが，AZPでは認められなかった[19]。

低用量IVCYを1年間投与された発症早期のdcSSc患者13例に対し，AZPで1年間維持治療を試みた研究では，IVCY終了時と比較し，mRSSやHAQ-DI，呼吸機能の悪化を認めなかったため[29]，**IVCY後の維持療法の選択肢にはなると思われる。**

● CsA／TAC

カルシニューリン阻害薬（特にCsA）は細胞性免疫の抑制のみならず，コラーゲン合成を阻害するとされている。

高血圧や腎障害がないSSc患者10例にCsAを48週投与したところ，（心肺病変に変化はなかったが）皮膚硬化が有意に改善した[30]。

SSc患者10例にCsAを投与したところ，CsAを継続できた8例中少なくとも3例で皮膚硬化の改善を認めた[31]。

SSc患者20例を対象にイロプロスト単剤（1ng/kg/min 6時間，連続5日間，月に1週間）とイロプロスト＋CsA（2.5mg/kg/day）に二重盲検・無作為割り付けした試験では，1年後，後者で有意な皮膚硬化・微小血管障害・食道障害の改善を認めた[32]。

TAC（平均0.07mg/kg/day）は，8例のオープン試験において4例で皮膚硬化が改善したと報告されている。ただし，mRSSなど具体的なデータが示されておらず，詳細が不明である。

因果関係は明確ではないが，CsAを投与したSSc患者8例中3例が，高血圧と急性腎不全を起こしたという報告があり[33]，前述の報告でも[30]，腎毒性が3〜4mg/kg/day

以上で認められている。CsA/TACは**SRC発症に対する注意が必要と思われ，第一選択にはなりがたいと思われる。**

- sirolimus（rapamycin）

　sirolimusは，*in vitro* ではSSc患者由来の皮膚線維芽細胞からのtype Ⅰ コラーゲン合成を抑制し，MMP1発現を亢進させることで皮膚硬化の改善に寄与すると考えられている。また，CsAと比較し，より特異的な免疫抑制を通じて，有効性の改善と，毒性の低減に寄与する可能性が期待されている。

　発症5年未満のdcSSc患者18例を対象にsirolimusとMTXを無作為割り付けし48週投与した試験では，両群でbaselineと比較しmRSSの有意な改善を認めた。両群で，48週時のdisease activity scoreやbaselineと比較した改善率，有害事象に有意差はなかった[34]。

② **生物学的製剤**

- RTX

　SSc患者の肺や皮膚の病理組織にB細胞浸潤を認め，マウスモデルでもB細胞除去が皮膚硬化の改善をもたらした。これまでに，症例報告や小規模観察研究，非盲検試験で，RTXの有効性が報告されてきた。

　SSc患者63例を対象に，RTXの皮膚硬化と肺線維化への効果を検討した研究[35]では，RTXが1コース投与された患者において，7カ月後，mRSSの有意な改善を認め，肺活量の悪化が防がれた。

- TCZ

　SScの皮膚でIL-6の発現亢進が認められ，内皮細胞の機能障害や線維形成に役割を果たし，疾患の重症度と予後にIL-6が関連することから，TCZも注目されている。

　これまでに2つの非盲検非対照試験が行われた[36)~38)]。15例の関節炎を合併したlcSSc/dcSSc患者を対象にTCZを投与した非対照試験では，5カ月後に有意な皮膚硬化の改善は認めなかったが，83例を対象に行われたRCT（PhaseⅡ）では，24週時の皮膚硬化と呼吸機能がTCZ群で良い傾向があり，今後のPhase Ⅲ試験が期待されている。

- ABT

　SSc患者血清中にCTLA4が高発現しており，T細胞がSScの病態に関与がすることが示唆されている。

　dcSSc患者4例にABTを投与した研究では，mRSSの改善を認め，皮膚硬化に有効である可能性が示唆された[36)39)]。

③ **その他**

- PE

　PE単独での皮膚硬化に対する有効性は報告されていないが，GCやIVIg，免疫抑

制薬等との併用が有効であった小数例の報告がある。

　従来の治療（CPA・CsA・GC）無効のdsSSc患者に対し，12カ月間，PE（2～3カ月に1回）とIVIg（15g/month）を行った検討では，PE＋IVIg終了後も皮膚硬化の悪化や臓器合併症の出現なく経過した[40]。

　SSc患者15例（dcSSc 12例，lcSSc 3例）に対し，PE（2回/weekを3週間，その後1～2週間の間隔で計2年間），GC（20～40mg/day），CPA 2～2.5mg/kg/day（1年後からAZPに変更）の併用療法を行った報告では，早期に皮膚硬化の改善が認められた。1年を過ぎると，血漿交換非併用でも皮膚の軟化を認めたが，血漿交換併用のほうが，急速な効果が得られた[41]。

　従来の治療無効のSSc患者10例に対し，PE（1回/2weeksを4～6週間，その後2～3回/year）と免疫抑制薬の併用療法を試みた。10例全員がPE施行中はPSL10mg/dayを併用，2例はCPA併用，5例はgriseofulvin併用，1例はカプトプリル併用とした。10例中8例で皮膚硬化の改善を認めた[42]。

　15例のSSc患者に対し，PE（1回/weekを10回，その後1～4週の間隔）とGC（PSL 50mg/day），CPA 2.5mg/kg/day併用療法を行ったところ，14例で皮膚硬化の改善を認めた。治療前後で皮膚生検を施行した例では，膨化したコラーゲン束が細くなっていた[43]。

　SSc患者5例に，PE（4～9回/4weeks）を施行。併用薬はPSL・CPA・DPCなど症例により様々であった。皮膚硬化と関節可動域は5例すべてで改善した。長期の観察では，1例は8.5年間改善を維持，1例は5.3年間改善を維持，3例は2.7～4.4年の間に皮膚硬化が再度悪化した[44]。

　PEを受けた40例のSSc患者（回数：1～110回，期間：1日～48カ月間，併用薬はCPA・GCなど様々）を12カ月間にわたり追跡。52％の患者でPE後，3カ月以内に効果が認められた。しかし，この効果は一時的で，3～12カ月で効果が維持されていたものは5％，12カ月以上効果が維持されていたものは2.5％にすぎなかった[45]。

　症例1 のように，中等量GC・PE（もしくはDFPP）・IVCYの併用療法は，皮膚硬化に対する1つの治療選択肢であるが，効果の発現や持続には個人差がある。また，PEの頻度や回数・期間，併用薬，単純血漿交換とDFPPの比較などにつき検討した報告はなく，明確な答えは出ていない。大がかりな治療のあげく，単に真皮の浮腫がとれるだけなのかもしれないが，わずかな変化が自覚症状をかなり改善する場合もあり，長期罹患例での有効性も報告されていることから，試みる価値はあるのかもしれない。

●IVIg

　小規模な非対照試験で皮膚硬化に対する有効性が報告されている。

　lcSSc/dcSSc患者15例にmonthly IVIg（2g/kg 5日間，6・4・3cycle）を行った研究では，baselineと比較しmRSSが35％減少した（$P<0.01$）[46]。

治療抵抗性のdcSSc患者30例の皮膚硬化に対してIVIgを投与した報告では，historical controlと比較し，皮膚硬化の改善が12カ月で認められた。さらに，MMFで治療された群と同様のmRSSの改善が，IVIg群で認められた[47]。**IVIgは他の薬剤に比較し，発症後長期経過している症例でも有効である可能性がある。**

- autologous hematopoietic stem cell transplantation（autologous HSCT）

1990年代以降，欧米を中心に，autologous HSCTが，予後不良で進行性のdcSScに対して有効な治療として報告されてきた。

発症4年未満のdcSSc患者に対し，CPAとHSCTの有効性と安全性を比較した大規模多施設共同研究（ASTIS trial）では[48]，156例のdcSSc患者が無作為に，HSCT群と12カ月間のIVCY群に割り付けられ，平均5.8年追跡された。一次エンドポイントはevent-free survival，二次エンドポイントは治療関連死亡率，毒性，皮膚硬化の変化，臓器機能，QOLに設定された。試験開始から1年間のevent数はHSCT群で多く，HSCT群で8例の治療関連死（IVCY群は0例）が報告された。HSCT群はウイルス感染率が高く，有意に腎機能が悪化した。しかし，治療後1〜4年間のevent数はIVCY群のほうが多かった。結果的に，HSCT群でlong term, event-free, overall survivalにおいて優位性を認めた。24カ月時のmRSSは，HSCT群で有意に改善していた。現在，North American phase Ⅲ RCT〔Scleroderma：Cycolophosphamide Or Transplantation（SCPT trial）〕の発表が待たれている。

HSCTにあたっては，適応患者の慎重な選択が必要である。HSCTを受けたSSc患者90例の後ろ向き研究では，HSCT前の綿密な心機能スクリーニング（心エコーに加え，右心カテーテル検査やfluid challenge test，心MRIを含む）の重要性を説いている[49]。**一般に，発症早期（4年未満）のdcSSc，重篤な臓器障害のない重度の皮膚病変，他の治療によっても進行する症例が適応と考えられ，経験のある専門医療機関で行われるべきであるが，わが国における経験は少なく，現段階で実臨床における現実的な治療選択肢ではない。**

- hyperimmune caprine serum（anti-inflammatoryimmuno suppressive product：AIMSPRO）

AIMSPROはヤギ免疫グロブリンのみならず，IL-4，IL-10，propiomelanocortin，arginine vasopressin，β-endorphin，corticotropin-releasing factorを含む。

晩期dcSSc患者20例を対象とした小規模RCTでは，患者をAIMSPRO群とプラセボ群に無作為割り付けし，6カ月間投与した。AIMSPRO群でmRSSは1.4減少，プラセボ群で2.1増加した。responder analysisでは，AIMSPRO群の5例（50％）で26週時に臨床的に有意なRSSの改善を認めた。プラセボ群では1例（10％）だった[50]。

3）無効もしくは有害な可能性がある治療

これまでに，発症早期のdcSSc患者に対するRCTや非盲検試験で皮膚硬化の改善が認められなかった，あるいは忍容性が低かった治療を以下に挙げる。

① DPC

SScの自己抗体は，銅や鉄といった特定の金属やreactive oxygen類によって断片化された自己抗原に対して産生されるという仮説があり，これらをキレートするDPCが自己抗原の産生抑制を通じて皮膚硬化を改善する可能性が考えられていた。

1996年以降，DPCのSScの線維化に対する有効性が示唆される研究が発表された。DPCを投与されたSSc患者73例と，投与されなかった45例の後ろ向き研究では，DPC投与群で累積5年生存率が高く，新規臓器病変の出現が少なく，皮膚硬化の改善を認めた[51]。他の研究でも，発症18カ月未満で，6カ月に30％の皮膚硬化の悪化を認めたdcSSc患者69例に対しDPCを投与したところ，皮膚硬化は75％，累積5年生存率は80％改善したと報告された。

しかし，**多くの研究で，DPC開始4～6カ月では，治療中にもかかわらず皮膚硬化は悪化する**ことが示された。

その後，1999年に発症早期のdcSSc患者134例を対象に大量DPCの有効性を検討したRCTが発表された[52]。患者は，大量DPC群（750～1,000mg/day）と低用量DPC群（125mg/隔日）に無作為に割り付けられ，24カ月の治療を68例が終えた。皮膚硬化スコア・SRCの発症率・死亡率には両群で有意差がなく，有害事象関連の脱落20例中16例は大量DPC群であった。

2008年に後ろ向き無作為コホート研究で，DPCの皮膚硬化に対する有効性を示唆する報告がされたが[53]，**副作用が高頻度であることと併せ，新規のSSc患者にDPCを開始する意義は乏しい**。既に大量DPC内服中で病状が安定している患者では，低用量に減量してもよいのかもしれない。

② imatinib

imatinibは，慢性骨髄性白血病とGISTの治療薬として知られるチロシンキナーゼ阻害薬である。SScの線維化に重要なメディエーター（PDGFやTGF-β）を阻害することで，SScへの効果が期待されていた。実際に*in vitro*では，SSc患者皮膚由来の線維芽細胞からの細胞外マトリックス産生の阻害や，線維化に関わるSmad1/CCN2 pathwayの阻害が報告され，症例報告や非盲検前向き試験でSScの皮膚硬化に対する有効性が報告された。

しかし，dcSScに対するimatinibの有効性と安全性を検証したRCT[54]では，imatinib群9例とプラセボ群1例が登録されたところで有害事象の発生率が高く，中止となった。有害事象の多くは開始後1週間以内に発生しており，浮腫，体液貯留，倦怠感，嘔気，筋痙攣や筋痛，下痢，脱毛，貧血が多かった。imatinibを200mgに

減量しても忍容性は悪く，6カ月継続できた患者でも皮膚硬化の改善は認めなかった。他のチロシンキナーゼ阻害薬（ダサチニブやニロチニブ）の有効性は，現在検討されている。

③TNF-α阻害薬

dcSSc患者16例にIFX（infliximab）を26週投与した非盲検試験やSSc患者18例にETN（etanercept）を平均30カ月投与した後ろ向き研究では，コラーゲン合成マーカーの改善は認められたが，mRSSの有意な改善は確認できなかった[55)56)]。TNF-α阻害がTGF-β産生を介して線維化を悪化させる懸念もある。

④IFN（interferons）

*in vitro*では，IFN-γはIFN-αと比較し強力にコラーゲン合成を抑制する一方で，SScにおける異常な細胞活性化にも寄与することが知られている。

実際にIFN-γは，非対照試験においてSRCを含む血管系の有害事象を増加させた[57)]。

SSc患者44例を対象とした二重盲検試験では，IFN-γが12カ月にわたり投与され，皮膚硬化の有意な改善は認められなかった[58)]。

一方，発症3年未満のdcSSc患者14例を対象にIFN-αを投与したパイロット試験では，線維芽細胞からのtype Ⅰコラーゲンの産生が抑制され，10例において皮膚硬化の進行停止あるいは改善を認めたが[59)]，発症早期のdcSSc35例を対象としたRCTでは，IFN-α群はプラセボ群と比較し，皮膚硬化と呼吸機能の悪化を認めた[60)]。

2 SScの消化管病変

1 総論

SScでは，口腔から肛門まで，いずれの消化管も障害を受けうる（表4）[8)]。SSc患者の約90％に，何らかの消化管病変が合併するとされているが，そのうち約半数は無症状であり，重度の消化管病変（ 症例2 のようなCIPOや吸収不良）は10％未満と言われている。しかし，このような重度の消化管障害は，患者の生命予後に大きな影響を与えるため，SScにおいては，心肺合併症や腎合併症と並び，臨床医が特に注意を払うべき臓器障害と言える。dcSSc患者264例を対象とした検討では，5％が消化管障害で死亡し，吸収不良やCIPOにより経静脈栄養を必要としてから70％の患者が3年以内に死亡したという報告もある[61)]。消化管障害全体を見れば，dcSScおよびlcSScとも同程度の頻度で合併するが，**重度の消化管病変はdcSScに多い**。日本人のSSc患者302例を対象とした検討でも，SSc発症から2年以内に重度の消化管障害を合併した

表4 SScの消化管病変

部位	臓器病変	症状	検査法
口腔	皮膚硬化, 開口障害 う歯 sicca syndrome	整容的問題, 摂食困難 歯痛 ドライマウス	歯のX線検査 唾液腺造影
食道	運動低下 GERD 狭窄	嚥下困難 胸やけ／嚥下困難 嚥下困難	食道内圧測定 内視鏡検査／24時間pH測定 バリウム造影, 内視鏡検査
胃	運動低下 NSAIDs潰瘍	食思不振 嘔気／嘔吐 食後膨満感 消化不良	シンチグラム 内視鏡検査
小腸	運動低下 内容物停滞 細菌異常増殖 偽性腸閉塞 NSAIDs潰瘍 腸管嚢胞状気腫症	体重減少 食後膨満感 吸収障害 脂肪便 嘔気, 腹痛 腹痛を伴う膨満感 血性下痢 気腫	バリウム造影 ^{14}Cグリコール酸または水素呼気試験 小腸液の吸引培養 腹部X線検査 腹部X線検査
大腸	運動低下 仮性憩室 偽性腸閉塞	交代性の便秘, 下痢 稀に穿孔 腹痛, 膨満感	バリウム造影 バリウム造影 腹部X線検査
肛門	括約筋病変	便失禁	直腸内圧測定

(文献8より改変)

患者の特徴として, dcSSc, びらん性の食道炎の存在, 筋炎の合併が挙げられた[62]。

2 SScに合併するCIPOの病態

SScに合併するCIPOの病態は, 明確には解明されていないが, 以下の説が唱えられている。

1) CIPOにつながる小腸・大腸障害の病態仮説

初期には, 微小血管障害やコラーゲン沈着による神経障害が, 平滑筋の機能障害を引き起こす(neuropathic stage)。このとき, 平滑筋自体の筋力はまだ残存していることから, いわゆる腸管蠕動促進薬に反応しうる。しかし, 神経障害が持続すると, しだいに平滑筋は萎縮し, 最終的に線維化を起こす(fibrotic stage)。この段階になると, 腸管蠕動促進薬への反応性は失われ, 高度な蠕動障害により, 解剖学的閉塞機転がないにもかかわらず, 慢性的に閉塞症状を起こす[63]。このような仮説は, SSc患者の腸管内圧測定のパターンや病理所見からも裏づけられている。SSc患者においては, neuropathic stageが長期間無症状で経過すると考えられており, 平滑

筋の萎縮が進行してようやく，多くの患者が臨床症状を呈する。また，この仮説のほかに，自己免疫的機序の関与も推測されている。過去にSSc患者において，type 3 muscarinic acetylcholine receptorや筋層間神経に対する自己抗体や[64]，CD4リンパ球の胃粘膜や線維化した平滑筋への浸潤[65]，TGF-β signalingの異常[66]が報告されてきた。

3 CIPOに合併するSIBO

　小腸の腸蠕動障害により腸内容物が停滞すると，腸管内の細菌叢が異常に増殖し，必要栄養素の奪い合い（たとえばvitamin B_{12}）や深刻な吸収不良を引き起こす（SIBO）。どのように細菌が消化吸収を阻害するのか，詳細なメカニズムは不明であるが，細菌が胆汁酸塩を脱抱合，脱ハイドロキシル化し，脂肪の乳化やミセル化を障害することが一因と報告されている。間欠的な下痢や便秘，腹部膨満感や腹痛は，一般的に腸管の蠕動障害やCIPOに由来する症状であるが，持続性の下痢や脂肪便が確認されたら，SIBOの合併を疑いたい。SIBOは，SSc患者の33～43％に合併するという報告があり[67]，吸収不良は10～25％の患者に認められ，予後不良因子となり，50％生存率が8.5年とされている[68]。

4 SScに合併する小腸・大腸病変の検査

1）画像検査

　バリウム等を用いた造影検査は，SScに合併する腸管病変の診断に用いられることがある。十二指腸にチューブを留置し，造影剤を直接注入することで，空腸や回腸ループをよりよく確認できる上に，小腸内での停留時間を計測できる。SScの腸管病変の特徴的所見は，"hide-bound"や"wire-spring"と呼ばれ[69]，内輪筋優位に平滑筋の萎縮が生じることから，小腸のKerckring皺襞が密集し，腸管の口径が拡大するために襞が相対的に痩せて見える。進行してCIPOに至ると，腸管は著明に拡張し，造影剤が停留するようになる。ただし残念ながら，前述のように，腸管病変は造影検査の異常が明らかとなる前から生じており，早期病変を検出できるものではない。また，実臨床において腸管造影が汎用されているかというと，患者への侵襲や技術的煩雑さを考えた場合に懐疑的であり，X線やCT・内視鏡で内容物の停滞や気腫が偶然発見されることが多いと思われる。

2）生検

　SScの小腸・大腸病変における組織学的な変化は，粘膜下層の線維性硬化と固有筋層の平滑筋萎縮と線維増生が主で，粘膜の変化は乏しい。SScに合併した腸管病変の診断における生検の有用性は低い。

3)腸管内圧測定

幽門洞十二指腸の内圧測定(antroduodenal manometry)により，収縮パターンや蠕動障害のメカニズムを調べることはできるが，検査が煩雑で侵襲的であり，施行できる施設が限られることから，臨床的有用性は確立していない。

5 SIBOの検査

SIBOを検出するためのゴールドスタンダードは，小腸液の吸引培養である。SIBOは，空腸からの腸液培養で細菌が10^4CFU/mL以上あるいは，小腸内の大腸型細菌の存在で定義されている[70]。ただし，検査そのものが侵襲的であり，再検が容易でないことから，汎用はされていない。一方，海外を中心に，非侵襲的なglucose hydrogen breath test(呼気中水素ガス濃度測定)の有効性が報告されている。通常，炭水化物は小腸で吸収されるが，SIBOが起こると，吸収される前に細菌により分解され，水素ガスが発生する。すなわち，グルコース摂取後早期に呼気中水素ガス濃度の上昇がみられた場合，SIBOの存在が示唆されるのである。

SSc患者21例を対象に，小腸内視鏡による小腸液の吸引培養とglucose hydrogen breath testを比較した検討では，1例だけが後者で偽陰性を示し，偽陽性は認められなかった[70]。CO_2を産生する微生物が腸管内で優位であると偽陰性が生じうるため，結果の解釈には注意が必要だが，スクリーニングには有用かもしれない。ただし，残念ながら国内で施行できる施設は限られる。

1) glucose hydrogen breath testの方法[71]

患者は検査前4週間から抗菌薬の内服を中止し，24時間前から低残渣食を摂取，2時間前からは喫煙や睡眠を避ける。

12時間の絶食後に，グルコース75gを内服。最低120分まで10分ごとに呼気中水素ガス濃度を測定する。

呼気中水素ガス濃度が，グルコース内服前と比較し，連続する2回の測定で10ppm以上上昇すれば陽性と判断される。

6 SScに合併するCIPOの治療

CIPOはSScにおいて予後に関わる重大な合併症であるにもかかわらず，前述のEULAR recommendationsからしても確立した治療は存在せず，常にchallengingである。これは，CIPOに至る病態の不透明さと，早期病変の検出の難しさに由来するように思われる。わが国の「全身性強皮症ガイドライン」から消化管病変の治療に関する部分を抜粋する(表5，図4)[12]。

表5 消化管病変の治療 recommendation〔全身性強皮症診療ガイドライン（一部のみ）〕

上部消化管蠕動運動低下に，アルコールを控える，禁煙，食事を少量頻回にする，食後すぐ横にならない，などの生活習慣改善が有用である	A
胃食道逆流症にプロトンポンプ阻害薬（PPI）を考慮してよい	A
小腸・大腸の蠕動運動低下に，食事療法（便秘での水分摂取，高線維成分食品を避ける，吸収不良での低残渣食，脂溶性ビタミン，中鎖脂肪などの補充）を考慮しても良い	A
胃腸機能調整薬（プリンペラン，ナウゼリン，ガスモチンなど）を嚥下障害，逆流性食道炎，腹部膨満，偽性腸閉塞などの消化管蠕動運動低下症状に考慮しても良い	B
腸内細菌叢の異常増殖による吸収不良がある場合の抗菌薬の投与（広域スペクトラムのキノロン系やアモキシシリン，メトロニダゾールなど）	B
上部消化管症状に六君子湯，小腸・大腸の蠕動運動低下にプリンペラン，ナウゼリン，大建中湯，パントテン酸，ネオスチグミン，ベサコリン	C1
重症の小腸・大腸の蠕動運動低下に対して，在宅中心静脈栄養法を考慮	C1
小腸・大腸の蠕動運動低下に胃腸機能調整薬が無効の場合，オクトレオチドの考慮	C1

（文献12を元に作成）

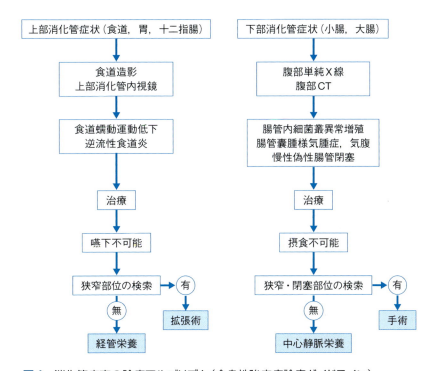

図4 消化管病変の診療アルゴリズム（全身性強皮症診療ガイドライン）

（文献12より改変）

1）消化管運動改善薬

　　メトクロプラミド（プリンペラン®），ドンペリドン（ナウゼリン®），モサプリド（ガスモチン®），エリスロマイシン（エリスロシン®），オクトレオチド（サンドスタチン®）が，消化管の蠕動障害や吸収不良に対し有効であったという小規模な研究はあるが，長期の有効性を検討したRCTは存在しない。

　　モサプリドとエリスロマイシンとの併用はCYPを阻害し，モサプリドの代謝を減少させ，血中濃度が上昇するため注意する。また，メトクロプラミドとアトバコンの併用で後者の血中濃度が低下する。

　　somatostatin analogであるオクトレオチドの作用機序は十分に解明されていない。小腸に対する作用として，①消化管ホルモンの分泌抑制と腸液の減少，②水分・電解質の分泌抑制と再吸収の促進，③腸蠕動改善とそれに伴うSIBOの抑制とガス産生の減少が報告されている。特にエリスロマイシンとの併用で有効であったという報告がある[72]。**オクトレオチド（50〜100μg/day皮下注，あるいはlong acting製剤を20mg/month筋注）が小腸の蠕動運動を改善し，臨床症状とSIBOの改善に有効だったという報告がある一方で**[72)73)]，胃や大腸に対しては，むしろ蠕動を抑制する可能性も示唆されており，オクトレオチド投与後に，SScに伴う大腸障害（特に便秘症）を増悪させた報告もあるため注意が必要である[74]。また，膵分泌や胆嚢収縮を抑制し，胆石症を増加させる作用も報告されており，消化吸収に与える影響も懸念される。残念ながら非常に高額で，経口投与ができないことから，汎用性は低い。

2）probiotics

　　有効性を検証した研究はないが，理論的に，正常な小腸にcolonizeしている細菌は少ない。小児領域や重度の免疫不全患者ではprobioticsによる菌血症も報告されており，大腸では一部のprobioticsが有効かもしれないが，他の部位では時に有害になりうる[75]。

3）免疫抑制薬，生物学的製剤

　　これまで種々の免疫抑制薬が試みられたが，残念ながら，際立った効果が認められたものはない。CSRGのデータでも，レイノー症状以外のSSc症状発症から3年未満の腸管病変のないSSc患者を長期観察しても，免疫抑制薬を使用することで腸管病変の発症は予防できなかった[76]。小規模のcase seriesで，autologous stem cell transplantationが消化管病変にも有効だったが[77]，より大規模な研究では明らかな効果は認められなかった[78]。

4）IVIg

SSc患者15例にIVIgを平均2.3年間投与した観察研究では，消化器症状の改善を認めた[79]。

5）その他

パントテン酸（パントール®：50～150mg　1日1～3回　皮下注，筋注，静注）は術後腸管麻痺に使われるが，SScに合併するCIPOに有効であったという症例報告がある。

抗コリンエステラーゼ薬のネオスチグミン（ワゴスチグミン®：0.25～1mg　1日1～3回　皮下注，筋注，点滴静注）やコリン類似薬のベタネコール（ベサコリン®：30～50mg/dayを3～4回に分服）は，SScに合併したCIPOに対する有効性は検証されていないが，他の原因によるCIPOに有効であったとする報告がある。

前述の治療との併用や時には単剤で，漢方薬（大建中湯，四君子湯，真武湯など）を試みてもよいかもしれない。

なお，偽性腸閉塞に対する外科的治療は，術後の癒着が新たな問題になることや，SScの小腸病変は広範囲に存在することから，極力避けたほうがよい。

7 SScに合併するSIBOの治療

1）経口抗菌薬

SIBOによる吸収不良の改善をめざして，経験的に，経口抗菌薬の投与が行われている（有効性を検証したRCTは存在しない）。必要な治療期間は，症例によって異なる。**通常，抗菌薬は10～21日投与し，下痢が再燃したら10～14日追加する**。抗菌薬の中止により速やかに再燃する例では，1カ月に10日の抗菌薬投与を継続する。さらに，抗菌薬中止により再燃が頻繁な例では，抗菌薬を2週ごとに，antibiotic holidayを設けながらローテートする。これは，特定の薬剤に対する耐性菌の出現と再燃を予防するためとされている。治療効果は，臨床症状の改善，便中脂肪量や頻度，（施行可能な施設では）glucose hydrogen breath testの陰性化により確認できる。

抗菌薬は，理想的には小腸液の吸引培養の感受性結果から選択するが，実臨床ではそれが困難な場合が多い。empiricな選択の候補としては，下記が挙げられる[80]。

　　テトラサイクリン250mg　1日4回
　　ドキシサイクリン100mg　1日2回
　　ミノサイクリン100mg　1日2回
　　アモキシシリン・クラブラン酸875mg　1日2回
　　セファレキシン250mg　1日4回＋メトロニダゾール250mg　1日3回
　　シプロフロキサシン500mg　1日2回

ノルフロキサシン400mg 1日2回

クロラムフェニコール250mg 1日4回

抗菌薬内服中に下痢が再燃した場合，嫌気性菌をターゲットに，メトロニダゾール（250mg 1日3回）を5～7日追加する．

2）その他

下痢に対してオピオイドアナログ［ロペラミド（ロペミン®）］が用いられる場合もあるが，CIPOに注意が必要である．

脂肪の吸収障害に対しコレスチラミンが有用な場合もある．

SIBOに対するprobioticsの有効性は十分に検証されていないが，膨満感や緊満感の訴えがあるSSc患者に対して2カ月間probioticsを投与したところ，自覚症状の改善が得られたという報告がある[81]．一般的にprobioticsには腸のバリア機能を強化し，病原菌の侵入阻害や腸の炎症調節と過敏性減弱，免疫調整作用があることが知られている．しかし，いつどのようにprobioticsを使うのかコンセンサスが得られていない（抗菌薬なしに日常的に使う，抗菌薬投与後に投与するなどの投与法が提唱されている）．

なお，SSc患者の胃食道逆流症状に対してプロトンポンプ阻害薬（proton pump inhibitor：PPI）の投与は頻繁に行われているが，PPIが口腔咽頭からの菌移行に対する胃酸バリアを減弱させ，SIBOのリスクにもなりうることに注意が必要である．

8 SScに合併したCIPO患者における栄養管理

SSc患者の約30％に，中等度から高度の栄養失調のリスクが存在すると言われており，適切な栄養管理が非常に重要である．そこで，消化管障害をもつSSc患者に合併する栄養失調をいかに発見し管理するか，2010年にCSRGからrecommendationが発表された[80]．

1）評価方法

CSRGが作成した質問票（表6）[82]や，MUSTの質問票（図5）[83]が，栄養失調のスクリーニングツールとして有用である．体重減少は最も感度の高い栄養失調の指標であり，1週間で1～2％以上，1カ月で5％以上，3カ月で7.5％以上，1年で10％以上の体重減少は有意と考えられる．また，$BMI < 18.5 kg/m^2$はprotein-energy malnutritionを示唆する．上記のrecommendationでは，血液検査でHb（鉄や葉酸，ビタミンB_{12}の欠乏を反映），血清carotene（脂肪不足を反映），葉酸（葉酸のサプリメントを内服していないのに高値であった場合，細菌による葉酸産生が示唆されSIBOが疑われる），albumin（3.5mg/dL未満で特に注意する）を測定するこ

とを推奨している。栄養失調が疑われた場合，確認のため，メチルマロン酸，亜鉛，25-OHビタミンD，ビタミンK，PTの測定や，施行可能な施設であれば，glucose hydrogen breath testが推奨されている。また，栄養介入後の効果判定には，pre-albuminの測定が有用である。

2) 食事療法

便秘が主症状の場合，可溶性食物繊維の摂取が推奨される。下痢に対しては，食事療法の効果に限界があるが，低繊維食が推奨される。また，ソルビトールやラクツロースといった非吸収性の炭水化物は膨満感などの消化器症状を悪化させ，SIBOが起こりやすくなることから，避けたほうがよい。しばしば，ラクトースへ不耐性を示すことから，ラクトース除去が推奨される。脂肪はできるだけ，中鎖脂肪酸に変更する。ただし，厳格すぎる食事療法は患者にとって大きなストレスとなるため，バランスが重要である。

表6　CSRG質問票

1. ほぼ毎日食思不振がある（あるいは過去にあった）。	はい	いいえ
2. 現在嚥下困難がある（あるいは過去にあった）。食物や飲料を飲み込むときに時々，胸につかえる。	はい	いいえ
3. 食物や酸っぱい味が口や鼻に上がってくる感じがしている（あるいは過去にあった）。	はい	いいえ
4. 夜間に息苦しさで目覚めることがある（あるいは過去にあった）。	はい	いいえ
5. ほぼ毎日，心窩部または前胸部に灼熱感があり，それが喉にまで上がってくる（あるいは過去にあった）。	はい	いいえ
6. ほぼ毎日，食事を始めるとすぐに満腹となってしまう（あるいは過去にあった）。	はい	いいえ
7. ほぼ毎日，外見上腹部が膨らむか，腹部膨満感（衣服を緩めたくなるなど）がある（あるいは過去にあった）。	はい	いいえ
8. ほぼ毎日，嘔気や嘔吐がある（あるいは過去にあった）。	はい	いいえ
9. ほぼ毎日，便秘をしている（あるいは過去にあった）。	はい	いいえ
10. ほぼ毎日，下痢をしている（あるいは過去にあった）。	はい	いいえ
11. 下痢のために抗菌薬を使う必要がある（あるいは過去にあった）。	はい	いいえ
12. ほぼ毎日，便が脂っぽく，悪臭が強い（あるいは過去にあった）。	はい	いいえ
13. 便失禁のため衣服を汚してしまう（あるいは過去にあった）。	はい	いいえ
14. 経静脈栄養が必要である（あるいは過去にあった）。	はい	いいえ

Canadian Scleroderma Agency Research Groupが使用している質問票。　　　　　　（文献82より引用）

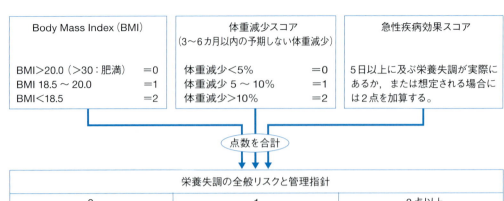

図5 MUST質問票
成人に対する"栄養失調スクリーニング法"（malnutrition universal screening tool：MUST）：† 死亡が切迫しているなど，栄養介入が有害または無効と予想されない場合以外に適応される。
（文献83より引用）

3）在宅中心静脈栄養（HPN）

　　前述の治療によっても，症例2 のようにCIPOに至り，経口摂取による十分な栄養維持が困難な患者には，HPNが検討される。HPNの登場で，重度の消化管障害を合併するSSc患者の予後は改善した。しかし，SSc患者はカテーテル感染等の合併症を起こしやすく，症例2 のようにカテーテルの抜去と再挿入を反復する症例を経験する。血管内カテーテル関連感染症の管理について詳述されているInfectious Diseases Society of America（IDSA）の2009年ガイドライン[84]から，カテーテルの温存が期待できる抗菌薬ロック療法について以下に抜粋する。

①抗菌薬ロック療法のレジメン

　　カテーテル挿入部やトンネル感染がないことが前提となる。

　　基本的に，抗菌薬の全身投与とカテーテルの抗菌薬ロック療法を10～14日間併用する（ただし，カテーテルの逆血培養のみコアグラーゼ陰性ブドウ球菌やグラム陰性菌が陽性で，末梢血培養が陰性の場合は，抗菌薬ロック療法のみでもよい）。

　　表7[84]の濃度を参考に，抗菌薬をヘパリンか生理食塩水で溶解しロック溶液とする。

表7 抗菌薬ロック療法に用いる溶液調整方法

抗菌薬，投与量	ヘパリンもしくは生理食塩水（IU/mL）
バンコマイシン 2.5mg/mL	2,500 もしくは 5,000
バンコマイシン 2.0mg/mL	10
バンコマイシン 5.0mg/mL*1	0 もしくは 5,000
セフタジジム 0.5mg/mL	100
セファゾリン 5.0mg/mL	2,500 もしくは 5,000
シプロフロキサシン 0.2mg/mL*2	5,000
ゲンタマイシン 1.0mg/mL	2,500
アンピシリン 10.0mg/mL	10 もしくは 5,000
エタノール 70%*3	0

これらの抗菌薬ロック溶液の濃度では沈殿はしない。メチシリン感受性ブドウ球菌にはセファゾリンが適しており，メチシリン耐性ブドウ球菌にはバンコマイシンが適している。セフタジジム，ゲンタマイシン，シプロフロキサシンはグラム陰性菌に使用可である。アンピシリンはアンピシリン感受性腸球菌に使用され，バンコマイシンはバンコマイシン耐性腸球菌以外のアンピシリン耐性腸球菌に使用される。グラム陽性やグラム陰性菌の混合感染の場合はエタノールロック使用を考慮する。

*1：バンコマイシンはバイオフィルム内のブドウ球菌を除去するために1mg/mLよりも5mg/mLのほうがより効果的である。10mg/mLのバンコマイシンと10,000IU/mLのヘパリンを混合すると沈殿が生じるが，10秒程度撹拌することによって溶解し，その後37℃で72時間沈殿を生じずに安定である。2,500IU/mLヘパリンの作成方法：50mg/mLの濃度のバンコマイシン2mLを8mLの生理食塩水（0.9%NaCl）と混合し，10mg/mLのバンコマイシンを作る。5,000IU/mLヘパリン1mLと10mg/mLのバンコマイシン1mLを混合する（B. J. Rijnders and R. Mathot, personal communication）。

*2：シプロフロキサシンは濃度が上昇すると沈殿を生じるため，最大濃度は限られる。

*3：*in vitro*の研究でシリコンやポリエーテルウレタンカテーテルでの適合性が明らかになっている。

（文献84より改変）

一般的に，再ロックまで48時間を超えるべきではない。

黄色ブドウ球菌やカンジダの場合は，例外（ほかにカテーテルを挿入可能である場所がないなど）を除いてカテーテルを抜去する。

また，栄養を完全にHPNに依存している患者では，患者に応じて，定期的に輸液の組成を見直す必要がある。HPNに便利なキット製材が多数販売されているが，製剤によっては必要な微量元素やビタミンが十分に含まれていない場合があるため注意したい。当科でも，HPN中のSSc患者に合併した銅欠乏による汎血球減少を経験している。

4）その他

いわゆるガス抜きも兼ねた腸瘻造設は，消化管機能が残存しており，栄養失調の程度が比較的軽い患者において，一時的にHPNに代わりうるものとされている。

❾ 腸管嚢胞状気腫症（pneumatosis cystoides intestinalis：PCI）

CIPOやSIBOに合併して，PCIを発症することがある。これは，SIBOと腸管内

の発酵に伴うガス膨張が原因と考えられている。腸管内圧の上昇と微小な腸粘膜病変の存在が，腸管壁内に囊胞状のガスの貯留を起こす。腹部X線写真で明瞭なfree airが見えても，驚くべきことに患者は無症状で血液検査異常も乏しい場合が多く，腹膜炎症状がない限りは保存的に治療する。無症状患者に対しては，食事中のラクトース，ソルビトール，フルクトース，線維質を制限することで，囊胞の改善が期待できる場合がある。有症状の患者には，酸素療法とガス産生菌を減らすための抗菌薬投与が行われる。施行可能な施設であれば，重症あるいは反復例に対して高圧酸素療法が有用かもしれない[85]。高圧酸素療法が難しくとも，経鼻的に酸素投与（2L/min）することにより腸管蠕動が回復した報告もある[86]。

3 強皮症腎クリーゼ（SRC）

1 総論

1）腎合併症の分類

SScの腎合併症をめぐる分類概念は混沌としていることから，初めに整理したい。

表8[87]に示したように，海外を中心に"SRC"という用語は，腎臓の弓状・小葉間動脈の虚血により急性尿細管壊死が起こり，急激な高血圧・腎機能障害をまねく病態である"狭義のSRC"に加え，"TMA"や"AAV"を包括する概念として呼称されてきた（広義のSRC）。そのため，多くの疫学データや治療成績・予後を報告した文献において，狭義のSRCのみを抽出し議論することが困難であった。しかし，病態に応じた治療戦略が予後を改善する可能性があり，わが国の「全身性強皮症診療ガイドライン」では，狭義のSRCのみを"SRC"と呼称し，TMAとAAVは"他の腎障害"として区別している。本項ではこのガイドラインに従い，基本的に狭義のSRCのみを"SRC"と呼ぶ。ただし，取り上げた既報中の"SRC"は必ずしも狭義でないことに注意頂きたい。

2）SRCの疫学

SSc患者の60〜80%に何らかの腎合併症が存在し，50%に腎合併症の臨床的所見（軽度の蛋白尿や血清クレアチニンの上昇，高血圧）を認めるとされる。中でも，最も重篤な腎合併症であるSRCは，新規発症の高血圧や急速進行性の腎機能障害を呈し，膠原病的emergencyのひとつである。

SRCは通常，SSc発症から4年未満（66%は1年未満[88]）で起こる。

SRCは，ACEIsがなかった1970年代にはSSc患者の19.5%に，現在は4〜6%に認められる。SRCの有病率には地域差があり，わが国では，後述するSRC発症の危

表8 SScの腎合併症の分類概念

	高血圧の有無	検査所見	病理所見	治療	わが国のガイドラインでの扱い	海外を中心とした過去の文献における問題点
A) 強皮症腎クリーゼ (scleroderma renal crisis: SRC) 狭義のSRC	(+++) ※発症早期から急性の高血圧	急性の血清クレアチニン上昇 血漿レニン活性高値	弓状・小葉間動脈 ・動脈の粘液様内膜の肥厚 ・内膜の細胞増殖によるonion-skin lesion ・進行期には内膜の線維化と内弾性板の二重化	ACEIsを中心とした徹底的な降圧	"SRC"と定義	"SRC"と総称されるものにA・B・Cが混在 ・早期のB・Cが正常血圧腎クリーゼと呼称されることがある
B) 血栓性微小血管障害 (thrombotic microangiopathy: TMA)	(±) ※早期は正常血圧、進行期には高血圧となることが多い	早期：緩徐な血小板減少、血清HPT減少、時にADAMTS13活性の低下 進行期：血清クレアチニン上昇	細小動脈 ・フィブリノイド壊死と血栓 小動脈・糸球体 ・フィブリノイド壊死と血栓 糸球体 ・内皮細胞の腫大 ・内皮細胞下腔拡大 ・メサンギウム細胞融解 ・進行期には係蹄壁の二重化	PEを主体に、念のためACEIsを併用	"他の腎障害"と定義	広義のSRC ・A・Bを腎病理で鑑別することは困難（病理上、両者が共存することがある） ・A・Bは早期には臨床区分が明瞭だが、進行期には困難
C) ANCA関連血管炎 (ANCA associated vasculitis: AAV)	(±) ※早期は正常血圧、進行期には高血圧となることが多い	MPO-ANCA陽性	巣状・分節状壊死性糸球体腎炎 ・壊死性半月体形成性腎炎 ・傍尿細管毛細血管炎	GCやIVCYを中心とした免疫抑制療法		

(文献87より作成)

険因子である抗RNAポリメラーゼIII抗体の陽性率が欧米より低く，SRCの発症率は低い[89]。

SRCは主にdcSScに合併し，抗セントロメア抗体陽性のlcSScには少ない。単一施設の報告だが，SRCの合併頻度は，dcSSc 12％に対し，lcSScでは2％だった[88]。また，SRC 50例中，86％はdcSSc，10％がlcSScだった[90]。SRC 110例の解析では，78％がdcSScだった[88]。

ただし，前述のようにこれらの疫学データには，SRCのみならずTMAやAAVが混在している可能性がある。

❷ SRCの臨床症状

SRCの典型的な臨床症状は，頭痛を伴う高血圧症性脳症（急性・亜急性発症の活力低下，疲労感，錯乱，頭痛，視力・視野障害，痙攣），うっ血性心不全（時に心嚢液を伴う），不整脈が多い。脳出血は稀である。痙攣はfocalの場合もあれば，generalizedの場合もある。

高血圧は，SRC患者の約90％に合併する。SRC患者145例の解析では，85％に新規発症の高血圧を認め，平均最高血圧は178/102mmHgだった[91]。

一方，SRCは高血圧のないSSc患者の11～14％にも発症し，normotensive SRCと呼ばれる。ただし，**これまでnormotensive SRCと診断された患者の中には，一定の割合で発症早期のTMAやAAVが混在していると推測される**。実際に，1989年A＆Rに「Normotensive SRCを発症する患者の多くはGCを内服しており，2/3はTMAを合併し，これらの患者の予後は高血圧のあるSRC患者より悪かった」と報告されているが，TMAに対する治療（PE）が適切に行われなかった結果であるともとらえられる。また，仮にTMAやAAVが否定されたとしても，SRCの場合，よく観察すれば，その患者のbaselineの血圧と比較して高めのことが多い。

❸ SRCの診断

SRCの診断は，高リスク患者においてSRCに特徴的な所見が出現した場合に下される。2007年Pennらの分類基準が参考になるが，**前述のように狭義のSRCとTMAを包括した基準であり，「末梢血スメアにおける微小血管障害性溶血性貧血」は必須ではないと思われる**（表9）[88]。

❹ SRCの検査所見

1）血清クレアチニン

SRC発症時，血清クレアチニンは著明に上昇し，血圧のコントロールが得られた以降も数日間は，血清クレアチニンの上昇が続く場合がある。

表9 SRC分類基準

lcSScあるいはdcSScの中で下記を認める
1. 新規発症で，24時間以内に少なくとも2回以上，150/85mmHg以上の高血圧を認める。しかし，正常血圧の場合もある
2. 推定糸球体濾過量（eGFR）が，少なくとも30％低下している

その他，下記の所見も傍証となる
1. 末梢血スメアにおける微小血管障害性溶血性貧血（microangiopathic haemolytic anemia：MAHA）
2. 悪性高血圧症においてみられる網膜障害（＞60％）
3. 肺水腫（＞50％）
4. 脳症（20％）
5. 痙攣（10％）
6. 新規発症の蛋白尿あるいは血尿
7. 進行性の乏尿あるいは無尿
8. 腎生検にて腎組織上の異常所見

（文献88より改変）

2）尿所見

中等度の蛋白尿を合併することが多い。ネフローゼ症候群に至ることは稀である。細胞性円柱は軽度である。

3）自己抗体

ANAは陽性である場合が多く，抗Scl-70抗体は36％に認められる。抗セントロメア抗体の検出率は低い。

抗RNAポリメラーゼⅢ抗体がSRCの危険因子であることも知られており，**抗RNAポリメラーゼⅢ抗体陽性者のうち33％がSRCを発症した**と報告されている[92]。また，抗RNAポリメラーゼⅢ抗体は，27～29.7％のSRC患者で陽性だったという報告や，SRCを合併していないSSc患者735例では12％で陽性だったのに対し，SRC合併SSc患者96例では59％で陽性だったという報告がある。

5 SRCの危険因子

SRCの危険因子として，以下が報告されている[16]。

①新規発症の貧血
②新規発症の心病変（心嚢液貯留，心筋炎，うっ血性心不全，不整脈，伝導障害）
③抗RNAポリメラーゼⅢ抗体
④先行するGC投与（15～20mg/day以上）
⑤先行するCsA投与
⑥腱摩擦音を伴うような重篤で急速なびまん性の皮膚硬化の進行，大関節の拘縮
⑦SSc発症から4年未満

1）GC投与

SRCを発症した患者では，発症しなかった患者と比較し，過去あるいはSRC発症時のGC使用率が高く，GC投与量が多かった（29.3±28.4 vs 3.6±9.9mg, $P<0.001$）[16]。また他の研究では，**過去6カ月以内の高用量のGC投与歴（15mg/day以上）は，SRC患者に多く**[15]，過去3カ月あるいは1カ月以内のGC投与でSRCを発症するodds ratioはそれぞれ，24.1，17.4と報告されている[90]。さらに，SRC患者の61％にGC曝露歴があり，3カ月以内のGC曝露はSRC発症の危険因子だった（relative risk 6.2）。**高用量GC投与（30mg/day以上）とnormotensive SRCの発症に関連がある**ことも報告されている[93]。ただし，GCが考慮される患者は，たとえば発症早期で皮膚硬化が高度あるいは急速に進行する例など，SRCの高リスク群と重複することが多い。そのため，GCによってSRCのリスクが上がるかという明確なエビデンスはないが，十分な注意が必要である。

2）急速進行性のびまん性皮膚硬化

SSc患者826例の後ろ向き研究では，急速進行性の皮膚硬化はSRCの独立した予測因子だった（odds ratio 2.05）[4]。また，腱摩擦音の存在は，SRC発症を2倍以上に上昇させた。

3）抗RNAポリメラーゼⅢ抗体

前述のように，抗RNAポリメラーゼⅢ抗体はSRC発症の予測因子のひとつであるが，**抗RNAポリメラーゼⅢ抗体が検査できない場合，斑紋型（時に核小型の混在）のANA陽性に注意する。** 前述の研究では[88] 斑紋型のANAはSRC患者の60％で陽性だったのに対し，非SRC患者では12％のみだった。

4）CsA

CsAが投与されたSSc患者8例中3例で急性腎障害を合併したという報告があり，注意が必要である[33]。

5）その他

コカイン使用後に発症したSRCも報告されている。妊娠がSRC発症の危険因子になるかは，議論がわかれる。子癇とSRCを鑑別することは難しいが，子癇では通常，腎機能は正常であり，肝機能の悪化は，子癇やHELLP症候群であることを示唆する。SRCの既往がある患者においては，妊娠は推奨されない傾向があるが，これを一般的なrecommendationとまですることは難しく，個々の症例ごとに判断せざるをえない。正常腎機能で血圧がコントロールされていれば，妊娠は計画されてもよいのかも

しれない。しかし，ACEIsは妊娠第2期や第3期には禁忌である。

6 SRCの病態生理

SRCの病態生理は完全には解明されていない[94]。

1）血流減少

きっかけは不明だが，腎血管内膜の病変により血管内腔が狭窄し，血流が減少する。(レイノー症状のような) 局所的な血管収縮が腎の還流を減少させる場合もある。確かにSRCは冬季に起こりやすいという報告がある。ただし，皮質血流はSRC患者では低下していたが，Doppler超音波や腎シンチを用いた研究ではSRCの高リスクの患者を同定することは困難だった。腎生検で血管周囲にonion bulbsが見えたら，潜在する内膜障害が示唆される。

2）レニン・アンジオテンシン・アルドステロン（renin-angiotensin-aldosterone：RAA）システムの障害

RAAシステムの異常な活性化はSRCの病態生理に関連すると思われる。実際にSRC患者血漿中のレニンは異常高値であり，傍糸球体装置の過形成が認められる。ただし，ホルモンレベルはSRCの重症度や発生と相関しない。

3）endothelin

endothelin-1（ET-1）はSScに合併する血管病変と関連することが示されてきた。実際にSRC患者血清中のET-1は高値であり，SRC患者の腎病理で，ET-1とその受容体が発現していることが示された。ただし，無症状のSSc患者にも血管変化と高レニン血症は存在することから，SRCが発症するには追加の要因が必要と思われる。**腎血流を低下させるような因子（敗血症や脱水，不整脈，うっ血性心不全など）はSRCの引き金になる可能性がある。**

7 SRCの腎病理所見

初期の変化は基本的に，弓状動脈から小葉間動脈に限局される。内膜がムコイド状に増殖し，平滑筋細胞が中膜から内膜に侵入して，onion-skin hypertrophyと呼ばれる線維性肥厚を呈する。成因は，繰り返す内皮細胞障害により，血管平滑筋細胞からの基質産生が亢進することによると考えられている。輸入細動脈は，時にフィブリノイド壊死を起こす。このような血管病変が，腎虚血につながり，RAA系を賦活して高血圧を起こし，それがさらに血管病変を増悪させるという悪循環に陥る。糸球体は通常，巣状に侵され，傍糸球体装置は過形成となる。特異的な免疫グロブリンや補

体の沈着パターンは認められない。尿細管上皮にも虚血を認める場合があり，急性多巣性尿細管壊死に陥る。間質の変化は非特異的である。なお，**SRCとTMAを腎生検で鑑別することは困難であるため，SRCを診断するための腎生検は意味をなさないことが多い**。他の病態の除外や予後予測には有用な場合もある。SRC患者17例の腎生検では，血栓閉塞した血管数や虚血による虚脱糸球体，C4沈着は，持続する腎不全と死亡に関連した[95]。

8 SRCの鑑別診断

症例3ギモン❶→p196
に対するコタエ

1) 血栓性微小血管症（TMA）

症例3 のように，経過中に緩徐な血小板減少を認めた場合，速やかに溶血所見の有無（血清LDHやHPT，末梢血スメア）を確認することで，早期発見が可能である。発症早期であれば血清クレアチニン上昇や高血圧を伴わないことが多く，SRCと鑑別しやすいが，進行期になると両者の鑑別は困難になる。TMAを疑い次第に速やかにPEを開始することで，臓器不全への進展を防ぐことができる。実際に，SScにTMAを合併した患者10例の後ろ向き研究では，血漿交換とACEIsで治療された患者で，ACEIs単独よりも1年後の腎生存率が良かった（80% vs 45%）。なお，SScに合併したTMA患者において，抗ADAMTS13抗体が検出されることは少なく診断に必須ではないが，ADAMTS13活性はコントロール群と比較し低いことが多い[96]。

2) ANCA関連血管炎（AAV）

SScとAAVの合併はよく知られている。腎障害を合併したSSc患者におけるANCAの陽性率は0〜11.7%と幅があり，PR3よりMPO-ANCAの陽性率が高かった。また，抗Scl-70抗体がSSc患者におけるAAV合併の予測因子になると報告されている。AAV合併時の皮膚硬化は重症ではないことが多く，AAVはSSc発症から平均8.1年と比較的長い時間を経て診断される傾向がある。また，AAV合併患者の28%が平均5.5年，DPCを内服しており，AAV診断時も7/46例がDPC内服中だったことから，DPCはSSc患者におけるAAV合併に関与する可能性も示唆された[97]。

わが国の単一施設の集計では（AAV 12例，SRC 8例），AAVは高齢でSSc罹患歴が長く（SRCが皮膚硬化の活動期に発症するのに対し，AAVはSSc発症後長期間が経過した安定期にむしろ発症する），lcSScに多い傾向を認めた。また，発熱やCRP上昇，肺胞出血など，AAVの症状を有することがあった。悪性高血圧は呈さず，血漿レニン活性も正常だった。腎病理所見は，半月体形成性腎炎であり，免疫グロブリン・補体の沈着はほとんどみられないpauci-immune型だった[98]。

9 SRCの治療

わが国の「全身性強皮症診療ガイドライン」から，SRCの治療に関する部分を抜粋する（**表10**，**図6**)[12]。

1) 薬剤の選択
①ACEIs

SRC治療の柱はACEIsであり，たとえ腎機能が悪くても，すべてのSRC患者に投与されるべきである。ACEIsは他の降圧薬と比較し，複数の非対照非盲検後ろ向き/前向き研究で，降圧作用と腎機能保護，生存率の改善に寄与したことが報告されている。

短時間作用型のACEIs（例：カプトプリル6.5〜12.5mg 8時間ごと）が推奨される。カプトプリルは即効性（peak effect 60〜90分）で半減期が短く，用量調節がしやすい。Enalaprilat静注は効果の持続時間が長く（36時間），第一選択には使わない。意識レベルの低下した患者において，エナラプリル単回静注と，カプトプリルの経鼻

表10 SRCの治療recommendation〔全身性強皮症診療ガイドライン（一部のみ）〕

強皮症腎クリーゼの診断に，突然の悪性高血圧，急速な腎機能障害，血漿レニン活性値上昇が有用である	A
診断後直ちにACE阻害薬にて高血圧を治療する	B
重症度は血清クレアチニン値，蛋白尿の定性値により判定する	C1
MPO-ANCA測定は顕微鏡的多発血管炎合併を鑑別する上で有用である。また，微小血管障害性溶血性貧血を合併した腎障害も鑑別すべきである	C1

（文献12を元に作成）

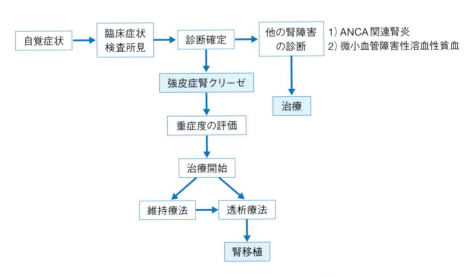

図6 SRCの診療アルゴリズム（全身性強皮症診療ガイドライン）

（文献12より改変）

胃管からの投与が行われる場合がある。用量は血圧が正常化し腎機能が回復するまで漸増する。**治療のゴールは血圧の正常化と腎機能の改善である。**ACEIsが開始され有効であれば，腎機能は安定する。ACEIsのみで効果が不十分であれば，他の降圧薬を併用する。

② ARB，レニン阻害薬

ARBやレニン阻害薬が用いられる場合もあるが，ACEIsと同様の有効性があるかはわからない。症例報告レベルでカプトプリルをARBに変更したところ，移植腎に繰り返すSRCを発症したという例がある[99]。

③ その他

dihydropyridine Ca拮抗薬（アムロジピン）はよい選択肢になる。

低用量prostacyclin（イロプロストやエポプロステノール）による補助療法も推奨されていたが，短・長期的にSRCの予後を改善するエビデンスはない。

また，ET受容体阻害薬（ボセンタン）とACEIsの併用療法がSRCに有効であることが小規模の非盲検で報告された。

利尿薬やα受容体遮断薬は選択肢になるが，心合併症がある患者を除き，β受容体遮断薬はvasospasmを悪化させるので投与すべきではない。

2）急性期治療プロトコール例

カプトプリルにより，72時間以内に血圧をbaselineに戻すことを目標とする（SRCにおける急性発症の高血圧に対しては，急速な降圧は大きな危険を伴わないことが多い。しかし，20mmHg/dayまでの速度に抑えることが推奨されている）。

中枢神経病変（脳症や乳頭浮腫）がなく，高血圧を呈するSRC患者では，カプトプリルを6.25～12.5mgから開始。4～8時間ごとに12.5～25mgずつ，目標とする降圧が得られるまで増量する。最大は300～450mg/dayである。

中枢神経病変を合併している場合，上記に加え，ニトロプルシドの静注を併用する。72時間以内にbaselineの血圧まで降圧する。

normotensive SRCでは，カプトプリルを6.25mgから開始し，忍容性があれば12.5mgまで増量し，baselineまで降圧する。

3）治療開始後のモニタリング

ACEIsは遠心性の動脈血管抵抗と糸球体内圧を下げるため，初期に血清クレアチニンの上昇を認める。よって，治療開始時には連日，血清クレアチニンを注意深くモニタリングする。軽度の血清クレアチニン上昇は一過性で進行しないので，ACEIsを中止する必要はない。

4）維持治療

　　血圧コントロールが不要になっても，低用量のACEIsを継続する。長時間作用型のACEIs（エナラプリルやramipril）は正常血圧の維持やコンプライアンスの向上には有用かもしれない。

　　透析患者に対しても，低用量でもACEIsを継続したほうがよい。維持透析中の患者では，カプトプリルは非透析日のみ忍容性があると思われる。

　　腎毒性のある薬剤（NSAIDsや造影剤）は避けたほうがよい。

5）末期腎不全

①透析

　　透析導入の適応は，一般的な基準と同じである。

　　1）乏尿・無尿で利尿薬への反応が乏しく，尿毒症状が認められる。
　　2）BUN 60mg/dL，血清クレアチニン 6mg/dL以上（ただし参考値にすぎない）。
　　3）浮腫が著明で心不全へ進展する傾向がある。
　　4）高K血症・アシドーシスが著明で保存的加療が奏効しない。

　　ACEIsにより治療しても，SRC患者の20～50％は透析を必要とする。しかし，一部の患者は透析を離脱できる。ACEIsで継続的に治療したSRC患者145例を5～10年追跡した研究では，34例は2～18カ月（平均8カ月）で透析から離脱した[91]。SRC患者110例の後ろ向き解析でも[88]，透析は64％で必要だったが，33％は離脱でき，維持透析を必要としたのは40％だった。

　　SRC患者において透析療法から離脱しえた例は平均11カ月で，24カ月を超えて回復した例は稀であり，3年以上の例はないと報告されている[88]。

　　一方，維持透析が必要になったSRC患者の予後は悪い。ACEIsで治療されたSRC患者145例の報告では[91]，維持透析を必要としなかった89例では，SRCを合併しないdcSSc患者と同等の生存率だった。維持透析を必要とした28例では，5年死亡率60％，8年死亡率75％だった。一方，透析を離脱できた患者は，透析患者あるいは非透析患者よりも予後が良かった。United States Renal Data System（USRDS）に登録されている，維持透析中のSSc患者820例のデータでは[100]，SSc患者のほうが他の基礎疾患の患者と比較して年齢が若いにもかかわらず，2年生存率が有意に低かった。vascular accessに関する合併症がSSc患者に多いことも一因と思われる。

②腎移植

　　維持透析が必要になったら，欧米では腎移植も検討されるが，わが国ではドナー不足もあり適応される機会は少ない。なお，腎機能は治療開始から18カ月まで回復が見込めるため，SRC発症から2年以内，透析を要してから最低6カ月は，腎移植を決断すべきではないとされている。

SSc患者に対する腎移植の経験は少ないが，米国のUnited Network for Organ Sharing (UNOS) database (1987～2004年) 上の260例の報告では，移植腎の生存率は，1年で68～79％，3年で60～70％，5年で57％だった[101]。移植腎の生存率は他の原疾患と比較し低いが，維持透析の患者と比較して予後は良いようである。1985～2002年に腎移植リストに登録されたSRC患者258例の研究では，移植後の1年・3年生存率はそれぞれ90％，80％。移植待機患者の生存率はそれぞれ81％，55％だった。

一方，**SRCは腎移植患者にも2～3％の頻度で再燃しうる**。SRCの再燃は通常，移植後数カ月から1～2年で起こり，SRC発症から早期に腎不全に陥った患者に多い。**移植腎へのSRC再燃を防ぐため，カルシニューリン阻害薬やPSL 20mg/day以上のGC投与は避ける**。代わりに，低用量GC (10mg/day以下)，MMF，sirolimusを用いる。移植後も，ACEIsは継続する。ARBの効果は不明である。移植腎へのSRC再燃時の治療は，移植前の初期治療と同様である。ちなみに，**腎生検で，SRCの再燃か急性/慢性拒絶反応かを鑑別することは困難である**。

10 SRCの予防

1) ACEIs

予防的なACEIs投与は議論がわかれる。ACEIs内服中にもSRCは発症するからである。後ろ向きcase-control studyでは，ACEIsのSRC予防に関する有効性も有害事象も認められなかった。また，SSc患者210例の血管病変予防に対するキナプリル (80mg/day) の有効性を検証したRCTでは[102]，2～3年後，キナプリルはSRCを含む血管合併症の発症に影響を与えなかった。

一方，ACEIsがSRC発症の危険因子になるという弱いエビデンスがある。SRC患者88例を対象とした前向き観察研究では，18例 (24％) はACEIsをSRC発症直前から内服していた。SRC発症前のACEIs曝露は，死亡リスクの増加と関連した[103]。また，SRC発症前にACEIs/ARBを内服していた患者は予後が不良であったという後ろ向き研究もある[90]。しかし，他の交絡因子が存在する可能性もあり，今後の検証が必要である。

2) dihydropyridine Ca拮抗薬

発症5年未満のSSc患者410例を対象とした後ろ向き研究で，Ca拮抗薬のSRC発症予防効果が報告された[104]。SRC発症のリスクが90％減少したとされているが，さらなる検討が必要である。

11 SSc患者に対するモニタリング

すべてのSSc患者に，血圧を定期測定する。SRCの高リスク患者では，日常的に家庭血圧を測定する。

baselineの血圧が120/70mmHg以下の患者では，収縮期20mmHg以上，拡張期10mmHg以上の上昇を認めたらSRC発症に注意する。

降圧薬を内服中の患者では，降圧薬の増量や塩分制限によっても150/90mmHg以上が持続するようであれば，SRCに発症に注意する。

血清クレアチニン・GFR・dipstickか尿蛋白/クレアチニン比の測定は，3カ月ごとに行う。血清クレアチニンの上昇やGFRの低下，新規発症の尿蛋白（0.5g/day以上）の持続は，SRCの危険サインである。

12 SRCの予後

ACEIsの登場により，SRCの予後は著しく改善した。米国では，12カ月死亡率が76％から15％未満に減少したとされる。ただし，依然として機能予後や長期生存率は低く，5年生存率は60〜65％と報告されている。予後不良因子として，男性，高齢，うっ血性心不全，治療開始時の血清クレアチニン3mg/dL以上，血圧コントロールに要した日数3日以上が挙げられる[88)90)104)]。

本項の作成にあたり，慢性偽性腸閉塞における在宅中心静脈栄養に対する抗菌薬ロック療法のレジメンに関して，当院国際感染症センターの早川佳代子先生にご助言を頂き，感謝を致します。

【引用文献】

1) van den Hoogen F, et al：2013 classification criteria for systemic sclerosis：an American College of Rheumatology/European League against Rheumatism collaborative initiative. Arthritis Rheum 2013；65(11)：2737-47.
2) Shand L, et al：Relationship between change in skin score and disease outcome in diffuse cutaneous systemic sclerosis：application of a latent linear trajectory mode. Arthritis Rheum 2007；56(7)：2422-31.
3) Clements PJ, et al：Skin thickness score as a predictor and correlate of outcome in systemic sclerosis：high-dose versus low-dose penicillamine trial. Arthritis Rheum 2000；43(11)：2445-54.
4) Domsic RT, et al：Skin thickness progression rate：a predictor of mortality and early internal organ involvement in diffuse scleroderma. Ann Rheum Dis 2011；70(1)：104-9.
5) Nikpour M, et al：Prevalence, correlates and clinical usefulness of antibodies to RNA polymerase III in systemic sclerosis：a cross-sectional analysis of data from an Australian cohort. Arthritis Res Ther 2011；13(6)：R211.

6) Furst DE, et al:The modified Rodnan skin score is an accurate reflection of skin biopsy thickness in systemic sclerosis. J Rheumatol 1998;25(1):84-8.
7) Bolster MB, et al:Clinical features of systemic sclerosis. Rheumatology. 5th ed. Hochberg MC, et al ed. Mosby(Elsevier), 2010.
8) Firesterin GS, et al:Kelley's Textbook of Rheumatology 9th ed. Saunders, 2012.
9) Clements P, et al:Inter and intraobserver variability of total skin thickness score(modified Rodnan TSS)in systemic sclerosis. J Rheumatol 1995;22(7):1281-5.
10) Torres JE, et al:Histopathologic differentiation between localized and systemic scleroderma. Am J Dermatopathol 1998;20(3):242-5.
11) Kowal-Bielecka O, et al:EULAR recommendations for the treatment of systemic sclerosis:a report from the EULAR Scleroderma Trials and Research group(EUSTAR). Ann Rheum Dis 2009;68(5):620-8.
12) 全身性強皮症診療ガイドライン作成委員会：全身性強皮症診療ガイドライン. 2012. [https://www.jstage.jst.go.jp/article/dermatol/122/5/122_1293/_pdf]
13) Sharada B, et al:Intravenous dexamethasone pulse therapy in diffuse systemic sclerosis. A randomized placebo-controlled study. Rheumatol Int 1994;14(3):91-4.
14) Takehara K:Treatment of early diffuse cutaneous systemic sclerosis patients in Japan by low-dose corticosteroids for skin involvement. Clin Exp Rheumatol 2004;22(3 Suppl 33):S87-9.
15) Steen VD, et al:Case-control study of corticosteroids and other drugs that either precipitate or protect from the development of scleroderma renal crisis. Arthritis Rheum 1998;41(9):1613-9.
16) DeMarco PJ, et al:Predictors and outcomes of scleroderma renal crisis:the high-dose versus low-dose D-penicillamine in early diffuse systemic sclerosis trial. Arthritis Rheum 2002;46(11):2983-9.
17) Tashkin DP, et al:Cyclophosphamide versus placebo in scleroderma lung disease. N Engl J Med 2006;354(25):2655-66.
18) Apras S, et al:Effects of oral cyclophosphamide and prednisolone therapy on the endothelial functions and clinical findings in patients with early diffuse systemic sclerosis. Arthritis Rheum 2003;48(8):2256-61.
19) Nadashkevich O, et al:A randomized unblinded trial of cyclophosphamide versus azathioprine in the treatment of systemic sclerosis. Clin Rheumatol 2006;25(2):205-12.
20) van den Hoogen FH, et al:Comparison of methotrexate with placebo in the treatment of systemic sclerosis:a 24 week randomized double-blind trial, followed by a 24 week observational trial. Br J Rheumatol 1996;35(4):364-72.
21) Pope JE, et al:A randomized, controlled trial of methotrexate versus placebo in early diffuse scleroderma. Arthritis Rheum 2001;44(6):1351-8.
22) Derk CT, et al:A prospective open-label study of mycophenolate mofetil for the treatment of diffuse systemic sclerosis. Rheumatology(Oxford) 2009;48(12):1595-9.

23) Mendoza FA, et al：A prospective observational study of mycophenolate mofetil treatment in progressive diffuse cutaneous systemic sclerosis of recent onset. J Rheumatol 2012；39(6)：1241-7.
24) Le EN, et al：Long-term experience of mycophenolate mofetil for treatment of diffuse cutaneous systemic sclerosis. Ann Rheum Dis 2011；70(6)：1104-7.
25) Vanthuyne M, et al：A pilot study of mycophenolate mofetil combined to intravenous methylprednisolone pulses and oral low-dose glucocorticoids in severe early systemic sclerosis. Clin Exp Rheumatol 2007；25(2)：287-92.
26) Stratton RJ, et al：Pilot study of anti-thymocyte globulin plus mycophenolate mofetil in recent-onset diffuse scleroderma. Rheumatology(Oxford) 2001；40(1)：84-8.
27) Nihtyanova SI, et al：Mycophenolate mofetil in diffuse cutaneous systemic sclerosis —a retrospective analysis. Rheumatology(Oxford) 2007；46(3)：442-5.
28) Herrick AL, et al： Observational study of treatment outcome in early diffuse cutaneous systemic sclerosis. J Rheumatol 2010；37(1)：116-24.
29) Paone C, et al：Twelve-month azathioprine as maintenance therapy in early diffuse systemic sclerosis patients treated for 1-year with low dose cyclophosphamide pulse therapy. Clin Exp Rheumatol 2007；25(4)：613-6.
30) Clements PJ, et al：Cyclosporine in systemic sclerosis. Results of a forty-eight-week open safety study in ten patients. Arthritis Rheum 1993；36(1)：75-83.
31) Zachariae H, et al：Cyclosporin A treatment of systemic sclerosis. Br J Dermatol 1990；122(5)：677-81.
32) Filaci G, et al：Cyclosporin A and iloprost treatment of systemic sclerosis：clinical results and interleukin-6 serum changes after 12 months of therapy. Rheumatology(Oxford) 1999；38(10)：992-6.
33) Denton CP, et al：Acute renal failure occurring in scleroderma treated with cyclosporin A：a report of three cases. Br J Rheumatol 1994；33(1)：90-2.
34) Su TI, et al：Rapamycin versus methotrexate in early diffuse systemic sclerosis：results from a randomized, single-blind pilot study. Arthritis Rheum 2009；60(12)：3821-30.
35) Jordan S, et al：Effects and safety of rituximab in systemic sclerosis：an analysis from the European Scleroderma Trial and Research(EUSTAR) group. Ann Rheum Dis 2015；74(6)：1188-94.
36) Elhai M, et al：Outcomes of patients with systemic sclerosis-associated polyarthritis and myopathy treated with tocilizumab or abatacept：a EUSTAR observational study. Ann Rheum Dis 2013；72(7)：1217-20.
37) Shima Y, et al：The skin of patients with systemic sclerosis softened during the treatment with anti-IL-6 receptor antibody tocilizumab. Rheumatology(Oxford)2010；49(12)：2408-12.
38) Khanna D, et al：Safety and efficacy of subcutaneous tocilizumab in adults with systemic sclerosis(faSScinate)：a phase 2, randomised, controlled trial. [Epub ahead of print]

39) de Paoli FV, et al:Abatacept induces clinical improvement in patients with severe systemic sclerosis. Scand J Rheumatol 2014;43(4):342-5.
40) Szekanecz Z, et al:Combined plasmapheresis and high-dose intravenous immunoglobulin treatment in systemic sclerosis for 12 months:follow-up of immunopathological and clinical effects. Clin Rheumatol 2009;28(3):347-50.
41) Akesson A, et al:Visceral improvement following combined plasmapheresis and immunosuppressive drug therapy in progressive systemic sclerosis. Scand J Rheumatology 1988;17(5):313-23.
42) Mascaro G, et al:Plasma exchange in the treatment of nonadvanced stages of progressive systemic sclerosis. J Clin Apher 1987;3(4):219-25.
43) Dau PC, et al:Plasmapheresis and immunosuppressive drug therapy in scleroderma. Arthritis Rheum 1981;24(9):1128-36.
44) Iimura O, et al:Plasmapheresis Therapy in Progressive Systemic Sclerosis:Short-Term and Long-Term Effects. Jpn J Apheresis 1994;13(2):133-4.
45) Guillevin L, et al:Treatment of progressive systemic sclerosis by plasma exchange:long-term results in 40 patients. Int J Artif Organs 1990;13(2):125-9.
46) Levy Y, et al:Intravenous immunoglobulin modulates cutaneous involvement and reduces skin fibrosis in systemic sclerosis:an open-label study. Arthritis Rheum 2004;50(3):1005-7.
47) Poelman CL, et al:Intravenous immunoglobulin may be an effective therapy for refractory, active diffuse cutaneous systemic sclerosis. J Rheumatol 2015;42(2):236-42.
48) van Laar JM, et al:Autologous hematopoietic stem cell transplantation vs intravenous pulse cyclophosphamide in diffuse cutaneous systemic sclerosis:a randomized clinical trial. JAMA 2014;311(24):2490-8.
49) Burt RK, et al:Cardiac involvement and treatment-related mortality after non-myeloablative haemopoietic stem-cell transplantation with unselected autologous peripheral blood for patients with systemic sclerosis:a retrospective analysis. Lancet 2013;381(9872):1116-24.
50) Quillinan NP, et al:Treatment of diffuse systemic sclerosis with hyperimmune caprine serum(AIMSPRO):a phase II double-blind placebo-controlled trial. Ann Rheum Dis 2014;73(1):56-61.
51) Steen VD, et al:D-Penicillamine therapy in progressive systemic sclerosis(scleroderma): a retrospective analysis. Ann Intern Med 1982;97(5):652-9.
52) Clements PJ, et al:High-dose versus low-dose D-penicillamine in early diffuse systemic sclerosis:analysis of a two-year, double-blind, randomized, controlled clinical trial. Arthritis Rheum 1999;42(6):1194-203.
53) Derk CT, et al:A retrospective randomly selected cohort study of D-penicillamine treatment in rapidly progressive diffuse cutaneous systemic sclerosis of recent onset. Br J Dermatol 2008;158(5):1063-8.
54) Pope J, et al:Imatinib in active diffuse cutaneous systemic sclerosis:Results of a six-month, randomized, double-blind, placebo-controlled, proof-of-concept pilot study at a single center. Arthritis Rheum 2011;63(11):3547-51.

55) Denton CP, et al:An open-label pilot study of infliximab therapy in diffuse cutaneous systemic sclerosis. Ann Rheum Dis 2009;68(9):1433-9.
56) Lam GK, et al:Efficacy and safety of etanercept in the treatment of scleroderma-associated joint disease. J Rheumatol 2007;34(7):1636-7.
57) Freundlich B, et al:Treatment of systemic sclerosis with recombinant interferon-gamma. A phase I/II clinical trial. Arthritis Rheum 1992;35(10):1134-42.
58) Grassegger A, et al:Interferon-gamma in the treatment of systemic sclerosis:a randomized controlled multicentre trial. Br J Dermatol 1998;139(4):639-48.
59) Stevens W, et al:Alpha interferon-2a(Roferon-A)in the treatment of diffuse cutaneous systemic sclerosis:a pilot study. UK Systemic Sclerosis Study Group. Br J Rheumatol 1992;31(10):683-9.
60) Black CM, et al:Interferon-alpha does not improve outcome at one year in patients with diffuse cutaneous scleroderma:results of a randomized, double-blind, placebo-controlled trial. Arthritis Rheum 1999;42(2):299-305.
61) Altman RD, et al:Predictors of survival in systemic sclerosis(scleroderma). Arthritis Rheum 1991;34(4):403-13.
62) Nishimagi E, et al:Characteristics of patients with early systemic sclerosis and severe gastrointestinal tract involvement. Rheumatol(Oxford) 2007;34(10):2050-5.
63) Sjogren RW:Gastrointestinal features of scleroderma. Curr Opin Rheumatol 1996;8(6):569-75.
64) Singh J, et al:Effects of scleroderma antibodies and pooled human immunoglobulin on anal sphincter and colonic smooth muscle function. Gastroenterology 2012;143(5):1308-18.
65) Manetti M, et al:Endothelial/lymphocyte activation leads to prominent CD4+ T cell infiltration in the gastric mucosa of patients with systemic sclerosis. Arthritis Rheum 2008;58(9):2866-73.
66) Thoua NM, et al:Gut fibrosis with altered colonic contractility in a mouse model of scleroderma. Rheumatology(Oxford) 2012;51(11):1989-98.
67) Gyger G, et al:Gastrointestinal manifestations of scleroderma:recent progress in evaluation, pathogenesis, and management. Curr Rheumatol Rep 2012;14(1):22-9.
68) Sjogren RW:Gastrointestinal motility disorders in scleroderma. Arthritis Rheum 1994;37(9):1265-82.
69) Pickhardt PJ:The "hide-bound" bowel sign. Radiology 1999;213(3):837-8.
70) Kaye SA, et al: Small bowel bacterial overgrowth in systemic sclerosis:detection using direct and indirect methods and treatment outcome. Br J Rheumatol 1995;34(3):265-9.
71) Rana SV, et al:Hydrogen breath tests in gastrointestinal diseases. Indian J Clin Biochem 2014;29(4):398-405.
72) Verne GN, et al:Effect of octreotide and erythromycin on idiopathic and scleroderma-associated intestinal pseudoobstruction. Dig Dis Sci 1995;40(9):1892-901.

73) Soudah HC, et al: Effect of octreotide on intestinal motility and bacterial overgrowth in scleroderma. N Engl J Med 1991;325(21):1461-7.
74) 鈴木知佐子, 他：オクトレオチド酢酸塩投与により腹部症状の増悪を認めた強皮症―多発性筋炎重複症候群の一例. 日臨免疫会誌 2005;28(1):56-61.
75) Domsic R, et al:Gastrointestinal manifestations of systemic sclerosis. Dig Dis Sci 2008;53(5):1163-74.
76) Maureen DM:Scleroderma. Rheum Dis Clin North Am 2015;41(3):345-544.
77) Donato ML, et al:Scleromyxedema:role of high-dose melphalan with autologous stem cell transplantation. Blood 2006;107(2):463-6.
78) Nash RA, et al:High-dose immunosuppressive therapy and autologous hematopoietic cell transplantation for severe systemic sclerosis:long-term follow-up of the US multicenter pilot study. Blood 2007;110(4):1388-96.
79) Raja J, et al:Sustained benefit from intravenous immunoglobulin therapy for gastrointestinal involvement in systemic sclerosis. Rheumatology(Oxford) 2016;55(1):115-9.
80) Baron M, et al:Screening and therapy for malnutrition and related gastro-intestinal disorders in systemic sclerosis:recommendations of a North American expert panel. Cli Exp Rheumatol 2010;28(2 Suppl 58):S42-6.
81) Frech TM, et al:Probiotics for the treatment of systemic sclerosis-associated gastrointestinal bloating/distention. Clin Exp Rheumatol 2011;29(2 Suppl 65):S22-5.
82) Baron M, et al: Malnutrition is common in systemic sclerosis:results from the Canadian scleroderma research group database. J Rheumatol. 2009;36(12):2737-43.
83) Stratton RJ, et al:Malnutrition in hospital outpatients and inpatients:prevalence, concurrent validity and ease of use of the 'malnutrition universal screening tool'('MUST')for adults. Br J Nutr 2004;92(5):799-808.
84) Mermel LA, et al:Clinical practice guidelines for the diagnosis and management of intravascular catheter-related infection:2009 Update by the Infectious Diseases Society of America. Clin Infect Dis 2009;49(1):1-45.
85) 前田陽男, 他：高圧酸素療法が有効であった腸管嚢胞様気腫症の1例. 消内視鏡 1999;11:338-41.
86) Saketkoo LA, et al:Normal bowel function restored after oxygen therapy in systemic sclerosis and colonic inertia. J Rheumatol 2007;34(8):1777-8.
87) 神田浩子：合併症を見逃さないために　膠原病と腎臓病変, 膠原病・リウマチ性疾患診療のより深い理解を目指して. 日内会誌 2009;98(10):2476-85.
88) Penn H, et al:Scleroderma renal crisis:patient characteristics and long-term outcomes. QJM 2007;100(8):485-94.
89) Kuwana M, et al:HLA class II alleles in systemic sclerosis patients with anti-RNA polymerase I/III antibody:associations with subunit reactivities. J Rheumatol 2003;30(11):232-7.
90) Teixiera L, et al:Mortality and risk factors of scleroderma renal crisis:a French retrospective study of 50 patients. Ann Rheum Dis 2008;67(1):110-6.

91) Steen VD, et al:Long-term outcomes of scleroderma renal crisis. Ann Intern Med 2000;133(8):600-3.
92) Okano Y, et al:Autoantibody reactive with RNA polymerase III in systemic sclerosis. Ann Intern Med 1993;119(10):1005-13.
93) Furst DE, et al:Adverse events during the Scleroderma Lung Study. Am J Med 2011;124(5):459-67.
94) Denton CP, et al:Renal complications and scleroderma renal crisis. Rheumatology 2009;48(Suppl 3):iii32-5.
95) Batal I, et al:Renal biopsy findings predicting outcome in scleroderma renal crisis. Hum Pathol 2009;40(3):332-40.
96) Manadan AM, et al:Thrombotic thrombocytopenic purpura in the setting of systemic sclerosis. Semin Arthritis Rheum 2005;34(4):683-8.
97) Karpinski J, et al:D-penicillamine-induced crescentic glomerulonephritis and antimyeloperoxidase antibodies in a patient with scleroderma. Case report and review of the literature. Am J Nephrol 1997;17(6):528-32.
98) 遠藤平仁, 他:強皮症腎クリーゼ(SRC)高血圧性, 非高血圧. 日臨免疫会誌 2000;23(6):656-60.
99) Cheung WY, et al:Late recurrence of scleroderma renal crisis in a renal transplant recipient despite angiotensin II blockade. Am J Kidney Dis 2005;45(5):930-4.
100) Abbott KC, et al:Scleroderma at end stage renal disease in the United States:patient characteristics and survival. J Nephrol 2002;15(3):236-40.
101) Gibney EM, et al:Kidney transplantation for systemic sclerosis improves survival and may modulate disease activity. Am J Transplant 2004;4(12):2027-31.
102) Gliddon AE, et al:Prevention of vascular damage in scleroderma and autoimmune Raynaud's phenomenon:a multicenter, randomized, double-blind, placebo-controlled trial of the angiotensin-converting enzyme inhibitor quinapril. Arthritis Rheum 2007;56(11):3837-46.
103) Hudson M, et al: Exposure to ACE inhibitors prior to the onset of scleroderma renal crisis-results from the International Scleroderma Renal Crisis Survey. Semin Arthritis Rheum 2014;43(5):666-72.
104) Montanelli G, et al:Effect of dihydropyridine calcium channel blockers and glucocorticoids on the prevention and development of scleroderma renal crisis in an Italian case series. Clin Exp Rheumatol 2013;31(2 Suppl 76):135-9.

8 血管炎
Vasculitis

河野正憲

ポイント

抗好中球細胞質抗体（anti-neutrophil cytoplasmic antibodies：ANCA）

- ANCAはANCA関連血管炎（ANCA associated vasculitis：AAV）のみならず感染症（感染性心内膜炎や結核など），悪性腫瘍（悪性リンパ腫など），自己免疫疾患（自己免疫性肝炎，原発性胆汁性肝硬変，Crohn病，Felty症候群など），薬剤（propylthiouracil, methimazole, carbimazole, hydralazine, D-penicillamine, minocyclineなど），環境因子でも陽性となる。
- 測定方法には間接蛍光抗体（indirect immunofluorescence：IIF）法と抗原特異的酵素抗体（enzyme-linked immunosorbent assay：ELISA）法があり，両方の測定方法を実施すべきである。
- ANCAの力価が病勢を反映するという報告としないという報告がある。現状ではANCA力価は病勢を緩やかに反映すると考えるべきだろう。ANCAの推移のみで治療方針を決めてはいけないが，経時的な上昇傾向や寛解導入を行っても陰性化しない場合は再燃リスクが高いと認識しておく。

2012年国際Chapel Hillコンセンサス会議（2012 revised international Chapel Hill consensus conference：CHCC2012）

- 血管炎の名称を定めた1994年国際Chapel Hillコンセンサス会議（1994 international Chapel Hill consensus conference：CHCC1994）の内容を改訂するため，2012年に再びCHCCが開催された。最初に大きく大・中・小血管炎に分類したが，これらの血管炎はそれぞれの血管に主病変があるという意味であり，血管炎はどのサイズの血管にも影響が及びうる。
- 血管をlarge vessels, medium vessels, small vesselsに分類する。small vesselsはsmall arteries, arterioles, capillaries, venules, veinsにわけられる。
- small vessel vasculitisは免疫複合体性と非免疫複合体性（AAVなど）にわけられる。

AAVの治療

- 欧米のAAV治療ガイドラインは多発血管炎性肉芽腫症（granulomatosis with polyangiitis：GPA）が主体であるのに対し，わが国の厚生労働省ガイドラインは顕微鏡的多発血管炎（microscopic polyangiitis：MPA）が主体である．疾患によって適切に使いわけるべきである．
- 治療は寛解導入と維持治療からなる．寛解導入時の主役はステロイドに加えてCPA（cyclophosphamide）〔シクロホスファミド経口療法（per os cyclophosphamide：POCY）or シクロホスファミドパルス療法（intravenous cyclophosphamide：IVCY）〕である．投与量についてはCYCLOPS studyに準じるが，厚生労働省ガイドラインではより少ない量に設定されている．高齢者を対象としたCORTAGE trialではCYCLOPS studyよりも低い用量で設定されている．
- 維持治療はAZP（azathioprine）が主に用いられる．MTX（methotrexate）も使用される（WEGENT trial）．
- 寛解導入のみならず寛解維持においてもRTX（rituximab）の有効性が証明されてきている．寛解導入においてはPOCY，IVCYと非劣性（RAVE trial），寛解維持においてはAZPより優れている（MAINRITSAN trial）との報告がある．
- 急速進行性糸球体腎炎（rapidly progressive glomerulonephritis：RPGN）例では血漿交換（plasma exchange：PE）を併用する（MEPEX trial）が透析導入を余儀なくされる例が多く，新規治療が待たれる．

好酸球性多発血管炎性肉芽腫症（eosinophilic granulomatosis with polyangiitis：EGPA）

- EGPAではANCA陰性例も多い．
- 感染症，特に寄生虫感染症と結核の誤診に注意を払う．
- ステロイド単剤で奏効する例が多いが，再燃率は高い．IVCYは重症臓器病変がある場合やステロイド抵抗例，末梢神経障害例で試みる．肺胞出血は単独では必ずしもIVCYを必要としない．
- 末梢神経障害ではIVIg（intravenous immunoglobulin）が良い適応となる．

結節性多発動脈炎（polyarteritis nodosa：PAN）

- PANはMVVに属し，細動静脈，毛細血管は侵されないため糸球体腎炎や肺胞出血は原則として生じない．なお，小動脈も侵されることがある．
- 日本人では少ないが，ウイルス関連〔B型肝炎ウイルス（hepatitis B virus：HBV），C型肝炎ウイルス（hepatitis C virus：HCV），ヒト免疫不全ウイルス（human immunodeficiency virus：HIV）〕で生じることもあるのでウイルススクリーニング

- 診断には生検が必要である。腎生検は動脈瘤による出血リスクがあるため第一選択にはならない。生検部位が明らかでない場合は腹部血管造影で多発する微小動脈瘤を証明する。近年，画像技術の発達によりCTアンギオグラフィーでも動脈瘤が証明できることがある。
- 治療のエビデンスは乏しいが，ステロイド＋CPA併用が基本的治療である。予後不良因子がない場合，ステロイドのみでの寛解導入も検討できるが再燃率は高い。

皮膚型血管炎
- 皮膚型血管炎は免疫複合体によって惹起される皮膚限局型の小血管炎（small vessel vasculitis：SVV）である。
- 薬剤，感染，悪性腫瘍，全身性血管炎の検索が必要である。
- 治療はcolchicineなどを使用し，ステロイド外用薬も併用する。重症例であればステロイド全身投与やAZP，MMF（mycophenolate mofetil），CPAも考慮する。
- 生命予後良好だが，後に全身性血管炎が出現することがあるので注意する。

中枢神経限局性血管炎（primary angiitis of the central nervous system：PACNS）
- PACNSは中枢神経限局の血管炎であり，亜急性に発症する頭痛が最多の症状である。多発脳梗塞，一過性脳虚血発作（transient ischemic attacks：TIA）も生じるが，発熱，体重減少，倦怠感などの全身症状は認められない。
- 髄液検査異常は80～90％，MRI異常はほぼ100％で認められる。
- 可逆性脳血管攣縮症候群（reversible cerebral vasoconstriction syndrome：RCVS）は重要な鑑別診断で，女性に多く，突然発症する雷鳴様頭痛が特徴的な症状であり，頭蓋内動脈の可逆的な血管攣縮が原因である。血管炎ではないため髄液検査が正常であることから鑑別できる。
- PACNSの診断に関しては，可能であれば脳生検を行う。

IgA血管炎（IgA vasculitis：IgAV）
- 細菌感染により，類似した症状を生じうるので，感染症除外を丁寧に行うべきである。
- 肺病変や神経病変をきたすことは稀であり，もし存在した場合はまず他の血管炎を疑う。
- 治療のエビデンスは確立していない。ステロイドパルスを含むステロイド療法が無効であればIVCYやPEを検討する。ただしこれらが無効であるとする報告も存在する。

クリオグロブリン血管炎（cryoglobulinemic vasculitis：CV）

- ▶ クリオグロブリン（cryoglobulin：CG）は3つのタイプにわけられる。そのうち，CVを生じるのはType ⅡとType Ⅲである。RF上昇，C3とC4（C4優位），CH50の低下が参考になる。
- ▶ CGの検出には採血手技から遠心分離までを37℃で行って血清を分離した後，4℃の環境下で数日間静置する必要がある。偽陰性を生じやすいので疑う場合は複数回測定する。
- ▶ Type ⅠではB細胞増殖性疾患，Type Ⅱ，Ⅲではそれに加えて自己免疫疾患，感染症（HCVなど）を背景疾患として考える。
- ▶ 皮膚生検では，真皮上層〜中層の小血管に顕著なフィブリノイド沈着を伴うleukocytoclastic vasculitisを認める。蛍光抗体法で小血管壁にIgM，IgGあるいはC3の沈着がある。
- ▶ RTXの有効性を示す報告が増加してきている。

蕁麻疹様血管炎

- ▶ 蕁麻疹様紅斑が通常の蕁麻疹よりも長期に持続し，組織学的にleukocytoclastic vasculitisを認める血管炎であり，小血管，特に毛細血管と細静脈を主体とする。
- ▶ 全身性エリテマトーデス（systemic lupus erythematosus：SLE）との鑑別が重要であるが，正補体性蕁麻疹様血管炎（normocomplementemic urticarial vasculitis：NUV）では通常，抗ds-DNA抗体や抗Sm抗体は陰性である。
- ▶ 診断には皮膚生検が必須である。

症例集

症例1　CRPと比較してMPO-ANCA著増傾向で再燃した顕微鏡的多発血管炎

70歳女性。X年，肺線維症を指摘されたが，無治療で経過を見られていた。X＋5年末，関節痛が出現し，X＋6年6月，MPO-ANCA（myeloperoxidase-antineutrophil cytoplasmic antibody）173U/mLと異常高値が判明した。X＋6年10月，感覚性末梢神経障害が出現し，MPAと診断された。ステロイドパルス療法を行い軽快したが，維持療法中のX＋11年1月以降，CRPが0.5mg/dL前後で陽性化しはじめた。さらに4月に入り，MPO-ANCAが再度陽性化（13.9U/mL）し，経時的に著増し2カ月で28.10U/mLまで上昇した。またFDG-PET/CTで間質性肺炎にFDG（fluorodeoxy glucose）集積を認めたことより，当科に入院した。

PSL（prednisolone）を40mgに増量し，IVCYを行った。

ギモン❶ ANCAの力価と病勢評価の関係をどのように考えればよいか　コタエはp254

症例2　当初，ANCA関連血管炎と思われたが，血管内リンパ腫であった症例[1]

　75歳女性。X年3月，右不全片麻痺が出現し，頭部MRIで放線冠，小脳半球に点状の急性期梗塞巣を認め，多発性脳梗塞と考えられた。頭部MRAで明らかな血管狭窄像を認めず，アテローム性は否定的で，心原性も否定的であった。その他の原因について精査の結果，MPO-ANCA 414U/mLと高値を認め，当初，AAVに伴う多発性脳梗塞と考えられた。さらに，神経伝導速度で上下肢に多発単神経炎の所見を認めた。

　X年4月，治療目的で当科転院となり，ステロイド療法としてPSL 50mgから治療開始し，POCYで100mgを併用したところ，CRPが陰性化し，ステロイドは順調に減量して退院した。しかし，外来でフォロー中，CRP 15mg/dLまで再上昇し，全身CTで脾臓と腎臓の膿瘍が疑われたため再入院した。抗菌薬投与を行ったが炎症反応は低下せず，ランダム皮膚生検で血管内リンパ腫と診断した。なお，再入院時点でのMPO-ANCAは5.4U/mLと基準範囲内であった。

ギモン❶ AAV以外でANCAが上昇する病態には何があるか　コタエはp253

症例3　CRP陰性化を目指し，血管炎再燃としてIVCY施行後，様々な感染症を合併したMPA

　73歳女性。全身性強皮症の既往がある。X年7月に下垂足が出現し，腎炎所見も認めた。MPO-ANCA 44.8U/mLと上昇があったためMPA合併と診断した。ステロイドパルス療法を施行し，最終的にPSL 10mgおよびPOCY 50mg併用で寛解を維持していた。しかし，X＋1年末，POCYを中止した頃より炎症反応が上昇し再燃した。POCY 100mgおよびPSL 20mgまで増量するもMPAの病勢を抑えきれず，再入院した。

　ステロイドを再増量し，POCYを再開したが白血球減少のため中止した。しかしCRP陰性化が得られず，この時点で感染症を示唆する所見がなかったため白血球数改善を待ってIVCYを施行したところ，以降，様々な感染症（サイトメガロウイルス感染症，非結核性抗酸菌症，侵襲性アスペルギルス症など）に罹患するようになり，最終的に感染症で死亡した。

ギモン❶ 血管炎の治療目標とは何か　コタエはp274

症例4　肺胞出血と糸球体腎炎で発症し，加療中にCRPが上昇したが血管炎の再燃はなく，真菌感染であったMPA

77歳男性。X年4月中旬より全身倦怠感があり，小球性貧血と胸部X線上，肺胞出血によると思われるびまん性陰影を認め，5月に当院に入院した。

胸部CTでUIPパターンの間質性肺炎を認め，MPO-ANCA 483.0U/mLと高値が判明し，MPAと診断した。6月には，もともと認めていた尿潜血に加え，顆粒円柱が出現した。血清クレアチニンが1.06mg/dLから1.44mg/dLに上昇したため，早急な治療が必要と考えられ，ステロイドパルス療法を開始した。その後のX線で肺胞出血像は改善し，CRP 0.65mg/dLまでいったん低下したが，CRP 2.24mg/dLまで再上昇した。MPAのくすぶりと感染の鑑別が困難であったが，喀痰培養よりA.fumigatusを認め，抗真菌薬を投与し，炎症反応は陰性化した。

ギモン1 AAVに伴う肺胞出血の一般的治療は何か　コタエはp275

症例5　ステロイドパルス，PE，IVCYまで行ったが腎機能廃絶に陥ったMPA

63歳女性。X年2月，嘔吐で他院を受診した際，尿中赤血球陽性，炎症反応高値，血清クレアチニン1.05mg/dLと腎機能障害が判明し，当科を紹介受診した。当科受診時，わずか10日の間に血清クレアチニンが3.97mg/dLまで上昇しており，CRP 10.85mg/dLと炎症反応高値であった。尿中赤血球50～99/HPF，蝋様円柱，赤血球円柱などの異常円柱を認めた。さらに随時尿蛋白・クレアチニン比＝147.8/53.4＝2.8g/gCrと蛋白尿を認め，MPO-ANCA 203.0U/mLと上昇していた。

以上からMPAに伴うRPGNと診断した。入院即日，ステロイドパルス療法およびIVCY，PEも行ったが腎機能は改善せず，維持透析へ移行した。

ギモン1 AAVに伴うRPGNの一般的治療は何か。　維持透析への移行を阻止する方法はあったか　コタエはp275

症例6　多発性脳梗塞症状で発症したMPA

73歳女性。以前より間質性肺炎を指摘されており，約1年半前より体重減少が著明となっていた。X年1月より嚥下機能が階段状に悪化し，8月には左片麻痺にて近医入院となった。以降，自立歩行困難となり，構音障害も認め，頭部MRIにて両側基底核から深部白質にかけて広範なT2高信号域が出現した。頭蓋内主幹動脈の狭窄や危険因子は認められず，間質性肺炎などを含めて原因不明のため，10月に当院へ転院した。髄液検査では細胞数上昇は認められなかったが，IgG index 1.01と上昇していた。悪性リンパ腫を否定するためランダム皮膚生検および骨髄生検を行い，異常は認めら

れなかった。MPO-ANCA 9.8U/mLと正常値を上回っており、間質性肺炎もあることから脳病変も一元的に血管炎によるものと考え、水溶性PSL 80mgを開始したところ、臨床症状、頭部MRI所見、胸部CT所見いずれも改善した。

ギモン1 本疾患はMPAでよいか。 PANやPACNSの可能性はあるか　コタエはp283, 289

症例7　皮膚型血管炎からMPAに移行したと考えられる症例

72歳男性。X年、某医大にて皮膚型血管炎と診断され、NSAIDsのみで経過観察となっていた。2カ月前から食欲低下、体重減少を認め、X＋4年9月、当院を受診した。血清クレアチニン1.14mg/dLと上昇傾向で、検尿で蛋白3＋、潜血3＋を認め、腎炎の合併が疑われた。身体所見では両下肢異常感覚を認めた。さらに右下腹部圧痛があり、腹部CTでは回腸に炎症所見を認めた。血管炎による全身症状と判断し、ステロイドパルス療法を開始したところ、右下腹部圧痛消失とともに炎症反応は正常化し、腎機能も正常化した。腎生検の結果は、「慢性期のpauci-immune crescentic glomerulonephritisの所見で、糸球体45個中9個が完全硬化、4個が部分硬化、線維性半月体4個、リンパ球主体の炎症細胞浸潤」であった。経過中、MPO-ANCAとproteinase 3-ANCA（PR3-ANCA）は陰性だった。外来でAZPを併用したが嘔気のため継続使用できず、やむをえずTAC（tacrolimus）を使用している。CRP微弱陽性は持続しているものの臨床症状はなく、PSL 7mgまで減量できている。

ギモン1 皮膚型血管炎とは何か　コタエはp287

症例8　滲出性中耳炎および多発脳神経障害で発症したGPA

82歳女性。X年5月より滲出性中耳炎および左混合性難聴を指摘された。7月より左顔面麻痺が出現し、当院耳鼻科で短期間ステロイドパルス療法を施行したが、ステロイドを終了した頃より発熱、喀痰喀出困難の症状が出現、誤嚥性肺炎を併発したため当院呼吸器内科に入院した。

8月、喉頭ファイバーで、左声帯中間位固定（X）、左軟口蓋麻痺（X）、左舌偏位（XII）を認めた。抗菌薬で改善しない炎症反応が持続し、MPO-ANCA高値（70.2U/mL）や原因不明の滲出性中耳炎からGPAと診断した。MRIでは両側中耳に乳突蜂巣を中心に著明な液貯留があった。FDG-PET/CTでローゼンミュラー窩から内耳・中耳にわたって高いFDG集積を認めた。9月より水溶性PSL 60mgを開始した。CRPが17.22mg/dLから2.2mg/dLまで低下したが下がり止まったため、POCY 50mgを追加したところ、聴力、発声は改善傾向で嚥下機能も改善傾向を認めた。しかし、サイトメガロウイルス感染症を頻回に繰り返したため、POCYをMTXへ変更したとこ

ろ，病勢は安定しはじめた。

ギモン❶ AAVに対する免疫抑制薬の選択はどのように行うべきか　コタエはp275

症例9　腎炎を合併したEGPAに対してIVCYが奏効した症例

　40歳女性。気管支喘息の既往がある。X年6月，心窩部痛が出現した頃より，好酸球増多（白血球31,430/μL，好酸球74％），CRP 1.6〜3.2mg/dL，尿蛋白3＋，尿潜血3＋が指摘された。四肢末梢の異常感覚が出現したため，当科に入院した。

　左膝などに圧痛を伴う紫斑を認め，皮膚生検で小血管周囲に好酸球浸潤を認めた。さらに腎生検を行ったが，「糸球体3/25が硬化性病変，14/25に壊死あり，細胞性半月体6/25，線維細胞性半月体2/25，間質には線維化と好酸球浸潤多数」といった所見を認めた。MPO-ANCA 555U/mLと異常高値を認めた。EGPAと診断し，ステロイド療法としてPSL 60mgを開始したがX年7月より正中神経障害が出現した。白血球数（好酸球割合）が17,470/μL（16％）から21,780/μL（35％）に再上昇しはじめたため，ステロイドパルス療法を施行するも尿蛋白，潜血が持続し，血清クレアチニンが徐々に上昇しはじめたため当科に転院した。

　転院後，IVCYを開始したところ，炎症反応が正常化し，検尿異常や腎機能障害も徐々に改善した。

ギモン❶ どのような場合にEGPAでIVCYを必要とするか　コタエはp282

症例10　人工呼吸管理まで要した肺胞出血を合併したEGPAだがステロイド単独療法で軽快した症例

　68歳女性。気管支喘息の既往がある。X年3月頃より全身倦怠感が出現し，6月の胸部CTで右肺野に小浸潤影を認めた。さらに，7月に入り発熱，両下肢の感覚鈍麻が出現し，近医に入院した。血液検査で白血球数20,000/μL（好酸球48.8％）と好酸球増多を認め，MPO-ANCA 260U/mLと上昇していたため，EGPAによる肺胞出血と判断してステロイドパルス療法が開始された。貧血，肺浸潤影，呼吸状態悪化進行が抑制できず当院転院の上，ICU管理となった。

　人工呼吸器管理下で後療法として水溶性PSL 80mg投与および輸血を行った。以降，貧血進行はなくなり，フォローCT上も肺胞出血改善傾向にあった。末梢神経障害による異常感覚が持続したため，IVIgを行ったが若干改善した程度にとどまった。

ギモン❶ AAVの治療方針について，MPAとEGPA，GPAで違いはあるか
　コタエはp275, 282

ギモン❷ EGPAでIVIgが必要となる病態には何があるか　コタエはp282

症例11 好酸球増多を伴っているもののANCA陰性で診断困難であったが，下垂足が出現しEGPAの確定診断に至った症例

　76歳女性。気管支喘息の既往がある。X年10月より脱力，上気道症状が出現し，炎症反応高値であったため当科に紹介入院となった。

　白血球数17,350/μL（好酸球21％），CRP 10.45mg/dLであったが，ANCA陰性であった。一方で，IgG4/IgG 1,030/2,519mg/dLとIgG4高値を認めた。全身炎症巣検索を目的にFDG-PET/CTを施行したところ，胸腰部の背筋に結節状のFDG集積を認めた。筋生検を施行したところ，好酸球と形質細胞の血管周囲に浸潤を伴う筋炎の所見があり，一方で形質細胞のIgG4染色は陰性であった。EGPAとしてX年11月よりPSL 30mgを開始したところ，炎症反応は陰性化し，好酸球数も正常化した。しかしながら12月から下垂足が出現したため，EGPAによる多発単神経炎としてステロイドパルス療法を開始したところ，改善傾向を認めた。

ギモン❶ 血清IgG4が上昇する疾患には何があるか　コタエはp278
ギモン❷ EGPAにおけるANCA陽性・陰性例の特徴に違いはあるか　コタエはp277, 278

症例12 好酸球増多，ANCA陽性を認めていたが，肝多発膿瘍を認めたため寄生虫感染などが鑑別に挙がり診断困難であった。診療過程で喘息が出現しEGPAの確定診断に至った症例

　76歳男性。白血球数20,150/μL（好酸球71.0％）と好酸球増多を認め，好酸球主体の肝多発膿瘍や腹腔内リンパ節腫大を伴っており，前医でステロイド（PSL 60mg）が投与された状態で当科紹介となった。

　血液検査上，MPO-ANCA陽性，高ガンマグロブリン血症，およびIgG4 2,400mg/dLと高値を認め，フォローの腹部CTでは肝膿瘍は器質化しつつあった。中国滞在歴があり，肝蛭症，犬回虫による感染や悪性リンパ腫なども鑑別に挙がったが，抗寄生虫抗体はすべて陰性であった。ステロイドを徐々に減量したところ，炎症反応の上昇とともに喘鳴が出現した。以上より，EGPAの可能性を考え，PSL 30mgを再増量したところ，喘鳴は消失し，炎症反応も正常化した。

ギモン❶ 好酸球増多症の鑑別はどのように行うか　コタエはp278

症例13 症状が自然軽快を繰り返し診断困難であったが，8年後に診断が確定したPAN

61歳女性。X年より四肢末梢に異常感覚があり神経伝導検査で正中神経障害を指摘されたが経過観察することになった。X＋2年より両下腿と前腕に出現・消退する，浸潤を触れる紅斑が出現，X＋3年から間欠的な39℃台の発熱も出現したため当科に初回入院した。

日々変動する四肢の異常感覚は再現性に乏しく，発熱と紅斑，CRPも自然に軽快したため経過観察した。X＋4年4月に近医で大腿部紅斑の生検を行い，中型動脈のフィブリノイド壊死，血管周囲の炎症細胞浸潤を認めた。しかし，以後通院を自己中断した。

X＋4年10月に右下肢の疼痛が出現，神経伝導速度検査で脛骨，腓骨，腓腹神経障害を認めた。CRP陰性だったが血管炎による症状である可能性が否定できずPSL 30mgを開始した。しかし紅斑や異常感覚は改善しなかった。X＋6年に再び発熱，紅斑，炎症反応の上昇があった。治療抵抗性のためPSLを50mgに増量しIVCY，tacrolimusを併用したところ軽快した。X＋8年，PSL 6mgで維持していたところ四肢の異常感覚が増強したため当科入院。

入院3日後に突然両手指に冷感，自発痛，チアノーゼを認めた。CTアンギオグラフィーは正常だったが血管造影で手掌動脈弓部以遠が描出されなかった。PANと診断しPSL 35mgとIVCYを併用して軽快した。

ギモン1 PANの診断および治療法は何か　コタエはp285

症例14 腎炎および消化管多発潰瘍合併のIgA血管炎でステロイド単剤が奏効した症例

69歳男性。X年12月より右季肋部痛が出現。胆管炎が疑われたため，抗菌薬を投与し保存的加療が行われた。X＋1年1月より上肢および下腿に紫斑が多数出現し，下部内視鏡検査を施行したところ，回腸末端，盲腸，小腸などに多発潰瘍を認めた。さらに，発熱を伴うようになり当科紹介となった。尿検査上，蛋白2＋，潜血3＋（赤血球＞100/HPF），赤血球円柱，卵円脂体，白血球円柱を認め，血清クレアチニンが短期間に0.54mg/dLから1.23mg/dLまで上昇し，臨床的にRPGNが疑われたことに加え，消化管潰瘍，紫斑からIgAVが疑われたため，当科転科となった。

MPO-ANCAおよびPR3-ANCAは陰性だった。IgA 544mg/dL（110〜410）と上昇しており第XIII因子活性は68％（70〜140）と低下していた。皮膚生検では血管炎の所見をとらえることはできず，また腎生検は施行できなかった。右季肋部痛はIgAVの9％に認められると言われる[2]ことも考慮し，病理学的には証明できなかったが臨床状況を総合してIgAVと診断した。転科後，ステロイドパルス療法を開始し，

炎症反応，検尿所見，腎機能が改善した．

> **ギモン❶** 成人発症IgAV診断の注意事項は何か　コタエはp293
>
> **ギモン❷** IgAVによる腎炎の治療法は何か　コタエはp294

症例15　紫斑，血性下痢を主訴に発症したIgAV。水溶性PSL 100mgで軽快した症例

　35歳男性。X年2月，微熱，多発関節痛，下肢皮疹が出現した。さらに下腹部痛が出現し，増悪傾向にあったため近医に入院した。禁食，抗菌薬投与で一時軽快したかのように見えたが，退院後，両上肢・下腿にアナフィラクトイド紫斑が出現し，近医へ再入院となった。PSL 30mgを開始したが，皮疹の改善はなく上腹部痛が強くなり，水溶性PSL 60mgへ変更した。しかし血性下痢が出現し，皮疹も再度増悪を認めたため，X年3月に当院当科に紹介入院となった。

　IgAは209mg/dLと正常範囲内であった。紫斑，血性下痢を伴う腹痛，関節痛などよりIgAVの可能性を考慮し，水溶性PSL 100mg点滴へ増量したところ腹痛および下血は改善した。中心静脈栄養を開始した上で，ステロイドを慎重減量し，便潜血陰性を確認してPSL 40mg内服に変更した。以後，食上げを開始し，軽快退院した。

> **ギモン❶** IgAVの消化管病変に対する治療方法は何か　コタエはp293

解説

　血管炎の名称を定めたCHCC1994を改訂し，各血管炎の名称を適切なものに変更するため，CHCC2012が開催された。この改訂は，診断や分類基準を示すものではない。最初に大きく大・中・小血管炎に分類したが，これらの血管炎はそれぞれの血管に主病変があるという意味であり，血管炎はどのサイズの血管にも影響が及びうる。高安と川崎以外の人名は廃止され，病態を表す病名に置き換えられた。まずはこの分類について解説していきたい。

　症例1のような例では，CRPとANCAの上昇に乖離があり，その解釈をどうするかという疑問が生じる。また，**症例2**のようにANCA陽性で脳梗塞，多発単神経炎を生じ，いかにもAAVを疑わせるが，後に血管内リンパ腫が判明した症例などANCAそのものの解釈に対する疑問が生じる。そこで，ANCAについても解説を加えたい。

　AAVの治療に関しても解説を加えていく。AAVは一括して治療方針が論じられる

ことが多いが，最近はMPAとGPAを分けて考えるべきではないかと示唆する論文も出てきている[3]。当科では，MPAはステロイドを基礎に臓器障害の程度と炎症反応（CRP）を見ながらCPAを追加するか否かを検討して，基本的にCRPの陰性化を目指している。一方で，GPAはMPAと比較して予後が良好で，ステロイドおよびCPA，ST合剤を基礎にCRPを可能な範囲で抑え込み，時に病態との共存もありうるという形をとっている。EGPAは基本的に好酸球を主体とする病態であり，ステロイド感受性が高い。ステロイド単独で治療可能な例が多いが，IVCY，IVIgなどの追加を考慮する症例について考察したい。

症例3のようにCRPの完全陰性化を目指し，結果的に重篤な感染症をまねいた例もあり，AAV治療における治療目標，CRP陰性化をどこまで追求するかという疑問が残る。

症例4のように免疫抑制治療中，CRPが上昇した際には常に感染症との鑑別が必要である。また，肺胞出血の治療は，「ステロイドパルス＋CPA」もしくは「ステロイド＋CPA＋PE」が一般的に必要と言われるが，当科の経験上，軽症の場合はステロイド単独でも治りうる印象がある。

症例5のように著明な急速進行性腎障害例においては，MEPEX trial[4]に基づき持続透析導入を回避するために，ステロイドおよびCPAの標準的寛解導入療法に加え，PE療法の併用が推奨されるが，本症例のように治療の甲斐なく，維持透析に至る例もある。

症例6は中枢病変を合併したMPAの症例である。MPAとPANの鑑別は難しく，その違いについて解説していきたい。PACNSという概念もあり，それについても解説したい。

症例7は当初，皮膚型血管炎だったMPAの一例だが，皮膚型血管炎というものに対する解釈と治療についても解説する。

症例8はGPAの一例である。原因不明の滲出性中耳炎に遭遇した場合はGPAも鑑別に入れなければならない。

症例9 症例10 症例11 症例12はEGPA例である。診断に関して，症例11や症例12のように，時に症状がそろわず，当初，診断が難しいことがある。ANCA陰性の場合もあり，腎病変のない患者では26％しか陽性でないが，糸球体腎炎を認めた場合は100％陽性と言われる[5]。また，IgG4高値の場合がある。治療に関しては，基本的にステロイド単独で寛解に至ることが多いが，FFS（five-factor score）2以上のときや心病変，中枢病変を合併しているときはCPAの併用が推奨され，実際，症例9はIVCYを必要とした。症例13はPANの症例である。PANは本例を含めしばしば診断に難渋するため診断方法について解説する。

症例14や症例15は，IgAV例である。症例14のような腎炎合併例の免疫抑制療法に

関するエビデンスは限られている。症例15のように消化器症状を有する場合，食事を再開するとほとんどの症例で腹部症状を繰り返すため，完全に消化器症状がおさまるまで禁食で通したほうがよい。その他，稀ではあるが遭遇すると治療に難渋するCVやNUVについても解説していきたい。

1 ANCA

1 ANCAとは

　ANCAは好中球や単球のリソソームの一次顆粒に対するIgG抗体である。1982年Daviesらが巣状壊死性糸球体腎炎の血清の抗体の研究で偶然発見した。1985年にvan der WoudeらがGPAでANCAの頻度が高いことを報告し，その後，Falkらがperinuclear-ANCA（P-ANCA）の対応抗原を報告した[6]。抗体産生の機序には諸説あるが，感染症などを契機としてTNF-αなどの炎症性サイトカインが誘導され，それによって細胞膜表面に露出した細胞質内顆粒構成成分にANCAが結合して起こると考えられる[7]。その他の環境因子としては，薬剤，ケイ素の曝露，cocaineなどがある。また，活性化好中球がクロマチンを細胞外へ放出して細胞死するNETs（neutrophil extracellular traps）と呼ばれる現象が感染防御に重要であるとともにAAVの病態形成にも関与しているとされる[8]。免疫染色のパターンは，C-ANCAはPR3を主な対応抗原とし，好中球アズール顆粒も対応抗原となる。一方P-ANCAの主な対応抗原はMPOであり，ペルオキシダーゼ陽性リソソームを対応抗原とする。

2 ANCAの測定方法[6]

　感度が高いとされるIIFと特異度が高いとされるELISAがある。IIFはあらゆるANCAの対応抗原の検出ができることもあり，スクリーニングとしてIIFをまず行い，確定のためにELISAを行うことを推奨するエキスパートもいる。**実際，the European League Against Rheumatism（EULAR）の推奨[9]ではIIFとELISAの両方を行うべきとしている。**ただしIIFで陰性であってもELISAのみで陽性の場合も5％程度存在するため，結局のところELISAも行うべきである。IIFとELISAの両方が陽性であれば，AAVの特異度は99％，GPAに対する感度は73％，MPAに対する感度が67％と報告されている。なお検体中に抗核抗体が存在する場合，P-ANCAによく似た染色パターンを示すことがあり注意が必要である。

3 ANCAが血管炎を引き起こす機序

　感染などを契機に分泌される炎症性サイトカインの刺激でANCA抗原が好中球の細胞表面に移動する。ANCA抗原とANCA抗体が結合して好中球を活性化し蛋白融解酵素を放出し，組織を傷害する[10]。また上述のNETsが病態形成に重要であると言われている。NETsは感染防御のひとつであるが，放出されたクロマチン繊維は血管内皮にも接着し，組織障害をきたす。活動性AAV患者では寛解AAV患者と比べて，血漿中のNET remnants（ヌクレオソームとMPOの複合体）が有意に高く，活動性との相関が指摘されている[11]。

4 ANCAが陽性化する疾患

症例2ギモン1 ⇒ p244 に対するコタエ

　ANCAはAAVだけに特異的なものではなく，その他，多くの疾患でも認められる。感染症，悪性腫瘍，自己免疫疾患，薬剤，環境因子，その他に大別される。

①感染症

　感染性心内膜炎でPR3-ANCAが陽性であった報告[12]**やC/P-ANCA陽性率は18%とする報告がある**[13]。**また結核でもANCA陽性となることがあり，実に25%の症例でP-ANCA陽性であったとの報告もある**[14]。気管支結核は難治性気管支喘息のように見え，好酸球増多も伴うことがあるからEGPAと誤診する可能性がある。肺結核，肺外結核の可能性は常に念頭に置きたい。

②悪性腫瘍

　症例2ではMPO-ANCAが陽性であったが血管内リンパ腫と判明した[1]。他にもHodgkinリンパ腫でP-ANCAが13%陽性であったとする報告もある[15]。

③自己免疫疾患

　AAVは，欧米ではPR3陽性GPAが多く，わが国ではMPO陽性MPAが多い（「3. AAVの治療」の項 ☞ p263〜276参照）。潰瘍性大腸炎の50〜70%，Crohn病の10〜30%，原発性硬化性胆管炎の最大87%，I型自己免疫性肝炎の最高96%でANCA陽性である。Felty症候群の90%でANCAが陽性とされる[6]。抗糸球体基底膜抗体病（Goodpasture症候群）でもANCA陽性となることがあるがANCA陽性例は陰性例に比べて予後不良である。

④薬剤

　propylthiouracil（内服中33〜64%で生じる），methimazole，carbimazoleなどの抗甲状腺薬が強く関係しており，hydralazine，D-penicillamine，minocyclineなども関連が指摘されている。薬剤性ではMPO-ANCAが非常に高力価で出現することが多く[16]，またMPO-ANCAだけでなくエラスターゼやラクトフェリンへの抗体も産生されることが多い。薬剤性では原発性に比べて重症化しないことが多いが半月体形成性糸球体腎炎や肺胞出血も生じうる。

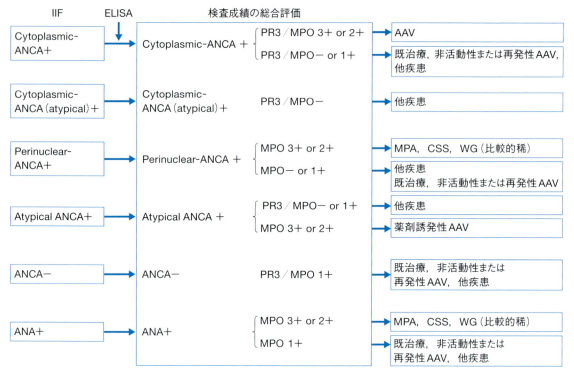

図1 ANCA検査および結果報告に関するInternational Consensus Statementに基づくANCA測定および報告法

AAV：ANCA関連血管炎，IIF：間接蛍光抗体法，MPO：ミエロペルオキシダーゼ，CSS：Churg-Strauss症候群，MPA：顕微鏡的多発血管炎，WG：Wegener肉芽腫症

（文献6より引用）

⑤環境因子

二酸化ケイ素やアスベスト，cocaineなどの環境因子もANCA陽性に関与する。

AAV以外でANCAが陽性になる場合，多くはP-ANCAである。また対応抗原がMPOやPR3ではないことが多い[6]がもちろん当科 症例2 も含めて例外もある。

図1にIIFとELISAの結果を組み合わせた解釈方法の一例[6]を掲載する。

繰り返しになるが蛍光抗体法（C/P-ANCA）とELISA（MPO/PR3-ANCA）の対応が一致していることがAAV診断のために重要である。たとえば，P-ANCAはMPOのほか，エラスターゼ，カテプシンG，ラクトフェリン，azlocillinなどの抗原に対応し，C-ANCAはPR3以外にh-lamp-2やbactericidal/permeability increasing protein（BPI）も対応抗原になる[17]。

5 病勢評価としてのANCA

症例1 ギモン1 ⇒ p244 に対するコタエ　症例1 ではMPA治療中にANCAが再度陽転化しCRPの上昇程度に比較してANCAが著増した。実際にFDG-PETでも病勢が確認できているので本症例におい

てはANCA力価は(CRPよりも)病勢を反映していたと考えられる。

ANCAの力価は文献上も以下のように，おおむね病勢と一致して推移し，経過中の陽性化は再燃の危険を示唆する。一方で再燃との相関はなかったとする文献もあり評価がわかれている。

ANCAの力価が病勢を反映するかどうかは賛否があるが，現実的な対応は以下のようになるだろう。

ANCA陰性化にこだわらずあくまで臓器病変の治療に集中する（原病によるCRPを陰性化する必要がある）。ANCAが陰性化せず臨床的に寛解した場合は再燃のリスクが高いと考えておく。ANCAの一過性の増減で治療を変更しない。しかし経時的な上昇傾向がみられた場合はステロイド減量速度をゆるめ，場合によっては他の免疫抑制薬を追加して再燃を警戒すべきであろう。それでも上昇傾向が続く場合にステロイドを増量すべきか，するとしたらどの程度すべきかについては明確な回答がなく検討課題である。

1）ANCAが病勢を反映するという報告

PR3-ANCA陽性のGPA患者126例を対象とした後ろ向き研究では[18]，88%が完全寛解を達成したが，そのうち，PR3-ANCA陽性が持続していた患者では完全寛解を達成したのは40%のみであった。また再燃した患者のうちC-ANCA陽性は80%だったが，そのうち半数は一度陰性化した後に再度陽転化しており，半数は初診時から持続陽性であった。一方，PR3-ANCA陽性は66%だったが，そのうち70%は再陽転化，30%は持続陽性であった。IIFの再燃に対する感度は80%，ELISAの感度は66%であった。PR3-ANCA，C-ANCAそれぞれが陽転化した患者のうちおよそ80%が再燃を経験し，陽転化から再燃までの平均時間は14カ月であった。またANCA持続陽性にもかかわらず再燃しなかった患者では，完全寛解を達成した患者は50%程度しかいなかった。

以上をまとめると，①ANCA陽性は，持続していても新たに出現しても再燃率が高い，②ANCA持続陽性は病勢が持続している可能性が高い，③ANCAは病勢評価の指標になるが，ANCAが再出現しても再燃までは14カ月程度かかり，20%は再燃しないためANCA上昇のみで病勢を評価しない，こととなる。

87例のPR3-ANCA関連血管炎患者を後ろ向き研究で検討した結果，診断から24カ月までC-ANCAもしくはPR3-ANCA陰性を維持できた患者では5年以内の再燃リスクが少なかった。一方でC-ANCAもしくはPR3-ANCA陽性が診断時から3，12，18，24カ月時点でみられた場合，再燃の相対リスクはそれぞれ2.0，1.9，2.9，2.6と高かった[19]。

MPO-ANCA関連血管炎38例（MPA 18例，GPA 15例，EGPA 5例）の後ろ向

き研究（以下同）もある[20]。全患者が寛解導入に成功し，74％がANCA陰性化した。54カ月までの観察で29％が再燃したが，その91％でANCA上昇を伴っていた。**一度陰性化したANCAが再度陽性化した場合，再燃のオッズ比は117ときわめて高かった**。60％の症例で，陽性化から12カ月以内に再燃していた。以上よりMPO-ANCAのモニタリングは病勢評価に有用である。

PR3-ANCAもしくはMPO-ANCA陽性のAAV 166例を後ろ向き研究した[21]。104例が腎病変あり，62例が非腎病変ありであった。**ANCA上昇は腎病変がある患者では再燃と強く相関しておりハザード比が11.09だったが，非腎病変患者では2.79と弱い相関にとどまった**。腎病変の有無でANCA測定の再燃における予測力が異なる可能性がある。

2）ANCAが病勢を反映しないという報告

メタアナリシスを行い，ANCA上昇またはANCA陽性持続の再燃に対する感度と特異度を求めた[22]。寛解期間中のANCA上昇は再燃に対する陽性尤度比が2.84，陰性尤度比が0.49だった。持続陽性の陽性尤度比は1.97，陰性尤度比は0.73だった。**ANCA上昇もしくは陽性持続は将来の再燃を軽度に予測するにすぎなかった**。

GPA患者156例を対象とした前向き研究[23]では，PR3-ANCAの上昇と再燃との相関はなかった。

2 CHCC2012

❶ 血管の構造[24]

血管の一般的構造は内膜，中膜，外膜の三層構造からなり，内膜と中膜の間に内弾性板が，中膜と外膜の間に外弾性板が存在する（**図2**）[24]。内膜は単層の血管内皮細胞と細胞外基質からなる。中膜は平滑筋細胞と細胞外基質からなり，中膜内層の平滑筋は酸素と栄養を血管内腔からの拡散で得ている。大・中血管では中膜外層の平滑筋は外膜に存在する細動脈のひとつである「脈管の脈管」が栄養する。

1）組織学的分類

組織学的な血管の分類と，後述するCHCC分類に若干の違いがあり混乱のもとになるので，あえて英語名で記す。

①large-sized arteries (elastic arteries)

大動脈（aorta）とその第1分枝，肺動脈。中膜は平滑筋ではなく弾性繊維で占めら

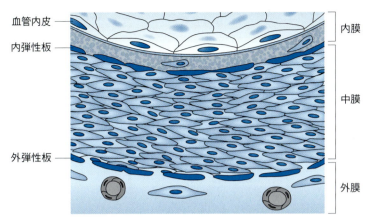

図2 血管の構造　　　　　　　　　　（文献24より引用）

②medium-sized arteries（muscular arteries）

　大動脈のより小さい分枝。冠動脈も含まれる。中膜は主に平滑筋で占められている[24]。

③small-sized arteries

　2mm以下で中膜は平滑筋層のみで構成される。平滑筋層が8層程度である点においてarteriolesと区別される[25]。arteriolesとともに臓器の間質膠原繊維内に分布する。

④arterioles

　細動脈。血管口径が100μm以下で内膜は内皮細胞と直下の1本の弾性板で構成される。中膜は1～2層の平滑筋層からなり，外膜はきわめて薄い[26]。

⑤capillaries

　毛細血管。赤血球と同程度の口径（7～8μm）であり，中膜を欠く。

⑥venules

　細静脈。arteriolesと同様に口径100μm以下で中膜が1～2層の平滑筋層で構成される。arteriolesと異なり，内弾性板がない点で区別する。

⑦veins

　静脈。venulesから続く静脈。

2）CHCC分類（図3）

　以下にCHCC分類[27]を示す。分類名が"vessels"と表記されていることに注意する。

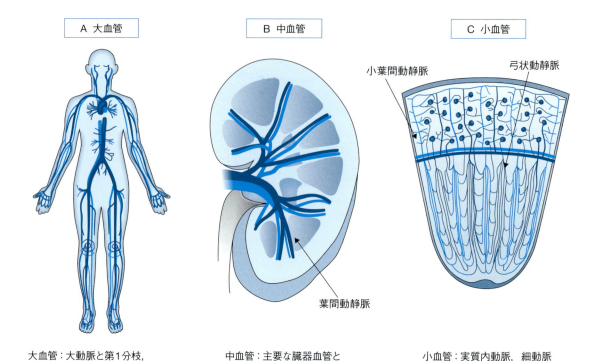

図3 CHCCによる血管の分類 （文献27より引用改変）

① large vessels（図3A）

大動脈とその第1分枝，およびそれに相当する静脈（veins）。

② medium vessels（図3B）

主要内臓動脈と静脈，その第1分枝まで，およびそれに相当する静脈。例として葉間動静脈が該当する。

③ small vessels（図3C）

実質内動脈（intraparenchymal arteries）とarterioles, capillaries, venules, veins。

　ちなみにmedium vesselsは，large vesselsよりも小さいが，内膜，中膜，外膜および内外弾性板の構造が保たれるほどの大きさはあるものとする記載もある。**臨床的には血管造影で観察可能なレベルの血管径としている**[28]。

　先に述べたsmall-sized arteriesがCHCC分類でどこに該当するのかがあいまいである。実際，中血管炎（medium vessel vasculitis：MVV）であるPANの説明には"PAN is necrotizing arteritis of medium or small arteries without glomerulo-nephritis or vasculitis in arterioles, capillaries, or venules."と記

載されている．一方，SVVであるAAVは"AAV is necrotizing vasculitis, with few or no immune deposits, predominantly affecting small vessels (i.e., capillaries, venules, arterioles, and small arteries)."とある．

以上から，small arteriesは基本的にはsmall vesselsに属するが，medium vesselsにも一部属すると理解しておいたほうが混乱は少ないであろう．

『Kelly's Textbook of Rheumatology 9th Edition』[28]の図が理解に役立つため掲載する（図4）[28]．small-sized arteriesがSVVとMVVの両方で侵される様子が理解できる．

2 CHCC2012による血管炎の改訂命名法[27]

CHCC2012の改訂は診断や分類基準を示すものではなく，あくまでもnomenclature（命名法）の変更であることに注意する必要がある．病理学的に証明されなければ血管炎と診断できないわけではない．最初に大きく大・中・小血管炎に分類したが，これらの血管炎はそれぞれの血管に主病変があるという意味であり，血管炎はどのサイズの血管にも影響が及びうる．高安と川崎以外の人名は廃止され，病態を表す病名に置き換えられた（図4）．

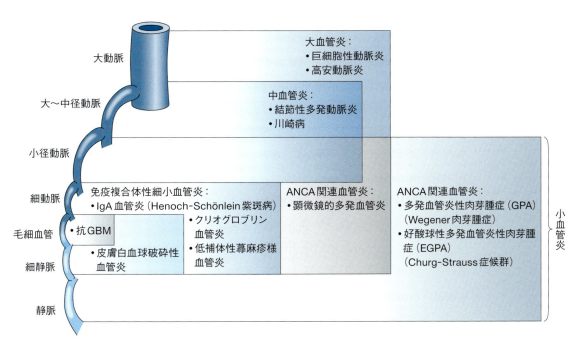

図4 血管径による分類
ANCA：抗好中球細胞質抗体，GBM：糸球体基底膜
（文献28より改変）

1) 大血管炎 (large vessel vasculitis：LVV) (図3A)

大動脈とその主要分岐動脈などの大きな動脈に主病変がある。図3Aに記載された動脈が該当するが最も遠位の分岐は除く。筋肉，神経，腎，皮膚などの臓器内部に入っている血管は大血管に含まない。**様々なサイズの動脈も影響を受ける。たとえばGCAでは眼動脈 (大血管) のみならず網膜動脈や毛様体動脈 (中血管)，さらにこれらの枝 (小血管) も罹患しうる。**

① 高安動脈炎 (Takayasu arteritis：TKA)

しばしば，肉芽腫性動脈炎と呼ばれる。大動脈とその主分岐動脈に主病変がある。通常50歳以下で発症する。人名を廃するなら，early-onset granulomatous aortitis/arteritis。

② 巨細胞性動脈炎 (giant cell arteritis：GCA)

しばしば，肉芽腫性動脈炎と呼ばれる。病理組織像はTKAと同じ*。大動脈とその主要分岐動脈，頸動脈や椎骨動脈の分岐が侵されやすい。必ずしも側頭動脈を侵さないので側頭動脈炎の名称は不適切とされたが，必ずしも病変部位に巨細胞を認めるものでもない。通常50歳以上で発症し，リウマチ性多発筋痛症の合併が多い。

*GCAとTKAが異なる疾患かどうかは，CHCC2012でも結論が出なかった。

2) 中血管炎 (medium vessel vasculitis：MVV) (図3B)

内臓動脈とその分岐である中動脈に主病変がある。LVVより発症が急で壊死を伴いやすい。炎症性動脈瘤や狭窄を伴う。様々なサイズの動脈も侵されうる。

① 結節性多発動脈炎 (polyarteritis nodosa：PAN)

中小動脈 (medium or small arteries) の壊死性動脈炎。**糸球体腎炎や細動脈 (arterioles)・毛細血管 (capillaries)・細静脈 (venules) などの血管炎を伴わない。ANCAとの関連はない**と定義され，典型的にはANCA陰性である。PANとAAVは臨床的・病理学的に区別困難な場合があるのでANCAの有無は鑑別のため重要である。

② 川崎病 (Kawasaki disease：KD)

皮膚粘膜リンパ節症候群を伴う動脈炎。主に中小動脈に病変がある。しばしば冠動脈が侵される。大動脈などが侵されることもある。乳幼児に発症が多い。人名を廃するなら，mucocutaneous lymph node syndrome arteritis。

3) 小血管炎 (small vessel vasculitis：SVV) (図3C)

主に実質内の小動脈・細動静脈・毛細血管などの小血管 (small vessels) に病変がある。中動静脈が侵されることもある。通常の小生検で得られる組織には小血管しか含まれない。**血管壁への免疫複合体の沈着の有無で2つに分類される。**

①ANCA関連血管炎（ANCA associated vasculitis：AAV）

　　MPO-ANCAやPR3-ANCAと関連した毛細血管，細動静脈，小動脈などの小血管に主病変がある壊死性血管炎。免疫複合体の沈着はほとんどない。全患者がANCA抗体陽性というわけではなく，PR3-ANCA，MPO-ANCA，ANCA陰性などとANCA反応性を付記する。ANCA陰性AAVとは，seronegativeのSLEや関節リウマチ（rheumatoid arthritis：RA）という命名に類似したもの。

●顕微鏡的多発血管炎（microscopic polyangiitis：MPA）

　　毛細血管，細動静脈などの小血管に主病変がある壊死性血管炎。免疫複合体沈着はほとんどない。中小動脈の壊死性動脈炎を伴うこともある。壊死性糸球体腎炎がよくみられる。肺毛細血管炎もしばしば生じる。**肉芽腫性炎症のように血管を中心としない炎症はみられない。**

●多発血管炎性肉芽腫症（granulomatosis with polyangiitis：GPA）

　　上下気道に主病変がある壊死性肉芽腫性炎症，ならびに毛細血管，細動静脈，動静脈などの中小血管に主病変がある壊死性血管炎。壊死性糸球体腎炎，眼病変，肺毛細血管炎はよくみられる。**肉芽腫性/非肉芽腫性の血管外炎症も一般的である。**上下気道や眼に病変が限局した場合でも病理像が合致し，特にANCA陽性であればGPAに含める。

●好酸球性多発血管炎性肉芽腫症（eosinophilic granulomatosis with polyangiitis：EGPA）

　　気道に主病変がある好酸球に富んだ壊死性肉芽腫性炎症，ならびに中小血管を主に侵す壊死性血管炎。気管支喘息と好酸球増加を伴う。鼻茸がよくみられる。**ANCA陽性率に関しては，腎病変がない場合は25％，ある場合は75％，壊死性糸球体腎炎を伴うと100％と報告されている。**好酸球浸潤を伴う肺，心筋，消化管などでの血管外炎症もよくみられる。

●単一臓器でのANCA関連血管炎（single organ AAV）

　　腎限局型ANCA関連血管炎（renal limited AAV）はMPAの腎限局型である。

②免疫複合体性細小血管炎（immune complex small vessel vasculitis）

　　毛細血管，細動静脈，小動脈など，主に小血管壁に免疫グロブリンや補体成分の沈着を中等度から著明に伴う血管炎。糸球体腎炎をしばしば伴う。**動脈病変はAAVよりも少ない。**

●抗GBM抗体関連疾患（anti-glomerular basement membrane disease）

　　糸球体毛細血管，肺毛細血管，あるいは両毛細血管に生じる血管炎。抗基底膜抗体が基底膜に沈着する。**抗GBM抗体は肺胞毛細管基底膜にも反応するが，GBMという名称が残った。**肺胞出血や糸球体腎炎を生じる。肺と腎両臓器が侵される場合が旧名Goodpasture症候群である。肺胞出血病変は，白血球浸潤に乏しいことがしばしばある一方で，糸球体腎炎は炎症が強く認められることが多い。

- クリオグロブリン血管炎(cryoglobulinemic vasculitis：CV)

 毛細血管，細動静脈などの主に小血管にCG沈着を伴う血管炎。皮膚，糸球体，末梢神経がしばしば侵される。"idiopathic"や"essential"という枕詞はCG産生の背景が不明なときに用いる。

- IgA血管炎 (IgA vasculitis：IgAV)（旧名 Henoch-Schönlein 紫斑病）

 毛細血管，細動静脈などのSVVに病変があり，IgA1優位な免疫沈着を伴う血管炎。上気道や腸管の感染が契機になりうる。皮膚や消化管（特に小腸）が侵され，しばしば関節炎を伴う。IgA腎症（IgA nephropathy：IgAN）と区別できない糸球体腎炎を伴うことがある。IgAVやIgANでは，**糖鎖修飾異常によって生じたIgA1に対するIgG抗体が免疫複合体を形成して血管壁に沈着する**と考えられている。単一臓器病変型として，皮膚限局型や腎限局型（IgAN）があるが，全身型に進展する可能性もある。

- 低補体性蕁麻疹様血管炎（抗C1q血管炎）〔hypocomplementemic urticarial vasculitis：HUV (anti-C1q vasculitis)〕

 蕁麻疹と低補体血症を伴う毛細血管，細動静脈などのSVV。抗C1q抗体と関連する。糸球体腎炎，関節炎，閉塞性肺疾患，炎症性眼病変などがみられる。抗C1q血管炎という名称は合意に至らなかったが，疾患との関連が強く括弧で追記された。低補体血症や蕁麻疹は，低頻度だがループス血管炎（lupus vasculitis）のような他の免疫複合体性血管炎でも認められた。

4) 多彩な血管を侵す血管炎 (variable vessel vasculitis：VVV)

 大・中・小血管といった様々なサイズの血管，あるいは動静脈や毛細血管など様々な血管に病変がある血管炎。

①Behçet病 (Behçet's disease：BD)

 BD患者で生じる動静脈の血管炎。SVV，血栓性血管炎，血栓症，動脈炎，動脈瘤などを生じる。

②Cogan症候群 (Cogan's syndrome：CS)

 CSの患者で生じる血管炎。CSは結膜炎，上強膜炎，強膜炎，ぶどう膜炎などの炎症性眼病変と，感音性難聴，前庭機能障害などの内耳疾患を特徴とする。**眼のSVVは無血管である角膜実質にまで及び，特徴的な角膜実質炎を呈する**。大・中・小動脈の動脈炎，大動脈瘤，大動脈弁膜炎，僧帽弁膜炎などの血管病変が生じる。

5) 単一臓器血管炎 (single organ vasculitis：SOV)

 単一臓器に生じる様々なサイズの動静脈の血管炎。全身性血管炎が限局的に現れたことを示唆する特徴がない。病変臓器や血管の種類を名称に含む（たとえば，皮膚小血管炎，精巣動脈炎，中枢神経系血管炎など）。血管炎の分布は単一臓器内で単発性

あるいは多発性である．SOVと診断された後，他症状が現れ，全身性血管炎の診断に変わることもある．SOVなのか全身性血管炎の臓器限局例なのかを区別するために病理や臨床的情報が有用である．以下に例を挙げる．

- 皮膚白血球破砕血管炎（cutaneous leukocytoclastic angitis）
- 皮膚動脈炎（cutaneous arteritis）
- 原発性中枢神経系血管炎（primary CNS vasculitis）
- 孤発性大動脈炎（isolated aortitis）：鑑別は，感染症（梅毒など），IgG4RDなど

6）全身疾患に関連した血管炎（vasculitis associated with systemic disease）

全身性疾患に伴う血管炎．以下に例を挙げる．

- ループス血管炎（lupus vasculitis）
- リウマトイド血管炎（rheumatoid vasculitis）
- サルコイド血管炎（sarcoid vasculitis）
- 再発性多発軟骨炎に伴う血管炎［relapsing polychondritis（RPC）vasculitis］

7）病因が判明している血管炎（vasculitis associated with probable etiology）

特定の病因と関連する血管炎．以下に例を挙げる．

- C型肝炎ウイルス関連クリオグロブリン血管炎（hepatitis C virus-associated cryoglobulinemic vasculitis）
- B型肝炎ウイルス関連血管炎（hepatitis B virus-associated vasculitis）
- 梅毒関連大動脈炎（syphilis-associated aortitis）
- 薬剤関連免疫複合体性血管炎（drug-associated immune complex vasculitis）
- 薬剤関連ANCA関連血管炎（drug-associated ANCA-associated vasculitis）
- 血清病関連免疫複合体性血管炎
- 腫瘍関連血管炎（cancer-associated vasculitis）：B細胞系のリンパ増殖性疾患，骨髄異形成症候群（myelodysplastic syndromes：MDS）も血管炎と関連しうる．

3　AAVの治療

AAV治療について参照すべきガイドラインは，①EULAR推奨[9]，②厚生労働省「ANCA関連血管炎の診療ガイドライン」（2014年改訂版）[29]，③The British society for rheumatology & British health professionals in rheumatology（BSR & BHPR）のガイドライン[30]の3つである．欧米ではGPAが多く，わが国では

MPAの頻度が高いことが知られており，わが国のAAVのうち83％がMPAであるのに対して，英国では66％がGPAだったとの報告がある[31]。

一方，AAVガイドラインはMPA，GPA，EGPAの区別なしに治療方針を論じているため，海外のガイドラインを参照する場合は注意が必要である。たとえば厚生労働省「ANCA関連血管炎の診療ガイドライン」[29]はMPAに対して行った「MPO-ANCA関連血管炎に関する重症度別治療プロトコールの有用性を明らかにする前向き臨床研究」(JMAAV臨床試験)の解析結果に基づいており，MPAを治療する場合には参照したい。BSR & BHPRガイドラインの基礎となった研究ではGPAとMPAが多く，EGPAの症例はきわめて少ない。また，欧州もしくは北米のCaucasiansが対象となった研究が大半であることにも注意が必要であると明記されている。

AAVに対する治療の考え方は大きく2種類ある。①疾患の重症度によって治療方針を変える考え方と，②AAVの疾患(GPA，MPA，EGPA)によって治療方針を変える考え方である。EULAR推奨は重症度別に治療方針を区別している。BSR & BHPRガイドラインは2007年度版[32]ではEULAR推奨とほぼ同様に重症度別の治療方針だったが，2014年の改訂では重症度別ではなくなった(図5)。一方，当科では重症度ももちろんだが，前述のように**AAVの疾患ごとに治療方針を区別**している。本項ではガイドラインを参照し，AAVの寛解導入，寛解維持，IVCY投与量，ステロイド漸減速度，FFSを概説する。その後，症例検討(症例3 症例4 症例5 症例8 症例10)を行う。

1 全身性血管炎の包括的分類

AAVはGPA，MPA，EGPA，にわけられ，それぞれに診断基準が存在する。しかし，それらで分類困難な場合はWattsらのアルゴリズム(図5)[29)33]を参照するとよい。もともとは疫学研究への適応を目的としている。ANCA対応抗原はPR3でもMPOでもどちらでもよい[33]。組織所見が得られない場合は代用マーカーを用いる。血管炎の代用マーカーは**表1**[29)33]を参照して頂きたい。

EGPAの分類では米国リウマチ学会(ACR)基準[34]が最も特異度が高く最初に適応すべきであるが，一部の患者ではLanhamの基準を用いないと分類できないため，このアルゴリズムに取り入れられている。PANのACR基準は後述するように特異度が低く(MPAも含まれてしまう)このアルゴリズムには採用されなかった[33]。

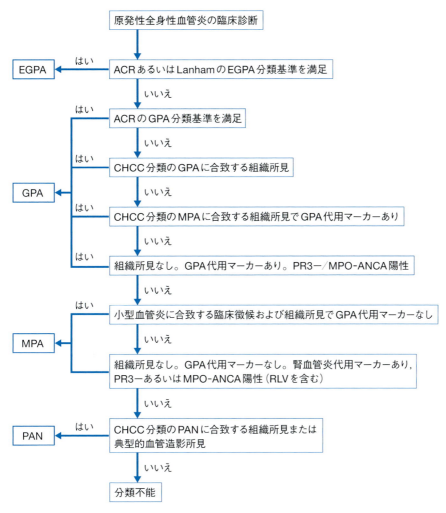

図5 原発性全身性血管炎（AAVおよびPAN）分類アルゴリズム
ACR：American College of Rheumatology
RLV：Renal-limited vasculitis
CHCC：Chapel Hill Consensus Conference   （文献29，33より作成）

表1　血管炎の代用マーカー

血管炎	代用マーカー
GPA （上・下気道の肉芽腫性炎症） 1～7のひとつでも当てはまればGPAの代用マーカーありと判定する	1. 胸部X線検査で1カ月を超えて存在する固定性肺浸潤，結節あるいは空洞（感染症や悪性腫瘍が除外されること） 2. 気管支狭窄 3. 1カ月を超える血清鼻汁かつ鼻垢，あるいは鼻の潰瘍 4. 3カ月を超える慢性副鼻腔炎，中耳炎あるいは乳様突起炎 5. 眼窩後部の腫瘤あるいは炎症（偽腫瘍） 6. 声門下狭窄 7. 鞍鼻または破壊性副鼻腔疾患
腎血管炎（糸球体腎炎） 1もしくは2のどちらか一方があれば腎血管炎の代用マーカーありと判定する	1. 10％を超える変形赤血球または赤血球円柱を伴う血尿 2. 検尿検査で2＋以上の血尿かつ蛋白尿

（文献29，33より作成）

❷ 寛解導入

1）定義

①寛解の定義

- 完全寛解

  血管炎による新しい臨床症状を認めず，Birmingham Vasculitis Activity Score（BVAS）0〜1点。腎炎に関しては，腎機能悪化を認めず，赤血球円柱が消失した状態。CRPは正常範囲。BVASについては**表2**参照。

- 不完全寛解

  疾患の活動性や悪化を示唆する臨床症状や検査成績を認めない状態。

②再燃の定義[36]

- major flare

  疾患再燃を示唆する臨床症状や検査所見が出現し，その所見が臓器障害や生命維持に関わる活動性を示した状態。ステロイド単剤増量では対処できず，次段階の治療を必要とする状態。

- minor flare

  上記以外。

③難治性の定義[37]

- 急性期AAVにおいて4週間の標準的治療を行っても疾患活動性が変化しない。
- 6週間の治療でも治療に反応しない（疾患活動性指数の減少が50％未満）。
- 慢性的で持続性の疾患（12週間を超えた治療に対してもBVASで1主要項目または3小項目が存在）。

2）各ガイドライン

①EULAR推奨（**表3**）[9]

　　localized（限局型），early systemic（早期全身型），generalized（全身型），severe（重症型），refractory（難治型）に分類した。早期非腎症症例では，CPAの代わりにMTX＋ステロイド［副腎皮質ホルモン（glucocorticoid：GC）］（MTXは15mg/weekで開始し1〜2カ月以内に20〜25mg/weekに増量）[38]（NORAM trial）。この用量のMTXは寛解導入効果においては標準的CPAと同等だったが，肺病変を伴う症例では寛解導入までの期間がCPAより長いので注意が必要である。全身性の寛解導入は，GC＋CPA（推奨度A）。CPAはPOCY 2mg/kg/day（上限200mg/day）かIVCYである。

　　当科では副作用軽減のメリットが大きいことから，ほとんどの場合POCYではなくIVCYを採用している。POCY vs IVCYではIVCYでの寛解導入率が有意に高く，感染症併発率が有意に低かったが，再燃率はIVCYで多い傾向があった[39,40]。重

表2 Birmingham Vasculitis Activity Score (Version 3)

患者氏名:　　　　　　　　　　生年月日:　　　　　　　　　　合計:
評価者氏名:　　　　　　　　　評価日:

血管炎に起因する項目のみ○にチェックしてください。臓器別評価に合致する項目がなければ「なし」にチェックして下さい。

もし，異常症状が血管炎症状の持続による（活動性血管炎であるが過去4週間で新しい症状・所見を認めない／症状・所見の増悪を認めない）場合には，右下の持続性病変の□にチェックして下さい。

今回は，この患者の最初の評価ですか？　はい ○　いいえ ○

	なし	活動性あり 持続性	新規／増悪		なし	活動性あり 持続性	新規／増悪
1. 全身症状	○	最高2	最高3	6. 心血管病変	○	最高3	最高6
筋肉痛		○ 1	1	脈拍の消失		○ 1	4
関節痛／関節炎		○ 1	1	心弁膜症		○ 2	4
発熱（38℃以上）（口腔または腋窩温）		○ 2	2	心外膜炎		○ 1	3
体重減少（2kg以上）		○ 2	2	狭心痛		○ 2	4
2. 皮膚病変	○	最高3	最高6	心筋症		○ 3	6
梗塞（組織壊死や爪下出血）		○ 1	2	うっ血性心不全		○ 3	6
紫斑		○ 1	2	7. 腹部病変	○	最高4	最高9
潰瘍		○ 1	4	腹膜炎		○ 3	9
壊疽		○ 2	6	血性下痢		○ 3	9
他の皮膚血管炎（Livedo reticularis, 皮下結節，結節性紅斑など）		○ 1	2	虚血による腹痛		○ 2	6
3. 粘膜／眼病変	○	最高3	最高6	8. 腎病変	○	最高6	最高12
口腔潰瘍		○ 1	2	高血圧（拡張期血圧＞95mmHg）		○ 1	4
陰部潰瘍		○ 1	1	蛋白尿　＞1+（または＞0.2g／24時間）		○ 2	4
唾液腺あるいは涙腺炎		○ 2	4	血尿　≧10RBCs／hpf		○ 3	6
明らかな眼球突出		○ 2	4	血清クレアチニン値 1.4～2.79mg/dL*		○ 2	4
強膜炎／上強膜炎		○ 1	2	血清クレアチニン値 2.8～5.69mg/dL*		○ 3	6
結膜炎／眼瞼炎／角膜炎		○ 1	1	血清クレアチニン値 ≧5.7mg/dL*		○ 4	8
霧視		○ 2	3	血清クレアチニン値の増加 ＞30％ またはクレアチニン・クリアランスの低下 ＞25％		○ *	6
突然の視力低下		○ *	6	*印は初診時の評価のときのみに記載する			
ブドウ膜炎		○ 2	6	9. 神経病変	○	最高6	最高9
網膜の病変（血管炎，血栓症，滲出物，出血）		○ 2	6	頭痛		○ 1	1
4. 耳鼻咽喉部病変	○	最高3	最高6	髄膜炎		○ 1	3
血性鼻排出物／痂皮／潰瘍／肉芽		○ 2	4	器質性錯乱		○ 1	3
副鼻腔病変		○ 1	2	痙攣（高血圧性でない）		○ 3	9
声門下狭窄		○ 3	6	脳血管障害		○ 3	9
伝音性難聴		○ 1	3	脊髄病変		○ 3	6
感音性難聴		○ 2	6	脳神経麻痺		○ 3	6
5. 胸部病変	○	最高3	最高6	末梢神経障害（知覚）		○ 3	6
喘鳴		○ 1	2	多発性単神経炎		○ 3	9
結節または空洞		○ *	3	10. その他	○		ND
胸水／胸膜炎		○ 2	4	a.		○	ND
浸潤影		○ 2	4	b.		○	ND
気管支内病変		○ 2	4	c.		○	ND
多量の喀血／肺胞内出血		○ 4	6	d.		○	ND
呼吸不全（人工換気を要するもの）		○ 4	6				

持続性病変のみ記載する：
（すべての異常が持続性病変の際には右の□にチェックする）　□

＊の項目は「持続性病変」には合致せず，＊の項目の存在は活動性血管炎の新規／増悪を示唆する。

（文献29, 35より作成）

表3 ANCA関連血管炎のEuropean Vasculitis Study (EUVAS) による重症度分類

分類	定義	治療法
限局型 (localized)	上気道または下気道病変はあるが、他の身体部位の病変や全身症状はない	MTX＋GC
早期全身型 (early systemic)	何らかの症状はあるが、臓器または生命に危険を及ぼす病変はない	
全身型 (generalized)	腎その他の臓器を傷害するが、血清クレアチニン値＜500μmol/L (5.6mg/dL)	CPA＋GC
重症型 (severe)	腎または他の重要臓器不全があり、血清クレアチニン値＞500μmol/L (5.6mg/dL)	CPA＋GC＋（腎症のとき）PE
難治型 (refractory)	ステロイドおよびシクロホスファミドに抵抗性の進行性疾患	

（文献9より引用）

症型は、血清Cr≧5.7mg/dLの重症腎障害例では維持透析を回避するため、GC＋POCYに加えPEを考慮する[4]。ただしPEが死亡率を改善させるか、より軽症の腎障害例や腎外病変へも有効かは不明である。

②BSR＆BHPRガイドライン[30]

図6のアルゴリズムを参考にして頂きたい。2007年に発表された本ガイドラインでは[32]、2009年EULAR推奨と同様に、限局型/早期全身型ではステロイドに加えてMTXかCPAの併用が推奨されていた。しかし先にMTX使用の根拠として挙げたNORAM trialの長期報告[41]で、腎炎がない、もしくは軽微なGPAで再燃までの期間、18カ月間の無再発生存(relapse-free survival)がCPA群でMTX群より有意に長かったことが示された。それゆえ、原則はCPAかRTXを併用し、**臓器障害の証拠がない場合には「MTXを考慮する」との表現に変更**された。ただし、どの場合が臓器障害に該当するかのリストは提示されておらず、個々の症例に応じて検討する必要がある。

RTXはRAVE trial[42]でPOCYとの非劣性が示された。若年者で生殖機能温存が必要な場合などに重宝されるだろう。なお、RITUXVAS trial[43]ではIVCY＋PSL群とRTX＋IVCY＋PSL群で比較しRTX群の優越性は示せなかった。また、RTXについて推奨が出ているので参照されたい[44]。

MMF (mycophenolate mofetil) に関しては、臓器に危険を及ぼす病変がない場合 (non organ threatening) で使用を支持する小規模研究はある[45,46]。一方、CPAで寛解導入したのちの維持治療ではAZPと比較しMMFでは再燃率が高いとする報告もある (IMPROVE trial)[47]。Mycophenolate Versus Cyclophosphamide in ANCA Vasculitis (MYCYC) trialによると、MMFはIVCYに対して寛解導入における非劣性が示せなかった。

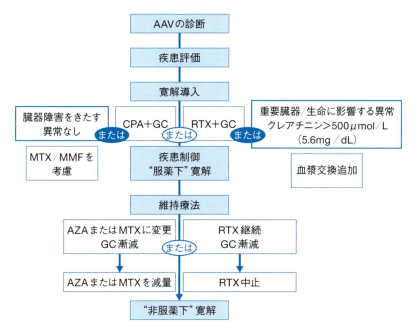

図6 BSR & BHPRによるAAV治療ガイドラインアルゴリズム （文献30より引用）

表4 JMAAVプロトコールによる重症度分類

分類	病型	備考
軽症例	腎限局型 肺線維症型 その他型	RPGN型は除外 肺出血型は除外 筋・関節型，軽症全身型，末梢神経炎型など
重症例	全身性血管炎型 肺腎型 RPGN型	3臓器以上の障害 限局性肺出血または広範囲間質性肺炎と腎炎の合併 血清Cr値が1カ月以内に2倍以上に増加
最重症例	びまん性肺出血型 腸管穿孔型，膵炎型 脳出血型 抗基底膜抗体併存陽性型 重症例の治療抵抗性症例	

（文献29より引用）

③**厚生労働省ガイドライン**[29]（**JMAAVプロトコール**）

表4，**5**，**図7**のアルゴリズムを参照して頂きたい。基本的に，RPGNがない場合はEULAR推奨と同様である。

軽症例ではPSL 0.3〜0.6mg/kg/day，CPAまたはAZP 0.5〜1.5mg/kg/dayを適宜併用する。重症例ではmPSL（methylprednisolone）パルス 0.5〜1g/day×3日間あるいはPSL 0.6〜1mg/kg/day。4週以内にIVCY 0.5〜0.75g/m^2×3〜4週ごと計3〜6回，max 12回 or POCY 0.5〜2mg/kg/day併用を行う。IVCYは

表5 JMAAVによる臓器障害の定義

臓器障害の種類	定義および解説
(a) 限局性肺出血	両側肺野の30％以下の肺出血陰影
(b) 広範囲間質性肺炎	PaO_2 60Torr以下の呼吸不全を伴わず，両側肺野の30％以上の罹患面積を示す間質性肺炎
(c) 腎炎	臨床的に血清Crの上昇，CCrの低下を急速に示し，血尿／蛋白尿を認めるRPGN，または腎生検にて50％以上の広がりをもつ壊死性半月体形成性腎炎 AAV症例は高齢者に多いことを考えると，従来のRPGNの定義（数週間～数カ月の間に腎不全に至る症例）では不十分と考える．すなわち，高齢者で元来腎硬化症などを有している症例で，脱水などの要素が加わると，3カ月間で血清Cr値が2倍以上になることがある．したがって，血清Cr値が1カ月以内に2倍以上に増加する腎炎症例と定義した
(d) 心筋障害	新しい心筋梗塞，心膜炎，心筋炎などの存在を裏づける所見
(e) 神経障害	新しい脳出血・梗塞，多発性単神経炎，器質性意識障害などの存在
(f) 消化器	下血または便潜血強陽性を呈する，または膵臓壊死・肝機能異常を示す所見
(g) 皮膚病変	多発性の紫斑，または皮膚潰瘍の存在
(h) 耳鼻咽喉	急性中耳炎／内耳炎，出血性鼻炎，強膜炎／ブドウ膜炎／網膜炎／視神経炎など

（文献29より引用）

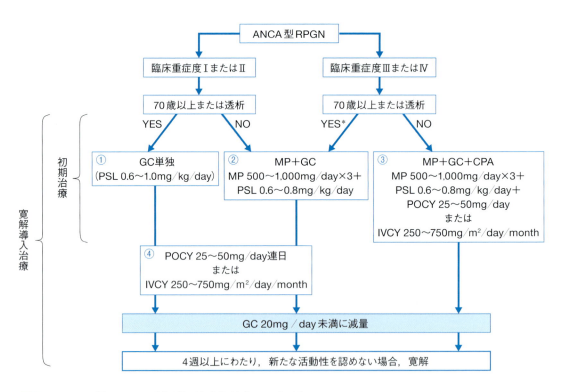

図7 ANCA陽性RPGNの寛解導入治療指針（2013年案）
＊年齢は暦年齢よりも実年齢を重視する．
高齢者では，MP療法を行わないなど，さらにもう1ランク治療を弱めた治療法も考慮される．
一方，疾患活動性制御困難時は，1ランク上の治療を追加実施する．
超高齢者，感染制御の困難な例，慢性病変主体の例では，ステロイド単独の場合もありうる．
④の免疫抑制薬による治療は高齢者，日和見感染の危険性の高い状況では，勧められない場合がある．
MP：methylprednisolone pulse

（文献29より引用改変）

投与2週後の白血球数が3,500/μL以上を保つようにする。POCYは3～6カ月継続する。最重症型ではこれらに加えPE 2～3L×3day 1クールを追加する。

　実際には高齢症例も多く，以上に紹介した通りのIVCYを行うことを躊躇する場面も多いだろう。そこで参考になるのがCORTAGE trial[48]である。この研究では，65歳以上のPAN，GPA，EGPA，MPAを対象（平均年齢75歳）とした。ステロイドを9カ月目まで使用し，IVCYは1回500mgを2～3週ごとに6回投与，その後，AZPかMTX（両者が使えない場合はMMF）で維持する群と，26カ月までステロイドを使用しつつ，IVCYを1回500mg/m^{2}で2～3週ごとに寛解するまで続け，GPAとMPAは全例，EGPAとPANについてはFFS 1以上の症例で維持治療を行った群とで比較した。

　プライマリエンドポイントである3年間の重篤な副作用発生率は，前者の60%に対して後者が78%で有意差あり，寛解導入失敗は11% vs 14%で有意差はなかった。再燃に関しては，44% vs 29%で統計学的有意差はなかったが，前者で高い傾向にあった。前者ではステロイドはmPSLパルスの後，PSL 1mg/kg/dayで3週間継続，治療開始から7週間目で30mgまで減量，6カ月目で7mg/dayまで減量，9カ月目で中止した。後者では60kgの患者では7週間目で30mg，6カ月目では12.5mg，26カ月目で中止した。**高齢者においては今まで紹介したガイドラインよりもIVCY量を減量しステロイドも早めに漸減することで，副作用を軽減することができるかもしれない。**

3 寛解維持

1) EULAR推奨[9]

　低用量GC＋免疫抑制薬が推奨される。免疫抑制薬は，AZP[49]（CYCAZAREM trial），leflunomide[50]，MTX[51]が勧められるが，RCTを総合するとAZPが標準である。寛解維持療法は，特にGPAでは最低18カ月継続する。MMFを使用した報告もある。GPAでは，ST合剤（800/160mg 1日2回）を併用することで，再燃の危険を減らすことができる[52]が通常の予防量で再燃が減るかは不明である。

2) BSR & BHPRガイドライン[30]

　寛解導入を達成したら，CPAを中止し，AZPかMTXに変更する（推奨度A）。MMFかleflunomideが代替案（推奨度C）である。RTXも寛解維持療法で用いられる。**GPAやPR3-ANCA陽性が持続するような患者では，免疫抑制療法を5年間継続する（推奨度C）**。RTXについてはMAINRITSAN trial[53]でIVCY寛解導入後の維持治療でAZPと比較して低い再燃率を示した。

3）厚生労働省ガイドライン[29]

　PSL 10〜15mg/dayで再燃に注意して経過観察し免疫抑制薬はAZPが第一選択となっている。GPAに比べて，MPAに対するMTXの寛解維持療法のエビデンスは乏しい。ただし，対象症例の1/4がMPAだったWEGENT trialでは，AZPと同様にMTXが有用とされた[54]。mizoribineをAAVの透析例に用いて寛解維持した報告があるがデータは乏しい[55]。

4 IVCY投与量

1）EULAR推奨（表6）[9]（CYCLOPS study[40]）

　IVCY 15mg/kg（最大1.2g）を2週ごとに3回，その後3週ごとに3〜6回投与する。年齢と腎機能で以下のように減量する。なお，血清クレアチニン300μmol/Lはおよそ3.4mg/dLに該当する。また生涯投与量は25g以下にすべきである[30]。

　骨髄抑制には注意が必要で，最低でもIVCYの10日後と14日後，そして次回の投与直前に白血球数を測定する。

　POCYではWBC＜4,000/μL，好中球＜2,000/μLで中止。血球が回復したら25mg/dayは減量して再開する。重篤な白血球減少（WBC＜1,000/μL，好中球＜500/μL）あるいは遷延する白血球減少（WBC＜4,000/μL，好中球＜2,000/μL）では中止し，血球が回復したら50mg/dayで再開して1週間ごとに漸増する。WBC＜6,000/μLかつ前値の2,000/μL以上低下で25％減量する。

　IVCYではWBC＜4,000/μL，好中球＜2,000/μLで延期。WBC＞4,000/μLかつ好中球＞2,000/μLで25％減量して再開。IVCY投与日にWBC＞4,000/μLかつ好中球＞2,000/μLであっても前回投与後のWBC nadir＜3,000/μL，好中球nadir＜1,500/μLの場合，次回を以下のように減量する。

・WBC nadir 1,000〜2,000/μLあるいは好中球nadir 500〜1,000/μLの場合：

表6 腎血管炎に対する連日シクロホスファミド経口投与とパルス療法を比較した無作為化比較対照試験で用いられたシクロホスファミドのパルス療法の用量調節

年齢（歳）	腎機能および年齢に応じたCPAパルス療法の用量減量	
	クレアチニン（μmol/L）	
	＜300（≒3.4mg/dL）	300〜500（≒3.4〜5.7mg/dL）
＜60	15mg/kg/pulse	12.5mg/kg/pulse
60〜70	12.5mg/kg/pulse	10mg/kg/pulse
＞70	10mg/kg/pulse	7.5mg/kg/pulse

本研究では，クレアチニン＜150μmol/L（≒1.7mg/dL）の患者に対する別個のレジメンは含めていない。
CPA：シクロホスファミド　　　　　　　　　　　　　　　　　（文献9より引用）

表7 JMAAVプロトコールにおけるIVCYの体重別推算投与量

体重 (kg)	身長 (cm)	体表面積 (m²)	IVCY 投与量（mg／回）	
			血清クレアチニン ＜1.8mg／dLかつ年齢＜70歳	血清クレアチニン ≧1.8mg／dLあるいは年齢≧70歳
45	145	1.34	670〜1,005	503〜754（25％減） 335〜503（50％減）
55	160	1.56	780〜1,170	585〜878（25％減） 390〜585（50％減）
65	170	1.77	885〜1,328	664〜996（25％減） 443〜664（50％減）

（文献29より引用）

　前回量の40％減量
- WBC nadir 2,000〜3,000／μLあるいは好中球nadir 1,000〜1,500／μLの場合：前回量の20％減量

2）厚生労働省ガイドライン[29]

　CYCLOPS studyの投与量よりは少なくなっている。わが国では副作用の懸念から，特に腎機能低下例に対してCYCLOPS study通りに投与されている例は少ないのではないかと推測する。腎機能調整については**表7**を参考にしてもよいだろう。

5 ステロイド漸減速度

　EULAR推奨[9]では，治療開始1カ月は初期高用量を継続，3カ月以内はPSL＜15mg／dayに減量すべきでないとしている。維持量は10mg／day以下とする。この推奨はPSL 20mg／day以上の投与期間が2.75カ月未満の患者群で有意に再燃率が高かったという報告に基づいていると思われる[56]。メタアナリシスでは，GC維持療法群に比較して早期減量群の再燃リスクが高いことが報告された[57]。

　BSR & BHPRガイドライン[30]では初期量1mg／kg（最大60mg）で開始し12週の段階で15mgまで減量する（推奨度A）。ステロイドの長期投与は感染症リスクを増すが再燃リスクは少なくなる（推奨度A）。最初2回のIVCYに先行もしくは同時にmPSL 250〜500mgの点滴静注を加えてもよい（推奨度C）。

　後ろ向き研究ではあるが，わが国の報告[58]で，1週間ごとにPSLを漸減する群（n＝9）と1カ月ごとに漸減する群（n＝15）で寛解導入率，再燃率は変わらなかった。どちらの群も平均年齢70歳程度であった。感染症発生率（22％ vs 66％）と糖尿病発生率（33％ vs 93％）は前者で有意に少なかった。12カ月での総CPA量は前者で平均2.5g，後者で3.2gと後者で多かった。小規模後ろ向き研究であり制約は多いが参考になる結果である。

なおRAVE trial[42)]ではmPSL 1mg/kgのステロイドパルスを3日間行った後PSL 1mg/kgで開始，4週目の終わりまでに40mg/dayまで減量し2週間継続する。その後30mg→20mg→15mg→10mg→7.5mg→5mg→2.5mg→0mgと2週間ごとに漸減し，5カ月目まででPSLを終了するプロトコールである。

病態に応じてではあるが，当科ではできる限り再燃を防ぐために，初期量を1カ月投与した後およそ2週間で10％の減量を行っている。ただし高用量ステロイド投与期間が長期化すると高齢者においては感染症リスク，ステロイドミオパチーや入院長期化によるADL低下などの問題が生じるので症例に応じて初期量を2～3週間に短縮して漸減を開始，以後の漸減過程でも1～1.5週に短縮して減量することもある。

6 five-factor score（FFS）

AAVは治療開始時の疾患活動性が高いほど生命予後は悪いことが示されている[59)]。AAV診断時の症状に着目した予後予測因子であるFFSは1996年にFrench Vasculitis Study Group（FVSG）が開発し，2009年に改訂された[60)]。改訂された2009 FFSは，以下の①～⑤について＋1点とする：①年齢＞65歳，②心不全，③腎不全（安定したピークの血清クレアチニン≧1.70mg/dL），④消化管病変，⑤耳鼻咽喉病変なし。FFSが0，1，≧2の場合に5年死亡率はそれぞれ9％，21％，40％であった。

「生命予後が悪い＝強力な治療が必要」は必ずしも真ではない。ただし旧FFSに関して，治療方針と結びつけた研究が複数あり，有用であった[59)61)62)]。改訂FFSでも治療方針と関連づけた報告が待たれる。

7 症例検討

症例3はPSL 10mgとPOCY 50mgで寛解維持できていたがCPA中止以降に再燃し，PSL増量とPOCY併用（後にIVCYへ変更）してもCRP陰性化せず最終的に感染症で死亡した。問題点は2点ある。CPA中止後に他剤を用いなかったこと，そしてCRP陰性化にこだわったこと。RPGNではない腎炎と末梢神経障害であり，厚生労働省ガイドラインでは軽症例に，EULAR推奨では全身型に該当しPSL＋CPAの治療は妥当であった。しかし，POCY後のsparing agentとしてAZP（もしくはMTX）を検討すべきであった。MAINRITSAN trial[53)]を参照しRTXで維持することも理論上は可能だが当時はまだ一般的な方法ではなかった。再燃もあくまでCRP上昇が主体であり，定義上，minor flareにとどまるだろう。CRP上昇を放置すると後に重篤な臓器障害が出現する危険性があるので治療強化の方針は誤りではないが，高齢であることも考慮してCRP陽性化は許容してもよかったかもしれない。血管炎の治療目標は当然であるが臓器障害の防止と生命予後の改善である。CRP陰性の維持

はそれらを達成するための代理マーカーになりうるが，本症例のように妥協すべきときもある．

症例4ギモン1 ➡p245 に対するコタエ

症例4は間質性肺炎，肺胞出血，腎炎をきたしたMPAである．厚生労働省ガイドラインでは，肺胞出血は重症例（両側肺野の30%以下の陰影：限局型），もしくは最重症例（びまん性肺出血型）に該当する．一方，FFSに肺胞出血が含まれていないことからもわかる通り，肺胞出血単独は予後不良因子とならず，肺腎症候群をきたした場合に予後不良になる．そのため肺胞出血にはステロイド単独，肺腎症候群にはIVCY併用という戦略も成り立つ（「4．EGPA 8症例検討」の項☞p283参照）．本症例は肺胞出血と腎炎合併であり肺腎症候群と考えられ，ガイドライン上はIVCYが必要だが本症例では併用せず寛解した．後に肺アスペルギルス症を発症したことを考えても，むしろIVCYを併用すべきではなかった．必ずしもガイドラインに従うことが最善とは限らないこと，また**治療強化中の炎症反応再上昇はまず感染症を疑うことが重要である**．

症例5ギモン1 ➡p245 に対するコタエ

症例5ではRPGNに陥ったMPAの症例でステロイドパルス，IVCY，PEを併用したが透析導入を免れなかった．MEPEX trial[4]では血清クレアチニン＞5.8mg/dLのAAV患者137例をPE＋POCY＋内服PSL群とステロイドパルス＋POCY＋内服PSL群に無作為に割り当てた3カ月時点でPE群の69%，ステロイドパルス群の49%が透析非依存だった．1年後の生存率は73% vs 76%と差はなく重篤副作用率も50% vs 48%と差はなかった．また透析が必要となったAAV 41例をPOCYではなくPE＋IVCY＋PSLで治療した研究[63]でも3カ月で63.4%が透析離脱，90%が1年生存しいずれもMEPEX trialに匹敵した．本例ではPEとIVCYにステロイドパルスまで併用したが結局，透析導入となった．これらの研究で腎予後改善は示されているものの，いまだ不十分であり，本症例のような患者の腎機能予後を改善する治療方針の確立が求められる．

症例8ギモン1 ➡p247 に対するコタエ

症例8は滲出性中耳炎と多発脳神経障害による誤嚥性肺炎で発症したGPAの82歳女性で，ステロイド単剤で寛解できずPOCY併用を要した．その後MTXへ変更し寛解維持できている．本症例ではMPO-ANCA陽性だった．わが国の報告では33～38%のGPAがMPO陽性である[64)65]．脳神経障害があったため，高齢ではあったがPOCYを併用した．IVCYを用い，場合によってはCORTAGE trialに準じて減量する方法でもよかったであろう．

症例10ギモン1 ➡p247 に対するコタエ

症例10は肺胞出血を生じたEGPAである．症例4で述べた通り肺腎症候群ではなくステロイド単独で治療可能だった．一方で症例4は肺腎症候群であるにもかかわらずステロイド単剤が奏効したが，IVCYを併用するほうが通例だと思われる．

8 主要論文まとめ

主にGPAとMPAに関する主要な臨床試験をまとめた（表8）。

表8 GPAとMPAの主な臨床試験

	試験名	デザイン	疾患の内訳			プライマリエンドポイント	結果
寛解導入	CYCLOPS[40]	POCY vs IVCY, 腎障害ある新規AAV	GPA MPA Renal	38% 48% 15%		寛解までの期間	IVCYはPOCYに非劣性, 蓄積量・白血球減少も少ないが再燃率は高い傾向
	NORAM[38]	MTX vs POCY, 早期非腎症	GPA MPA	94% 6%		6カ月時点での寛解	有意差なし
	NORAM長期成績[41]	NORAM後のアンケート調査					有害事象に差はないがrelapse-free survivalはMTX群で低い傾向
	RAVE[42]	RTX（計4回）vs POCY（寛解後AZA）, 新規または再発AAV ステロイドはパルス後1mg/kg→寛解維持できていたら5カ月までで終了	GPA MPA	75% 24%		6カ月時点でのステロイド非使用寛解率	RTX（64%）はPOCY（53%）に対して非劣性
	RAVE長期成績[67]	治療開始12カ月, 18カ月での評価				左時期での寛解率	RTXはPOCYに非劣性
	RITUXVAS[43]	RTX（4回）＋IVCY（2回）vs IVCY（3〜6カ月, その後AZA）, 腎障害ある新規AAV	GPA MPA Renal	50% 36% 14%		12カ月時点での寛解率	RTX（76%）はIVCY（82%）に対して優越性は示せず
	RITUXIVAS長期成績[68]	24カ月時点での評価				死亡＋末期腎不全＋再燃	RTX（42%）はIVCY（36%）と同等
	MEPEX[4]	PE＋POCY＋PSL vs ステロイドパルス＋POCY＋PSL, クレアチニン＞5.8mg/dLのAAV	GPA MPA	31% 69%		3カ月での透析非依存率	PE群のほうで透析非依存率が高い（69 vs 49%）
寛解維持	CYCAZAREM[49]	AZA vs POCY, 腎障害ある新規AAV POCYで寛解導入後	GPA MPA	61% 39%		再燃率	AZA（15.5%）, POCY（13.7%）で有意差なし
	WEGENT[54]	AZA vs MTX, IVCYで寛解導入後	GPA MPA	76% 24%		治療中止が必要な副作用もしくは死亡	有意差なし
	IMPROVE[47]	MMF vs AZA, 新規AAV POCYかIVCYで寛解導入後	GPA MPA	64% 36%		relapse-free survival	MMF群はAZA群より再燃しやすい
	MAINRITSAN[53]	RTX vs AZA, 新規または再発AAV IVCYで寛解導入後 RTXは500mgを初日, 2週後, 6, 12, 18カ月後に投与	GPA MPA Renal	76% 20% 4%		28カ月後の再燃（BVAS1以上かつ主要臓器障害が1つ以上あるいは生命に危険が及ぶもの）	RTX（5%）はAZA（29%）よりも有意に寛解維持に優れていた 重症感染症も有意差なし

Renal：renal limited vasculitis

（文献66より引用改変）

4 好酸球性多発血管炎性肉芽腫症（EGPA）

1 疾患概念と疫学

　　1951年にChurgとStraussらがPANから分離した疾患で，上下気道の好酸球性炎症と全身性壊死性血管炎，それに伴う全身臓器の虚血性変化が加わった疾患である。かつては臨床病名としてChurg-Strauss症候群，病理学的に証明されればアレルギー性肉芽腫性血管炎と呼ばれていたが，前述のようにCHCC2012の結果，EGPAと呼ばれるようになった。頻度は他のAAVと比べて低く，100万人あたり10人程度とされている。男女差はないとの報告があるが，わが国の報告では女性が2倍多かった[69]。

2 臨床症状

　　①炎症反応上昇，②成人発症の喘息，③多発単神経炎，④末梢血好酸球増多で特徴づけられるが，すべてが必発というわけではない。

　　経過は3相にわけられ（表9）[70]，第1相がアレルギー疾患，特に気管支喘息（90％以上）とアレルギー性鼻炎の出現であり，通常数年間続く。10年以上先行する場合も少なくない。副鼻腔炎も高頻度で先行する。ただし，気管支喘息が先行せず同時に発症する場合や，症例12のように遅れて出現する場合も稀ながら存在するので，**気管支喘息が先行しないからといって本疾患を否定してはならない**。第1相に続いて末梢血好酸球増多と臓器浸潤が生じる第2相があり，心臓や肺，消化管や他組織に浸潤する。第3相が全身性血管炎発症である[70]。

　　臓器障害は末梢神経障害，通常多発単神経炎が最も多く60～70％程度，ついで皮膚病変が多く50～60％程度でみられる。その他，心臓血管病変（好酸球性心筋症や心膜炎，心筋梗塞），肺病変（間質性肺炎や胸膜炎），消化管病変（腸管虚血），眼病変（強膜炎，上強膜炎）がある。腎障害は他のAAVと比べて頻度が少ない。好酸球浸潤による間質性腎炎が生じることがある。糸球体腎炎が生じた場合は病理学的には他のAAVと鑑別できないことが多い。

　　MPO-ANCA陽性率は高くなく40～60％程度とされている。わが国の報告[70]では，**MPO-ANCA陽性者は耳鼻咽喉病変や腎病変，眼病変，粘膜病変が陰性者に比べ**

症例11 ギモン2 ⇒p248 に対するコタエ

表9　EGPAの経過分類

第1相	アレルギー疾患	気管支喘息（≧90％），アレルギー性鼻炎（60～70％），副鼻腔炎
第2相	好酸球の組織浸潤	好酸球性肺炎，胃腸炎など
第3相	全身性血管炎	下記参照

（文献70より改変）

て多く，逆に陰性者は心臓血管病変や皮膚病変が陽性者に比べて多かった．同報告ではPR3-ANCA陽性のEGPAは3％しかいなかった．PR3-ANCA陽性EGPAの臨床的特徴は明らかになっていないが，GPA様の肺病変を呈しやすく，末梢神経障害が少ないとの記載がある[70]．

また，p251でも述べたように，腎病変がない患者では26％でANCA陽性だが，糸球体腎炎を認めた場合は100％陽性と言われている[5]．

3 検査所見

末梢血中の好酸球増加が著しく，報告により異なるが，5,000～10,000/μL程度である．CRPや赤沈の上昇，IgE上昇，RF上昇がみられる．IgG4の上昇もみられ，病勢を反映するとの報告がある[71]．症例11 症例12ではIgG4が上昇しており，EGPAの病勢を反映した可能性がある．どちらの症例もMPO-ANCA陽性で炎症反応上昇を伴っているためIgG4関連疾患とは考えにくく，EGPAの病勢を反映したと思われる．なおIgG4が上昇する疾患は多岐にわたるため，IgG4関連疾患と即断しないようにしたい．たとえば，膠原病〔Sjögren症候群，混合性結合組織病（mixed connective tissue disease：MCTD），SLE，EGPA，BD，RAなど〕，感染症（侵襲性アスペルギルス症，骨髄炎など），急性リンパ球性白血病や慢性骨髄性白血病などでは血清IgG4が上昇しうる．血清IgG4＞270mg/dLではIgG4関連疾患の特異度は91％だが，診断基準のcut off値であるIgG4＞135mg/dLでは特異度は60％しかない[72]．

4 病理[73]

①組織への好酸球浸潤，②肉芽腫の形成を含む肉芽腫性炎症，③壊死性血管炎の3つの所見を特徴とする．壊死性血管炎とは血管壁にフィブリノイド変性・壊死を認める血管炎のことである．EGPAというと好酸球浸潤の印象を強く持つが，実際には好中球浸潤を中心とした，いわゆる白血球破砕性血管炎（leukocytoclastic vasculitis）も様々な割合で混在する．生検で血管炎や血管外肉芽腫を確定できる確率は40～60％程度とされる．以下に示す**ACR分類基準でも血管外組織への好酸球浸潤のみを基準項目としており，血管炎所見や血管芽肉芽腫の存在を必須としてはいない．**

5 鑑別診断（表10）

臨床経過が典型的であればEGPAの診断は容易である．非典型的である場合，たとえば喘息やアレルギー性鼻炎が先行しない場合や頻度が低い腎炎が主体となっている場合，MPO-ANCAが陰性である場合にどのように鑑別診断を進めるかの方法論が重要である．アレルギー性鼻炎や気管支喘息はありふれた疾患であり，「気管支喘息＋他の理由による好酸球増多」をEGPAと誤診する危険性がある．この場合は広く好

表10 EGPAの主な鑑別と鑑別のためのスクリーニング検査

● 反応性好酸球増多症の主な鑑別

感染症	寄生虫，コクシジオイデス症，結核，HIV，HTLV-1，アレルギー性気管支肺アスペルギルス症（ABPA）
アレルギー疾患	アトピー性皮膚炎，アレルギー性鼻炎，蕁麻疹，気管支喘息
薬剤	抗菌薬，NSAIDs，抗精神病薬が最多
腫瘍	固形腫瘍，悪性リンパ腫，異常なT細胞クローンによるL-HES
内分泌	副腎不全，甲状腺機能亢進症
膠原病	EGPA，重度の関節リウマチ

● 反応性好酸球増多症鑑別のためのスクリーニング検査

感染症	寄生虫抗体・虫卵検査，T spot・喀痰抗酸菌検査，胸部X線，HIV・HTLV-1スクリーニング，アスペルギルス抗体（IgEとIgG），症状により副鼻腔〜胸部CT
アレルギー疾患	呼吸機能検査・気道可逆性試験，皮疹性状確認
薬剤性	薬剤使用歴確認と中止
腫瘍性	悪性腫瘍検索（CT，内視鏡），可溶性IL-2R，免疫グロブリン蛋白電気泳動（M蛋白を疑えば免疫電気泳動も追加），フローサイトメトリ（FCM）による末梢血T細胞サブセット解析，（L-HESを強く疑えばT細胞受容体再構成検索）
内分泌	TSH・FT3・FT4，早朝ACTH・コルチゾール
膠原病	ANCA，その他疑う膠原病により特異抗体追加

● 腫瘍性好酸球増多症鑑別のためのスクリーニング検査

好酸球増加とPDGFRA，PDGFRBあるいはFGFR1の異常を有する骨髄系あるいはリンパ系腫瘍	PDGFRA，PDGFRB，FGFR1遺伝子再構成
骨髄増殖性腫瘍（MPN）〔慢性骨髄性白血病（CML），真性多血症，本態性血小板血症，原発性骨髄線維症，肥満細胞症〕	BCR/ABL1，JAK2 V617F，KIT D816V遺伝子変異と血清トリプターゼ
骨髄増殖性腫瘍（MPN）の中の「他の疾患に分類されない慢性好酸球性白血病（CEL-NOS）」	骨髄芽球の増加

骨髄生検，染色体分析（G染色法）は必須

酸球増多症，もしくは好酸球増多症候群（hypereosinophilic syndrome：HES）の鑑別を行う必要がある。

　末梢血好酸球数が500/μLより多い場合，好酸球増加とする。1,500/μL以上で臓器障害の可能性は高まるが，それより低くても可能性はある。好酸球増加による臓器障害を伴うものをHESという。

　好酸球増多症の分類方法は複数あるが，①反応性好酸球増多症，②異常T細胞クローンの増殖による反応性好酸球増多症，③腫瘍性好酸球増多症，④特発性好酸球増多症にわけると理解しやすい[74]。

　①の反応性好酸球増多症は寄生虫や真菌感染，アレルギー疾患，薬剤，腫瘍，内分泌，膠原病がある（固形腫瘍やリンパ腫は③ではないかと考えたくなるが，③は好酸球がクローン性に増殖する腫瘍を指すので，あくまでサイトカインによる二次性好酸

球増多を示す固形腫瘍やリンパ腫は①に含める）。

②は①の特殊型であり，異常なT細胞クローン（CD3⁻CD4⁺やCD3⁺CD4⁻CD8⁻など）のサイトカイン（IL-3,5，GM-CSF）による反応性である．臓器障害を伴う場合lymphoid variant HES（かつてのL-HES）とも呼ばれる．これはリンパ腫へ移行することがあるので疑ったらT細胞受容体の再構成を解析し，クローン性の証明を試みるべきである．

③はさらに3つにわけられる．すなわち③-1「好酸球増加と*PDGFRA*，*PDGFRB*あるいは*FGFR1*の異常を有する骨髄系あるいはリンパ系腫瘍」，③-2「骨髄増殖性腫瘍（myeloproliferative neoplasms：MPN）〔慢性骨髄性白血病（chronic myelogenous leukemia：CML），真性多血症，本態性血小板血症，原発性骨髄線維症，肥満細胞症〕」，③-3「MPNの中の，他の疾患に分類されない慢性好酸球性白血病（chronic eosinophilic leukemia, not otherwise specified：CEL-NOS）」である．

③-1はチロシンキナーゼである*PDGFRA*，*PDGFRB*，*FGFR1*が他の遺伝子と再構成し，リガンド刺激なしで活性化され好酸球の腫瘍性増殖をきたす疾患である．これらの再構成の有無を確認することが必要である．③-2を鑑別するため*BCR/ABL1*，*JAK2*，*KIT*遺伝子変異と血清トリプターゼ検索が必要である．③-1，③-2が否定されたもののうち，クローン性を示す染色体あるいは遺伝子異常が存在するか，芽球の増加をきたす疾患を③-3のCEL-NOSに分類する．

クローン性好酸球増加の証明ができず芽球の増加もない場合は，④特発性好酸球増多症に分類する．またWHO2008分類を補足し組織病理学的分類を追加した2011年working conferenceの報告もある[75]．ここでは好酸球増多症および骨髄組織で好酸球30%以上かつ骨髄芽球20%以上を急性好酸球性白血病（acute eosinophilic leukemia：AEL），芽球が20%未満を慢性好酸球性白血病（chronic eosinophilic leukemia：CEL）と定義した．組織所見も併せて考えることが重要である．

スクリーニングすべき項目が非常に多く悩ましいが，**EGPAのrecommendation**[76]**では最低限として寄生虫（本文中では*Toxocara*属回虫感染症）とHIV血清学的検査，アスペルギルスIgE，IgG抗体，喀痰および気管支肺胞洗浄でのアスペルギルス検索，トリプターゼとビタミンB$_{12}$，末梢血塗抹，胸部CTを挙げている**．わが国では結核罹患率がいまだに高いためT spotと喀痰抗酸菌検査は実施しておくべきだろう．肝脾腫，貧血，血小板減少，ステロイドへの反応性に乏しい場合は腫瘍性好酸球増多症が疑わしい[76]ため③のスクリーニングを追加する．

好酸球増多症一般で，無症状であっても心筋傷害を否定すべきである．**心電図，トロポニン測定，胸部X線，心エコーを行いたい**．EGPAでは無症状であっても心臓MRIで心筋障害が指摘されたとの報告もある[76]．

6 診断（表11〜13）[29)34)77)]

気管支喘息やアレルギー性鼻炎が必ずしも先行しないことがあるが，その場合でも分類可能である．特にACR分類基準では喘息が存在しなくても分類できる〔厚生労働

表11　EGPAにおけるACRの診断基準（1990年）

基準項目	定義
1. 喘息	喘鳴あるいは呼気時にみられるびまん性の高音のラ音の既往
2. 好酸球増多症	白血球分画における好酸球増加＞10％
3. 単神経障害あるいは多発神経炎	全身性血管炎に起因する単神経障害，多発性単神経障害あるいは多発神経障害（すなわちグローブ／ストッキング状分布）
4. 肺浸潤（非固定性）	全身性血管炎に起因する移動性あるいは一過性の肺浸潤影示すX線像（固定性浸潤は含まない）
5. 副鼻腔異常	急性あるいは慢性副鼻腔痛または圧痛の既往，あるいは副鼻腔のX線像にみられる混濁化所見
6. 血管外組織への好酸球浸潤	動脈，細動脈あるいは細静脈の生検査において血管外組織への好酸球浸潤を認める

分類上，上記6項目中少なくとも4項目以上が認められる場合，EGPAと判定する．項目の種類を問わず4項目以上認めれば，感度85.0％，特異度99.7％である．

（文献29，77より作成）

表12　EGPAにおける厚生労働省の診断基準（1998年）

主要項目
（1）主要臨床所見 　①気管支喘息あるいはアレルギー性鼻炎 　②好酸球増加 　③血管炎による症状：発熱（38℃以上，2週間以上），体重減少（6カ月以内に6kg以上），多発性単神経炎，消化管出血，紫斑，多関節痛（炎），筋肉痛，筋力低下 （2）臨床経過の特徴 　主要所見①，②が先行し，③が発症 （3）主要組織所見 　①周囲組織に著明な好酸球浸潤を伴う細小血管の肉芽腫またはフィブリノイド壊死性血管炎の存在 　②血管外肉芽腫の存在 （4）判定 　①確実（definite） 　　（a）主要臨床所見のうち気管支喘息あるいはアレルギー性鼻炎，好酸球性増加および血管炎による症状のそれぞれ1つ以上を示し，同時に主要組織所見の1項目を満たす場合 　　（b）主要臨床所見3項目を満たし，臨床経過の特徴を示す場合 　②疑い（probable） 　　（a）主要臨床所見1項目および主要組織所見の1項目を満たす場合 　　（b）主要臨床所見3項目を満たすが，臨床経過の特徴を示さない場合 （5）参考となる所見 　①白血球増加（1万／μL），②血小板増加（40万／μL），③血清IgE増加（600IU／mL以上），④MPO-ANCA陽性，⑤リウマトイド因子陽性，⑥胸部X線所見にて肺浸潤影

（文献29より引用）

表13 Lanhamによる診断基準

1. 気管支喘息
2. 末梢血好酸球数の最高値が1,500/μL
3. 2つ以上の肺外病変を伴う全身性血管炎

診断には1〜3をすべて満たす必要がある

（文献34より引用）

省診断基準では気管支喘息とアレルギー性鼻炎がない場合は疑い（probable）にとどまる］．

WattsらのアルゴリズムC（図5）ではLanhamのCriteriaも記載されているが実際に使用する機会はほとんどないだろう．

7 治療

他のAAVと異なり重症臓器障害がない場合は，ステロイド単剤でも高い寛解率が得られる．特に高齢者で感染リスクが高い場合，**予後不良因子がない場合はステロイド単剤で93％の寛解率を達成した**とする報告もあるが，再燃率は意外なほど高く30％程度であった[78]．以下に述べるように予後不良因子がある場合やステロイド抵抗性の場合はCPAを併用する．

症例10では予後不良因子はなかったもののステロイド抵抗性の腎炎と好酸球上昇があったため，CPAを導入し寛解導入に成功した．特にEGPAに限って予後不良因子を抽出すると心不全（cardiac insufficiency）がハザード比2.8と最大の予後不良因子であった[60]．CPA併用は予後不良因子があるものや，改訂前のFFS 2もしくはFFS 1に加えて中枢神経症状や心筋傷害がある場合には推奨され，これらの患者では死亡率を低下させることが示されている[59]．改訂後のFFSについてもスコアが1以上であればCPAなどの併用が推奨されているが[76]，無作為比較試験が行われているわけではない．前述の心病変のほか腎病変と消化管病変もEGPAの予後不良因子と考えられる[76]．

IVIgはPSL＋CPAで抵抗性の場合や再燃例，妊娠した女性などで適応となるほか，末梢神経障害と心筋障害において効果が期待される[76]．

多発単神経炎は予後不良因子ではないものの，機能予後に関わるためCPA併用が推奨されることもある．しかしCPAを併用してもしばしば治療抵抗性である．前述のようにIVIg併用の有効性が報告されており，我々も日常的に使用している．またステロイドによる寛解導入達成後に残存した末梢神経障害に対してIVIgが有効であるとする報告もある[79]．心病変もしばしば治療抵抗性であるが，IVIgは有効性が報告されている．エビデンスレベルは高いとは言えないが，心機能低下例には積極的に投与を検討したい．

FFS＝0のEGPA，MPA，PANをステロイド単独で治療した研究では，多発単神経炎が最初から存在していると，経過中sparing agentを必要とする可能性が高まることが示されている[80]。これはステロイド漸減に伴い神経炎以外の臓器障害が出現し病勢が悪化したためであり，神経炎の症状が残存しているためではないと考察されている。

耳・鼻・喉(ear, nose, throat：ENT)症状や気管支喘息はステロイドを漸減すると再燃することがあるが，一般的に血管炎の再燃とはとらえない[76]。もともと気管支喘息に対して使用していた吸入ステロイドとβ_2刺激薬は，継続ないしステロイド漸減中に再開すべきである。

8 症例検討

症例10は肺胞出血の症例であった。AAVによる肺胞出血は死亡の相対リスクが8.7倍との報告もある[81]。その一方でFFSには肺胞出血は独立したリスク因子としては含まれていない[60]。AAVの肺胞出血は肺腎症候群が多く[82]，肺腎症候群を呈する場合に予後不良になると考えられる[83]。本症例は糸球体腎炎を合併していないため予後不良因子とは考えにくく，ステロイド単剤治療で十分だった。当科ではほかにもAAVに伴う肺胞出血をステロイド単剤で治療しており，良好な治療成績を残している。

症例12はPSL 30mgで炎症反応，好酸球数は正常化していたものの1カ月後に多発単神経炎が出現した。炎症反応や好酸球数が正常化していても神経障害が生じた本例は教訓的であり，「炎症反応と好酸球数の正常化＝病勢コントロール良好」とは断定できない可能性がある。本例においては初期量のステロイドはさらに多めに使うべきだったのかもしれない。なお，EGPA再燃時には好酸球が増加しないことも多いので，ANCA力価，CRP，症状の推移を追う必要がある。

5 結節性多発動脈炎（PAN）

症例6ギモン❶ ⇒ p246
に対するコタエ

1 疾患概念と疫学

PANは全身性壊死性血管炎であり，MVVに属する。中型筋性動脈を主体としながら小動脈も侵されることがあるが，**細動静脈，毛細血管は侵されない点がMPAと異なる**。すなわち，糸球体腎炎と肺毛細血管炎を起こさないことが重要である。ほぼすべての臓器障害を起こしうるが，肺はほとんどの場合障害されないため，**肺病変の合併を見たら本症の診断が正しいか再考が必要**である。

また，腎梗塞のため蛋白尿や血尿が生じることがあり，高血圧のため腎機能障害が

生じることも多い。これらを糸球体腎炎と混同しないことが重要であり，尿沈渣の確認が必須である。通常は静脈系への炎症はきたさず，ANCAは陰性であり鑑別に役立つ。PANは40～60歳代での発症が主体であるが小児でも罹患しうる[84]。ほとんどのPANは特発性である。二次性PANの原因としてHBV，HCV，HIV，パルボウイルスB19，有毛細胞白血病（hairy cell leukemia：HCL）などが報告されている。

2 臨床症状

表14[85]に示すように全身症状や末梢神経障害の出現率が高いが，多発神経炎（polyneuropathy）の頻度は低く，Pagnoux Cらの論文では全症例の4％だった[85]。一方，中枢神経症状の頻度は低い。前述の通り，呼吸器関連徴候も頻度が低かった。精巣痛も徴候として含まれており，血管炎を想起しがたい症状であるので注意が必要である。

3 検査所見

非特異的であり不明熱の原因となりうる。通常，炎症反応上昇が認められるがANCAは陰性である。HBV，HCV，HIVのスクリーニングは必須でありウイルスによる二次性PANの傍証となる。ただし，クリオグロブリン（HCV感染と関連性が強い）は陰性であり，補体消費がない点は鑑別に有用である。

診断のために，可能であれば障害臓器の生検を行う。症状・徴候がある臓器の中で侵襲の少ないもの，たとえば皮膚，腓腹神経，筋を優先して行いたい。腎や肝生検は，微小動脈瘤のため出血リスクが高く，他の方法で診断できない場合にのみ検討すべきである。

表14　PANの臨床症状と頻度

特徴	臨床症状	頻度（％）
全身症状	発熱，体重減少，筋肉痛，関節痛	93％
神経症状（CNS除く）	末梢神経障害，多発単神経炎	70～75％
腎症状	クレアチニン上昇，高血圧，血尿，蛋白尿	51％
皮膚症状	結節，紫斑，リベド	50％
消化器症状	腹痛，出血，穿孔，（胆嚢炎，虫垂炎，膵炎）	28％
その他		
中枢神経（CNS）	卒中，昏迷	5％
眼症状	網膜血管炎，結膜炎，角膜炎，ぶどう膜炎	8％
呼吸器症状	咳，肺浸潤影，胸水	6％
泌尿器症状	精巣炎，精巣痛	17％
心症状	心筋炎，心膜炎	5～10％

（文献85より引用）

消化管が障害臓器と想定される場合であっても，内視鏡による粘膜生検ではなく腹部血管造影のほうが診断的価値は高いと言われている。生検部位を特定できない場合は冠動脈，腎動脈，肝動脈，腹腔動脈血管造影を行い，多発する1〜5mmの微小動脈瘤を証明する必要がある。特に腸間膜動脈や腎実質内動脈に認められることが多い。CTアンギオグラフィーやMRIもおそらく感度は下がるが有用である。微小腎動脈瘤を形成したMPAではあるが，CTアンギオグラフィーで3mm程度の微小動脈瘤を証明した報告がある[86]。

なお，盲目的に行った筋生検と神経生検の組み合わせでは，血管炎を証明できる割合は最大で1/3程度であるとされている[87]。

4 病理

中小動脈において分節状に罹患する。罹患部位は動脈分岐部に多く，様々な炎症細胞浸潤がみられるが，巨細胞や肉芽腫を欠く。フィブリノイド壊死やleukocytoclastic vasculitisを示す。

5 診断基準

1) 厚生労働省特定疾患難治性血管炎班2006年改訂

厚生労働省の診断基準は，循環器学会の『血管炎症候群の診療ガイドライン．循環器病の診断と治療に関するガイドライン（2006-2007年度合同研究班報告）[http://www.j-circ.or.jp/guideline/pdf/JCS2008_ozaki_h.pdf]』[88]の表22「結節性多発動脈炎の診断基準」を参照して頂きたい。

2) ACR 1990年の分類基準[89]

表15のACR分類基準ではMPAをPANと異なるものとして区別していない。そのため，参考程度にとどめたい。

6 治療

エビデンスは乏しく，現存する無作為臨床試験は他のAAVとの混合コホートのもとに行われている[87]。軽症〜中等症例ではステロイド単剤（1mg/kg），中等症〜重症例ではCPA併用が基本であり[87]，我々もほぼ同様の方針で治療している。患者の年齢や基礎疾患により，IVCYの適応は臨機応変に判断している。

旧FFS[90]では腎不全（クレアチニン＞1.58mg/dL），蛋白尿＞1g/day，心症状，消化器症状，中枢神経症状の5つを予後不良因子としていた。これらの予後不良因子の有無で治療方針を検討した以下の文献を参照したい。

表15 ACRによる結節性多発動脈炎の分類基準1990年版*

基準項目	定義
1. 体重減少，4kg以上	発症から4kg以上の体重減少があり，食事や他の要因によらない
2. 網状皮斑	斑点状，網状で四肢または体幹皮膚上にみられる
3. 精巣の疼痛または圧痛	精巣の疼痛または圧痛で，感染，外傷その他の原因によらない
4. 筋痛，筋力低下または下肢圧痛	びまん性の筋痛（肩および腰肢帯を除く）または筋力低下，下腿圧痛
5. 単ニューロパチーまたは多発ニューロパチー	単ニューロパチー，多発性単ニューロパチー，多発性ニューロパチーの発生
6. 拡張期血圧＞90mmHg	拡張期血圧が90mmHgを超える血圧上昇
7. BUNまたはクレアチニン上昇	BUN＞40mg/dL以上，クレアチニン＞1.5mg/dL以上であり，脱水や尿路閉塞によらない
8. B型肝炎ウイルス	血清中HBs抗原またはHBs抗体陽性
9. 動脈造影上の異常所見	動脈造影により内臓の動脈の動脈瘤または閉塞がみられ，動脈硬化，線維筋性異形成など他の非炎症性疾患は原因として除外される
10. 小～中径動脈の生検所見，多型核白血球の存在	動脈壁内に顆粒球，または顆粒球と単核球の存在を示す組織学的所見

*分類の目的上，これらの10項目中3項目以上を満たせば結節性得多動脈炎を患者は有するものとする。3項目以上の存在により感度は82.2％，特異度は86.6％となる。

（文献89より引用）

1）予後不良因子を有さないPANに対してのステロイド単剤治療の有効性[91]

　MPAも含まれた報告だが，旧FFS＝0のPANとMPAに対してステロイド治療（mPSL 15mg/kg後，PSL 1mg/kg×3週間，その後0.5mg/kgまで5mg/10days，15mg/dayまで2.5mg/10days，必要最小量まで1mg/10daysで漸減）を行った。寛解導入できなかった例とPSL 20mg以下に減量できなかった例で無作為にAZP群（2mg/kg×6カ月）とIVCY群（600mg/m^{2}を最初の2回は2週おき，その後は月1回，計6回）に振りわけた。ステロイド単独ではおよそ半数しか寛解を維持できなかった。AZPとIVCYはどちらもステロイド抵抗例や再燃例で有効であった。

2）予後不良因子を有するPAN治療におけるIVCYの治療期間[92]

　旧FFS＞1のPANとMPAにIVCY 6回投与と12回投与を比較した。いずれもmPSL 15mg/kg後1mg/kgのPSLを使用した。IVCY 12回群のほうが6回群に比べて再燃は少なかった。

7 症例検討

　症例13は症状出現から8年後に診断がついたPANの症例である。皮膚生検でのMVVの証明および血管造影を根拠にPANと診断した。本症例ではCTアンギオグラフィーは正常であり，やはり血管造影が診断に必須であった。経過中IVCYが用いられていたが，その後の維持治療はPSL単剤であったことが再燃リスクを高めた可能性

がある．AZP併用を検討すべきである．

6 皮膚型血管炎

1 疾患概念と疫学

　皮膚型血管炎は免疫複合体によって惹起される皮膚限局型のSVVである．かつて，そして現在でも過敏性血管炎や皮膚アレルギー性血管炎など様々な名称で呼ばれ，その疾患概念も互いに重なり合っている．

　現状では，①他の血管炎（皮膚限局型のAAVや皮膚型PANも含む）がすべて否定的で，②皮膚以外に臓器病変がない，③皮膚限局型の免疫複合体性小血管炎，と考えておくほうが内科医にとって理解しやすいのではないだろうか．薬剤性や感染性，悪性腫瘍随伴などを同疾患に含める文献もあるが，これらはCHCC2012[27]に基づき，あくまで薬剤関連血管炎や腫瘍関連血管炎などと述べたほうが実用的であろう．発症に関して男女差はなく全年齢で起こる[93]．

2 臨床症状

　触知性紫斑，浸潤性紅斑，壊疽性丘疹，結節，水疱，血疱，潰瘍などが混在する多様性のある皮疹を生じる[94]．瘙痒感や疼痛を伴うことも多い．靴下などで圧力がかかる部位では重症化しやすい[93]．皮疹は数日のうちに独立した部位に生じる．時に発熱や全身倦怠感，関節痛，筋肉痛を伴うが[94]，関節炎は稀である．全身症状が強い場合は特に診断が難しく，PAN等の全身性血管炎が隠れていないか精査を行うべきである．

3 検査所見

　炎症反応上昇はあってもよいが，著増している場合は全身性血管炎との鑑別が重要である．他の膠原病検索，感染症，血液系を含めた悪性腫瘍検索を網羅的に行う必要がある．「5．PAN ③ 検査所見」の項（☞p284～285）でも述べたが全身症状が強い場合は，腹部血管造影も考慮したい．

4 病理

　小血管を主体とした白血球破砕性血管炎を認める．直接蛍光抗体法（direct immunofluorescence：DIF）（施設によっては内科医から依頼しないと施行してもらえないこともあるので注意）で50～70％の症例にIgGもしくはIgMが血管壁に陽性，C3は70～90％が陽性となる[94]．DIFでないとIgAVとの鑑別ができないこともある．

SLEではC3やIgM/Gが基底膜に顆粒状もしくは均一に染色されることが多い（ループスバンドテスト陽性）[95]。生検時期は早すぎても遅すぎても診断能力が劣る。皮疹出現後，24～48時間の間に生検することが望ましい[93]。

5 鑑別診断

鑑別として，全身性SVVが皮膚病変のみ先行する場合（AAVやCV，IgAV，BD）や膠原病に伴う二次性血管炎（RAやSLE，Sjögren症候群による血管炎）が挙げられる。薬剤性，悪性腫瘍関連の除外も必要である。

感染症ではHBV，HCV，HIV，梅毒，パルボウイルスの頻度が高い。細菌感染では感染性心内膜炎による敗血症性塞栓症（septic emboli）も考えたい。

血小板機能異常や凝固能亢進，コレステロール塞栓も除外する。**皮膚限局型のPANは皮膚小動脈（100～400μm）を好発部位とする血管炎であるが免疫複合体沈着はなく，皮膚型血管炎とは区別すべきである。**

血管炎と鑑別が難しい疾患にリベド血管症（livedoid vasculopathy）が挙げられる。1955年，Feldakerによって提唱され，livedo reticularis with summer ulcerationsと呼ばれていたが[96]，実際には血管炎ではなく過剰な血栓形成による皮膚微小循環の障害であることが，現在，明らかとなっている。夏季に増悪する分枝状皮斑（livedo racemosa），潰瘍，白色皮膚萎縮を三徴とし下腿に対称性に出現する。血管炎と鑑別が困難であり皮膚生検が必須である。

6 診断基準

特異的な診断基準はない。一度診断したあとも全身性血管炎の出現には注意を要する。たとえば，症例7 では皮膚型血管炎と診断した4年後にMPAを発症している。皮膚型血管炎を診断した時点で臓器病変がなければAAVと診断することは困難であり，定期的なフォローアップを続けるしかない。X年にステロイドを含む治療強化をしていれば臓器病変の出現を抑制できたかどうかは不明である。

7 治療

通常，全身的な免疫抑制治療は必要ない。colchicine，diaminodiphenyl sulfone（レクチゾール®），hydroxychloroquineなどを使用し，ステロイド外用薬を併用する。colchicineは0.5～1mgから始めて漸増する。重症例であればステロイドを全身投与する。その他，AZPやMMF，CPAも考慮するが，これらの使用はステロイド抵抗例や減量困難例に限られるだろう。AZPが最も多く用いられる。

皮膚症状は色素沈着を残して治癒するが繰り返す傾向にあり，8～10%の症例は慢性化もしくは再発を繰り返す[93]。生命予後は良好である。なお 症例7 ではTACをやむを

えず使用した．一般的ではないが，CsA（cyclosporin A）を選択肢として挙げている報告も存在する[97]．

7 中枢神経限局性血管炎（PACNS）

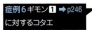

症例6は最終的にMPAと診断したが，PACNSの可能性も考慮された．しかし，全身症状である体重減少があったこと，髄液検査で細胞数上昇がなかったこと，MPO-ANCAが陽性であったことから以下に述べるPACNSの臨床状況とは異なる．

1 疾患概念と疫学

PACNSは中枢神経（脳と脊髄）に限局した血管炎である．頻度は2.4/100万人/year，発症年齢の中央値は50歳と報告されているが[98]，小児を含めてどの年齢でも発症しうる[99]．診断困難であり未診断例も多いと思われる．**他の血管炎と異なり，「中枢神経以外の血管炎がない」ことが重要である．**

2 臨床症状

亜急性に発症する頭痛が最も多い症状である．脳症の症状，認知症や認知障害，行動や人格変容が続く．繰り返す多発梗塞とTIAは30〜50％で生じる[98]．**発熱や体重減少，倦怠感などの全身症状は認められない**[98]．もし存在した場合は他の疾患を想起すべきである．なお，片側性の視神経炎を繰り返したPACNSの症例報告も存在する[100]．

3 検査所見

1）血液検査

CRPを含めた炎症反応は上昇しないことが多い[98][99]．ただし，CRP陰性が必須というわけではなく，52例を対象とした多施設研究では，14例がCRP＞1.0mg/dLであった[101]．いずれにしても，CRP異常高値は非典型的であると言える．

2）髄液検査

髄液検査は必須である．髄液検査異常がPACNSの80〜90％で認められる[99]．無菌性髄膜炎と類似した検査所見であり，10〜20細胞/μL程度の単核球増加と，およそ120mg/dLを中央値とする蛋白の増加を認める[99]．

3）MRI／MRA検査

MRIの感度は高く，ほとんど全患者でMRI異常が指摘される[98)99)]。主要所見は94％で皮質下と深部白質の高信号（axial FLAIR）があり，その他，頭蓋内出血（脳実質出血と髄膜出血）がある[101)]。稀であるが腫瘤形成も5％程度存在するとされており[98)]，脳腫瘍と画像のみでは鑑別ができない[102)]。MRAは63％の症例で異常が指摘された[101)]。2つ以上の脳動脈における多巣性，分節性の狭窄が最も多く，その他，閉塞（30％），拡張（3％），微小動脈瘤（3％）などを認めた。なお，77％が両側性であった[101)]。

4）血管造影

血管造影はおよそ80％で異常があり，分節性動脈狭窄（97％），閉塞（47％），狭窄後拡張（29％），遅延性造影（24％），側副血行路発達（24％），微小動脈瘤（13％）を認めた[101)]。一方，特記すべきこととして，同研究において19例の生検によるPACNS診断例のうち，15例は血管造影も施行されていたが，10例が正常であった[101)]。血管造影は，MRAと同様，中型血管の異常を同定するには有用であるが，500μm以下の小血管の異常については感度が低い[103)]。

以上をまとめると，**脳MRIの感度は高いものの，その所見は非特異的**であることがわかる。**MRAや血管造影を行っても小血管の異常は検出できない可能性**がある。そのため**脳生検，髄膜生検**がいまだにゴールドスタンダードであると言わざるをえない。**脳生検が神経学的な後遺症を残すリスクは1％との報告**がある[99)]。以下に述べるように**鑑別診断が重要であるためリスクとベネフィットを考慮して生検を行いたい。しかし偽陰性に注意が必要**である。というのは**病変部位が巣状に分布**しているためであり，**生検陰性でもPACNSは否定できない。偽陰性は25％程度と推測**されている[98)]。

4 病理

最もよくみられる所見はリンパ球浸潤である。形質細胞や組織球，好中球，好酸球も様々な割合で混在する[98)]。その他，多核巨細胞からなる分節性肉芽腫性血管病変が50％未満，壊死性血管炎が25％で生じる[98)]。

5 鑑別診断と確定診断

鑑別診断は多岐にわたる。細菌感染では感染性心内膜炎，神経梅毒，結核，Lyme病を鑑別する。ウイルス感染では水痘帯状疱疹ウイルス（varicella zoster virus：VZV）によるCNS血管炎を鑑別する。VZVによる血管炎は特徴的な皮疹とともに，もしくは皮疹出現後に発症する神経学的症状で，中大脳動脈や内頸動脈を侵す。**鑑別**

のためには，髄液のVZV-PCRとVZV抗体の測定が必要である[98]。その他，ウイルスではHIV，HCVを鑑別する。寄生虫ではわが国では稀だが，神経有鉤嚢虫症が鑑別に挙がる。膠原病による二次性のCNS血管炎の場合，それが初発症状であれば鑑別は困難になるが，通常は他所見と同時かあとに生じる[98]。また自己抗体について，抗核抗体陽性（320倍程度）例はあるが特異抗体は陰性である[101]。通常，ANCA陰性だが，P-ANCA陽性（ELISAでは陰性）例があり[101]，上述したようにANCAを測定する場合はIIF法のみではなく，ELISA法も併せて行うことが大切である。

可逆性脳血管攣縮症候群 (reversible cerebral vasoconstriction syndrome：RCVS) は重要な鑑別診断である。突然発症する雷鳴様頭痛が特徴的な症状であり，頭蓋内動脈の可逆的な血管攣縮が原因である。女性に多く，血管炎ではないため髄液検査は正常である。以上のように，鑑別診断を除外し，検査所見の組み合わせから確定診断するしかなく，残念ながら実臨床上，有用な診断基準はない。

6 治療

ガイドラインはないが，PSL 1mg/kg程度もしくは2mg/kgのPOCYの組み合わせが用いられる。ステロイド単剤でも治療反応性は良いが，CPAを併用したほうが再燃率を下げることができる[99]。

また造影MRIで髄膜の増強効果がある例や痙攣をきたしている例では再燃しやすいというデータがあり[101]，初期からCPA併用を試みてもよいであろう。3～6カ月程度で維持治療に移行した際は，AZPやMMFが用いられる。MTXは中枢神経への移行性が悪く推奨できない[101]。病勢評価，治療効果判定には，modified Rankin scaleが用いられることが多い。このscaleはもともと，脳卒中患者の行動制限を表すために用いられている。

8 IgA血管炎（IgAV）

1 疾患概念と疫学

両下腿に生じる紫斑，関節痛，腹痛や下血，血尿を典型症状とする血管炎であり，従来，Henoch-Schönlein紫斑病と呼ばれていた。主に小血管を障害するがAAVと異なり，**免疫複合体の沈着**を伴う。CHCC2012でIgA血管炎（IgAV）と名称が変更された。90％の症例が10歳未満である。小児科領域では頻度の高さや鑑別診断の少なさから生検をせず診断されることが多いが，成人で発症した場合は他の全身性血管炎と鑑別を行う必要があり**可能な限り生検を行う**ことが望ましい。

2 臨床症状

急性の発熱と両下肢と臀部の紫斑,腹痛,関節炎,血尿が典型的症状であるが,すべてが揃わないことも多い。成人での頻度は小児と比べて低いため,典型的な症状があっても生検で確認することが望ましい。しばしば,上気道炎が先行しA群β溶連菌感染が多い。薬剤性にも生じることがあり,ペニシリン系などの抗菌薬が代表的である。

小児と異なり,成人例の紫斑はしばしば水疱や壊死を伴う。稀ではあるが,膵炎,胆嚢炎,蛋白漏出性胃腸症,肺胞出血,中枢神経症状の報告もある。ただし肺病変や神経病変は稀であるので,肺胞出血や中枢神経症状に遭遇した場合はAAVやPANなど他の血管炎の存在をまずは想定したほうがよい。

3 検査所見

特定的な所見はないが,炎症反応の上昇,血清IgAの上昇(およそ60％の症例)が認められる。後述するように腎臓に補体沈着を伴うが血清補体価は通常正常である。第XIII因子活性の低下は消化管病変の有無や臓器障害の重症度を反映すると言われている。この因子はフィブリンを安定化する作用を持つ。

4 鑑別診断

過敏性血管炎やAAV,CG血症,PAN,SLE,細菌感染症,抗リン脂質抗体症候群などを鑑別する。IgAVは肉芽腫を形成しないので,EGPAやGPAとの鑑別は,生検組織が得られれば容易であろう。

注意すべきは細菌感染症があたかもIgAVのように見えたり,実際にIgAVを誘発した場合,感染症が持続しているかどうかの見きわめをすることである。たとえば中心静脈カテーテルからのメチシリン感受性黄色ブドウ球菌(methicillin-susceptible Staphylococcus aureus:MSSA)感染症によってIgAVが発症した報告がある[104]。特に症例14のような高齢発症例では血液培養は必須であろう。

5 診断

紫斑の生検では真皮浅層の小血管,特に細静脈にleukocytoclastic vasculitisが認められる。罹患血管壁が薄いためフィブリノイド壊死の前段階であるフィブリン血栓が形成されても保持できず,フィブリノイド壊死は目立たないことも多い。DIFを行うことが重要であり,同血管壁にIgAとC3の顆粒状沈着を認める。

ただし,皮疹が形成されてから24時間以内に生検を行うことが望ましく,2日以上経過するとIgA陽性率は低下しC3のみ陽性になり,場合によってはC3も陰性になる[105]。腎生検病理ではIgA腎症と区別できない。光顕ではメサンギウム増殖のみか

表16　ACR1990診断基準

1. 触知可能な紫斑（palpable purpura）
2. 発症年齢＜20歳
3. 腸管Angina
4. 血管壁の顆粒球浸潤

2つ以上満たす場合，他の血管炎とIgA血管炎を区別する感度は87.1％，特異度は87.7％。
（文献106より引用）

ら半月体形成性糸球体腎炎まで幅広い組織像をとる。半月体形成の割合の高さが腎予後と相関すると言われている。免疫蛍光抗体法ではメサンギウム領域，毛細血管壁にIgAやIgG，IgM，フィブリノーゲン，C3が沈着する。

ACR1990診断基準を**表16**[106]に示すが，過敏性血管炎でも満たす例が多く，臨床症状と組織所見から総合的に判断したほうがよい。

6 治療

1）症状に応じた治療

大半の症例が6〜8週間で軽快する。治療は臓器障害，重症度を見きわめながら行うことになる。

①皮疹

ステロイド内服は無効である。経過観察でよいがQOLを損ねる場合はcolchicine 1mg/dayを試してみる価値はある。ただし，腹部症状の副作用があるので紛らわしい。

②関節痛/関節炎

経過観察もしくはNSAIDsを用いる。ただし，NSAIDsは消化器症状を悪化させることがある。また腎炎がある場合は使用するべきではない。

③消化器症状

禁食と十分量の補液を行う。改善がなければDDS（diaminodiphenyl sulfone，レクチゾール®）やcolchicineも考慮し，症状が強い場合は，ステロイド（PSL 30mg程度）で治療を行う。しかし，症例15では増悪をくいとめることができず最終的に水溶性PSL 100mgを必要とした。これで改善しなければ，ステロイドパルスも検討したい。

また，小児の報告ではあるがステロイド無効の消化管出血例に1回のみのIVCY（500mg/m²）が有効であった報告がある[107]。またステロイドパルスとIVCYが無効だった消化器症状を呈した小児7例中2例はIVIgも行ったが無効であった。これらの症例にPEを行ったところ全例で軽快したとの報告がある[108]。以上から，明確なエビデンスはないものの，ステロイド抵抗性の場合はIVCYやPEも検討する価値があると考えられる。

④腎障害

症例14ギモン2 ⇒p250
に対するコタエ

　エビデンスのある治療法は現時点で存在しない[109]。軽度の血尿と蛋白尿（＜0.5g/day）であれば経過観察。0.5〜1g/day程度の蛋白尿であればACE阻害薬を併用する。ネフローゼ症候群を呈する場合やRPGN，生検で半月体形成が目立つ場合にはステロイドパルス療法の後，PSL 1mg/kgで治療する。ただし厳密な基準はなく個々の医師の判断にゆだねられている。この場合，他疾患の鑑別や腎予後予測目的のため腎生検が望ましい。症例14ではステロイドパルス療法が奏効した。ステロイドパルス療法が奏効しない場合の治療については，確立したエビデンスはないため個々に工夫しなければならない。

⑤肺胞出血

　呼吸不全に至っていない症例ではステロイド（パルス）療法，呼吸不全に至っている症例ではIVCYやPEがよいのではないかと提案されている[110]。

2）各種薬剤

①ステロイド

　171例の小児を二重盲検比較試験でPSL 1mg/kg/day 4週間とプラセボを比較した研究では，腎炎発症の予防効果はなかったが，PSL使用群で腎炎治療効果や腹痛，関節痛の改善効果についてはまさっていた[111]。

　一方で効果がなかったとする報告もある。ステロイドパルスに関しては，有効であるとの報告が散見される[112]。また，あくまで成人IgA腎症を対象とした前向き研究ではあるが，ステロイドパルスを初回，2カ月後，4カ月後に投与し，その間PSL 0.5mg/kgを合計6カ月投与した結果，コントロール群と比較して10年腎生存率はステロイド群で97%，コントロール群で53%とステロイドの有効性が認められた[113]。

②MMF

　少数の報告ではあるが，ネフローゼ症候群をきたしたIgAVの小児12例を対象とした報告では，全例ステロイド抵抗性であった。MMFは20〜25mg/kg/dayで投与されACE阻害薬も併用した。平均3.9年のフォローアップで平均5.6g/dayの尿蛋白が正常範囲になった[114]。

③CPA

　54例の患者を対象とした前向き研究では，ステロイド単独群とIVCY併用群では6カ月時点での血管炎の病勢および12カ月時点での腎予後，死亡，副作用に差はなく，IVCYによる上乗せ効果はなかった[115]。また56例のIgAV腎炎患者を支持療法（supportive care）のみの群とPOCY（90mg/m² 42日間）群で比較したところ，結果に差はなかった[116]。

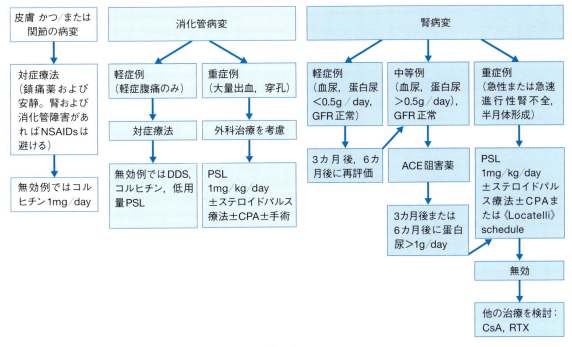

図8 臓器障害に基づくIgA血管炎管理の治療アルゴリズム　　　　　　　（文献118より作成）

④扁桃摘出術

　　主にIgA腎症に対してわが国で行われている。ステロイドとウロキナーゼ治療で反応しなかったIgAV腎炎に対して扁桃摘出術が奏効した報告がある[117]。

3）治療法まとめ

　　図8に治療アルゴリズムの例を引用する[118]。なお，《Locatelli》schedulとは前述のステロイドパルスの繰り返しと0.5mg/kgのPSLを組み合わせる方法のことである。

7 予後

　　基本的に予後良好の疾患である。ただし，腎炎を発症した場合と末期腎不全に至る割合は15年で全症例の10～30％である。**成人発症のIgAVは，小児発症と比較して腎予後が悪いことが知られている。**

9 CV

1 疾患概念と疫学

　CGとは空腹時採血を37℃で分離した血清を4℃で放置した24～48時間後に沈殿し，加温により再溶解する物質の総称である。10～36℃でも沈殿が生じるので体温でも沈殿する。「CG血症（cryoglobulinemia）」は厳密には患者血清からCGが検出されることを意味しており，病態の有無は問わず，血管炎を生じた場合にCVやCG症候群（cryoglobulinemic syndrome）と呼ばれる。

　しかし，「CG血症」は臨床的病態を含んだ意味合いで使用される場合もある。単純にCGを検出しただけなのか，それが全身性炎症病態を生じているのかを区別することが重要と思われる。というのは，CG自体の検出は稀ではなく，HCVの40～60％，HIVの15～20％，膠原病の15～25％，また健常人でも検出する場合があるからである。**「CG検出＝CV発症」とはならず，CGを検出する一部に血管炎の発症がある**。SLEやRAのように血管炎を起こしやすい疾患でCG陽性が判明した場合，原疾患自体で生じた血管炎かCVか紛らわしいことがある。

　病変の主体は，小血管，特に細動静脈と毛細血管である。

　CVの罹患率は約10万人に1人とされ，女性に多く，平均発症年齢は60歳代である[119]。

　CGの本体は免疫グロブリン（Ig）であり3つのTypeにわけられる（Brouet分類）[120]。なお，Type Ⅰ CGは過粘稠による血管閉塞が主体であり血管炎は稀である。CVは，混合型CG血症（mixed cryoglobulinemia：MC）と呼ばれるType Ⅱ，Ⅲで生じる。混合型CGの原因は，ほとんどがHCV感染である。

①**Type Ⅰ CG**

　単クローン性Ig〔IgM，IgG，時にIgAや軽鎖（light chain）〕。形質細胞腫や慢性Bリンパ性白血病に合併。血管炎は稀，微小血栓が主病態である。

②**Type Ⅱ CG**

　RF活性を持つモノクローナルなIgとポリクローナルなIgの混合。HCV感染やSjögren症候群と強く関係している[121]。

③**Type Ⅲ CG**

　RF活性を持つポリクローナルなIgの組み合わせ（IgM-IgG，IgM-IgG-IgA，IgA-IgGなど）。ポリクローナルな高ガンマグロブリン血症とType Ⅱとの間に位置する一時的な状態と考えられる。慢性ウイルス感染症や自己免疫疾患と関連する[121]。

　これらを基礎疾患によって分類すると，**自己免疫疾患，感染症ではType Ⅱ，Ⅲ，**

リンパ系悪性腫瘍であればType Ⅰを想起することになる。

2 臨床症状

低補体血症を伴うレイノー現象，関節炎，皮疹，糸球体腎炎という臨床像はSLEと誤診しやすく鑑別に注意を要する。主な標的部位は皮膚，関節，神経，腎臓で症状は多彩である。疲労は80～90％の症例で認められる[122)123)]。

1）皮膚所見

両下肢から始まり，時に腹部まで広がる触知可能な紫斑である。体幹部や上肢にまで及ぶこともあるが稀である[122)123)]。皮膚潰瘍を認める場合もある。3～10日で褐色色素斑を残し消退する。レイノー現象を呈する場合もある。

2）関節炎

両側対称性で主に膝や手などの関節炎を特徴とする。非破壊性でRF活性とは無関係である。40～60％の症例で認められる。

3）神経炎

神経栄養血管障害による。軸索障害による感覚障害から始まり，亜急性・慢性に進行，感覚神経と運動神経両者を侵す多発神経炎に発展することもある。通常，疼痛と非対称性の錯感覚を伴う[122)123)]。中枢神経障害は稀である。脳卒中，てんかん，認知機能低下として現れる。

4）腎炎

他臓器の障害から数年遅れて出現する場合もある。Type Ⅰでは稀，Type Ⅱで30％，Type Ⅲで10％程度認められる。種々の程度の蛋白尿や血尿を呈し半月体形成性腎炎を伴う場合もあるが，腎不全に至るのは5％未満である。

病理学的には，約80～90％が膜性増殖性糸球体腎炎（membranoproliferative glomerulonephritis：MPGN）で，メサンギウム増殖性腎炎は稀であり，7％程度である[124)]。CG血症による腎障害は緩徐に進行することが多い。急性経過を呈する症例ではMPGNの所見に加えて管内外増殖性変化と血管内腔の血栓様塞栓物を多数認める傾向にある[125)]。

5）消化管

消化管症状は2％程度と稀で，症状はびまん性の腹痛が多い[126)]。

3 検査所見

CG検出にあたっては37℃に加温した注射器で採血を行い，37℃の環境下で遠心分離を行う。この間は検体が冷えないように十分注意する。遠心分離後数日〜7日間4℃の環境下で静置する。**最低でも3日間の静置は必要である**[121]。Type Iであれば数分〜数時間で沈殿するが，混合型（Type II, III）であれば沈殿までに数時間〜数日を要するからである。沈殿が得られたら再び37℃に加温して溶解することを確認する。沈殿物を免疫固定法もしくは免疫電気泳動法で免疫グロブリンであることを確認するとともにTypeを確認する。

CG血症における寒冷沈降は，沈降速度や量に症例差があり，微量検出例も3/4存在するため，疑われる場合には複数回検査する。CG量と病勢，臨床症状との相関については結論が出ておらず，治療効果判定には有効ではないと思われる。CRPは陽性で血沈は亢進している。混合型CG血症ではRF陽性である。補体古典的経路の活性化を反映して，Type IIの80％でC4，C1q，CH50の高度低下を認め，C3の軽度低下を認める。C3と比較してC4が高度に低下することが特徴的である。**cold activation**（C3，C4低下を伴わずCH50低下を認める，血清を4℃で保存すると補体が活性化され，試験管内で低下する現象）を**認めた場合もCGの存在を疑う**。HCV関連のCG血症であってもAST，ALTは正常のこともあるのでHCV抗体検査は肝障害の有無にかかわらずスクリーニングすべきである。

4 病理

皮膚生検では，真皮上層〜中層の小血管に顕著なフィブリノイド沈着を伴うleukocytoclastic vasculitisを認め，時に真皮下層の小動静脈にも壊死性血管炎を伴う[127]。蛍光抗体法で小血管壁にIgM，IgGあるいはC3の沈着が60〜90％で認められる[127]。腎生検では典型的には糸球体に免疫複合体沈着を伴うType I MPGNの像を呈することが典型的である。神経生検では，軸索の脱髄・脱落と，単球浸潤を伴う血管炎所見を認める。

5 病態

Type Iでは免疫グロブリン同士の結合による。混合型では，たとえばB細胞にHCVが感染し，B細胞増殖と免疫グロブリン産生が促進される。HCVコア蛋白がIgGに結合し，ここにIgM-RFが結合しCGを形成する。

6 治療

確立した指針は存在せず，原疾患の種類や病状の重症度により異なる。Type Iは生命にかかわる病態であり，背景疾患（リンパ増殖性疾患）の治療が必要である。

自己免疫疾患や血液疾患による二次性のCVであれば原疾患の治療が必要である。臨床的に軽症で進行が緩やかであれば対症療法（寒冷曝露の回避，NSAIDsの投与など）を行うが，中等度以上の活動性があれば，①CG産生抑制，②CG除去，③免疫抑制を行う。

HCVによるCG血症ではIFN-α単独療法による血中HCV-RNAの消失に伴い，CG血症の改善を認めるが，投与中止後の再発を高頻度に認めた[128]。2008年，Kidney Disease Improving Global Outcomes（KDIGO）からHCV関連腎症の治療ガイドラインが発表され，HCV-MCではウイルス除去を行うことが推奨された[129]。また，膜性増殖性腎炎や血管炎急性期には，免疫抑制・PE・抗ウイルス療法が推奨されている。さらに循環血漿中のCGを除去するために，単純血漿交換や二重膜濾過血漿交換（double filtration plasmapheresis：DFPP），クリオフィルトレーションを行うこともある。これは，Igの半減期が長く，免疫抑制薬により抗体産生が低下しても体内からの除去には時間がかかるためである（アルブミン節約のためには，DFPPやクリオフィルトレーションのほうがよい）。抗ウイルス療法は従来のpeg-IFN＋ribavirin療法のほか，ジェノタイプ1bではdaclatasvir＋asunaprevirが使用され高い有効性を示している。なお，RTXにより80〜90％の症例で臨床的改善を認め，病勢再燃時の使用も推奨されている。HCV陽性のCVで重症病態の場合は，抗ウイルス療法に先行して免疫抑制治療（特にRTX）が必要になることが多い。

7 治療―RTXの有効性（図9，10）

混合型CG血症へのRTX治療を検討した多施設研究[130]では，どの臓器障害に対しても良好な結果を示した。なお，HCV感染があるものが92％を占め，抗ウイルス薬は51％で先行投与されていた。RTXの併用薬は，必要に応じてステロイドのみだった。同研究における過去の文献考察では6カ月間のフォローアップで，大部分はRTX治療に反応した。完全寛解と部分寛解を合わせると，皮膚血管炎106/117（94％），皮膚潰瘍32/36（89％），末梢神経障害85/89（95％），腎障害46/52（88％），腹部血管炎7/8（87％）であった。重度の有害事象は18/252（7％）で観察された。

HCV-MCでは，RTXがIgM-RFと複合体を形成し，寒冷沈降反応や重篤な全身性反応を引き起こすことが報告されていることから，十分な注意が必要であり，baselineのCG値が高い場合，RTX投与前（375mg/m^2/week×4回）にPEを併用することを推奨する専門家もいる。しかし，同研究の文献考察では，RTX投与による前述のような有害事象は低頻度であった[130]。

皮膚潰瘍，活動性の糸球体腎炎もしくは治療抵抗性の末梢神経障害をきたしたCG血症に対してRTXか従来治療（ステロイド，AZPもしくはCPA，PEのうち1つ）で治療効果を比較した無作為研究では[131]，治療継続率はRTXで有意に高く，BVASの

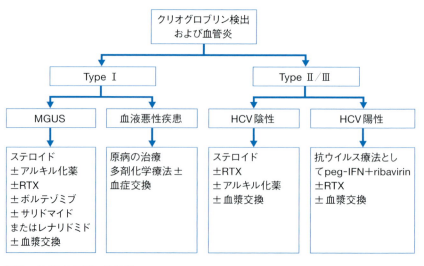

図9 CV治療アルゴリズム （文献122より引用）

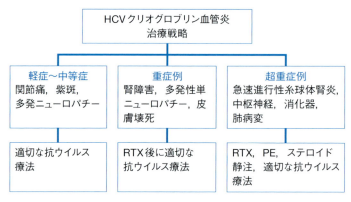

図10 C型肝炎ウイルス（HCV）関連混合型クリオグロブリン血管炎の治療 （文献123より引用）

低下はRTX治療群でのみ認められた。

　抗ウイルス治療に反応不良のHCV-MCに対するRTXの無作為試験では[132]，RTX群は375mg/m^2/weekを4回行い，コントロール群では試験開始時に使用していたいかなる免疫抑制薬も使用可とし，病勢に合わせて増量や追加も可能とした。6カ月時点で寛解達成はRTX群83%，コントロール群8%とRTXが良好な成績を示した。

　非ウイルス性CGに対するRTXの安全性と有効性を検討した論文[133]では，23例中有害事象は約半数に認められ，重篤な感染症は6/23（26%），このうち3例が死亡した。70歳以上，本態性Type Ⅱ CG，腎機能障害（GFR＜60）mg/dL，高用量ステロイド使用患者に多かった。

　一方で，臨床的免疫学的効果は明らかだった。再燃は約半数の患者に認められ，再燃までの期間は中央値が13.5カ月で，RTX投与前に免疫抑制療法を行われている患

者で多かった．RTXは明らかに有効かつステロイドの減量効果があるが，高齢者で腎機能障害があり高用量ステロイドを使用している患者では感染合併に注意が必要である．

10 蕁麻疹様血管炎

1 疾患概念と疫学

蕁麻疹様紅斑が通常の蕁麻疹よりも長期持続し，組織学的にleukocytoclastic vasculitisを認める血管炎である．小血管，特に毛細血管と細静脈を主体とする．多くの場合，特発性であるが自己免疫疾患や感染症，薬剤，傍腫瘍症候群として生じる二次性もある[134]．女性が57～70%を占める[135]．正補体性蕁麻疹様血管炎（NUV）と低補体性蕁麻疹様血管炎（HUV）の2群にわけられる．頻度はHUVのほうが多い．

1）正補体性蕁麻疹様血管炎（NUV）

多くは特発性である．

2）低補体性蕁麻疹様血管炎（HUV）

SLE，Sjögren症候群，悪性腫瘍（特に悪性リンパ腫）との関連性が知られている．この機序は不明であるが，HUVはNUVに比べて重症であり，全身症状や臓器障害を伴う．

3）低補体性蕁麻疹様血管炎症候群（hypocomplementemic urticarial vasculitis syndrome：HUVS）

HUVの中でも重症の病態としてHUVSがあり，永続的なB細胞刺激により生じる．これは蕁麻疹様皮膚病変と補体低下を必須とし，①皮膚生検における血管炎所見，②関節痛ないし関節炎，③ぶどう膜炎または上強膜炎，④繰り返す腹痛，⑤糸球体腎炎，⑥C1q減少またはC1q免疫複合体の増加，のうち2項目を満たすことを要件とする診断基準がある[136]が，実際には皮膚生検を行わずに診断すべきではない．

2 臨床症状

1）皮膚病変

全身のどの部位にも生じうるが，体幹や四肢近位に生じることが多い．60%以上は**膨疹が同部位に24時間以上発現する点が，通常の蕁麻疹と異なる**．また，蕁麻疹と

異なり，搔痒感は軽度で認めないこともあり，逆に疼痛や灼熱感を伴うことが多い。膨疹消退後に35％程は色素沈着や紫斑を残す。ただし，症状のみで通常の蕁麻疹と鑑別することは困難であり皮膚生検を必要とする。

2）関節痛・関節炎

皮疹の次に高頻度である。一過性・移動性の関節痛・関節炎である。手指，肘，膝，足首，足趾関節に多い[134]。HUVの70～80％程度で認めたとする報告がある[135)137]。SLEのほうが頻度は高いものの，Jaccoud関節症の報告もある。

3）消化管症状

悪心，嘔吐，腹痛などを呈する。腹痛はHUVの20％程度で認められる[135)137]。消化管出血の頻度は少ない。

4）眼症状

10％未満の症例で生じる。ぶどう膜炎が最も多いが，強膜炎，上強膜炎，結膜炎もきたす。

5）腎症状

血尿，蛋白尿を認める場合があり，増殖性糸球体腎炎，壊死性血管炎，半月体形成性腎炎などの報告もある。一般的に腎障害の程度は軽度～中等度であるが，時に末期腎不全や透析導入に至る例もある。HUVSではHUVに比べて腎障害の程度は大きい。通常，NUVでは腎障害を生じないが，メサンギウム増殖性糸球体腎炎が生じることもある[134]。

6）呼吸器症状

慢性閉塞性肺疾患が20～30％で生じる[134]。肺生検でleukocytoclastic vasculitisが証明されることもある。その他，胸膜炎などがある。

7）心症状

大動脈弁閉鎖不全症，僧房弁閉鎖不全症，心膜炎をきたすことがある。

8）神経症状

偽脳腫瘍（脳圧亢進），無菌性髄膜炎，麻痺，末梢神経障害をきたしうる。

9) その他の症状

発熱，倦怠感，血管浮腫，livedo reticularis，多形紅斑，レイノー現象。

3 検査所見

赤沈亢進と補体低下が特徴的である。補体古典経路が活性化されるためC1，C2，C3，C4，CH50/100が低下する[134]。実臨床上ではC3，C4，CH50の低下を確認する。抗核抗体も弱陽性となることがあり，NUVの10%程度，HUVの20%程度で陽性[137]，HUVSでは50%で陽性になるとの報告もある[138]。特にHUVSでは抗C1q抗体がほぼ100%で陽性である[138]。具体的にはC1qのコラーゲン様領域に対する抗体が免疫複合体を形成し，補体経路を活性化することで血清C1qの低下につながる。また，lupus nephritisの60%前後で同抗体が検出されるほか，lupus nephritisがないSLEや悪性RA，MPGNなどでも陽性になるため疾患特異的ではない。

4 病理

皮膚生検では蕁麻疹の病理組織所見と同様に血管周囲と間質の浮腫が認められる。それに加えて真皮上層～中層の小血管壁にleukocytoclastic vasculitisの所見を認める[139]。DIFでは，血管周囲の真皮上層においてIgM，IgG，C3の沈着が認められる。基底膜への沈着も認められることがある。1回の皮膚生検でleukocytoclastic vasculitisの所見が得られなくても，臨床的に疑うなら，皮膚生検を繰り返すことが望ましい。なお，腎生検でのパターンはSLEと区別することはできない。

5 鑑別診断（表17）[138]

SLEとの鑑別が重要であるが，SLEにHUVを合併する場合もありうる。SLEではHUVと異なりds-DNA抗体や抗Sm抗体は通常陽性である。

6 治療

蕁麻疹に対し，まず抗ヒスタミン薬が使用されるが，効果不十分なことが多い。hydroxychloroquine，DDS，colchicineなどを検討してもよいがステロイドが治療の主役である。hydroxychloroquineはリソソーム酵素やIL-1の放出を抑制する。DDSは好中球活性を抑制し，皮膚病変，肺病変への有効性の報告がある。ステロイドの初期量は重症度にもよるが0.5～1.0mg/kg/dayを基準とする。病変が皮膚のみの場合はPSL 10～30mg/dayで開始し，症状に応じて増減する。全身症状が高度な場合は高用量を使用する。ステロイドのみで抑制不可能であれば，AZP，MMF，CsA（cyclosporin A），CPA，MTX，RTX，免疫グロブリン大量療法，PEが有用との報告もあるが，現状では他の血管炎に準じた薬剤を追加して効果を見ていくしか

表17　SLEおよびHUVSの類似点および差異

臨床所見および検査成績	HUVS（%）	SLE（%）
頬部皮疹	0	57
円盤状皮疹	0	29
光線過敏症	0	33
口腔潰瘍	0	9
関節炎	50	92
漿膜炎	稀	32
腎障害	50	65
神経症状	稀	70
血液異常	稀	60
抗核抗体	50	95
抗dsDNA抗体	＜5%	70
抗Sm抗体	0	30
抗リン脂質抗体	稀	40
蕁麻疹	100	17
血管浮腫	50	稀
COPD	50	稀
ぶどう膜炎／上強膜炎	30	稀
低補体血症	100	62
抗C1q抗体	100	35

COPD：慢性閉塞性肺疾患，dsDNA：2本鎖DNA，HUVS：低補体性蕁麻疹様血管炎，SLE：全身性エリテマトーデス

（文献138より引用）

ないだろう．

7 予後

　生命予後は一般的に良好だが，蕁麻疹はしばしば数年以上持続し慢性化する．20年以上蕁麻疹が続いた症例もある．SLE，閉塞性肺疾患，心弁膜症などを合併すれば予後は悪くなる．

【引用文献】

1) Muto G, et al:A patient with intravascular lymphoma presenting with cerebral infarction and a high serum MPO-ANCA level. Mod Rheumatol 2011;21(2):207-10.
2) Ebert EC:Gastrointestinal manifestations of Henoch-Schönlein Purpura. Dig Dis Sci 2008;53(8):2011-9.
3) Millet A, et al:Antineutrophil cytoplasmic antibody-associated vasculitides:is it time to split up the group？ Ann Rheum Dis 2013;72(8):1273-9.
4) Jayne DR, et al:Randomized trial of plasma exchange or high-dosage methylprednisolone as adjunctive therapy for severe renal vasculitis. J Am Soc Nephrol 2007;18(7):2180-8.
5) Sinico RA, et al:Renal involvement in Churg-Strauss syndrome. Am J Kidney Dis 2006;47(5):770-9.
6) Bosch X, et al:Antineutrophil cytoplasmic antibodies. Lancet 2006;368(9533):404-18.
7) Origuchi T, et al:Progress in pathogenesis and therapy of vasculitis syndrome. Nihon Rinsho Meneki Gakkai Kaishi 2007;30(6):432-43.
8) Kessenbrock K, et al:Netting neutrophils in autoimmune small-vessel vasculitis. Nat Med 2009;15(6):623-5.
9) Mukhtyar C, et al:EULAR recommendations for the management of primary small and medium vessel vasculitis. Ann Rheum Dis 2009;68(3):310-7.
10) Kallenberg CG:Pathogenesis of ANCA-associated vasculitides. Ann Rheum Dis 2011;70(Suppl 1):i59-63.
11) Söderberg D, et al:Increased levels of neutrophil extracellular trap remnants in the circulation of patients with small vessel vasculitis, but an inverse correlation to anti-neutrophil cytoplasmic antibodies during remission. Rheumatology(Oxford) 2015;54(11):2085-94.
12) Mahr A, et al:Brief report:prevalence of antineutrophil cytoplasmic antibodies in infective endocarditis. Arthritis Rheumatol 2014;66(6):1672-7.
13) Satake K, et al:Three cases of PR3-ANCA positive subacute endocarditis caused by attenuated bacteria(Propionibacterium, Gemella, and Bartonella) complicated with kidney injury. Mod Rheumatol 2011;21(5):536-41.
14) Sherkat R, et al:Antineutrophil cytoplasmic antibodies in patients with pulmonary tuberculosis. Iran J Immunol 2011;8(1):52-7.
15) Cil T, et al:Prevalence of antineutrophil cytoplasmic antibody positivity in patients with Hodgkin's and non-Hodgkin lymphoma:a single center experience. Int J Hematol 2009;90(1):52-7.
16) Choi HK, et al:Drug-associated antineutrophil cytoplasmic antibody-positive vasculitis:prevalence among patients with high titers of antimyeloperoxidase antibodies. Arthritis Rheum 2000;43(2):405-13.
17) 吉田雅治:トピックスⅡ膠原病検査の進歩と診断・治療への応用 6．抗好中球細胞質抗体(ANCA) 特集 膠原病の臨床検査の進歩:診断・治療への正しい使い方．日内会誌 2003;92(10):1941-7.

18) Thai LH, et al：Are anti-proteinase-3 ANCA a useful marker of granulomatosis with polyangiitis(Wegener's)relapses？ Results of a retrospective study on 126 patients. Autoimmun Rev 2014；13(3)：313-8.
19) Sanders JS, et al：Prediction of relapses in PR3-ANCA-associated vasculitis by assessing responses of ANCA titres to treatment. Rheumatology 2006；45(6)：724-9.
20) Terrier B, et al：Antimyeloperoxidase antibodies are a useful marker of disease activity in antineutrophil cytoplasmic antibody-associated vasculitides. Ann Rheum Dis 2009；68(10)：1564-71.
21) Kemna MJ, et al：ANCA as a predictor of relapse：useful in patients with renal involvement but not in patients with nonrenal disease. J Am Soc Nephrol 2015；26(3)：537-42.
22) Tomasson G, et al：Value of ANCA measurements during remission to predict a relapse of ANCA-associated vasculitis—a meta-analysis. Rheumatology 2012；51(1)：100-9.
23) Finkielman JD, et al：Antiproteinase 3 antineutrophil cytoplasmic antibodies and disease activity in Wegener granulomatosis. Ann Intern Med 2007；147(9)：611-9.
24) Vinay Kumar, et al：Robbins Basic Pathology 8th ed. Elsevier, 2007, p340-1.
25) Michael H Ross, et al：Ross組織学 原著第5版. 南江堂, 2010, p380.
26) 川名誠司, 他：皮膚血管炎. 医学書院, 2013, p5.
27) Jennette JC, et al：2012 revised International Chapel Hill Consensus Conference Nomenclature of Vasculitides. Arthritis Rheum 2013；65(1)：1-11.
28) Gary S Firestein, et al：Kelly's Textbook of Rheumatology 9th ed. Saunders, 2012, p1453-60.
29) 厚生労働省：ANCA関連血管炎の診療ガイドライン(2014年改訂版).
30) Ntatsaki E, et al：BSR and BHPR guideline for the management of adults with ANCA-associated vasculitis. Rheumatology 2014；53(12)：2306-9.
31) Fujimoto S, et al：Comparison of the epidemiology of anti-neutrophil cytoplasmic antibody-associated vasculitis between Japan and the U.K. Rheumatology 2011；50(10)：1916-20.
32) Lapraik C, et al：BSR and BHPR guidelines for the management of adults with ANCA associated vasculitis. Rheumatology 2007；46(10)：1615-6.
33) Watts R, et al：Development and validation of a consensus methodology for the classification of the ANCA-associated vasculitides and polyarteritis nodosa for epidemiological studies. Ann Rheum Dis 2007；66(2)：222-7.
34) Lanham JG, et al：Systemic vasculitis with asthma and eosinophilia： a clinical approach to the Churg-Strauss syndrome. Medicine(Baltimore) 1984；63(2)：65-81.
35) Mukhtyar C, et al：Modification and validation of the Birmingham Vasculitis Activity Score(version 3). Ann Rheum Dis 2009；68(12)：1827-32.
36) Hellmich B, et al：EULAR recommendations for conducting clinical studies and/or clinical trials in systemic vasculitis：focus on anti-neutrophil cytoplasm antibody-associated vasculitis. Ann Rheum Dis 2007；66(5)：605-17.

37) Luqmani R: Measuring disease activity and outcomes in clinical studies. Cleve Clin J Med 2002; 69(Suppl 2): SII100-2.
38) de Groot K, et al: Randomized trial of cyclophosphamide versus methotrexate for induction of remission in early systemic antineutrophil cytoplasmic antibody-associated vasculitis. Arthritis Rheum 2005; 52(8): 2461-9.
39) de Groot K, et al: The value of pulse cyclophosphamide in ANCA-associated vasculitis: meta-analysis and critical review. Nephrol Dial Transplant 2001; 16(10): 2018-27.
40) de Groot K, et al: Pulse versus daily oral cyclophosphamide for induction of remission in antineutrophil cytoplasmic antibody-associated vasculitis: a randomized trial. Ann Intern Med 2009; 150(10): 670-80.
41) Faurschou M, et al: Brief Report: long-term outcome of a randomized clinical trial comparing methotrexate to cyclophosphamide for remission induction in early systemic antineutrophil cytoplasmic antibody-associated vasculitis. Arthritis Rheum 2012; 64(10): 3472-7.
42) Stone JH, et al: Rituximab versus cyclophosphamide for ANCA-associated vasculitis. N Engl J Med 2010; 363(3): 221-32.
43) Jones RB, et al: Rituximab versus cyclophosphamide in ANCA-associated renal vasculitis. N Engl J Med 2010; 363(3): 211-20.
44) Guerry MJ, et al: Recommendations for the use of rituximab in anti-neutrophil cytoplasm antibody-associated vasculitis. Rheumatology(Oxford) 2012; 51(4): 634-43.
45) Stassen PM, et al: Induction of remission in active anti-neutrophil cytoplasmic antibody-associated vasculitis with mycophenolate mofetil in patients who cannot be treated with cyclophosphamide. Ann Rheum Dis 2007; 66(6): 798-802.
46) Hu W, et al: Mycophenolate mofetil versus cyclophosphamide for inducing remission of ANCA vasculitis with moderate renal involvement. Nephrol Dial Transplant 2008; 23(4): 1307-12.
47) Hiemstra TF, et al: Mycophenolate mofetil vs azathioprine for remission maintenance in antineutrophil cytoplasmic antibody-associated vasculitis: a randomized controlled trial. JAMA 2010; 304(21): 2381-8.
48) Pagnoux C, et al: Treatment of systemic necrotizing vasculitides in patients aged sixty-five years or older: results of a multicenter, open-label, randomized controlled trial of corticosteroid and cyclophosphamide-based induction therapy. Arthritis Rheumatol 2015; 67(4): 1117-27.
49) Jayne D, et al: A randomized trial of maintenance therapy for vasculitis associated with antineutrophil cytoplasmic autoantibodies. N Engl J Med 2003; 349(1): 36-44.
50) Metzler C, et al: Elevated relapse rate under oral methotrexate versus leflunomide for maintenance of remission in Wegener's granulomatosis. Rheumatology(Oxford) 2007; 46(7): 1087-91.

51) Langford CA, et al:Use of a cyclophosphamide-induction methotrexate-maintenance regimen for the treatment of Wegener's granulomatosis:extended follow-up and rate of relapse. Am J Med 2003;114(6):463-9.
52) Stegeman CA, et al:Trimethoprim-sulfamethoxazole(co-trimoxazole)for the prevention of relapses of Wegener's granulomatosis. Dutch Co-Trimoxazole Wegener Study Group. N Engl J Med 1996;335(1):16-20.
53) Guillevin L, et al:Rituximab versus azathioprine for maintenance in ANCA-associated vasculitis. N Engl J Med 2014;371(19):1771-80.
54) Pagnoux C, et al:Azathioprine or methotrexate maintenance for ANCA-associated vasculitis. N Engl J Med 2008;359(26):2790-803.
55) Tokunaga M, et al:A case report of steroid-resistant antineutrophil cytoplasmic antibody-related vasculitis successfully treated by mizoribine in a hemodialysis patient. Ther Apher Dial 2009;13(1):77-9.
56) Koldingsnes W, et al:Baseline features and initial treatment as predictors of remission and relapse in Wegener's granulomatosis. J Rheumatol 2003;30(1):80-8.
57) Walsh M, et al:Effects of duration of glucocorticoid therapy on relapse rate in antineutrophil cytoplasmic antibody-associated vasculitis:A meta-analysis. Arthritis Care Res(Hoboken) 2010;62(8):1166-73.
58) Matsumoto Y, et al:Evaluation of weekly-reduction regimen of glucocorticoids in combination with cyclophosphamide for anti-neutrophil cytoplasmic antibody(ANCA)-associated vasculitis in Japanese patients. Rheumatol Int 2012;32(10):2999-3005.
59) Gayraud M, et al:Long-term followup of polyarteritis nodosa, microscopic polyangiitis, and Churg-Strauss syndrome:analysis of four prospective trials including 278 patients. Arthritis Rheum 2001;44(3):666-75.
60) Guillevin L, et al:The Five-Factor Score revisited:assessment of prognoses of systemic necrotizing vasculitides based on the French Vasculitis Study Group(FVSG) cohort. Medicine(Baltimore) 2011;90(1):19-27.
61) Cohen P, et al:Churg-Strauss syndrome with poor-prognosis factors:A prospective multicenter trial comparing glucocorticoids and six or twelve cyclophosphamide pulses in forty-eight patients. Arthritis Rheum 2007;57(4):686-93.
62) Guillevin L, et al:Treatment of polyarteritis nodosa and microscopic polyangiitis with poor prognosis factors:a prospective trial comparing glucocorticoids and six or twelve cyclophosphamide pulses in sixty-five patients. Arthritis Rheum 2003;49(1):93-100.
63) Pepper RJ, et al:Intravenous cyclophosphamide and plasmapheresis in dialysis-dependent ANCA-associated vasculitis. Clin J Am Soc Nephrol 2013;8(2):219-24.
64) Tsuchida Y, et al:Characteristics of granulomatosis with polyangiitis patients in Japan. Mod Rheumatol 2015;25(2):219-23.
65) Ikeda S, et al:Comparative investigation of respiratory tract involvement in granulomatosis with polyangiitis between PR3-ANCA positive and MPO-ANCA positive cases:a retrospective cohort study. BMC Pulm Med 2015;15:78.

66) Lally L, et al: Current landscape of antineutrophil cytoplasmic antibody-associated vasculitis: classification, diagnosis, and treatment. Rheum Dis Clin North Am 2015; 41(1): 1-19.
67) Specks U, et al: Efficacy of remission-induction regimens for ANCA-associated vasculitis. N Engl J Med 2013; 369(5): 417-27.
68) Jones RB, et al: Rituximab versus cyclophosphamide in ANCA-associated renal vasculitis: 2-year results of a randomised trial. Ann Rheum Dis 2015; 74(6): 1178-82.
69) Sada KE, et al: A nationwide survey on the epidemiology and clinical features of eosinophilic granulomatosis with polyangiitis(Churg-Strauss) in Japan. Mod Rheumatol 2014; 24(4): 640-4.
70) 尾崎承一, 他：別冊・医学のあゆみ　血管炎の診断と治療. 医歯薬出版, 2014, p51-7.
71) Vaglio A, et al: IgG4 immune response in Churg-Strauss syndrome. Ann Rheum Dis 2012; 71(3): 390-3.
72) Carruthers MN, et al: The diagnostic utility of serum IgG4 concentrations in IgG4-related disease. Ann Rheum Dis 2015; 74(1): 14-8.
73) 川名誠司, 他：皮膚血管炎. 医学書院, 2013, p147-56.
74) 日本血液学会 編：血液専門医テキスト 改訂第2版. 南江堂, 2015, p239-42.
75) Valent P, et al: Contemporary consensus proposal on criteria and classification of eosinophilic disorders and related syndromes. J Allergy Clin Immunol 2012; 130(3): 607-12, e9.
76) Groh M, et al: Eosinophilic granulomatosis with polyangiitis(Churg-Strauss)(EGPA) Consensus Task Force recommendations for evaluation and management. Eur J Intern Med 2015; 26(7): 545-53.
77) Masi AT, et al: The American College of Rheumatology 1990 criteria for the classification of Churg-Strauss syndrome(allergic granulomatosis and angiitis). Arthritis Rheum. 1990; 33(8): 1094-100.
78) Ribi C, et al: Treatment of Churg-Strauss syndrome without poor-prognosis factors: a multicenter, prospective, randomized, open-label study of seventy-two patients. Arthritis Rheum 2008; 58(2): 586-94.
79) Koike H, et al: Intravenous immunoglobulin for chronic residual peripheral neuropathy in eosinophilic granulomatosis with polyangiitis(Churg-Strauss syndrome): a multicenter, double-blind trial. J Neurol 2015; 262(3): 752-9.
80) Samson M, et al: Mononeuritis multiplex predicts the need for immunosuppressive or immunomodulatory drugs for EGPA, PAN and MPA patients without poor-prognosis factors. Autoimmun Rev 2014; 13(9): 945-53.
81) Hogan SL, et al: Prognostic markers in patients with antineutrophil cytoplasmic autoantibody-associated microscopic polyangiitis and glomerulonephritis. J Am Soc Nephrol 1996; 7(1): 23-32.
82) West S, et al: Diffuse alveolar haemorrhage in ANCA-associated vasculitis. Intern Med 2013; 52(1): 5-13.

83) Kostianovsky A, et al：Alveolar haemorrhage in ANCA-associated vasculitides：80 patients' features and prognostic factors. Clin Exp Rheumatol 2012；30(1 Suppl 70)：S77-82.
84) Eleftheriou D, et al：Systemic polyarteritis nodosa in the young：a single-center experience over thirty-two years. Arthritis Rheum 2013；65(9)：2476-85.
85) Pagnoux C, et al：Clinical features and outcomes in 348 patients with polyarteritis nodosa：a systematic retrospective study of patients diagnosed between 1963 and 2005 and entered into the French Vasculitis Study Group Database. Arthritis Rheum 2010；62(2)：616-26.
86) Dhaun N, et al：Computed tomography angiography in the diagnosis of ANCA-associated small-and medium-vessel vasculitis. Am J Kidney Dis 2013；62(2)：390-3.
87) Hernández-Rodríguez J, et al：Diagnosis and classification of polyarteritis nodosa. J Autoimmun 2014；48-49：84-9.
88) 尾崎承一，他：血管炎症候群の診療ガイドライン．循環器病の診断と治療に関するガイドライン（2006-2007年度合同研究班報告）．
[http://www.j-circ.or.jp/guideline/pdf/JCS2008_ozaki_h.pdf]
89) Lightfoot RW Jr, et al：The American College of Rheumatology 1990 criteria for the classification of polyarteritis nodosa. Arthritis Rheum 1990；33(8)：1088-93.
90) Guillevin L, et al：Prognostic factors in polyarteritis nodosa and Churg-Strauss syndrome. A prospective study in 342 patients. Medicine(Baltimore) 1996；75(1)：17-28.
91) Ribi C, et al：Treatment of polyarteritis nodosa and microscopic polyangiitis without poor-prognosis factors：A prospective randomized study of one hundred twenty-four patients. Arthritis Rheum 2010；62(4)：1186-97.
92) Guillevin L, et al：Treatment of polyarteritis nodosa and microscopic polyangiitis with poor prognosis factors：a prospective trial comparing glucocorticoids and six or twelve cyclophosphamide pulses in sixty-five patients. Arthritis Rheum 2003；49(1)：93-100.
93) Micheletti RG, et al：Small vessel vasculitis of the skin. Rheum Dis Clin North Am 2015；41(1)：21-32.
94) 川名誠司, 他：皮膚血管炎. 医学書院, 2013, p101-6.
95) Harrist TJ , et al：The specificity and clinical usefulness of the lupus band test. Arthritis Rheum 1980；23(4)：479-90.
96) Kerk N, et al：Livedoid vasculopathy－a thrombotic disease. Vasa 2013；42(5)：317-22.
97) Goeser MR, et al：A practical approach to the diagnosis, evaluation, and management of cutaneous small-vessel vasculitis. Am J Clin Dermatol 2014；15(4)：299-306.
98) Hammad TA, et al：Primary angiitis of the central nervous system and reversible cerebral vasoconstriction syndrome. Curr Atheroscler Rep 2013；15(8)：346.
99) Lucke M, et al：Advances in primary angiitis of the central nervous system. Curr Cardiol Rep 2014；16(10)：533.

100) Rao NM, et al:Primary angiitis of the central nervous system presenting as unilateral optic neuritis. J Neuroophthalmol 201;34(4):380-5.
101) de Boysson H, et al:Primary angiitis of the central nervous system:description of the first fifty-two adults enrolled in the French cohort of patients with primary vasculitis of the central nervous system. Arthritis Rheumatol 2014;66(5):1315-26.
102) Gan C, et al:Primary angiitis of the central nervous system presenting as a mass lesion. J Clin Neurosci 2015;22(9):1528-31.
103) Gary S Firestein, et al:Chapter 92 Primary Angiitis of the Central Nervous System. Kelly's Textbook of Rheumatology 9th ed. Saunders, 2012.
104) Uggeri S, et al:Henoch-Schönlein purpura due to methicillin-sensitive *Staphylococcus aureus* bacteremia from central venous catheterization. Clin Exp Nephrol 2008;12(3):219-23.
105) 川名誠司, 他:皮膚血管炎. 医学書院, 2013, p107-20.
106) Mills JA , et al:The American College of Rheumatology 1990 criteria for the classification of Henoch-Schönlein purpura. Arthritis Rheum 1990;33(8):1114-21.
107) Uluca Ü, et al:Management of intestinal bleeding with single-dose cyclophosphamide in Henoch-Schönlein purpura. Pediatr Int 2015;57(3):498-500.
108) Başaran Ö, et al:Plasma exchange therapy for severe gastrointestinal involvement of Henoch Schönlein purpura in children. Clin Exp Rheumatol 2015;33(2 Suppl 89):S176-80.
109) Hahn D, et al:Interventions for preventing and treating kidney disease in Henoch-Schönlein Purpura(HSP). Cochrane Database Syst Rev 2015;8:CD005128.
110) Chen SY, et al:Pulmonary hemorrhage associated with Henoch-Schönlein purpura in pediatric patients:case report and review of the literature. Semin Arthritis Rheum 2011;41(2):305-12.
111) Ronkainen J, et al:Early prednisone therapy in Henoch-Schönlein purpura:a randomized, double-blind, placebo-controlled trial. J Pediatr 2006;149(2):241-7.
112) Niaudet P, et al:Methylprednisolone pulse therapy in the treatment of severe forms of Schönlein-Henoch purpura nephritis. Pediatr Nephrol 1998;12(3):238-43.
113) Pozzi C, et al:Corticosteroid effectiveness in IgA nephropathy:long-term results of a randomized, controlled trial. J Am Soc Nephrol 2004;15(1):157-63.
114) Du Y, et al:Treatment of children with Henoch-Schönlein purpura nephritis with mycophenolate mofetil. Pediatr Nephrol 2012;27(5):765-71.
115) Pillebout E, et al:Addition of cyclophosphamide to steroids provides no benefit compared with steroids alone in treating adult patients with severe Henoch Schönlein Purpura. Kidney Int 2010;78(5):495-502.
116) Akil I, et al:Biochemical markers of bone metabolism and calciuria with inhaled budesonide therapy. Pediatr Nephrol 2004;19(5):511-5.
117) Ohara S, et al:Successful therapy with tonsillectomy for severe ISKDC grade VI Henoch-Schönlein purpura nephritis and persistent nephrotic syndrome. Clin Exp Nephrol 2011;15(5):749-53.
118) Audemard-Verger A, et al:IgA vasculitis(Henoch-Shönlein purpura)in adults:Diagnostic and therapeutic aspects. Autoimmun Rev 2015;14(7):579-85.

119) 山中寿, 他 編：Evidence Based Medicineを活かす膠原病・リウマチ診療. 第3版. メジカルビュー社, 2013, p384.
120) Brouet JC, et al：Biologic and clinical significance of cryoglobulins. A report of 86 cases. Am J Med 1974；57(5)：775-88.
121) Damoiseaux J：The diagnosis and classification of the cryoglobulinemic syndrome. Autoimmun Rev 2014；13(4-5)：359-62.
122) Terrier B, et al：Cryoglobulinemia vasculitis：an update. Curr Opin Rheumatol 2013；25(1)：10-8.
123) Cacoub P, et al：Cryoglobulinemia Vasculitis. Am J Med 2015；128(9)：950-5.
124) Roccatello D, et al：Multicenter study on hepatitis C virus-related cryoglobulinemic glomerulonephritis. Am J Kidney Dis 2007；49(1)：69-82.
125) D'Amico G, et al：Renal involvement in essential mixed cryoglobulinemia. Kidney Int 1989；35(4)：1004-14.
126) Lauletta G, et al：Impact of Cryoglobulinemic Syndrome on the Outcome of Chronic Hepatitis C Virus Infection：A 15-Year Prospective Study. Medicine(Baltimore)2013；92(5)：245-56.
127) 川名誠司, 他：皮膚血管炎. 医学書院, 2013, p128-31.
128) Misiani R, et al：Interferon alfa-2a therapy in cryoglobulinemia associated with hepatitis C virus. N Engl J Med 1994；330(11)：751-6.
129) Kidney Disease：Improving Global Outcomes(KDIGO). KDIGO clinical practice guidelines for the prevention, diagnosis, evaluation, and treatment of hepatitis C in chronic kidney disease. Kidney Int Suppl 2008；109：S1-99.
130) Ferri C, et al：Treatment with rituximab in patients with mixed cryoglobulinemia syndrome：results of multicenter cohort study and review of the literature. Autoimmun Rev 2011；11(1)：48-55.
131) De Vita S, et al：A randomized controlled trial of rituximab for the treatment of severe cryoglobulinemic vasculitis. Arthritis Rheum 2012；64(3)：843-53.
132) Sneller MC, et al：A randomized controlled trial of rituximab following failure of antiviral therapy for hepatitis C virus-associated cryoglobulinemic vasculitis. Arthritis Rheum 2012；64(3)：835-42.
133) Terrier B, et al：Safety and efficacy of rituximab in nonviral cryoglobulinemia vasculitis：data from the French Autoimmunity and Rituximab registry. Arthritis Care Res(Hoboken) 2010；62(12)：1787-95.
134) Venzor J, et al：Urticarial vasculitis. Clin Rev Allergy Immunol 2002；23(2)：201-16.
135) Peroni A, et al：Urticarial lesions：if not urticaria, what else？ The differential diagnosis of urticaria：part II. Systemic diseases. J Am Acad Dermatol 2010；62(4)：557-70.
136) Schwartz HR, et al：Hypocomplementemic urticarial vasculitis：association with chronic obstructive pulmonary disease. Mayo Clin Proc 1982；57(4)：231-8.
137) Tosoni C, et al：A reassessment of diagnostic criteria and treatment of idiopathic urticarial vasculitis：a retrospective study of 47 patients. Clin Exp Dermatol 2009；34(2)：166-70.

138) Jara LJ, et al：Hypocomplementemic urticarial vasculitis syndrome. Curr Rheumatol Rep 2009；11(6)：410-5.
139) 川名誠司, 他：皮膚血管炎. 医学書院, 2013, p125-6.

9 ベーチェット病
Behçet's disease

尾崎貴士

ポイント

- 口腔内・外陰部潰瘍，皮膚病変，関節炎にはcolchicineが広く使用されている。難治性の場合にはステロイドや，保険適用外ではあるがTNF阻害薬の使用が検討される。
- 腸管Behçet病は，回盲部の円形もしくは楕円形の深掘れ潰瘍が典型的だが，消化管のあらゆる部位に病変が生じる可能性があり，Crohn病との鑑別がしばしば問題となる。
- 腸管Behçet病はステロイドや5-アミノサリチル酸製剤（5-ASA製剤）で治療を開始し，治療抵抗性であればAZP（azathioprine）やTNF阻害薬を追加する。外科手術は再発がしばしば生じることから，原則として内科的治療が優先され，高度の狭窄，穿孔，膿瘍形成，大量出血，瘻孔形成など内科的治療に抵抗性があるときに検討する。
- 神経Behçet病は臨床経過やステロイド反応性の違いから，急性型神経Behçet病と慢性進行型神経Behçet病に分類される。
- 急性型神経Behçet病は脳炎，髄膜炎症状を呈し，髄液細胞数の増加がほぼ全例でみられ，約60％の症例でMRIのT2強調画像やFLAIR画像にて高信号を呈する。治療には中等量以上のステロイドを用い，再発予防としてcolchicineが有効である。CsA（cyclosporin A）内服中の発症例では，内服中止後の再発は非常に稀である。
- 慢性進行型神経Behçet病では進行性の認知症様症状，精神症状，小脳失調を呈し，髄液中IL-6上昇（17.0pg/mL以上）やMRIでの脳幹萎縮が診断に有用とされる。治療はMTX（methotrexate）を投与し，難治性であればIFX（infliximab）の追加を検討する。
- 血管Behçet病では，深部静脈血栓症が最も頻度が高く，ステロイドや免疫抑制薬を投与する。動脈瘤病変に対しても，救命を目的とする緊急手術を除き，免疫抑制治療が優先される。抗凝固療法の効果や出血リスクについて統一された見解はない。

症例集

症例1 口内炎および陰部潰瘍を伴う不全型Behçet病でPSL 20mgおよびcolchicine 1.5mgが著効した症例

　　　　33歳女性。X年12月から強い疼痛を伴う陰部潰瘍が複数回出現し，3月には下腿に結節性紅斑が出現した。7月に再び陰部潰瘍および口内炎が出現し，当科入院となった。
　　　皮膚症状（毛囊炎，結節性紅斑），陰部潰瘍，口内炎より不全型Behçet病としてPSL（prednisolone）20mgおよびcolchicine 1.5mgを開始したところ，口内炎や陰部潰瘍は消失した。

ギモン1 Behçet病の診断時に鑑別すべき疾患にはどのようなものがあるか　コタエはp320

ギモン2 Behçet病の口腔内・外陰部潰瘍の標準的治療は何か　コタエはp322

症例2 口腔内アフタ多発による嚥下困難で再燃したBehçet病で，水溶性PSL 40mgにて軽快した症例

　　　　29歳女性。X年発症のBehçet病。X＋4年3月，他院で施行された下部内視鏡検査にて腸管Behçet病と診断され，mesalazineが開始となった。X＋6年9月，消化管潰瘍が再発し，PSL 20mg，salazosulfapyridine 3,000mgおよびcolchicine 1mgで経過を見ていたが，同年10月中旬に感冒罹患後，11月より口腔内アフタが多発するようになり，食事摂取困難となった。関節痛も伴っており，PSL 30mgへ増量するも嚥下困難のため当科紹介となった。
　　　入院後，水溶性PSL 40mgへ変更し，炎症反応は改善，入院翌日には食事摂取可能となった。

ギモン1 難治性の口腔内潰瘍や皮膚病変の治療をどうするか　コタエはp322

ギモン2 関節炎の標準的治療は何か　コタエはp322

症例3 ステロイド抵抗性の咽頭潰瘍を伴ったBehçet病。IFXを導入し，緩やかに改善した症例

　　　　25歳男性。高校生の頃から，常に有痛性口内炎があった。21歳時，咽頭潰瘍のため，食事摂取困難になり，他院に入院となった。腸管症状もあったが，Behçet病の診断に至らず，colchicineやAZP 50mgなどにて治療するも口腔・咽頭に潰瘍がある状態が持続していた。X年1月からPSL 30mgを処方されるも潰瘍は改善せず，摂食困難にて当科紹介となった。

問診上，毛嚢炎様皮疹歴を認めた．入院後，喉頭ファイバーにて咽頭後壁から食道入口部を占めるように潰瘍病変が見つかり，水溶性PSL 40mgを開始した．自覚症状および潰瘍ともに改善傾向にあったが，ステロイド減量が困難と判断し，2月よりIFX 300mgを開始したところ，潰瘍は緩やかに改善しステロイド減量中止が可能となった．

ギモン1 難治性口腔内潰瘍に対してTNF阻害薬は有効か　コタエはp322

症例4　当初，化膿性関節炎が疑われたが，抗菌薬無効，培養陰性よりBehçet病による多発関節炎と診断し，PSL 20mgにて軽快した症例

56歳男性．ぶどう膜炎，口腔内アフタ，皮膚症状，陰部潰瘍で発症した完全型Behçet病（HLA-A26陽性）で神経Behçet病の既往がある．X年10月，2週間前からの右膝関節炎，歩行困難のため，当科入院となった．

右膝関節穿刺にて黄色混濁，細胞数146,700/μL（好中球優位）にて化膿性関節炎の可能性が否定できず，抗菌薬を開始したが効果が認められなかった．血液培養，関節液培養は陰性であった．FDG-PETにて，多発関節炎（pseudoseptic arthritis）およびL2-4に棘突起付着部炎を認め，Behçet病による多発関節炎として11月よりPSL 20mgを開始したところ，炎症反応は陰性化し，症状も改善した．

ギモン1 難治性関節炎はどのように治療すべきか　コタエはp324

症例5　発熱，移動性関節炎で発症したBehçet病．下肢の発赤や腫脹は当初，関節炎と思われたが結節性紅斑だった可能性があり，胃潰瘍や上行結腸潰瘍も一元的に腸管Behçet病が疑われた症例

64歳女性．X年7月，右下腹部痛，関節痛を伴い，発熱が持続した．CRP 14.43mg/dLと著明な炎症反応があり，不明熱として8月に当科紹介となった．

診察上，多発関節痛を認め，右足関節には発赤を伴う著明な圧痛を認めた．その後，急性胃潰瘍にて消化器内科に入院となり，clippingおよびプロトンポンプ阻害薬投与にて軽快した．その後の診察では，当初の診察時とは異なる部位に移動性関節炎を認めた．

9月，下部内視鏡検査にて上行結腸に潰瘍を認め，Behçet病に伴う関節炎，発熱，結節性紅斑（下肢の発赤，腫脹は当初関節炎を疑ったが最終的に結節性紅斑と考えられた），消化管病変と考え，PSL 20mgを開始し解熱した．胃潰瘍もBehçet病によるものと考えられた．

ギモン1 腸管Behçet病の一般的な臨床像，内視鏡所見はどのようなものか　コタエはp324

症例6　腸管Behçet病にPSL 40mgが奏効した症例

　　55歳男性。ぶどう膜炎，口腔内アフタ，結節性紅斑にて発症し，不全型Behçet病と診断された。眼発作を繰り返し，神経Behçet病の既往もあり，ステロイドパルス療法による軽快歴がある。X年7月，腸管Behçet病が悪化し，炎症反応の上昇を認め，当科入院となった。

　　入院後のCTにて右結腸に腸管Behçet病によると思われる病変を認め，PSL 40mgを開始したところ，症状は改善した。

ギモン1 腸管Behçet病の標準的治療は何か　コタエはp325

症例7　ステロイド減量が困難であったが，IFX導入にてステロイド中止が可能となった腸管Behçet病の症例

　　58歳女性。Behçet病と既に診断されている。X年4月より下痢症状が出現し，下部内視鏡検査より腸管Behçetの悪化と判断され，PSL増量にて症状は軽快したが，ステロイド減量時に悪化するといったエピソードを繰り返していた。X＋5年11月より下痢・下血症状を認めたため，当科紹介入院となった。

　　下部内視鏡検査にて，盲腸からS状結腸にかけて右半結腸優位に浅い抜き打ち潰瘍が多数あり，腸管Behçet病の再燃が疑われた。鑑別として，サイトメガロウイルス腸炎や腸結核が考えられたが，病理組織では炎症細胞が高度な肉芽組織やフィブリンを認める潰瘍底の所見であり，腸管Behçet病に矛盾しなかった。12月よりIFX 300mgを導入し，外来でステロイド減量中止が可能となった。

ギモン1 難治性の腸管Behçet病の治療をどうするか　コタエはp325

症例8　典型的なBehçet病の病歴に加え回盲部潰瘍を認めたため，腸管Behçet病と診断しステロイドを開始したが，結果的には赤痢アメーバであった症例

　　36歳男性。X年8月頃より口腔内アフタ，結節性紅斑の出現・消失を反復し，12月にはぶどう膜炎を指摘され，Behçet病と診断された後にステロイド点眼液で加療した。12月末より下血が出現し，頻度が増加したため，X＋1年1月，当科紹介入院となった。

　　下部内視鏡検査にて回盲部潰瘍を認め腸管Behçet病に矛盾しない所見であったため，3月からPSL 30mgを開始した。CRP陰性となったが下血は持続した。さらに，病理組織にて潰瘍面に多数の赤痢アメーバを認めた。metronidazolを開始し，ステロイドを急速減量後中止し，改善した。

ギモン1 腸管Behçet病の鑑別診断にはどのようなものがあるか　コタエはp324

症例9　発熱，関節炎，髄膜炎の原因が不明であったが，入院中に口内炎，ぶどう膜炎を発症したことからBehçet病と判明し，ステロイドで改善した症例

31歳男性．3カ月持続する不明熱にて当科紹介入院となった．

関節炎および髄膜炎の合併が判明し，原因不明であったが，入院中に口内炎，ぶどう膜炎，静脈炎が出現した．Behçet病によるものと判断し，ステロイド加療にて軽快した．脳PET-CTにて，前頭葉や側頭葉と比較したところ，後頭葉，頭頂葉における集積の軽度低下がみられ，過去の報告[1]と一致していた．

ギモン1 神経Behçet病の臨床像はどのようなものか　コタエはp327

症例10　典型的なBehçet病症状の出現後，頭痛，発熱が出現し，脳実質病変を伴う神経Behçet病と診断，PSL 60mgで軽快した症例

20歳女性．X年2月より足関節痛が出現し，3月上旬頃より有痛性アフタ性口内炎が多発するようになった．4月に一過性の発熱を認めた後，両下肢に皮疹が出現した．その後両膝部位まで結節が拡大し，発赤，圧痛を伴った．5月に頭痛が増強し，39℃台の発熱を伴い，他院入院となった．口腔内の有痛性アフタ，下腿結節性紅斑よりBehçet病が疑われ，当科転院となった．

5月初旬に外陰部痛が出現するも軽快．頭部MRIにて，左被殻前方部，左尾状核頭，右頭頂葉内側下部の帯状回付近の皮質下白質，両側外包などに斑状の淡いT2延長域を認めており，髄液検査では，髄液細胞数，IgG indexが増加していた．神経Behçet病と診断し，PSL 60mgを開始したところ，発熱，口腔内潰瘍，皮疹は軽快し，頭部MRI所見も改善した．

ギモン1 神経Behçet病の標準的治療は何か　コタエはp327

症例11　当初，結節性紅斑と思われたが，病理組織にて静脈炎合併のBehçet病と判明した症例

73歳男性．頻回の咽頭炎，発熱の既往がある．今回も白苔を伴う咽頭炎，口内炎を主訴に入院となった．

入院後に結節性紅斑と思われる所見が出現した．Behçet病と考え，PSL 30mg/dayを投与したところ症状が軽快した．しかし，皮膚生検の結果，明らかな中型サイズの動・静脈炎があり，血栓を伴っていた．Behçet病による血管炎と診断し，PSL 50mgに増量すると，症状は改善した．

> **ギモン1** 血管Behçet病の臨床像はどのようなものか　コタエはp330
> **ギモン2** 血管Behçet病の標準的治療は何か　コタエはp331

解説

　症例1 症例2 症例3 は口腔内潰瘍や陰部潰瘍など主症状の治療を要した例で，当科では症状が強い場合にはPSL 20mgおよびcolchicineを投与している．症状が非常に強くステロイドの減量が困難な 症例3 のような例では，IFXなどのTNF阻害薬を導入している．まずは主症状の鑑別と治療について解説したい．

　症例4 症例5 は関節炎を伴ったBehçet病だが，症例5 のように関節炎が初発症状のこともあり，原因不明の関節炎の鑑別としてBehçet病も考慮することが重要である．通常，NSAIDsやcolchicineが推奨されるが，症例4 のように関節液所見が著明で，pseudoseptic arthritisと言われるような状態においては，ステロイド療法としてPSL 20mg程度を投与している．

　症例6 症例7 は腸管Behçet病例である．基本的にはステロイドで治療し，治療抵抗性の場合にはIFXなどのTNF阻害薬を投与してよいと思われる．

　症例8 は腸管Behçet病と鑑別が困難だった赤痢アメーバの一例だが，Crohn病や腸結核，単純性潰瘍，潰瘍性大腸炎，サイトメガロウイルス腸炎など鑑別が多岐にわたるため注意が必要である．

　症例9 や 症例10 は神経Behçet病例である．症例9 のように神経症状が先に出現し，主症状が後発する際には神経Behçet病と早期診断するのが困難な場合がある．慢性進行型神経Behçet病では髄液IL-6が異常高値をとることがあり，MTXが有効な場合があると言われるが，決定的な診断方法はない．基本的にステロイドによる治療を行い，治療抵抗性の場合にはIFXが有効とされる．CsAやtacrolimusなどのカルシニューリン阻害薬投与中の約10～20％に急性型神経病変が誘発されると言われており，注意が必要である．

　症例11 は結節性紅斑と浅部血栓性静脈炎との鑑別が困難だった一例である．

　以上，腸管，神経，血管などの特殊型Behçet病についても解説する．眼症状に関しては基本的に眼科医に治療コンサルトすべきであるが，鑑別を含め解説を加えておく．最後に，第8トリソミーを伴う骨髄異形成症候群は，Behçet病様症状を呈することがあるので注意が必要である．

1 Behçet病の診断と主症状（眼病変以外）の治療

■ Behçet病の診断, 鑑別診断

症例1 ギモン1 ⇒ p315 に対するコタエ

　Behçet病の診断は出現した臨床症状の組み合わせによるが, 一般的な臨床経過を理解しておくことは診断に有用である。横浜市立大学におけるBehçet病412例の後ろ向き研究によると, **8割近くが1症状のみで始まり, 口腔内潰瘍が初発症状の7割を占めた**(**表1**)。また, Behçet病に関連した各症状は, 最終的なBehçet病の診断に至る時期より年単位で先行して出現することがあり, **診断までの期間は8.6 (±10.1) 年であったとされている**(**図1**)。**特殊型 (血管型, 神経型, 腸管型) Behçet病と診断された症例においても, 初発症状としては口腔内潰瘍が最多であり, 8割近くが初発症状は1症状のみであった**[2]。

　実臨床では一般的に「厚生労働省ベーチェット病診断基準」に基づいて診断されるが, 疾患特異的な検査がないことから, 臨床的に他疾患の鑑別を行う必要がある。「厚生労働省ベーチェット病診断基準」に記載されている主要鑑別対象疾患は**表2**の通りである。一般的な慢性再発性アフタとBehçet病の口腔内アフタ性潰瘍を臨床症状のみで鑑別することは困難とされている。また, 若年女性に発熱を伴って生じるLipschutz陰部潰瘍はBehçet病の1症状であるとの意見もある。

　ほかにも, 「Nat Rev Rheumatol」[3]には類似点, 鑑別点として**表3**が記載されている。また, 近年, Behçet病と自己炎症性疾患との関連について議論されており, 自己炎症性疾患では**表4**のようにBehçet病と類似する症状も多く, 時に鑑別対象となりうる[4]。

表1 初発症状の頻度

		患者数 ($n=412$)	(%)
初発症状	口腔内潰瘍	290	(70)
	陰部潰瘍	66	(16)
	眼病変	56	(14)
	皮膚病変	97	(24)
初発症状の数	1種類	321	(78)
	2種類	52	(13)
	3種類	27	(7)
	4種類	12	(3)

(文献2より改変)

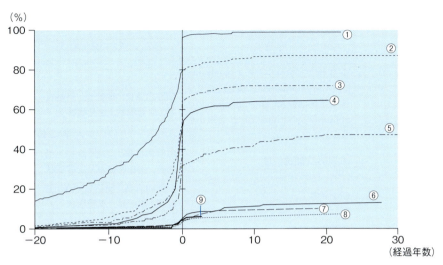

図1 各種症状出現の累積頻度
"0時点"は診断時を指す。研究終了時における個々の症状の頻度は①口腔内潰瘍：100％，②皮膚病変：88％，③陰部潰瘍：73％，④眼病変：65％，⑤関節炎：48％，⑥中枢神経症状：13％，⑦消化管症状：10％，⑧血管病変：6％，⑨精巣上体炎：6％
(文献2より改変)

表2 主要鑑別対象疾患

a. 粘膜，皮膚，眼を侵す疾患	
多型滲出性紅斑，急性薬物中毒，Reiter病	
b. Behçet病の主症状の1つを持つ疾患	
口腔粘膜症状	慢性再発性アフタ症，Lipschutz陰部潰瘍
皮膚症状	化膿性毛囊炎，尋常性痤瘡，結節性紅斑，遊走性血栓性静脈炎，単発性血栓性静脈炎，Sweet病
眼症状	転移性眼内炎，敗血症性網膜炎，レプトスピローシス，サルコイドーシス，強直性脊椎炎，中心性網膜炎，青年再発性網膜硝子体出血，網膜静脈血栓症
c. Behçet病の主症状および副症状とまぎらわしい疾患	
口腔粘膜症状	ヘルペス口唇・口内炎（単純ヘルペスウイルス1型感染症） 外陰部潰瘍：単純ヘルペスウイルス2型感染症
結節性紅斑様皮疹	結節性紅斑，バザン硬結性紅斑，サルコイドーシス，Sweet病
関節炎症状	関節リウマチ，全身性エリテマトーデス，強皮症などの膠原病，痛風，乾癬性関節症
消化器症状	急性虫垂炎，Crohn病，潰瘍性大腸炎，急性・慢性膵炎
副睾丸炎	結核
血管系症状	高安動脈炎，Buerger病，動脈硬化性動脈瘤，深部静脈血栓症
中枢神経症状	感染症・アレルギー性の髄膜・脳・脊髄炎，全身性エリテマトーデス，脳・脊髄の腫瘍，血管障害，梅毒，多発性硬化症，精神疾患，サルコイドーシス

(「厚生労働省ベーチェット病診断基準」より引用)

表3 Behçet病の鑑別診断

疾患名	Behçet病との類似症状	鑑別ポイント
全身性エリテマトーデス(systemic lupus erythematosus:SLE)〔抗リン脂質抗体症候群(anti-phospholipid antibody syndrome:APS)合併例も含む〕	口腔内潰瘍, 関節炎, 神経症状, 血管症状, 全身症状	自己抗体陽性, 補体(C3, C4低下)
HLA-B27関連疾患	口腔内潰瘍, ぶどう膜炎, 関節炎, 消化管症状, 皮膚症状	HLA-B27陽性
Crohn病	口腔内潰瘍, 関節炎, 消化管症状, 眼症状, 皮膚症状	肉芽腫性疾患, 強膜炎
潰瘍性大腸炎	口腔内潰瘍, 消化管症状, 関節炎, ぶどう膜炎, 皮膚症状	上行性に広がる直腸炎, 結腸炎
セリアック病	口腔内潰瘍, 消化管症状, 全身症状	セリアック病関連の自己抗体, 特徴的組織像
自己炎症性疾患	口腔内・陰部潰瘍, 皮膚症状, 関節炎, 神経症状, 全身症状	顕著な発熱, 幼少期発症, 遺伝子検査
サルコイドーシス	口腔内潰瘍, 肺症状, 結節性紅斑, 神経症状, 皮膚症状	生検による肉芽腫の存在
周期性好中球減少症	口腔内潰瘍, 全身症状	周期的特徴
SAPHO症候群	関節炎, 痤瘡, 膿疱	骨炎, 骨過形成
MAGIC症候群	(再発性多発軟骨炎とBehçet病の合併)	軟骨炎
ANCA関連血管炎	血管症状, 関節炎, 全身症状, 眼症状, 皮膚症状	ANCA陽性
その他に鑑別すべき疾患:多発性硬化症, 結核, HIV, 悪性腫瘍		

(文献3より改変)

2 口腔内・外陰部潰瘍, 皮膚病変, 関節炎の治療

1) 口腔内・外陰部潰瘍, 皮膚病変

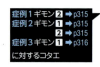

基本的には, 軽症の皮膚粘膜病変に対してはステロイド外用薬などの局所療法を行う。colchicineは女性の外陰部潰瘍においての有効性が無作為化比較試験で示されており[5], 実臨床では男性例や口腔内潰瘍も含めて広く使用されている。**皮膚病変の中でも結節性紅斑にはcolchicineが特に効果があるとされている。**colchicineは0.5mg/dayから開始し, 効果や副作用を見ながら漸増する[3]。

症例1 症例2 症例3 のように, 難治性の口腔内潰瘍のために食事摂取困難になった症例などでは, PSL 20mg/day(あるいは水溶性PSL 40mg/day)を短期間投与する。症例3 のように治療抵抗例において保険適用外であるが, 「EULAR recommendations」[6]にも記載があるTNF阻害薬も選択肢となる。TNF阻害薬を投与した124例のBehçet病患者に関する多施設共同後ろ向き研究では, IFXもしくはADA (adalimumab)を投与した症例のうち, 皮膚粘膜病変を有する23例中20例で改善

表4 自己炎症性疾患の特徴

	家族性地中海熱	TNF受容体関連周期性症候群	cryopyrin関連周期性症候群	Blau症候群	高IgD症候群	PAPA症候群	PFAPA
遺伝形式	常染色体劣性	常染色体優性	常染色体優性 de novo	常染色体優性 de novo	常染色体劣性	常染色体優性	非遺伝性
原因遺伝子	MEFV	TNFSF1A	CIAS1	NOD2	MVK	PSTPIP1	—
発症年齢	小児期（〜20歳）	小児期（〜40歳）	乳児期	小児期	1歳頃	思春期	3歳（〜5歳）
好発地域	地中海地方	アイルランド	—	—	オランダ	—	—
発熱	〜3日	数週〜月	重症度による	なし	3〜7日	なし	3〜6日
口腔アフタ	70%程度	稀	あり	なし	50%程度	なし	70%程度
陰部潰瘍	稀	不明	不明	なし	やや稀	なし	稀
眼症状	稀	結膜炎/ぶどう膜炎	結膜炎/ぶどう膜炎	肉芽腫性ぶどう膜炎	稀	なし	なし
皮膚症状	丹毒様紅斑	筋痛を伴う紅斑	蕁麻疹	丘疹性紅斑，苔癬様	丘疹性紅斑	嚢腫性痤瘡，壊疽性膿皮症	なし
針反応	なし	なし	なし	なし	なし	あり	なし
関節炎	膝・股の単関節炎	関節痛	多関節炎	嚢腫性関節炎	関節痛・関節炎	無菌性化膿性	関節痛
漿膜炎	胸膜・腹膜炎	胸膜・腹膜炎	稀	なし	稀	なし	なし
副睾丸炎	稀	不明	不明	不明	不明	不明	不明
神経症状	稀に無菌性髄膜炎	稀（にあり）	無菌性髄膜炎，聴力低下	不明	メバロン酸尿症では精神発達遅滞	なし	稀
その他	—	筋痛，眼周囲浮腫	—		頭痛，筋痛，下痢，頸部リンパ節腫脹脾腫，IgM, IgD↑		頸部リンパ節炎咽頭炎，扁桃炎

（文献4より引用）

がみられ，約半数で完全寛解に至った[7]。わが国では腸管Behçet病20例にADAを使用した報告において，24週目に口腔粘膜・外陰部潰瘍症例の67％，結節性紅斑症例の75％で完全寛解を認めたとされている[8]。

2) 関節炎

症例4 ギモン❶ ➡p316
に対するコタエ

主に膝や足関節，手関節などを侵す非対称性の関節炎を呈し，骨びらんや変形は通常きたさない。最終的にBehçet病の約半数が関節症状を呈するが，9～16.5％の症例では初発症状となることがあるため注意が必要である[9]。

多くの症例でcolchicineが有効であり，無作為化比較試験でも有効性が示されている[6]。増悪時にはNSAIDsで対処可能なことが多いが， 症例4 のようなpseudoseptic arthritisなど**関節症状が非常に強い場合には中等量ステロイドが有効**である[10]。難治例においては，「EULAR recommendations」[6]にAZPも選択肢になると記載されている。また，TNF阻害薬に関しては，IFXもしくはADAを投与された関節炎21例中15例で有効であったとの報告がある[7]。

2 腸管Behçet病

❶ 腸管Behçet病の臨床像

症例5 ギモン❶ ➡p316
に対するコタエ

横浜市立大学における研究では，Behçet病患者412例を平均5.2年フォローアップした際，腸管Behçet病は43例（10.4％）にみられた。43例中25例（58％）で病変は多発し，病変部位として最多は回盲部（34例）であった。病変部位の詳細は，回腸32例，盲腸21例，食道9例，上行結腸8例，横行結腸6例，下行結腸4例，十二指腸3例，S状結腸3例，肛門3例，胃2例，空腸2例であり，**食道から直腸・肛門まで消化管のあらゆる部位に病変を起こしうる**ことが示されている。内視鏡所見としては，**回盲部の境界明瞭な円形あるいは楕円形の抜き打ち潰瘍が22例と最も多かった**。また，腸管病変を呈したBehçet病患者では，眼病変が有意に少なく，関節炎や血管病変が有意に多かったとされている[11]。

❷ 腸管Behçet病の診断

症例8 ギモン❶ ➡p317
に対するコタエ

厚生労働省のベーチェット病に関する調査研究班による「腸管ベーチェット病診療コンセンサス・ステートメント」では，次の2項目を満たす症例を腸管Behçet病と診断するとされている[12]。

①典型的には回盲部を中心に円形または類円形の深掘れ潰瘍が内視鏡やX線造影で確認され，Behçet病の診断基準の完全型あるいは不全型の条件を満たす。
②臨床所見から急性虫垂炎や感染性腸炎を否定できる。さらに臨床所見ならびに内視鏡やX線造影で，Crohn病や腸結核，薬剤性腸炎などを鑑別できる。

鑑別すべき疾患として感染性腸炎との記載があり， 症例8 はアメーバ性大腸炎の症例である。アメーバ性大腸炎は本症例のように盲腸や直腸に好発し，タコイボ様潰瘍が特徴とされているが，そのほかにも多彩な潰瘍像を呈する。確定診断は糞便，腸粘液，病変部生検組織などで赤痢アメーバ原虫の嚢子や栄養型虫体を証明することによってなされる。血中アメーバ抗体も陽性となるが，過去の既往感染でも陽性となるため注意が必要である[13]。

腸結核では，病変は非連続性で小腸から大腸のいずれの部位にも生じるが，好発部位は腸管Behçet病と同様に回盲部であり注意を要する。確定診断は抗酸菌染色，培養，ポリメラーゼ連鎖反応(polymerase chain reaction：PCR)により便や組織中に結核菌を証明することでなされる[13]。

サイトメガロウイルス腸炎の病変好発部位は一定していないが，打ち抜き様潰瘍のほかにも多彩な潰瘍病変を呈し，確定診断は組織生検による[13]。

Crohn病は口腔内潰瘍，結節性紅斑，ぶどう膜炎，関節炎といったBehçet病と類似する腸管外病変を呈し，しばしば鑑別が問題となる。内視鏡検査において，敷石像や縦走潰瘍といったCrohn病に典型的な所見でない限り，形態学的な鑑別は困難となる[14]。生検における非乾酪性類上皮細胞肉芽腫は腸管Behçet病では認めないが[13]，**Crohn病における初回組織生検では非乾酪性類上皮細胞肉芽腫の検出率は43.3％にすぎないとの報告もあり**[15]，組織生検でも鑑別が困難であることがしばしばある。

なお，単純性潰瘍はBehçet病のような腸管外症状は認めず，形態学的にも病理組織学的にも腸管Behçet病と鑑別困難な回盲部の打ち抜き潰瘍を呈する疾患であるが，腸管Behçet病との異同についてはいまだに結論が出ていない[14]。

3 腸管Behçet病の治療

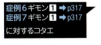

「EULAR recommendations」では，治療に関する明確なエビデンスはないとの記載の上で，ステロイド，salazosulfapyridine，AZP，TNF阻害薬などを使用するとされている[6]。また，緊急性がない限り，手術ではなく内科的治療が優先される。

1）ステロイド

「腸管Behçet病診療コンセンサス・ステートメント」では，**寛解導入としてPSL 0.5〜1mg／kg／dayの開始が推奨されている**[12]。実際に，腸管Behçet病43例中32例

にステロイドはfirst-lineとして投与されていたとの報告がある[11]。

2) 5-ASA製剤

軽症から中等症にはmesalazine（2.25～4g/day）やsalazosulfapyridine（3～4g/day）の使用が推奨されている[10)12)]。

3) AZP

ステロイドやTNF阻害薬抵抗例，あるいは治療開始時の選択肢として挙げられている[10)12)]。

4) TNF阻害薬

わが国においては，ADA（初回160mg，2週後80mg，4週後40mg，以後2週おきに40mg）とIFX（5mg/kgを0，2，6週，以後8週おきに投与。効果不十分例や減弱例に対しては6週投与後に10mg/kgまで増量可）が保険適用となっており，難治例において使用を検討する。

従来の治療に抵抗性を示した腸管Behçet病20例にADAを投与した研究では，24週後には9例（45%）の症例で消化器症状や潰瘍病変の著明な改善がみられ，52週後に4例（20%）が完全寛解に至った[8]。また，ステロイドや免疫抑制薬などの従来の内科的治療に抵抗性を示した腸管Behçet病15例に対してIFXを投与した研究では，10週目には12例（80%）で反応がみられ，8例（53%）が寛解に至った。12カ月後に評価できた11例のうち7例（64%）は治療に反応を示し，寛解は3例（27%）であった。また，24カ月後に評価できた8例のうち4例（50%）が治療反応性を認め，3例（38%）は寛解状態であったとされている[16]。

5) 外科手術

内科治療により改善が期待できない場合は外科手術が適応となる。**特に高度の狭窄，穿孔，膿瘍形成，大量出血は手術の絶対適応となり，内科的治療に抵抗性の難治例，瘻孔形成などによるQOL低下例は相対適応**となる[12]。術後の再発は特に噴火口様の深い潰瘍病変を呈した症例と穿孔や瘻孔を合併した症例で高く，吻合部付近に好発する。再発予防のための治療は確立されていないが，内科的治療も考慮してよいとされている。外科手術に関するわが国における報告では，腸管Behçet病43例中，外科手術は10例に行われ，そのうち5例は2回以上の手術が施行されている[11]。また，韓国からの報告では，外科手術を受けた腸管Behçet病72症例において，再発が42例（58.3%）にみられ，再手術は22例（30.6%）で施行された。累積再発率は2年で29.2%，5年で47.2%であった。**多変量解析では，噴火口様潰瘍，高CRP血症（≧**

4.4mg/dL），病理学的に証明された腸管穿孔が再発に寄与する因子であったとされている[17]。

3 神経Behçet病

神経Behçet病はBehçet病の12％弱に発症するとされている[3]。本項では，厚生労働省のベーチェット病に関する調査研究班によって作成された「神経ベーチェット病の診療のガイドライン」[18]に基づき解説する。

1 神経Behçet病の病型分類

神経Behçet病は臨床経過やステロイド反応性の違いから，①急性型神経Behçet病と②慢性進行型神経Behçet病に分類される。

1）急性型神経Behçet病

①臨床症状

急性，亜急性に発症した頭痛，発熱といった脳炎，髄膜炎症状に加え，片麻痺や脳神経麻痺などの局所神経症状を呈することがある。

②検査所見

髄液細胞数増加がほぼ全例でみられ，髄液蛋白増加や髄液IL-6の上昇もみられることが多い。髄液IL-6は治療に伴って低下するとされている。**約60％の症例でMRIのT2強調画像やFLAIR画像にて高信号を呈するとされているが，特異的な所見ではない**[19]。

③診断

厚生労働省のベーチェット病に関する調査研究班による「神経ベーチェット病の診療のガイドライン」では，**表5**の診断基準が提唱されている[18]。

表5　急性型神経Behçet病の診断基準

①厚生労働省のBehçet病の診断基準の不全型または完全型の基準を満たす
②急性ないし亜急性に発症した頭痛，発熱，局所神経症状を示す
③髄液の細胞数が6.2／mm³以上

①〜③のすべてを満たすものを急性型神経Behçet病と診断する
除外：中枢神経系の感染症　　　注：CsAで誘発される亜型が存在する

（文献18より引用）

●CsA投与例における神経Behçet病

　CsA内服中のBehçet病患者において，炎症性神経病変を生じることがある。CsA自体が直接的に神経病変を引き起こすかに関して，機序は明らかになっていない。**急性型神経Behçet病と臨床症状やステロイド反応性などにおいてほとんど差がないことから，ほぼ同一の病変**と考えられており，CsA中止に加えてステロイド投与を必要とすることが多い[18)～20)]。

④治療，予後

　一般的に中等量以上のステロイドに対する反応性は良好とされている。ガイドラインでは，推奨度とともに**表6**[18)]のようにまとめられている。

　CsA非投与下で発症した急性型神経Behçet病患者は約30％で再発がみられたとの報告があり，再発予防としてcolchicineの有効性が示されている。また，CsA投与中に神経Behçet病を発症した21例中，CsA投与を中止した20例には再発はみられなかったことから，**CsA非投与中の発症例に比べて予後が良い**ことが示唆された[20)]。

2）慢性進行型神経Behçet病

①臨床症状

　進行性の認知症様症状，精神症状，小脳失調を呈する。髄膜炎，脳炎症状が先行して一過性に出現した後に慢性進行型に移行することもある。

②検査所見

　髄液検査では，細胞数増加や蛋白増加は軽度あるいは正常であることもある。**髄液IL-6の上昇は長期に持続する。特徴的なMRI所見として脳幹萎縮を認め**，わが国における研究では71.4％で認めたとされている[19)]。脳幹萎縮の進行は発症後2年の間に最も進行し，発症後半年間での髄液IL-6の推移と相関関係がみられたことから，治療による髄液IL-6の低下が重要であるとされている[21)]。

表6　急性型神経Behçet病の治療指針

急性期（発作）の治療 　①中等量以上のステロイド（PSL 30～60mg/day）を投与する（A） 　②①で効果不十分な場合はステロイドパルス療法を行う（A） 注：特に局所症状のない髄膜炎型では自然寛解もありうる
発作の予防 　①発作前にCsAを使用していた場合は中止し発作寛解後も使用しない（A） 　②ステロイドは徐々に減量し，再発がなければ中止する（A） 　③発作後はcolchicineを開始し，1～2mg/dayで維持する（A） 　④IFXには発作予防効果は確認されていない（C）

（文献18より引用）

③診断

ガイドラインにて**表7**[18]の診断基準が提唱されている。また，HLA-B51陽性，喫煙が危険因子として知られている[19]。

④治療，予後

ガイドラインの治療指針を**表8**[18]に示す。**MTXが有効**であり，**ステロイド，CPA（cyclophosphamide），AZPといった従来の免疫抑制治療には抵抗性を示す**とされている。37例の慢性進行型神経Behçet病患者の長期予後に関するわが国の報告によると，MTXを投与された28例（75％）に死亡はなく，寝たきりとなったのは5例であった。一方で，MTX非投与の9例のうち5例が死亡，3例が寝たきりの状態となった。同報告では統計学的にもMTXが死亡や寝たきり状態となるリスクを軽減することが示されたが，一方でステロイド，CPA，AZPのいずれもリスクの軽減に影響しなかったとされている[22]。前述の通り，髄液中のIL-6値と脳幹萎縮の進行との関連が示されており，治療による髄液IL-6の低下が重要とされている。

TNF阻害薬であるIFXの有効性に関する報告もあり[23]**，難治例に対してはガイドラインでも推奨され，保険適用にもなっている。**

表7　慢性進行型神経Behçet病の診断基準

①厚生労働省のBehçet病の診断基準の不全型または完全型基準を満たす
②認知症様症状・精神症状，体幹失調，構語障害が潜在性に出現し進行する
③次のa, bのいずれかが認められる：
　a. 髄液IL-6の17.0pg/mL以上の増加が2週間以上の間隔で2回認められる
　b. 髄液IL-6の17.0pg/mL以上の増加がありMRIで脳幹の萎縮が認められる

①〜③のすべてを満たすものを慢性進行型神経Behçet病と診断する
参考所見：HLA-B51陽性，喫煙歴

（文献18より引用）

表8　慢性進行型神経Behçet病の治療指針

①まずMTXを開始し，髄液IL-6が17.0pg/mL以下になるまで増量する（最大16mg/weekまで）（A）
②MTXだけでは効果不十分の場合は，IFX（5mg/体重1kg）を追加併用する（B）
③中等量以上のステロイド，AZP，CPAは推奨されない。また，CsAは使用してはならない（D）

推奨度A：行うように強く勧められる
推奨度B：行うように勧められる
推奨度C：行うように勧めるだけの根拠が明確でない
推奨度D：行わないように勧められる

（文献18より引用）

4 血管Behçet病

1 血管Behçet病の臨床像

症例11 ギモン1 ➡p319 に対するコタエ

　血管Behçet病ではあらゆるサイズの動脈，静脈に病変を呈し，**表9**のような分類が提唱されている[24)]。深部静脈血栓は下腿に好発するが，上大静脈，下大静脈，肝静脈，脳静脈洞にも生じる。血栓部より末梢の浮腫，側副血行路による表在性の怒張，皮膚潰瘍の形成などがみられる。動脈病変では，発熱，倦怠感などの全身症状がみられることもあり，閉塞動脈病変では虚血症状が生じる。腹腔内動脈病変では無症候性に増大し，致死的破裂に至ることもある[25)]。複数の血管病変がみられることもあり，脳静脈洞血栓症と肺動脈病変，Budd-Chiari症候群と下大静脈病変，下大静脈病変と上大静脈症候群にそれぞれ関連がみられたとの報告がある[26)]。

　表9に記載がある心内血栓のほかに，心外膜炎，心内膜炎，虚血性心疾患なども含めた心病変がBehçet病の10％以下にみられるとの報告もある[27)]。外傷が原因で動脈病変が形成されることもあり，病変の検出にはCT，MRI，エコーなど非侵襲的な方法が望ましい[28)]。

　血管Behçet病は，わが国と海外の報告で頻度の差があるなど相違点もあることから，それぞれについて記載する。

① わが国における血管Behçet病の報告

　わが国における疫学研究，臨床研究に基づく血管Behçet病の発症頻度は6.3～15.3％とされる。血管型105例の検討では，Behçet病の診断から血管病変発症までの期間は7.1±7.9年であり，血管病変がBehçet病の診断に先行した例は2例（1.9％）であった。静脈系71.4％（血栓症68.6％），動脈病変（動脈瘤19％，閉塞12.4％），肺病変24.8％（肺塞栓19.0％，動脈瘤7.6％），心病変6.7％であった。**脳静脈洞血栓のわが国での頻度は海外に比べて少なかった。また，複数の血管病変を有する例が46.7％，経過中の再発が24.8％にみられた**[25)]。

　横浜市立大学における血管Behçet病26例の後ろ向き研究では，血管病変を認めた

表9　血管Behçet病の病変

①全身性動脈血管炎	動脈瘤，狭窄・閉塞
②肺動脈血管炎	動脈瘤，狭窄・閉塞
③静脈閉塞	表在静脈血栓症，深部静脈血栓症，大静脈血栓症，脳静脈洞血栓症，Budd-Chiari症候群，門脈血栓症，右室内血栓症，肺塞栓症
④静脈瘤	

（文献24より引用改変）

Behçet病症例では消化管病変の合併が有意に多く，眼病変の合併が少なかった。ステロイドは14例（54％）で使用され，免疫抑制薬（CsA，CPA，AZP，mercapto-purine）は7例（27％）に使用された。ワルファリン，アスピリンはそれぞれ9例に使用され，喀血などの重篤な出血合併症はみられなかった。外科手術が施行されたのは3例（12％）であった。平均5.9±6.3年の観察期間において死亡例は1例であった[29]。

②**海外における血管Behçet病の報告**

海外の大規模コホート研究では，Behçet病5,970例のうち，血管Behçet病は882例（14.7％）にみられた。平均発症年齢は28.1歳，血管病変の初発時期はBehçet病の診断後平均1.4年であり，Behçet病と診断された5年以内に発症した症例が74.6％を占めた。Behçet病の診断よりも血管病変の発症が先行した症例は10.5％で，その8割以上が深部静脈血栓症であり，**深部静脈血栓症が592例（67.1％）と最多であるのはわが国と同様**であった。再発することも多く，平均3年のフォローアップ期間において再発した症例は35.4％であった[26]。

海外におけるBehçet病の動脈病変101例に関する報告では，動脈瘤（47％），閉塞（36％），狭窄（13％），動脈炎（2％）の順に多く，**わが国において動脈瘤が少数であったとの報告とは対照的**である。病変部位は大腿動脈，肺動脈，腸骨動脈，腹部大動脈，膝窩動脈などが比較的多く，31％の症例で病変は複数存在した。中でも**肺動脈病変の症例を集めた海外の報告では，閉塞病変との合併例を含めて肺動脈瘤が最多（72％）であり，症状としては喀血が最も多かった**[28]。肺動脈病変では，CTやX線にて結節影を呈することが多く（85％），空洞，浸潤影，スリガラス影を呈することもある。病変は下葉に多く（73％），しばしば両側性である（68％）とされている[30]。

❷ 血管Behçet病の治療

1) 静脈病変

①**免疫抑制療法**

静脈血栓の原因は血管壁の炎症によると考えられており，「EULAR recommen-dations」では急性の深部静脈血栓症に対してステロイド，CsA，CPA，AZPといった**免疫抑制療法が推奨されている**[6]。静脈血栓症全体に関する大規模コホート研究では，5年で36.5％に再発がみられ，CPAやAZPなどの免疫抑制薬の投与が再発抑制に寄与したとされている[31]。Ozgulerらは，初期治療として中等量PSL（0.5mg/kg/day）とAZP（2.5mg/kg/day）を併用し，上大静脈症候群やBudd-Chiari症候群においてはCPA静注療法（intravenous cyclophosphamide：IVCY）を考慮すべきとしている[10]。

②**抗凝固療法**

抗凝固療法や抗血小板療法の有効性についての明確なエビデンスはなく，前述のコホート研究では実際に98％の患者に抗凝固療法が施行されていた[31]。一方で，静脈

血栓症例において抗凝固薬の投与群，非投与群で再発率に差はなかったとする報告もある[32]。また，出血の合併に関して，「EULAR recommendations」では動脈瘤合併による出血リスクを考慮し，抗凝固療法は避けたほうがよいとされている[6]。わが国での血管Behçet病の報告では抗凝固療法中に喀血など重篤な出血はなかったとされているが[29]，**抗凝固療法に関して統一された見解はない。**

2）動脈病変

動脈病変は血管壁や栄養血管（vasa vasorum）への炎症細胞浸潤が原因とされている[25]。「EULAR recommendations」では大血管病変には明確なエビデンスはないとしながらも，**動脈瘤病変に対するステロイドとCPAの併用が推奨**されている[6]。わが国における診療ガイドライン・ステートメント案では，動脈瘤，肺動脈瘤の急性期には高用量PSL（1 mg/kg/day），状態によってはステロイドパルス療法〔mPSL（methylprednisolone）1 g/day×3日間〕が推奨されている。また，IVCYをはじめ，免疫抑制薬の併用を積極的に考慮すべきとされている[25]。

動脈瘤は破裂のリスクがあり，外科治療が必要とされているが[6)10]，術後の再発，グラフト閉塞，吻合部動脈瘤など合併症をきたすこともしばしばある[33]。免疫抑制薬を投与された症例で術後合併症が有意に少なかったとの報告があり[30]，**わが国におけるガイドライン・ステートメント案でも，動脈瘤の切迫破裂，血管病変による出血の場合は救命的緊急手術の適応となるが，それ以外では免疫抑制療法を優先し，炎症急性期の手術は可能な限り回避するのが望ましいとされている**[25]。外科手術以外にも，ステントなどの血管内治療が有効であったとの報告もある[34]。

①**血管病変に対する生物学的製剤**

血管Behçet病7例（下肢動静脈血栓：1例，大動脈解離：1例，大動脈炎・心内膜炎：1例，腸骨静脈血栓：1例，内頸動脈解離：1例，網膜血管炎：2例）に対して，IFX（1例は途中でADAにスイッチ）を使用し，全例で炎症反応の低下がみられるなど有効性に関する報告があるが，まだ大規模な研究はない[35]。

5 Behçet病の眼病変

■眼病変の特徴

Behçet病の眼病変では，急性の眼炎症発作を繰り返すことにより視機能障害を生じる。以下の文章および図2，3は「Behçet病（ベーチェット病）眼病変診療ガイドライン」[36]に基づく。

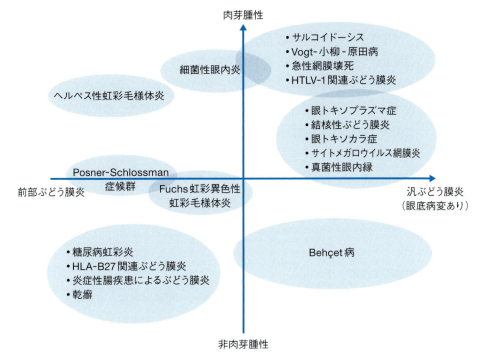

図2 炎症の部位，肉芽腫性・非肉芽腫性から見た各種ぶどう膜炎の臨床像の分布
（文献36より引用）

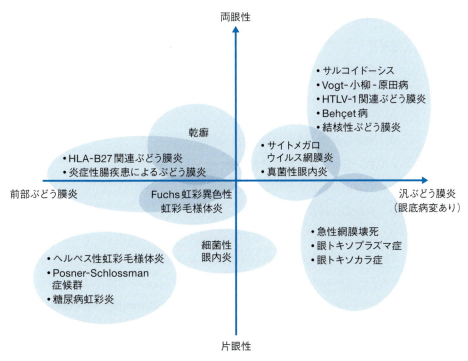

図3 炎症の部位，両眼性・片眼性から見た各種ぶどう膜炎の臨床像の分布
（文献36より引用）

1) 前眼部病変

再発性の虹彩毛様体炎が最も多くみられる。毛様充血は眼痛を伴うことが多く，眼炎症発作時にみられるが，必発の所見ではない。Behçet病の前房蓄膿は約30％にみられ，ニボーを形成することが多く，体位変換などで流動しやすい。前眼部炎症は片眼ずつ，時に両眼同時に繰り返し生じる。多くの場合，前房蓄膿は数日～1週間程度で消失し，前眼部炎症自体も1～2週間程度で鎮静化していく。

2) 硝子体病変

微塵様の硝子体混濁が発作性に生じ，一度生じた硝子体混濁は比較的長期にわたって残存する。

3) 網脈絡膜病変

炎症活動期には網脈絡膜炎，網膜血管炎，網膜出血などがみられる。網膜血管周囲炎やびまん性の網膜毛細血管炎をフルオレセイン蛍光眼底造影にて認めるのが特徴とされる。片眼ずつ発作を生じることが多く，繰り返す。通常は1～2週間の経過で消炎に向かう。

他疾患によるぶどう膜炎と比較してBehçet病で有意に頻度の高い眼所見は，以下の通りである。

① 眼所見
1. 再発性の虹彩毛様体炎
2. 前房蓄膿
3. びまん性の硝子体混濁
4. 出血を伴う，または伴わない網膜滲出斑

② フルオレセイン蛍光眼底造影所見
1. 網膜血管からのシダ状蛍光漏出（網膜毛細血管炎）
2. 黄斑部の過蛍光（黄斑浮腫）
3. 視神経乳頭の過蛍光

以上の①眼所見の1を含む2項目と②フルオレセイン蛍光眼底造影所見の2項目［ただし，②-1があれば1項目でも可］を満たしている場合には，眼科的にBehçet病の可能性を疑う必要があるとされる。一方，豚脂様角膜後面沈着物のほか，虹彩や隅角に結節性病変などの肉芽腫性炎症としての変化を見ることはほとんどなく，これらの所見があれば他の疾患を考慮すべきとされている。

2 鑑別診断

図2，3はBehçet病と同様にぶどう膜炎を呈する疾患について，炎症の部位と肉芽腫の有無，病変の片側・両側の点から表したものである。

3 眼病変の治療

眼病変の治療は，基本的に眼科医にゆだねる。

1）発作抑制治療

わが国ではcolchicineを使用し，効果不十分であればCsA（中枢神経症状の発症に注意）やAZP，TNF阻害薬を使用する。視機能障害が懸念される重症例（①網膜ぶどう膜炎型の眼炎症発作を頻発する症例，②後極部に眼炎症発作を生じる症例，③過去の眼炎症発作により視機能障害が進み失明の危機にある症例）ではTNF阻害薬の早期導入を検討する[36]。難治例に対して，IFXとADA（ADAは初回80mg，1週間後40mg，以後2週おきに40mg投与）がわが国では保険適用となっている。Behçet病による難治性ぶどう膜炎で従来の治療に抵抗性を示した124症例に対して，IFX（77例）とADA（47例）を投与した報告があり，前眼房，硝子体炎症，黄斑肥厚の改善など，12カ月後には84例（67.7％）で炎症の寛解がみられた[37]。

2）発作期治療

軽度の前眼部の炎症に対してはステロイド薬と散瞳薬の点眼治療を行う。前房蓄膿が生じるような強い虹彩毛様体炎には点眼治療に加え，ステロイド薬の結膜下注射を行う。網膜ぶどう膜炎型には水溶性ステロイド薬の後部テノン囊下注射を行う[36]。

「EULAR recommendations」[6]では，わが国の診療ガイドラインと違い，後眼部病変に対してAZPとステロイドの全身投与が推奨されている。重症例ではCsA，IFXが推奨されている。なお，ステロイド全身投与に関して，わが国では1970年代にステロイド単剤治療に関する複数の臨床研究が行われたが，漸減中に眼発作が誘発され視力予後が悪いと示されたことから，使用は慎むべきとされてきた。1990年代には，低用量で増減せずに使用した場合に発作抑制に有効であるとの再評価がなされ，見直されてきている。

【引用文献】
1) Weiner SM, et al: Neuro-Behçet's syndrome in a patient not fulfilling criteria for Behçet's disease: clinical features and value of brain imaging. Clin Rheumatol 2000;19(3):231-4.
2) Ideguchi H, et al: Behçet disease: evolution of clinical manifestations. Medicine(Baltimore) 2011;90(2):125-32.

3) Ambrose NL, et al : Differential diagnosis and management of Behçet syndrome. Nat Rev Rheumatol 2013 ; 9(2) : 79-89.
4) 石ヶ坪良明, 他：自己炎症疾患としてのベーチェット病. 日臨免疫会誌 2011 ; 34(5) : 408-19.
5) Yurdakul S, et al : A double-blind trial of colchicine in Behçet's syndrome. Arthritis Rheum 2001 ; 44(11) : 2686-92.
6) Hatemi G, et al : EULAR recommendations for the management of Behçet disease. Ann Rheum Dis 2008 ; 67(12) : 1656-62.
7) Vallet H, et al : Efficacy of anti-TNF alpha in severe and/or refractory Behçet's disease : Multicenter study of 124 patients. J Autoimmun 2015 ; 62 : 67-74.
8) Tanida S, et al : Adalimumab for the treatment of Japanese patients with intestinal Behçet's disease. Clin Gastroenterol Hepatol 2015 ; 13(5) : 940-8.
9) Sifuentes Giraldo WA, et al : Refractory pseudoseptic arthritis in Behçet's disease successfully treated with infliximab : a case report and literature review. Mod Rheumatol 2014 ; 24(1) : 199-205.
10) Ozguler Y, et al : Management of Behçet's syndrome. Curr Opin Rheumatol 2014 ; 26(3) : 285-91.
11) Ideguchi H, et al : Gastrointestinal manifestations of Behçet's disease in Japan : a study of 43 patients. Rheumatol Int 2014 ; 34(6) : 851-6.
12) Hisamatsu T, et al : The 2nd edition of consensus statements for the diagnosis and management of intestinal Behçet's disease : indication of anti-TNFα monoclonal antibodies. J Gastroenterol 2014 ; 49(1) : 156-62.
13) 平田一郎：炎症性腸疾患と鑑別疾患. 日内会誌 2009 ; 98(1) : 44-53.
14) 野上晃司, 他：消化管ベーチェット病の診断と治療. Gastroenterol Endosc 2012 ; 54 : 3115-23.
15) 蒲池紫乃, 他：Crohn病診断基準の問題点─病理の立場から生検における非乾酪性類上皮細胞肉芽腫を中心に. 胃と腸 2001 ; 36(2) : 175-82.
16) Kinoshita H, et al : Efficacy of infliximab in patients with intestinal Behçet's disease refractory to conventional medication. Intern Med 2013 ; 52(17) : 1855-62.
17) Jung YS, et al : Prognostic factors and long-term clinical outcomes for surgical patients with intestinal Behçet's disease. Inflamm Bowel Dis 2011 ; 17(7) : 1594-602.
18) 厚生労働科学研究費補助金（難治性疾患等克服研究事業（難治性疾患克服研究事業））ベーチェット病に関する調査研究班：神経ベーチェット病の診療のガイドライン. 2013.
19) Hirohata S, et al : Clinical characteristics of neuro-Behçet's disease in Japan : a multicenter retrospective analysis. Mod Rheumatol 2012 ; 22(3) : 405-13.
20) Hirohata S, et al : Analysis of various factors on the relapse of acute neurological attacks in Behçet's disease. Mod Rheumatol 2014 ; 24(6) : 961-5.
21) Kikuchi H, et al : Quantitative analysis of brainstem atrophy on magnetic resonance imaging in chronic progressive neuro-Behçet's disease. J Neurol Sci 2014 ; 337(1-2) : 80-5.
22) Hirohata S, et al : Retrospective analysis of long-term outcome of chronic progressive neurological manifestations in Behcet's disease. J Neurol Sci 2015 ; 349(1-2) : 143-8.

23) Kikuchi H, et al：Effect of infliximab in progressive neuro-Behçet's syndrome. J Neurol Sci 2008；272(1-2)：99-105.
24) Calamia KT, et al：Major vessel involvement in Behçet disease. Curr Opin Rheumatol 2005；17(1)：1-8.
25) 厚生労働科学研究難治性疾患等克服研究事業（難治性疾患克服研究事業）ベーチェット病に関する調査研究班（研究代表者 石ヶ坪良明）：血管型ベーチェット病診療ガイドライン ステートメント案. 2014.
26) Tascilar K, et al：Vascular involvement in Behçet's syndrome：a retrospective analysis of associations and the time course. Rheumatology 2014；53(11)：2018-22.
27) Geri G, et al：Spectrum of cardiac lesions in Behçet disease：a series of 52 patients and review of the literature. Medicine 2012；91(1)：25-34.
28) Seyahi E, et al：Pulmonary artery involvement and associated lung disease in Behçet disease：a series of 47 patients(Baltimore) 2012；91(1)：35-48.
29) Ideguchi H, et al：Characteristics of vascular involvement in Behçet's disease in Japan：a retrospective cohort study. Clin Exp Rheumatol 2011；29(4 Suppl 67)：S47-53.
30) Saadoun D, et al：Long-term outcome of arterial lesions in Behçet disease：a series of 101 patients. Medicine 2012；91(1)：18-24.
31) Desbois AC, et al：Immunosuppressants reduce venous thrombosis relapse in Behçet's disease. Arthritis Rheum 2012；64(8)：2753-60.
32) Ahn JK, et al：Treatment of venous thrombosis associated with Behcet's disease：immunosuppressive therapy alone versus immunosuppressive therapy plus anticoagulation. Clin Rheumatol 2008；27(2)：201-5.
33) Calamia KT, et al：Major vessel involvement in Behçet's disease：an update. Curr Opin Rheumatol 2011；23(1)：24-31.
34) Kim WH, et al：Effectiveness and safety of endovascular aneurysm treatment in patients with vasculo-Behçet disease. J Endovasc Ther 2009；16(5)：631-6.
35) Adler S, et al：Behçet's disease：successful treatment with infliximab in 7 patients with severe vascular manifestations. A retrospective analysis. Arthritis Care Res 2012；64(4)：607-11.
36) 大野重昭, 他：Behçet病（ベーチェット病）眼病変診療ガイドライン. 日眼会誌 2012；116(4)：394-426.
37) Calvo-Río V, et al：Anti-TNF-α therapy in patients with refractory uveitis due to Behçet's disease：a 1-year follow-up study of 124 patients. Rheumatology 2014；53(12)：2223-31.

10 成人Still病
Adult onset Still's disease

坂内 穎

ポイント

- 成人Still病（adult onset Still's disease：ASD）は遺伝学的・分子生物学的解析から自己炎症性疾患と自己免疫疾患の中間に位置づけられている。
- 病態の主体はマクロファージおよび好中球の活性化と，それらに起因する炎症性サイトカインの過剰産生である。
- ASDは，非特異的な症状が多く鑑別が時に困難であるが，糖鎖フェリチンやFDG-PET/CT，IL-18が時に診断に有用である。
- 臨床像やサイトカインプロファイルからsystemic ASDとchronic articular ASDの2つのサブタイプに分類することができる。
- ASDは薬剤アレルギーを合併することが多く，疾患活動期には薬剤投与を最小限にすべきである。
- 治療としてステロイドおよびMTX（methotrexate）が頻用されるが，難治例においては生物学的製剤の有用性が高い。
- systemic ASDにはIL-6阻害薬やIL-1阻害薬が有用であり，chronic articular ASDにはIL-6阻害薬やTNF-α阻害薬が有用である。
- 当科では，難治性ASDに対して以下の戦略をとっている。①まず，十分量のステロイドを投与し，極力，CRPやフェリチン値を低下させ，ASDの活動性を十分低下させたところで，TCZ（tocilizumab）を導入する，②TCZ投与初期は，その投与間隔を1～2週ごとに短縮し，疾患活動性が落ち着いているのを確認しながら，ステロイドを比較的速やかに減量し，寛解維持期に持ち込む，③寛解維持期に入ったらステロイド減量を続行しながら徐々にTCZ投与間隔を延ばす，④さらに外来でステロイドを慎重に減量しながらTCZ投与間隔を徐々に延ばす。
- ASD治療中，マクロファージ活性化症候群（macrophage activation syndrome：MAS）を発症した場合，dexamethasone 21-palmitate（リメタゾン®）およびCsA（cyclosporin A；サンディミュン®）の持続点滴が推奨されている。

症例集

症例1 　寛解導入に超大量ステロイドを必要としたが，生物学的製剤で維持し drug free に至った症例

32歳女性。X年3月，弛張熱・皮疹・多発関節炎・肝機能障害・血小板減少・フェリチン著明高値（41,860 ng/mL）を認め，ASDと診断された。ステロイドパルス療法 [mPSL（methylprednisolone）1g/day×3日間] を施行し，後療法をPSL（prednisolone）60 mg/dayとした。しかし，発熱が持続したため，PSL 100 mg/day（2 mg/kg/day），120 mg/dayと段階的に増量したところ，軽快した。

炎症反応（CRP）がある程度低下したのを確認した後，第9病日よりTCZ（8 mg/kg）を開始し，以後，2週間ごとに投与した。同時にステロイド急速減量を予定したが，PSL 80 mg/dayに減量した頃より再び弛張熱・肝酵素上昇を認めたため，減量をいったん止め，計11日間，継続投与したところ改善した。以後，寛解が持続したため，ステロイド急速減量を再開し，第40病日にはPSL 20 mg/dayまで減量可能となった。

第41病日にステロイド糖尿病に対してDPP-4阻害薬を投与したところ，翌日より発熱・皮疹・血小板減少・肝酵素上昇・フェリチン上昇がみられたため，新規薬剤導入を契機としたASD minor flareと考え，PSL 30 mg/dayに増量した。第71病日に頸部痛に対する星状神経節ブロック施行後にも再度，ASD再燃を示唆する所見を認めたが，自然軽快した。その後，TCZ投与を継続し，半年後にはPSL 5 mg/dayまで減量できた。さらに後には，ステロイド漸減中止可能となり，TCZ投与間隔も徐々に延長した。最終的には中止可能となり，drug freeとなってから1年間，寛解維持している。

ギモン1 重症ASDにおいてPSLの初期投与量はどの程度が適切か　コタエはp344
ギモン2 生物学的製剤導入のタイミングはどのように見きわめるか　コタエはp346

症例2 　生物学的製剤投与後にMASを発症した症例

57歳女性。X年1月末より発熱，皮疹・関節痛・咽頭痛・左頸部リンパ節腫脹があり，2月末にASDと診断し，PSL 80 mg/day（1.3 mg/kg/day）を開始した。発熱および関節炎は速やかに消失し，CRPは26.6 mg/dLから3.0 mg/dLまで低下した。ステロイドに関しては，第7病日にPSL 70 mg/day，第15病日にPSL 60 mg/dayに減量したが，微熱が時折出現するようになったこと，CRPは3.0 mg/dL台，フェリチンは500 ng/mLに下がり止まったことから，難治性病態と判断し，生物学的製

剤を併用することとした。

　PSL 60mgを継続したままで第28病日にTCZ 8mg/kgを開始したところ，発熱や皮疹は速やかに消失し，CRPも陰性化しはじめた。しかし，第39病日に，CRP陰性のままであったが，血小板減少・肝酵素上昇・フェリチン高値（18,680ng/dL）を認めるようになったため，ASD再燃と考え，PSL 100mg/dayに再増量し，軽快した。第60病日に，血小板減少・肝酵素上昇・CRP上昇（6.6mg/dL）・フェリチン高値（6,740ng/dL）と，骨髄生検で血球貪食像を認めたため，MASと判断し，デキサメタゾンパルミチン酸エステル（dexamethasone 10mg相当）およびCsA持続静注を開始し，軽快した。以後，サイトメガロウイルス再活性化等の感染症を併発したが，治療により軽快した。順調な経過を示し，現在はステロイド中止可能となり，TCZ 5週ごとの投与をしている。関節炎が根強く残っていたが，MTX 10mg/weekのみ使用したところ，軽快した。

ギモン❶ 生物学的製剤投与後に発症するMASをどう考え，どのように対処するか
　コタエはp349

解説

1　ASDの定義

　1897年に英国の小児科医George Frederic Stillが小児の発熱・関節症状・リンパ節腫脹・肝脾腫などの全身症状を呈する病気について報告し，Still病と命名したのが最初であった。1971年に，Eric ByWatersがStill病に類似した症候を呈する女性患者14例を報告し，成人Still病（adult onset Still's disease：ASD）として確立された。現在では，小児発症で成人まで遷延した場合，小児期に発症して寛解し，16歳以降に再発したものと併せて，Still病と呼ばれる。わが国では16歳以上のStill病の中には16歳以前に発症した患者が12.2%いるとされる。現在では，成人発症例と小児発症例において，病像はほぼ同一と考えられている。

2 ASDの病態・病因

　ASDは，遺伝的素因に自然免疫系および獲得免疫系の異常が重なり，自己炎症性疾患や自己免疫疾患とも異なる特有な臨床病態を形成する。ASDでは，マクロファージや好中球の活性化および炎症性サイトカイン（IL-1β，TNF-α，IL-6，IL-8，IL-18）の異常産生がみられ，それらの現象が病態の中心を成していると考えられている。

　Toll-like receptor（TLR）を介した自然免疫細胞の過剰な活性化が様々な環境因子に対する過剰反応やサイトカイン過剰分泌につながるのだが，ASD患者では，樹状細胞におけるTLR7-MyD88経路が健常人よりも過剰発現していることが明らかとなっている。TLRは，疾患活動性およびIL-1β，IL-6，TNF-α，IFN-γの血中濃度と相関する[1]。また，proIL-1β，proIL-18を切断するcaspase-1活性化を担うNod-like receptor 3（NLRP3）の異常も考えられている[2]。その他，NK細胞やNKT細胞数の減少および細胞障害能の低下がASDでは認められ，治療とともに改善することも明らかとなっている[3][4]。

　獲得免疫の関与も示唆されており，ASD患者の血清・皮膚・滑膜でIL-4産生T細胞よりもIFN-γ産生T細胞が多くみられることから，Th1優位の病態が示唆されている[5]。一方で，末梢血ではTh17が増加し，その数は疾患活動性・フェリチン値と相関し[6]，CD25^{high} regulatory T細胞およびTGF-βは疾患活動性と逆相関するとの報告もある[7]。

❶ ASDとRHL（反応性リンパ組織症）

　ASDの臓器病変として，**反応性リンパ組織症〔reactive hemophagocytic lymphohistiocytosis：RHL；MASや血球貪食症候群（hemophagocytic syndrome：HPS）と同義〕**が12～15%の症例でみられるが，潜在的RHLを含めると50%にも上るとの報告がある。ASD患者ではマクロファージの成長・分化を促進するIFN-γやM-CSFの血中濃度は上昇しており，いずれも活動性と相関している。特に肝臓，脾臓，リンパ節や骨髄などの網内皮細胞組織の過形成が報告されている。12例のASD患者の骨髄解析によると，血球貪食像が2/12例にみられたことからRHLの基準を満たさなくとも併存している可能性があり[8]，**血球減少や中性脂肪上昇（TNF-α産生がもたらすlipoprotein lipase活性抑制による）**には，警戒する必要がある。種々のサイトカインが血中で上昇していることは敗血症に共通する所見だが，サイトカインプロファイルのみではこれらの病態と敗血症を区別することはできない[9]。

2 ASDとサイトカイン

　ASDは発熱などの全身症状が主体のsystemic ASDと，関節病変が主体のchronic articular ASDの2つのサブタイプに分類することができる。前者は，IL-1β，IL-6，IL-18，CRPやフェリチン高値を示し，肝障害や二次性RHLを伴うことが多い。一方，後者は血中フェリチンやIL-18の低値，IL-8やIFN-γの高値と相関する。以下，各サイトカインについて記載する。

- **IL-1β**は，インフラマソーム活性化によりcaspase-1の切断から産生されるサイトカインである。健常人の末梢血単核球を全身性若年性特発性関節炎（systemic juvenile idiopathic arthritis：sJIA）の血清とincubateすると大量のIL-1βが産生され，自然免疫に関与する遺伝子の活性化がみられたことから，sJIAやASDにおける中心的なサイトカインのひとつとして認識されるようになった[10]。

- **IL-6**は，サーモンピンク疹を伴う皮膚組織や血中で上昇しており，疾患活動性とも相関している[5]。マクロファージや内皮細胞により主に産生されるが，**肝細胞によるCRP産生だけでなく，遊離鉄を取り込み，フェリチンを産生することで高フェリチン血症を引き起こす**原因でもある。ただし，**IL-6およびその受容体はIL-1βの下流に位置しており，IL-6産生はIL-1β過剰産生に由来している**可能性がある。

- **IL-18**は，インフラマソームを通して産生されるサイトカインであり，Th1サイトカイン産生を促進する。関節リウマチやリウマチ性多発筋痛症などの他の炎症性疾患と異なり，特にASD患者で血中濃度が高い。**148.9pg/mLをカットオフとすると，活動性ASDを敗血症から鑑別するのに感度88％，特異度78％と言われる**[11]。滑膜組織，リンパ節や肝臓でも高濃度のIL-18が検出されている[12)13]。また疾患活動性，肝障害，高フェリチン血症，ステロイド依存と相関があるとされる。ASDとIL-18の遺伝子多型の関連性も報告されている[14]。ただし，治療ターゲットとなりうるかは，現時点では不明である。

- **IFN-γ**はTh1リンパ球により産生され，マクロファージ活性化やFasの誘導により肝細胞のアポトーシスを引き起こす。**血清・尿中$β_2$-microglobulin上昇はIFN-γ亢進を反映**している。

- **TNF-α**の血中濃度は上昇しているが，関節リウマチに比較すると有意に低値であり，疾患活動性とも相関しない。

- **IL-8**（CXCL8）は，単球や好中球により分泌される化学走性分子であり，TNF-α同様，関節病変に相関していると言われる。

3 ASDの診断

　ASDの診断は，あくまで除外診断である。ASD 70例と非ASD 140例に対して，4つの分類基準（Yamaguchi，Calabro，Cush，Reginato）を比較した研究によると，Yamaguchiらの基準（**表1**）[15]が感度78.57％，特異度87.14％と最も信頼性の高いものであった[16]。除外項目を含まないFautrelらの基準（**表2**）[17]では，代わりに**糖鎖フェリチン**の項目を加え，特異度98.5％を達成している。しかし，感度80.6％とやや劣る点，**糖鎖フェリチン**の測定が一般的でない点が問題である。

　血清フェリチン値は多くのASD症例で増加し，60％は正常上限の10倍以上に著明に増加しており，診断上重要な所見である[18]。本疾患で増加するフェリチンは質的にも異なっているとされ，**健常人では糖鎖フェリチンを50〜80％認める一方，ASD患者では20％以下に減少し，しかもこの割合は治療によりフェリチンが正常化しても変わらないと言われるので，他疾患との鑑別に有用**である[19]。血清フェリチンが正常上限5倍以上，かつ糖鎖フェリチン20％以下をcut offとしたとき，ASDの診断では特異度92.9％，感度43.2％となる。ただし，病初期にはこのような特徴が出現しないことがある。また，フェリチンと関連して，**血清heme oxygenase-1（HO-1）**が著明増加し，フェリチン上昇のみよりも特異性が高いという報告もある。

　一方で，ASDの診断にFDG-PET/CTが有用であるとの報告が近年いくつかなされている。当科で検討した7例および過去の症例報告を解析した結果，**骨髄（100％），脾臓（90.9％），リンパ節（80.0％），関節（75.0％）**に多くのFDG集積を認め，治療後に消退していることが明らかになった[20]。不明熱精査の過程で，これらの所見を

表1　Yamaguchiらの基準（1992年）

大項目
発熱（39℃以上，1週間以上）
関節痛（2週間以上）
典型的皮疹
白血球増加（10,000/μL以上）および好中球増加（80％以上）
小項目
咽頭痛
リンパ節腫脹あるいは脾腫
肝機能異常
リウマトイド因子陰性および抗核抗体陰性

計5項目以上（大項目2項目以上）で診断する。
感染症，悪性腫瘍，膠原病を除外する。

（文献15より引用改変）

表2　Fautrelらの基準（2002年）

大項目
spike fever（39℃以上）
関節痛
一過性紅斑
咽頭炎
好中球増加（80％以上）
糖鎖フェリチン低下（20％以下）
小項目
斑状丘疹状皮疹
白血球増加（10,000/mm³以上）

大項目4項目以上，あるいは大項目3項目＋小項目2項目，で分類する。

（文献17より引用改変）

認めたら、感染症、固形癌、大血管炎を除外する根拠となるとともに、ASDを疑うことが重要である。ただし、鑑別として悪性リンパ腫は否定できず、基本的にリンパ節生検が必要である。また、伝染性単核球症などのウイルス感染でも同様のPET所見を呈することがあるので注意が必要である。同様に、Gerfaud-Valentinらも、糖鎖フェリチンとFDG-PET/CT所見がASDの診断に有用であると報告している[21]。

4 治療（図1）[22]

1 古典的治療

軽症例ではNSAIDsが第一選択とされているが、NSAIDsのみで寛解する例が少ないこと、20％に消化器潰瘍等の副作用を起こしていることから、最近ではステロイドを第一選択として用いることが多い。NSAIDsは確定診断までの検索の間、あるいは再燃の初期に一時的に使用されることが多い。

1）ステロイド

症例1 ギモン1 ➡ p339
に対するコタエ

PSLの初期投与量は通常0.5〜1mg/kg/dayが推奨されているが、間質性肺炎や漿膜炎などを伴う場合はステロイド大量療法もしくはステロイドパルス療法が、約70％の症例で有効であると言われる。**"治療開始時における不十分なステロイド投与"**

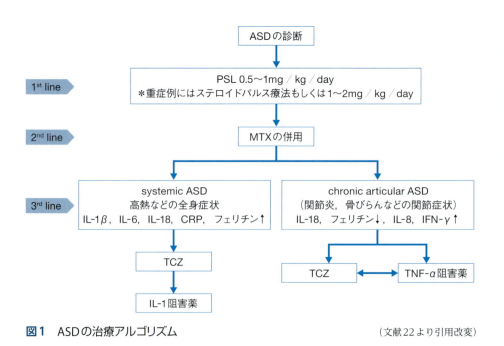

図1　ASDの治療アルゴリズム　　　　　　　　　　　　　　　（文献22より引用改変）

は，治療反応性を著明に低下させ，慢性化および再発の最も重要な予測因子であることが指摘されている[23]。また，PSL 40mg/day以下投与群は40mg/day以上投与群と比較し寛解率が低かった[24]。

このような理由から，治療初期における十分なステロイド量による疾患活動性抑制が，以後の再発頻度や慢性関節炎型への移行を抑えることから，**当科では初期に可能な限り全身症状や炎症所見を沈静化できる用量を使用し，可能な限りCRPを陰性化することを目標にするようにしている**。細胞内ステロイド受容体の飽和量はPSL 1mg/kgあるいは1〜2mg/kgなど諸説あるが，1mg/kgでは著効せず，1.5〜2mg/kgで著効した経験から，2mg/kgの投与は許容されると考えている。ステロイドの減量スケジュールに関しては，他の膠原病のように「2〜4週ごとに10%ずつ減量」である必要はなく，理学所見と血清学的所見を指標にしながら適宜減量を行う。

寛解維持に関して，systemic ASDでは再発を繰り返すことが多いが，PSL 5〜7.5mg/dayの維持量を継続し経過を見ているうちに徐々に活動性が低下し，数年の経過の後にステロイドを中止できる例もある。一方で，**45%の症例でステロイド依存がみられるとの報告があり，それらの症例は脾腫，糖鎖フェリチン低値，赤沈亢進，若年発症などの因子と相関する**。白血球上昇（> 30,000/mm^3）がASD再発と関連し，赤沈亢進・ステロイド反応不良が予後不良因子であった[25]。このような症例や再燃を繰り返す症例には，**早期に免疫抑制薬や生物学的製剤を検討する必要がある**。

2）MTX

ステロイド抵抗症例やステロイド減量をスムーズに行うため，MTXが関節リウマチに準じて用いられることが多い。MTXはステロイド依存性ASD患者の40〜70%の疾患を制御することができる[26]。ステロイド減量困難26例に対してMTXを7.5〜17.5mg/week投与したところ，18例で完全寛解を達成し，11例がステロイド中止，PSL換算21.5mgの減量が可能になったとの報告がある[27]。活動期ASDでPSL 10〜20mg/dayおよびNSAIDs無効13例を対象とした報告では，MTX 5mg/weekと少量から追加したところ，8例が寛解し，ステロイド減量もしくは中止可能になったのが3例，NSAIDs中止可能になったのが3例あり，寛解した8例は白血球やフェリチン値，赤沈やCRPといった活動性マーカーがすべて有意に低下した[28]。ただし，MTX効果をステロイド効果と独立に評価した信頼できる情報は乏しいことに注意するべきである。また，**関節炎には有効であるが発熱等の全身症状には効果不十分であることもしばしば経験される**。

3）その他

難治例では，CsA，AZP (azathioprine)，LEF (leflunomide)，HCQ (hydroxychlorquine)，D-penicillamine，TAC（tacrolimus）なども用いられるが，効果は一定しない．初期ASDに対しては，2つのランダム化オープンラベル試験において，IVIg（intravenous immunoglobulin）の有効性が示されており[29)30)]，RHL等の致死的な合併症を伴うときや妊娠中にASDが再燃もしくは発症したときには考慮してもよい．一方で，ASDは薬剤アレルギーを生じやすく（頻度54％）[31)]，疾患活動性の高い時期にはASD治療薬以外の投薬を最小限にする必要がある．当科でも，症例1のようにASD治療中の薬剤アレルギーをそれなりに経験しており，その際，薬剤アレルギーを契機としたASDの臨床症状，検査所見の悪化が認められることがあるため，若干のステロイド増量をせざるをえないときがある．

2 生物学的製剤

症例1 ギモン2 ⇒p339 に対するコタエ

わが国ではASDに対して承認された生物学的製剤はないが，高サイトカイン血症是正を介して十分な有効性を示すと考えられる．2012年，Childhood Arthritis and Rheumatology Research AllianceがsJIAに対して4つの治療プランを提唱しており，従来の薬物療法であるステロイドやMTXとともにanakinra，TCZを盛り込んでいる[32)]．ASDに関するガイドラインは現時点で設けられていないが，これらのコンセンサスはASDの治療方針を考慮する上で参考になる．

1）IL-1阻害薬

2003年に難治性ASDに対して初めてanakinraを投与した報告がなされた．2007年にはステロイドやDMARDs，TNF-α阻害薬抵抗性のsystemic ASD 8例に対し投与した結果，症状は初回の注射から数日以内に消失し，炎症数値も2～4週以内に陰性化した．また，ステロイドの急速減量が可能であった．しかしながら，治療中止後数日で症状が再発した[33)34)]．

活動期ASD 15例に対する検討では，観察期間17.5カ月で11/15例において少なくとも50％に疾患マーカーの改善がみられた．2例でステロイド中止が可能であった[35)]．

NSAIDsやステロイド，抗リウマチ薬に治療抵抗性の28例のASD患者に対する後ろ向き試験では，57％が完全寛解，29％が部分寛解で，全患者がステロイド減量可能であった[36)]．

Laskariらは25例のASD患者に対して病初期に投与したところ，84％が急速に寛解導入でき，かつ15カ月のフォローアップ期間で寛解を維持していることを報告している[37)]．

PSLを10mg/day以上投与している22例のうち，12例をanakinra群，10例をDMARDs群に割り付けた多施設ランダム化試験では，24週時点で寛解率はanakinra投与群で50％，DMARDs投与群で20％であった[38)]．

以上の結果から，anakinraは①即効性がある，②ステロイド節約効果は高いが，中止直後に再燃し効果は一時的である，③sJIA同様systemic症例に奏効率が高い，などの特徴がある．また，連日の皮下注射を必要とし，注射部位反応はしばしば遭遇する問題である．ほかに半減期の長いrilonaceptやcanakinumabの有効性も少数ながら報告されている．

2）TNF-α阻害薬

2001～2004年にかけて13例のASDにIFX（infliximab）が投与され，systemic ASD，chronic articular ASDのいずれにも著明な効果を示し，ステロイド節約効果も認めた[39)～41)]．

13カ月の観察期間において，20例のASDにIFXもしくはETN（etanercept）を投与した報告では，5例に完全寛解（ETN 4例，IFX 1例），11例に部分寛解を達成したものの，4例において効果を認めなかった．最終的には11例が効果不十分によりTNF-α阻害薬を中止し，4例は副作用により中止した[42)]．

adalimumabに関する報告は数少ない．

ETN，adalimumabでそれぞれRHLの合併が少数例報告されている[43)～45)]．

一般的にはTNF-α阻害薬はsystemic ASDよりもchronic articular ASDにより適している． head-to-headの比較試験はないが，寛解達成率からIFXはETNより有効である可能性がある．他製剤へのスイッチで有効性を認めるのは50%にすぎない．

3）IL-6阻害薬

2004年にPuéchalらは，14例のASDに対しTCZ（5～8mg/kg）を2～4週ごとに投与したところ，6カ月後に11例で寛解を達成し，ステロイド投与量は57%減少した[46)]．

2013年，Ciprianiらが難治性ASD 11例に対してTCZ 8mg/kgを4週ごと計12カ月間投与したところ，8例で寛解を達成でき，TCZ終了6カ月後でも効果は持続していた[47)]．

欧米などの施設で集積した報告における，ステロイドと1つ以上の免疫抑制薬に抵抗性のASD 34例での検討では，TCZの投与法は「4週ごとに4mg/kg」から「2週ごとに8mg/kg」まで多様だったが，平均CRPは8.9mg/dLから0.2mg/dLへ，赤沈は52mm/hから2mm/hへ低下し，PSL量も約13.8mg/dayから2.5mg/dayまで減量可能であった[48)]．

イスラエルで15例を後ろ向きに集めた症例集積では，CRPが平均11.6mg/dLから0.5mg/dLまで低下した[49)]．16カ月の観察期間において，2例で関節痛が持続し，

うち1例はRHLコントロールのためcanakinumabにスイッチした．また，続発性アミロイドーシスを合併した例においても尿蛋白が6カ月後に陰性化した．

わが国から多施設で治療抵抗性ASD 16例を集積した研究では，TCZとTNF-α阻害薬(IFX，ETN)の有効性を比較し，TCZで有効性が優れ，薬剤継続率も有意に高かったことが報告されている[50]．

Nishinaらの報告では，難治性ASD 10例に対してTCZを2～4週ごとに投与した後では，非TCZ投与群(ASD 40例)と比較して，無再燃率が67%から100%に上昇し，TCZ使用により再燃が抑制されたことが示された[51]．

当科の報告では，平均CRP 16(1～27) mg/dL，フェリチンが12,935(15～41,860) ng/mLと比較的重症なASD 7例に対しTCZを投与したところ，著明な症状軽減のみならず，ステロイド大量投与開始1カ月後には平均26mgまでの減量に成功し，優れたステロイド節約効果を認めた．また，寛解維持しながらTCZ投与間隔を8週まで延長することに成功している[52]．

Cavalliらは，NSAIDs，ステロイド，DMARDsに不応の難治性ASD 16例に対しanakinraを投与したが3例で寛解導入できず，最終的にTCZで寛解(完全寛解2例と部分寛解1例)を達成していることを報告している[53]．

sJIAでは，TCZ使用中にRHLが合併することが過去に報告されている[54]．しかし，sJIAでの検討によると，TCZ投与群と非投与群でRHLの発現率はそれぞれ2.3%，7.7%との報告があり(JCR，2009年)，現時点ではTCZによりRHLが発現することは考えにくいとされる．

注意すべきは，疾患活動期にサイトカインストームが起きている状況下で，単一サイトカインであるIL-6のみを阻害することで，他のサイトカイン経路が活性化する可能性があり，そのような場合には，炎症反応を十分に鎮静化した上でTCZを投与することが望ましい．特に活動性が高い例には，初期に1～2週ごとにTCZの投与間隔を短縮することで，wearing offを回避することも考慮すべきである．

当科では，難知性ASDに対して以下の戦略をとっている．①まず，上述のような十分量のステロイドを投与し，極力，炎症反応(CRP)やフェリチン値を低下させ，ASD活動性を十分低下させたところで，TCZを導入する，②TCZ投与初期は，その投与間隔を1～2週ごとと短縮し，疾患活動性が落ち着いているのを確認しながら，ステロイドを比較的速やかに減量し，寛解維持期に持ち込む，③寛解維持期に入ったらステロイド減量を続行しながら徐々にTCZ投与間隔を延ばす，④さらに外来にてステロイドを慎重減量しながらTCZ投与間隔を徐々に延ばす(当科の経験上，TCZおよびステロイド中止にできた症例もあるが，TCZ継続している症例においては，ステロイド中止の上，最大9週間隔にしている)．

③ASD治療中のMASへの対処方法

症例2ギモン❶ ➡p340
に対するコタエ

　ASD患者においてMASを発症した場合，dexamethasone 21-palmitate（リメタゾン®）およびCsA（サンディミュン®）の持続点滴が推奨されている。dexamethasone 21-palmitateは炎症性マクロファージに取り込まれやすいと言われている[55]。一方でMASに対する生物学的製剤の投与は議論のわかれるところであるが，ETNやTCZ投与にてMASが誘発されたとの報告もあり，安易に投与すべきではないと思われる。

　当科では，症例2 のようにTCZ投与中のMAS発症を経験している。発症起因は不明だが，TCZの投与間隔があき過ぎたこと，寛解導入初期におけるTCZ投与に伴うサイトカイン不均衡，ASDそのものの活動性などが考えられるが，dexamethasone 21-palmitate＋CsAで軽快した。小児科領域ではCsAを投与初期，数日点滴持続静注を行うことを推奨している。CsAによる点滴持続静注の場合，内服の約1/2量に設定し，血中濃度を500ng/mL以下になるように当科では設定している。

【引用文献】

1) Chen DY, et al：Involvement of TLR7 MyD88-dependent signaling pathway in the pathogenesis of adult-onset Still's disease. Arthritis Res Ther 2013；15(2)：R39.
2) Antoniou KM, et al：Adult onset Still's disease：A case report with a rare clinical manifestation and pathophysiological correlations. Case Rep Med 2013；981232.
3) Lee SJ, et al：Natural killer T cell deficiency in active adult-onset Still's Disease：correlation of deficiency of natural killer T cells with dysfunction of natural killer cells. Arthritis Rheum 2012；64(9)：2868-77.
4) Park JH, et al：Natural killer cell cytolytic function in Korean patients with adult-onset Still's disease. J Rheumatol 2012；39(10)：2000-7.
5) Chen DY, et al：Predominance of Th1 cytokine in peripheral blood and pathological tissues of patients with active untreated adult onset Still's disease. Ann Rheum Dis 2004；63(10)：1300-6.
6) Chen DY, et al：Potential role of Th17 cells in the pathogenesis of adult-onset Still's disease. Rheumatology(Oxford) 2010；49(12)：2305-12.
7) Gerfaud-Valentin M, et al：Adult-onset Still's disease. Autoimmun Rev 2014；13(7)：708-22.
8) Min JK, et al：Bone marrow findings in patients with adult Still's disease. Scand J Rheumatol 2003；32(2)：119-21.
9) Rau M, et al：Clinical manifestations but not cytokine profiles differentiate adult-onset Still's disease and sepsis. J Rheumatol 2012；37(11)：2369-76.
10) Pascual V, et al：Role of interleukin-1(IL-1)in the pathogenesis of systemic onset juvenile idiopathic arthritis and clinical response to IL-1 blockade. J Exp Med 2005；201(9)：1479-86.
11) Priori R, et al：Interleukin 18：a biomarker for differential diagnosis between adult-onset Still's disease and sepsis. J Rheumatol 2014；41(6)：1118-23.

12) Rooney T, et al: Synovial tissue interleukin-18 expression and the response to treatment in patients with inflammatory arthritis. Ann Rheum Dis 2004;63(11): 1393-8.
13) Conigliaro P, et al: Lymph node IL-18 expression in adult-onset Still's disease. Ann Rheum Dis 2009;68(3):442-3.
14) Sugiura T, et al: Association between adult-onset Still's disease and interleukin-18 gene polymorphisms. Genes Immun 2002;3(7):394-9.
15) Yamaguchi M, et al: Preliminary criteria for classification of adult Still's disease. J Rheumatol 1992;19(3):424-30.
16) Jiang L, et al: Evaluation of clinical measures and different criteria for diagnosis of adult-onset Still's disease in a Chinese population. J Rheumatol 2011;38(4):741-6.
17) Fautrel B, et al: Proposal for a new set of classification criteria for adult-onset still disease. Medicine (Baltimore) 2002;81(3):194-200.
18) Van Reeth C, et al: Serum ferritin and isoferritins are tools for diagnosis of active adult Still's disease. J Rheumatol 1994;21(5):890-5.
19) Vignes S, et al: Percentage of glycosylated serum ferritin remains low throughout the course of adult onset Still's disease. Ann Rheum Dis 2000;59(5):347-50.
20) Yamashita H, et al: Clinical value of ^{18}F-fluoro-dexoxyglucose positron emission tomography/computed tomography in patients with adult-onset Still's disease: a seven-case series and review of the literature. Mod Rheumatol 2014;24(4):645-50.
21) Gerfaud-Valentin M, et al: Adult-onset still disease: manifestations, treatment, outcome, and prognostic factors in 57 patients. Medicine(Baltimore) 2014;93(2): 91-9.
22) Jamilloux Y, et al: Treatment of adult-onset Still's disease: a review. Ther Clin Risk Manag 2014;11:33-43.
23) Kim YJ, et al: Clinical features and prognosis in 82 patients with adult-onset Still's disease. Clin Exp Rheumatol 2014;32(1):28-33.
24) Kong XD, et al: Clinical features and prognosis in adult-onset Still's disease: a study of 104 cases. Clin Rheumatol 2010;29(9):1015-9.
25) Kim HA, et al: Therapeutic responses and prognosis in adult-onset Still's disease. Rheumatol Int 2012;32(5):1291-8.
26) Franchini S, et al: Efficacy of traditional and biologic agents in different clinical phenotypes of adult-onset Still's disease. Arthritis Rheum 2010;62(8):2530-5.
27) Fautrel B, et al: Corticosteroid sparing effect of low dose methotrexate treatment in adult Still's disease. J Rheumatol 1999;26(2):373-8.
28) Fujii T, et al: Methotrexate treatment in patients with adult onset Still's disease-- retrospective study of 13 Japanese cases. Ann Rheum Dis 1997;56(2):144-8.
29) Permal S, et al: Treatment of Still disease in adults with intravenous immunoglobulins. Rev Med Interne 1995;16(4):250-4.
30) Vignes S, et al: Still's disease in adults: treatment with intravenous immunoglobulins. Rev Med Interne 1999;20(Suppl 4):419-22s.
31) Ohta A, et al: Adult Still's disease: a multicenter survey of Japanese patients. J Rheumatol 1990;17(8):1058-63.

32) Dewitt EM, et al: Consensus treatment plans for new-onset systemic juvenile idiopathic arthritis. Arthritis Care Res(Hoboken) 2012;64(7):1001-10.
33) Kalliolias GD, et al: Anakinra treatment in patients with adult-onset Still's disease is fast, effective, safe and steroid sparing: experience from an uncontrolled trial. Ann Rheum Dis 2007;66(6):842-3.
34) Kötter I, et al: Anakinra in patients with treatment-resistant adult-onset Still's disease: four case reports with serial cytokine measurements and a review of the literature. Semin Arthritis Rheum 2007;37(3):189-97.
35) Lequerré T, et al: Interleukin-1 receptor antagonist(anakinra) treatment in patients with systemic-onset juvenile idiopathic arthritis or adult onset Still disease: preliminary experience in France. Ann Rheum Dis 2008;67(3):302-8.
36) Giampietro C, et al: Anakinra in adult-onset Still's disease: long-term treatment in patients resistant to conventional therapy. Arthritis Care Res(Hoboken) 2013;65(5):822-6.
37) Laskari K, et al: Efficacy and long-term follow-up of IL-1R inhibitor anakinra in adults with Still's disease: a case-series study. Arthritis Res Ther 2011;13(3):R91.
38) Nordstrom D, et al: Beneficial effect of interleukin 1 inhibition with anakinra in adult-onset Still's disease. An open, randomized, multicenter study. J Rheumatol 2012;39(10):2008-11.
39) Cavagna L, et al: Infliximab in the treatment of adult Still's disease refractory to conventional therapy. Clin Exp Rheumatol 2001;19(3):329-32.
40) Kraetsch HG, et al: Successful treatment of a small cohort of patients with adult onset of Still's disease with infliximab: first experiences. Ann Rheum Dis 2001;60(Suppl 3):iii55-7.
41) Kokkinos A: Successful treatment of refractory adult-onset Still's disease with infliximab. A prospective, non-comparative series of four patients. Clin Rheumatol 2004;23(1):45-9.
42) Fautrel B, et al: Tumour necrosis factor alpha blocking agents in refractory adult Still's disease: an observational study of 20 cases. Ann Rheum Dis 2005;64(2):262-6.
43) Stern A, et al: Worsening of macrophage activation syndrome in a patient with adult onset Still's disease after initiation of etanercept therapy. J Clin Rheumatol 2001;7(4):252-6.
44) Kaneko K, et al: Exacerbation of adult-onset Still's disease, possibly related to elevation of serum tumor necrosis factor-alpha after etanercept administration. Int J Rheum Dis 2010;13(4):e67-9.
45) Agarwal S, et al: A rare trigger for macrophage activation syndrome. Rheumatol Int 2011;31(3):405-7.
46) Puéchal X, et al: Tocilizumab in refractory adult Still's disease. Arthritis Care Res(Hoboken) 2011;63(1):155-9.
47) Cipriani P, et al: Tocilizumab for the treatment of adult-onset Still's disease: results from a case series. Clin Rheumatol 2014;33(1):49-55.

48) Ortiz-Sanjuán F, et al:Efficacy of tocilizumab in conventional treatment-refractory adult-onset Still's disease:multicenter retrospective open-label study of thirty-four patients. Arthritis Rheumatol 2014;66(6):1659-65.
49) Elkayam O, et al:Tocilizumab in adult-onset Still's disease:the Israeli experience. J Rheumatol 2014;41(2):244-7.
50) Suematsu R, et al:Therapeutic response of patients with adult Still's disease to biologic agents:multicenter results in Japan. Mod Rheumatol 2012;22(5):712-9.
51) Nishina N, et al:The effect of tocilizumab on preventing relapses in adult-onset Still's disease:A retrospective, single-center study. Mod Rheumatol 2015;25(3):401-4.
52) Bannai E, et al:Successful tocilizumab therapy in seven patients with refractory adult-onset Still's disease. Mod Rheumatol 2014. [Epub ahead of print]
53) Cavalli G, et al:Efficacy and safety of biological agents in adult-onset Still's disease. Scand J Rheumatol 2015;44(4):309-14.
54) Yokota S, et al:Efficacy and safety of tocilizumab in patients with systemic-onset juvenile idiopathic arthritis:a randomised, double-blind, placebo-controlled, withdrawal phase Ⅲ trial. Lancet 2008;371(9617):998-1006.
55) Nakagishi Y, et al:Successful therapy of macrophage activation syndrome with dexamethasone palmitate. Mod Rheumatol 2014. [Epub ahead of print]

11 膠原病疾患における肺高血圧症
Pulmonary hypertension associated with connective tissue diseases

上田 洋

ポイント

▶ 2013年にニースで行われた第5回肺高血圧症ワールドシンポジウムで，前回2008年のダナポイントで採用された，病態による肺高血圧症(pulmonary hypertension：PH)分類は若干改訂された。そのうち，第1群：肺動脈性肺高血圧症(pulmonary arterial hypertension：PAH)，第1'群：肺静脈閉塞性疾患(pulmonary veno-occlusive disease：PVOD)and/or肺毛細血管腫症(pulmonary capillary hemangiomatosis：PCH)，第2群：左心系心疾患によるPH，第3群：肺疾患and/or低酸素血症によるPH，第4群：慢性血栓塞栓性肺高血圧症(chronic thromboembolic pulmonary hypertension：CTEPH)，第5群：詳細不明な多様な機序によるPHなど，多彩な病態が膠原病患者に生じうる。

▶ PH診断のゴールドスタンダードは右心カテーテル検査(right heart catheterization：RHC)で，安静時の平均肺動脈圧(mean pulmonary arterial pressure：mPAP)≧25mmHgと定義される。PAHはそれに加え，肺動脈楔入圧〔pulmonary capillary(arterial)wedge pressure：PCWP〕≦15mmHgかつ肺血管抵抗(pulmonary vascular resistance：PVR)＞3 Wood units(WU)と定義される。RHCは，PHの病態鑑別にも有用であり，治療経過のフォローアップにも最も信頼性が高い。

▶ RHC以外のスクリーニング検査として，経胸壁心エコー検査(trans-thoracic echocardiogram：TTE)での右房右室圧較差〔⊿P＝三尖弁逆流圧較差(tricuspid regurgitation pressure gradient：TRPG)および推定収縮期肺動脈圧(estimated systolic pulmonary artery pressure：esPAP)〕，拡散機能〔一酸化炭素拡散能(diffusing capacity of CO：DLco)〕を含む呼吸機能検査(pulmonary function test：PFT)や，BNP/NT-proBNPなどの非侵襲的検査も用いられ有用であるが，RHCとの一致は十分ではない点に留意が必要である。

▶ 膠原病に伴うPAH(CTD-PAH)として，全身性強皮症(systemic sclerosis：SSc)，混合性結合組織病(mixed connective tissue disease：MCTD)，全身性エリテマトーデス(systemic lupus erythematosus：SLE)が挙げられるが，基礎疾患により

臨床的に大きく異なる。免疫抑制療法に対する反応性は，SLE/MCTD-PAHでは反応性良好な例が存在するが，SSc-PAHでの有効例はきわめて少なく，現在までのところ，他のCTD-PAHに比べ，SSc-PAHは予後不良である。

▶ PVRを減少させる様々な薬剤が開発されてきているが，背景病態に応じた使いわけが必要であり，PAH以外の病態に対する肺血管拡張薬投与によって症状の悪化を見ることがある。特に，SSc-PHでは，PAHの割合はSSc-PH全体の半数程度にすぎず，左心疾患や間質性肺疾患によるPHが高頻度にみられ，SSc-PAHにPVODが併存することもあると報告されている。その他の膠原病でも，多彩な病態を合併しうることから，必ずしもPH＝PAHでないことを認識し，治療開始前に病態の鑑別を行うべきである。基本的には，PHの診療経験が豊富な循環器内科医との併診が必要である。

症例集

症例1　PAH悪化を反復したSS症例

74歳女性。63歳時，乾性咳嗽および呼吸困難感を伴う低酸素血症を認めたため，当院呼吸器内科に入院し，精査したところ，BNP 1,400pg/mL，⊿P（＝TRPG）56.3mmHgと高値であった。抗核抗体640倍，抗SS-A抗体・抗SS-B抗体陽性，サクソン試験陽性，Rose Bengalおよびシルマー試験陽性を認め，他の膠原病疾患の分類・診断基準のいずれも満たさなかった。肺野に異常なく，肺塞栓症検索は陰性であり，シェーグレン症候群（Sjögren's syndrome：SS）に伴うPAH（SS-PAH）が疑われ，当科転科となった。PSL（prednisolone）50mgとberaprostを開始し，2カ月後にTTEでTRの消失を確認したが，PSL漸減に伴って⊿Pの上昇傾向を認め，ステロイド再増量や，bosentan，tadalafilの追加で経過観察としていた。73歳時，PSL 11mg内服中，労作時呼吸困難の増悪を認め，⊿P 110mmHgと再び増悪し入院となった。

CTEPH，肺疾患による肺高血圧はやはり否定的で，SS以外の膠原病の診断にも至らなかった。閉塞性肥大型心筋症の既往があるため，左心不全の影響を鑑別するためにRHCを行ったが，mPAP 47（95/26）mmHg，PVR 653dyne・sec・cm^{-5}と上昇を認めるものの，PCWPおよび左室拡張期末期圧は正常範囲内であることから，左心不全からのPHは否定的と判断された。改めてSS-PAHと診断し，beraprost，tadalafil，ambrisentan併用下に，PSL 60mgへ増量した。⊿P 50mmHgまでいったん低下したものの，ステロイド減量過程で再び⊿Pが上昇しはじめ，80mmHgまで上昇したが，このときのRHCでmPAP 31（56/19）mmHgと以前に比して改善

していたため，免疫抑制薬強化を見送った。

ギモン❶ PHの病態鑑別の手順，PHの診断評価に用いる諸検査　コタエはp360

症例2　ループス腎炎に対する免疫抑制療法中に発症し，bosentanが有効であったSLE-PAHの症例[1]

43歳女性。32歳で顔面紅斑，血球減少，血清学的異常から，SLEと診断され，ステロイド治療で軽快した。33〜36歳時に播種性の円板状皮疹，39歳時に免疫性血小板減少を伴うSLE再燃を反復し，治療時は著しいステロイド精神病を伴った。

X年2月（43歳時），尿蛋白と血清学的異常を伴うループス腎炎を新たに生じたため，PSL 7.5mg→35mg/dayに増量，IVCY（intravenous cyclophosphamide；1,000mg/m^2を計6回）施行し，腎炎は完全寛解した。しかし，同年10月，WHO/NYHA Ⅱ度の労作時息切れを自覚し，胸部X線上左第2弓の突出，TTEで⊿P 45〜50mmHgを伴う右室負荷所見，BNP 260pg/mLと上昇を認めた。RHCは患者拒否のためできなかったが，間質性肺炎，肺塞栓症，左心不全の要因は認めず，SLEに伴うPAH（SLE-PAH）と診断した。

本患者のPAHは，十分な免疫抑制薬使用下に発生したため，免疫抑制療法は強化せず，維持ステロイド薬にbosentanのみ追加したところ，PAHは改善し，現在までに⊿Pは消失し，BNPの正常化（13.7pg/mL）を認めている。

ギモン❶ PAHに対する肺血管拡張薬　コタエはp375

症例3　SLE-PAHおよびC型肝炎増悪合併に対し，ステロイドとIFN-βで軽快した症例

53歳女性。34歳時に抗核抗体陽性，抗dsDNA抗体陽性，尿蛋白・潜血陽性，関節炎，心外膜炎よりSLEと診断された。RHCでmPAP 58mmHgを認め，PH合併と診断した。

PSL 60mgから治療を開始し，PHも含め，寛解が得られた。49歳時，PSL 9mg/dayで維持療法中，抗dsDNA抗体上昇傾向とともに，TTEでesPAPの再上昇（46mmHg）を認めた。53歳時，BNP 44.4pg/mLと軽度上昇を認め，TTEでesPAP 55mmHg，RHCでmPAP 46mmHgと上昇あり，PCWP 6mmHg（≦15mmHg），心拍出量（cardiac output：CO）3.57L/minとともに増加なく，PAHと診断した。

肝機能増悪を認め，35歳時に判明したC型慢性肝炎（genotype 1B）の既往があったため，肝生検を行ったところ，C型肝炎急性増悪の可能性が考えられた。PHに関しては，血清学的な変化を伴ったSLE-PAHと判断し，tadalafilおよびambrisentan

併用下にPSL 40mgおよびIVCY 500mgを開始したところ，esPAPの低下傾向を示した．C型肝炎急性増悪に対しては，IFN-βおよびribavirinで改善した．IFN-αがSLEを悪化させうることに配慮し，IFN-βを用いたが，IFN-α，βともに薬剤誘発性PAHの候補薬剤となりうることにも注意が必要であった．

ギモン1 薬剤誘発性PAHの被疑薬とは　コタエはp366

症例4　疾患活動性とともに出現し，免疫抑制療法が奏効したSLE-PAHの症例

40歳女性．26歳で顔面紅斑，口腔内潰瘍，汎血球減少，抗核抗体陽性，抗Sm抗体陽性よりSLEと診断されたが臓器障害はなく，経過観察されていた．X年1月（40歳）より，労作時呼吸困難，下腿浮腫，夜間頻尿を自覚し，2月に当科外来を受診．白血球減少，補体低下，抗dsDNA抗体上昇，尿蛋白増加，炎症反応上昇を認めた．胸部X線で心拡大を認め，TTEで心囊水貯留，ΔP 68.5mmHgと上昇を認め，当科入院となった．

SLEに伴う心外膜炎およびPHと診断し，さらに腹部エコーで両側水腎症を認めたことから，ループス膀胱炎合併と診断した．PSL 60mgを開始したところ，心囊水は著明に減少し，膀胱炎症状と水腎症も改善した．肺高血圧に関しては，ステロイド療法に加えて，利尿薬，beraprost 180μgを併用し，ΔP 29mmHgまで軽快したが，在宅酸素療法（home oxygen therapy：HOT）を要した．RHCは非施行であるが，心囊水に伴う左室拡張不全のみでは説明し難い経過であり，SLE-PAHに対して免疫抑制療法が奏効したものと考えられた．

ギモン1 SLE-P（A）Hの病態と治療　コタエはp380

症例5　SSc-PHでberaprostのみ投与して経過観察している症例

72歳女性．40歳頃から，レイノー症状，全身倦怠感が出現するようになり，45歳時，抗核抗体陽性（discrete speckled型1,280倍），レイノー症状，関節痛のため当科受診となった．セントロメア抗体陽性を認め，限局性強皮症（limited cutaneous SSc：lcSSc）と診断された．この頃より，TTEでΔP 30mmHgと軽度の圧較差を認め，年に1回の心エコーのフォローでΔPは30〜40mmHgの間で推移した．レイノー症状に対して，beraprost 120μg/dayのみ投与し，現在に至っているが，経過中，息切れなどの症状はない．

ギモン1 SSc-PHの病態と治療　コタエはp379

症例6　SSc-PHとPoPHの鑑別を要した症例

　68歳女性。X年より肝胆道系酵素高値を認め，抗ミトコンドリア抗体陽性，肝生検結果より，原発性胆汁性肝硬変（primary biliary cirrhosis：PBC）と診断された。さらに抗セントロメア抗体陽性で皮膚硬化所見を認め，lcSScと診断された。X＋9年頃より労作時呼吸苦を自覚しはじめ，TTEで⊿P 29.6mmHgと軽度上昇を指摘された。X＋10年よりNYHA Ⅱ度程度の息切れに増悪し，TTE再検したところ，⊿P 35.7mmHgと若干上昇傾向を認め，X＋11年，精査加療目的に当科入院となった。

　本症例では，強皮症に伴うPAHか，PBCに伴う要因などが鑑別に挙がった。RHCでCOの増加を認めたことから，本症例の場合，門脈圧亢進に由来する代償性の肺高血圧と考えられた。肝硬変患者へのbosentan投与は肝機能を悪化させうることも考慮し，経過観察可と判断し，追加投薬を行わない方針となった。

ギモン1 門脈肺高血圧症（portopulmonary hypertension：PoPH）の病態，診断，治療　コタエはp367

症例7　ambrisentanおよびtadalafil追加投与後，肺水腫の悪化を認めたSSc症例

　79歳女性。66歳時（X年）に皮膚硬化や抗Scl-70抗体陽性などより強皮症と診断され，胸部CTで間質性肺炎の合併を認めていた。76歳時（X＋10年），労作時息切れや低酸素血症が徐々に進行し，HOTが導入された。その後，TTEでesPAP 33mgと軽度高値を認め，低酸素血症に伴うPH合併も考慮され，また冬季に指尖潰瘍の出現も認めていたため，他院にてX＋12年10月下旬よりambrisentan 5mg，12月下旬よりtadalafil 20mgが導入された。X＋13年1月初旬より，徐々に増悪する呼吸困難を認め，胸部X線で肺水腫様の両肺浸潤影を認めたため，当科に緊急紹介入院となった。

　入院時，収縮期血圧190mmHg程度と高値，体重増加（4kg/1month程度），BNP 269.8 pg/mLと上昇を認めたが，TTEでは左室収縮能，拡張能，左室肥大などの明らかな異常は認めなかった。病態鑑別として，①血圧上昇によるafterload-mismatchを主とする左心不全からの肺水腫，もしくは，②ambrisentanやtadalafil投与に伴うPVOD悪化の可能性が考えられた。PVDOを示唆する胸部CT所見は認めず，①の機序が主体と考えられたが，ambrisentanやtadalafilが病態増悪に寄与した可能性は否定できず，両剤中止の上，血圧コントロールおよび利尿薬投与したところ，肺水腫は徐々に改善した。肺水腫改善後にTTEを再検したところ，esPAP 43mgと依然として高値を認め，tadalafilのみ慎重再開したが，再増悪は認めなかった。

本来であればRHCを積極的に考慮すべき症例であったと考えられるが，非施行である。

ギモン1 左心疾患に伴うPHの病態，診断，治療　コタエはp369

ギモン2 PVODの病態，診断，治療　コタエはp368

症例8　低酸素血症や間質性肺炎に伴うPHに対して，肺血管拡張薬を導入した皮膚筋炎のDM症例

63歳女性。30歳時に皮膚筋炎（抗Jo1抗体陽性）発症。41歳時，乾性咳嗽を契機に間質性肺炎と診断され，A大学病院にてPSL 60mgで加療開始となった。PSL 15mg以下にすると関節炎が出現し，AZA（azathioprine），CPA（cyclophosphamide）などの免疫抑制薬を追加したが副作用で継続できず，PSL 15mg単剤で治療継続されていた。X年7月（60歳時），呼吸苦増強を主訴にB大学病院転院となったが，TTEでesPAP 73mmHgと上昇を認め，慢性進行性間質性肺炎に伴うPHと診断の上，同年10月よりHOTを導入，呼吸筋リハビリテーションが行われた。

若干esPAPの改善は認めたが，以降も徐々に労作時呼吸苦が増悪し，BNP 381pg/mL，NT-proBNP 2,380pg/mLと著明な上昇を認めた。RHC非施行であるが，様々な要因が関与していると考えられるPHに対して，X＋2年5月よりberaprost，bosentan導入となった。自覚症状の変化は乏しかったが，X＋2年6月の血液検査では，BNP 95.3，NT-proBNP 725と改善を認めた。その後，当科フォローとなり，X＋3年5月，慢性呼吸不全およびそれに伴う低栄養で当科入院となり，X＋3年7月，リハビリテーションも兼ねて長期療養型病院へ転院となった。

ギモン1 肺病変and/or低酸素血症に伴う肺高血圧の病態，診断，治療　コタエはp370
ギモン2 CTD-PHの背景疾患ごとの特徴　コタエはp372

症例9　CTEPHに対してBPAが有効であった側頭動脈炎の症例

81歳女性。69歳時（X年）に生検などより側頭動脈炎と診断。X年，胸部造影CTおよび肺血流シンチグラフィーで肺梗塞を指摘された。その後，抗凝固療法が施行されたが，慢性的な肺梗塞が残存し，労作時呼吸困難が出現しはじめた。TTEでも⊿P 50.8mmHgと高値を認め，CTEPHと診断し，X＋8年よりHOT導入とし，ワーファリン®継続の上，beraprostおよびtadalafilの投与を開始した。X＋12年，循環器内科で精査を行い，RHCでmPAP 33mmHgと高値，肺動脈血管造影（pulmonary angiography：PAG）ではbandやback flowの遅延を認めた。CTEPHに対してバルーン肺動脈形成術（balloon pulmonary angioplasty：BPA）を施行する方針

となり，同年，計4回のBPAを施行した．その結果，mPAP 18mmHgまで低下し，6MWT（6分間歩行試験）やHOTの酸素必要量も著明に改善し，ADLが拡大した．

ギモン1 CTEPHの病態，診断，治療　コタエはp371

解説

　2013年に開催された第5回肺高血圧症ワールドシンポジウム（ニース会議）で，改めて肺高血圧の定義と臨床的分類が提案された．すなわち，第1群：肺動脈性肺高血圧症（PAH），第1'群：肺静脈閉塞性疾患（PVOD）and/or肺毛細血管腫症（PCH），第2群：左心疾患による肺高血圧症，第3群：肺疾患and/or低酸素血症による肺高血圧症，第4群：慢性血栓塞栓性肺高血圧症（CTEPH），第5群：詳細不明な多様な機序による肺高血圧症である．膠原病患者でみられるPHは多様であり，これらいずれの群にも分類され，重複することもある．

　当科の症例の中には，かなり以前のものも含まれ，現在に比べRHCを含めた詳細な評価が行われていない症例も存在するが，病態に応じて多様な治療選択肢から選択する必要があり，PH診断→病態鑑別→フォローアップに関しては，基本的にPHの診察経験が豊富な循環器内科医との併診が必要である．

　前半はPHの定義やこれらの分類と病態，治療について概説し，PHのゴールドスタンダードであるRHCと，スクリーニングに用いられるその他の検査について，膠原病内科医として知っておくべき知識を中心にまとめる．また後半では各膠原病疾患におけるPHの特徴などについて述べる．膠原病に伴うPH（CTD-PH）の基礎疾患の代表としては，SLE，MCTD，SScが挙げられ，疾患ごとのPH合併頻度はMCTD＞SSc＞SLEの順に高い．これら3疾患のPHを比較すると，SLEやMCTDに伴うPHの多くがPAHであるのに対し，SScではPAHが半数程度で，左心疾患や間質性肺炎によるものなど，多彩な病態が組み合わさってみられる．膠原病に伴うPAH（CTD-PAH）では，他のPAHと同様に，重症度に応じて肺血管拡張薬が適応となるため，肺血管拡張薬の特徴に関して，膠原病内科医の視点でまとめてみたい．SLEとSScでは肺血管病理も異なっており，SLE，MCTD，SSを基礎疾患とするPAHでは免疫抑制療法が有効な場合があるのに対し，SSc-PAHではほとんど無効である．これら種々の要因により，現在でもSSc-PHの予後は依然として不良である．以上，後半では各膠原病疾患におけるPHの特徴などについて述べる．

1 PHの分類および病態鑑別のための検査

PH一般の診断および分類アルゴリズムを図1に示す[2)3)]。
1. PHを疑う兆候（労作時呼吸困難，易疲労感，失神，浮腫など）があれば，まず心エコーを実施し，所見がなければ他の要因を検討。
2. 心エコーでPHを疑う所見があれば，頻度の高い左心疾患，肺疾患の可能性を検索するため，心電図，胸部X線，DLcoを含むPFT，±動脈血液ガス検査，HRCT等で精査。
心肺病変がなければ，肺換気/血流シンチグラフィー，CTアンギオグラフィー等でCTEPHを検索。
心肺病変＋重症PH/右心不全なら，PH専門家へ紹介。
3. CTEPH以外のPHであれば，RHCを施行。
mPAP≧25mmHg，PCWP≦15mmHg，PVR＞3WUであれば，PAHに該当し，背景病態を検討。

まず，これらの手順に出てくる検査について概説する。続いて，ニース会議でupdateされた分類の各グループに基づき，膠原病患者に生じるPHのうち，PAHとの鑑別に考慮する可能性のあるものをピックアップして概説する。CTD-PAH，PAHの病態と治療については後述する。

2 PHに対する検査および診断方法

1 右心カテーテル検査（RHC）

PH診断のゴールドスタンダードはRHCで，mPAP≧25mmHgと定義される。mPAPの正常範囲は，年齢などの影響を考慮しても20mmHg以下と定義され，mPAP 20〜24mmHgは"borderline PH"と呼ばれたりもするが，扱いは定まっていない。一方で，SScレジストリの研究で，mPAP 20〜24mmHgを認めると，3年以内にPHの基準を満たすリスクが高いことが報告されている[4)]。

さらにPAHの場合は，それに加え，PCWP≦15mmHgかつPVR＞3WUであることが必要である[2)]。また，RHCでは右房圧，右室圧，肺動脈圧，PCWPまでを直接測定でき，mPCWP［平均PCWP］≒mLAP（平均左房圧）≒LVEDP（左室拡張末期圧）の関係から左心系の圧の推定も可能であり，熱稀釈法等によってCOも測定

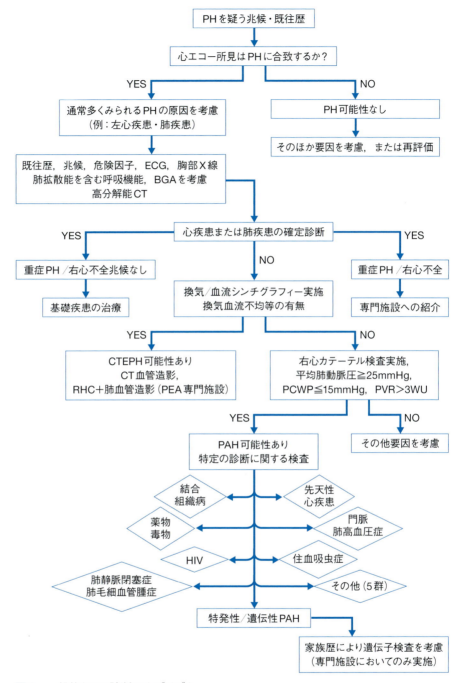

図1　一般的なPH診断アルゴリズム
〔原文：文献2，日本語訳：難病情報センターホームページ（2016年9月現在）から引用〕

できる。これらによってPHの背景病態推察が可能であることから，RHCはPH診断に必須の検査である。**表1**[5〜8)]にRHCで得られる検査値，計算によって求められる指標，それぞれの鑑別に用いるポイントを示す。

表1 RHCで得られる検査値とPH鑑別のポイント

		正常範囲	PH鑑別における解釈
1. RHCで得られる項目	右房圧（RAP）	平均1〜5（mmHg）	≧15mmHgに達する例は予後不良
	右室圧（RVP）	収縮期15〜30，拡張末期1〜7（mmHg）	—
	肺動脈圧（PAP）	平均9〜18，収縮期15〜30，拡張期2〜8（mmHg）	mPAP≧25mmHgがPHの定義
	肺動脈楔入圧（PCWP）*1	平均4〜12（mmHg）	左心疾患によるPHでは＞15mmHg
	心拍出量（CO）	4〜8（L/min）	PoPHではシャントにより増加する
	心係数（CI）＝CO／体表面積（BSA）（m²）	2.5〜4.5（L/min/m²）など	
2. 計算による項目	肺血管抵抗（PVR）＝（mPAP−PCWP）／CO	20〜130（dyne・sec・cm⁻⁵）*2	PAHではPVR＞3WU 重症例で右心不全を呈すると，見かけ上PAPが低下するが，COがそれ以上に低下するため，著明高値となる 左心疾患のPHはTPRのみ高値となりうる
	全肺血管抵抗（TPR）＝mPAP／CO	100〜300（dyne・sec・cm⁻⁵）*2	
	拡張期圧較差 DPD（G）＝dPAP−mPCWP	左心疾患によるPHでpre-capillaryの要因評価に有用 ≦12mmHgであればpost-capillaryのみ，＞12mmHgであればpre-capillaryも加わる	
	経肺圧較差（TPG）＝肺動静脈圧較差（mPAP−mPCWP）	左心疾患によるPHでpre-capillaryの要因評価に有用 ＜7mmHgであればpost-capillaryのみ，≧7mmHgであればpre-capillaryも加わる	

*1 ニース会議をまとめたJACC2013の総説では，PC（capillary）WPをあえてPA（arterial）WPと記載している。これは実際にSGカテーテルのバルーンで閉塞wedgeできる部位が，pre-capillaryの肺動脈であることを強調するのが目的である。本項では，一般的に普及しているPCWPを用いた。
*2 計算式で求められる血管抵抗（PVR，TVR）の表記は，dyne・sec・cm⁻⁵もよく用いられてきたが，実際の測定値をそのまま代入して求められるWood Units〔WU：mmHg／（L/min）〕で統一することが記載されている。なお，WU×80＝dyne・sec・cm⁻⁵で換算される（∵1mmHg＝1,332.8dyne/cm²より，1WU＝1mmHg／（L/min）＝（1,332.8dyne/cm²）／（1,000cm³/60sec）＝1,332.8×60/1,000dyne・cm⁻²・cm⁻³・sec＝79.92dyne・sec・cm⁻⁵）。

（文献5〜8より作成）

2 RHC以外のスクリーニング検査

心エコー検査で得られるesPAPとRHCで得られるmPAPの値は必ずしも一致せず，場合によって大きく異なるため，PHの診断，評価にはRHCが必須である[9]。

ただし，RHCは外来診療では不可能な侵襲的な検査であり，PHの合併率を考慮しても，膠原病患者全例でRHCを行うわけにもいかず，スクリーニング検査を行い，RHCの適応例を選別することが妥当である。2014年に出版された，膠原病（主にSSc）患者を対象にした様々なPHのスクリーニング方法のreviewを中心に，各項目について概説する[10]。

1）心エコー（主にTTE）

VTR（三尖弁逆流速度）から$\varDelta P=4\times V^2$で求めるTRPGと，eRAP〔推定右房圧；

一律5mmHgもしくは下大静脈（IVC）径から推定）を加えた，eRVP（推定右室圧）＝esPAPなどが指標として用いられる。

PH症状のないものに対してVTR 2.73～3.16m/s，PH症状のあるものに対して2.5～3.0m/sなどをcut offとした報告がある。あるSScを対象にした研究では，VTRのcut offを上げれば特異度が上がり感度が下がる傾向を認め，VTR＞2.73m/s（⊿P 30mmHg相当）で感度95％（特異度43％），VTR＞3.87m/s（⊿P 60mmHg相当）とすると，特異度100％（感度53％）と報告されている[11]。

2）心電図

lcSScと診断された307例のうち，RHCでPAH所見を認めた20例に対して，右室肥大所見があれば感度95％，特異度100％という報告がある[12]。

3）CT/MRI

SSc81例のうち，RHCでPAH所見を認めた55例（68％）に対して，MRIのright ventricle（RV）mass＞30gで感度72％，特異度80％。CTの肺動脈径≧2.9cmで感度59％，特異度73％という報告がある[11]。

4）呼吸機能検査（PFT）

いくつかのSSc患者のコホート研究で，％DLco 50～60％をcut offとしたとき，PAHに関して，感度39～74％，特異度45～90％とされる。努力性肺活量（forced vital capacity：FVC）に対してDLco低下が顕著なことを考慮し，％FVC/％DLco≧1.66をcut offとしたとき，感度64％，特異度97％というケースコントロール研究がある[13]。肺疾患の併存例などでは解釈が複雑になるが，**他項目に比してDLcoの低下が顕著であればPHの存在を想起する。**

5）BNP，NT-proBNP

SSc患者を対象にした研究がケースコントロールを含めて5本発表されており，NT-proBNP＞236pg/mLをcut offとしたとき，PAHに関する特異度83～100％，感度45～93％であった。しかし，うち3本の論文では7～56％のPAHと診断された患者がNT-proBNPが正常値であったとしている。

SSc患者を対象にしたコホート研究で，BNP＞65pg/mLをcut offとしたとき感度60％，特異度87％という報告がある[14]。

BNPとNT-proBNPの読み替えについては，PHでの研究は発見できなかった。日本心不全学会による心不全診断の推奨では，BNP 100pg/mL≒NT proBNP 400pg/mLとされている[15]。

SSc-PAHに対して，bosentan投与で臨床的な改善を認めたが，NT-proBNP値は相関しなかったという報告もあり，PH診断には有用であるが，病勢評価には必ずしも有用でない可能性も示唆されている[16]。

6）血清尿酸値

尿酸はプリン体の最終代謝産物で，重症心不全や呼吸不全に伴う組織低酸素状態で産生が亢進する。また，心拍出量の低下によって尿酸の排泄障害の要因もあり，PHでも血清尿酸値が上昇し，重症度や右／左室駆出能との相関についても報告されている[17]。

SLE患者を対象にした研究で，PH合併例で尿酸値が高く，また尿酸値持続高値が将来のPH発症の予測因子となるとも報告されている[18,19]。

ただし，利尿薬（ループ，サイアザイド系）で尿酸値が上昇するため，これらの関与については鑑別に考慮する必要がある。

7）DETECT試験[20]

DETECT試験は，SSc患者のみを対象にしたトライアルで，上記項目を組み合わせてPHのスクリーニングを試みたものである。Step1でTTE以外の項目（FVC％／DLco％，現在／過去のtelangiectasiaの有無，抗セントロメア抗体の有無，血清NT-proBNP，血清尿酸値，ECGで右軸偏位の有無）をスコア化し，Step2ではStep1でcut off値以上の症例のみでTTE（右房面積，VTR）を追加してスコア化し，最終的に全例RHCを行ってPHの有無を確認した上で，最適なcut off値を求めたものである。提案されたアルゴリズムでの結果は，感度96％，特異度48％と報告されている。スコアリングは，http://detect-pah.com/で計算可能であり，重みが置かれた項目など興味深い点は多い。ただ，提案されているcut off値では，Step1（TTE以外の検査）でアルゴリズムを終了できる症例は52/356例と多くはなく，2/52例はRHCでPAHの診断（false negative）に至っている。TTEが比較的すぐに施行できる施設の多いわが国では，最初からTTEを含めたスクリーニングを行うことが実際的と考える。

8）「MCTDの肺動脈性肺高血圧症診断の手引き」によるアルゴリズム

わが国の実情と他の膠原病への応用を考えた場合，2011年に厚生労働省研究班で作成された，「MCTDの肺動脈性肺高血圧症診断の手引き」が参考となると考えられる。2013年にこのアルゴリズム（図2）を用いた検証が行われたところ，膠原病全体で感度94.3％，特異度75％，MCTDだけでは感度94.2％，特異度88.9％と報告されている[21,22]。

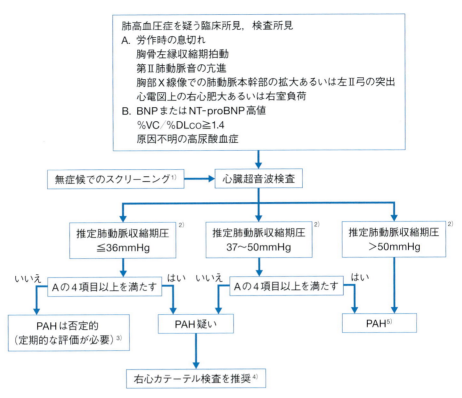

図2 MCTD-PH診断のアルゴリズム

[1] MCTD患者ではPHを示唆する臨床所見,検査所見がなくても,TTEを行うことが望ましい。
[2] 右房圧は5mmHgと仮定。
[3] 推定肺動脈収縮期圧(esPAP)以外の肺高血圧症を示唆するパラメーター(肺動脈弁逆流速度の上昇,肺動脈への右室駆出時間の短縮,右心系の径増大,心室中隔の形状および機能の異常,右室肥厚の増加,主肺動脈の拡張)を認める場合には,esPAP≦36mmHgであっても少なくとも1年以内に再評価することが望ましい。
[4] RHCが施行できない場合には慎重に経過観察し,治療を行わない場合でも3カ月後にTTEを行い再評価する。
[5] PHの臨床分類,重症度評価のため,治療開始前にRHCを施行することが望ましい。

(文献21,22より作成)

3 PHの機能評価

1)WHO/NYHAの自覚症状による重症度分類

表2[3]を参照。

2)6分間歩行試験(6MWT)

　　　慢性呼吸不全,慢性心不全患者の運動耐用能の評価するために用いられ,類似の評価法の中でも再現性に優れる。PHのアウトカムや予後因子の項目としてよく用いられる。

　　　具体的には,30mの平坦な直線をできるだけ速く歩き(適切な声かけにより一定負荷となるよう心がける,被験者のペースを乱すため横に並ばない),6分間で歩行でき

表2　WHO/NYHAの自覚症状による重症度分類

	WHOの肺高血圧症機能分類（WHO-PH）	NYHAの心機能分類
I	身体活動に制限なし：普通の身体活動では呼吸困難や疲労，胸痛や失神などを生じない	通常の身体活動では無症状
II	身体活動に軽度の制限あり：安静時には自覚症状がない。普通の身体活動で呼吸困難や疲労，胸痛や失神などが起こる	通常の身体活動で症状発現，身体活動がやや制限
III	身体活動に著しい制限あり：安静時に自覚症状がない。普通以下の軽度の身体活動で呼吸困難や疲労，胸痛や失神などが起こる	通常以下の身体活動で症状発現，身体活動が著しく制限
IV	どんな身体活動もすべて苦痛：右心不全症状，安静時にも呼吸困難および／または疲労，どんな身体活動でも自覚症状の増悪	どんな身体活動あるいは安静時でも症状発現

（文献3より作成）

た距離（6 minutes walk distance：6MWD），SpO_2を測定し，歩行前後での疲労度をBorg scaleを用いて評価する[23]。一般的な目安として，高齢者の平均的歩行距離は500～550mである。400m以下になると外出に制限が生じ，200m以下では生活範囲はきわめて身近に限られるとされている。

3　CTD-PAH以外の肺高血圧症

1　第1群：肺動脈性肺高血圧症（PAH）

CTD-PAH（1.4.1）のほか，特発性（1.1），遺伝性（1.2），薬剤／毒物誘発性（1.3），HIV関連（1.4.2），門脈圧亢進症関連（1.4.3），先天性心疾患関連（1.4.4），住血吸虫症関連（1.4.5）などが含まれる。ここでは，CTD-PAH以外のPAHについて概説する。

1）1.3：薬剤／毒物誘発性PAH[24]

被疑薬の一覧については**表3**[24]を参照。

被疑薬の確定的（definite）～可能性の高い（possible）ものでは，痩せ薬，覚せい剤などが代表例であり，**膠原病患者で使用頻度の高い薬剤は候補薬剤に含まれず，鑑別に挙がることは多くないと思われる**。

possibleの中には，**IFN-αおよびβ**，抗癌薬が挙げられており，使用頻度の面からは知っておく必要がある。

SSRIは，ダナポイント分類までpossibleであったが，SSRI内服中の妊婦は，新生児の持続性肺高血圧症（PPHN）のリスクとしてdefiniteと考えられた。

表3 薬剤/毒物誘発性 PAH の被疑薬，被疑毒物

確実例	疑い例
aminorex	コカイン
fenfluramine	フェニルプロパノールアミン
dexfenfluramine	セイヨウオトギリ草（St. John's wort）
有毒性菜種油	化学療法薬
benfluorex	INF-α および β
SSRI*	アンフェタミン様薬
可能性あり	可能性は低い
アンフェタミン類	経口避妊薬
L-トリプトファン	エストロゲン
メタアンフェタミン類	喫煙
ダサチニブ	

* 選択的セロトニン再取り込み阻害薬（SSRI）は SSRI 曝露のある妊婦（特に妊娠20週以降）において，新生児の持続性肺高血圧症（persistent pulmonary hypertension：PPHN）発症の危険因子であることが示されている。PPHNは厳密には group 1 の肺動脈高血圧症（pulmonary arterial hypertension：PAH）には属さないが，group 1 に入っている。 （文献24を引用）

2) 1.4.3：門脈肺高血圧症（PoPH）[25]

肝疾患や門脈圧亢進症は，PVR 増加をきたし PoPH，pre-capillary～capillary の血管拡張をきたし肺肝症候群（hepatopulmonary syndrome：HPS）と呼ばれる病態など，肺血管へ影響を及ぼしうる。PoPH の病態生理としては，肝疾患により循環亢進から肺血管にストレスが加わり，血管新生や血管増殖因子などの調節不全から肺血管平滑筋の肥厚や線維化をきたすことや，門脈体シャントにより血管作用物質が肺循環へ流れ，有害な影響を及ぼすことなどが想定されている。

門脈圧亢進の診断から平均4～7年で PoPH がみられるが，**肝障害の重症度は PoPH の存在とは関連性がない**といわれる。また，**自己免疫性肝炎のある女性に多い**とされ，膠原病患者でも鑑別に考慮する必要がある。

TTE から RHC へと進む診断治療のアルゴリズムが存在するが，診断および管理に関しては施設間で異なる部分も大きい。PoPH の RHC 所見の特徴としては，mPAP 上昇を認めても，初期には門脈体シャントによる CO 増加が先行し，この段階では PVR〔＝（mPAP－PCWP）/CO〕上昇は認められないが，しだいに経肺圧較差（trans-pulmonary gradient：TPG）（＝mPAP－PCWP）および PVR（TPG/CO）も高値となる。

PoPH の管理で重要なことは，肝移植の適応（mPAP＞50mmHg もしくは PVR＞250dyne・sec・cm^{-5}（≒3WU）の重症例では禁忌）と肝移植前後での管理である。治療は可能であれば肝移植である。アルゴリズムによる肺血管拡張薬の適応は，

mPAP 35〜50mmHgでPVR＞250dyne・sec・cm^{-5}（≒3WU）の場合である。種々の肺血管拡張薬も治療薬候補になりうるが，シャントの存在により心拍出量が増加し，肺血管拡張薬の投与により高心拍出性心不全をきたす場合がある。また，エンドセリン受容体拮抗薬（endothelin receptor antagonist：ERA）は副作用としての（中等度以上の）肝障害があるため，使用には注意が必要である。唯一生存率改善が報告されている薬剤はepoprostenolであり，肝移植前の管理にも用いられる。

2 第1'群：肺静脈閉塞性疾患（PVOD）and/or肺毛細血管腫症（PCH）

PVODは，細い肺静脈（post-capillary level）を主体とした内膜肥厚および狭窄／閉塞が特徴的であり[26)27)]，僧帽弁疾患や心房細動などの左房内圧上昇をきたす肺静脈遠位の病変によるものは除外される。

PVODの臨床症状はPAHに類似しており，臨床的に鑑別が難しいこともあるが，**PAHに比して，軽労作でも著明な低酸素を認める。三徴候として，①肺高血圧，②画像上の肺水腫を示唆する所見，③PCWP正常**が挙げられるが，実際には三徴候が揃わず，早期の確定診断は困難なことが多い。

図3は，PCWP正常の理由を説明したもので，細い肺静脈（post-capillary）に狭窄／閉塞がある場合，RHC検査時にpre-capillaryの動脈分枝のひとつにカテーテルを楔入しても，他のpre-capillaryの動脈分枝を通る流路が確保されるため，圧上昇は計測されない[26)]。また，この図はpulmonary artery→pre-capillary→capillary→post-capillary→pulmonary veinの模式図としても理解しやすいので提示した。

PVOD/PCHの確定診断は，基本的に病理組織診断によるが，危険性が高いため，実際には組織診断は困難である。実際的には，軽労作でも著明な低酸素血症がある場合にPVOD/PCHも疑い，**胸部HRCTで小葉間隔壁肥厚，小葉中心性GGO，リンパ節腫脹など**を認めると疑わしい。また，**表4**に示すPVOD/PCHの臨床診断スコア4/9点以上で，感度94％，特異度91％で診断可能とした報告がある[28)]。

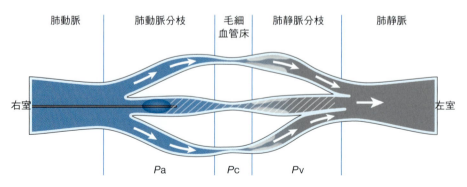

図3 肺血管模式図（PVODでPCWP正常である機序を説明した模式図）

（文献26より作成）

表4 PVOD/PCH臨床診断スコア

①性別：男性	1点
②喫煙歴：あり	1点
③6分間歩行中の酸素低下：9％以上	1点
④DLco％：34％未満	1点
⑤HRCT：スリガラス影	1点
小葉間隔壁肥厚	1点
粒状影	1点
⑥血流シンチグラフィー：上葉欠損	1点
⑦血管拡張薬による肺水腫	2点
⇒合計 10点	

（文献28より引用）

発症後の平均生存期間は約2年と進行が速く予後不良である。酸素投与以外に対処法がなく，経過とともに高濃度酸素が必要となり，肺移植以外に根治治療はない。**肺血管拡張薬に対する反応性が不良で，むしろ肺動脈が拡張することにより肺水腫を惹起する危険性がある**ため，治療開始前の診断が重要である。

近年，膠原病合併PHの中にもPVOD様の変化を認める難治例があることがわかってきた。特にSSc症例では，肺静脈・肺小静脈でPVODパターンに類似した病変がみられ，post-capillary occlusionによる所見に相当する[29)30)]。

3 第2群：左心疾患による肺高血圧症[27)]

基礎となる左心疾患は，収縮障害，拡張障害，弁膜疾患（主に僧房弁）などを含む。

左心疾患によるPHの病態は複雑である。初期病態としては，種々の左心疾患によって左房圧上昇をきたし，post-capillaryのうっ滞による受動的（passive）な要素であるが，しだいに反応性（reactive）に，肺血管（post-capillary〜pre-capillary）の収縮とリモデリングを生じる。pre-capillaryの要因が強く加わったものは，著明な肺動脈圧の上昇をきたし，"out of proportion（不釣り合いな）"と表現されたこともあるが，近年この表現自体はあまりされないようになってきている。

典型的には，RHCでmPAP≧25mmHgとPH基準を満たし，**かつPCWP＞15mmHg**と規定される。しかし，収縮能が保たれた心不全（heart failure with preserved ejection function：HFpEF）の場合や，血管拡張薬や利尿薬が既に投与されている場合などで，PCWP上昇が認められないことがある。その場合，輸液負荷（生理食塩水500mLを5分で負荷など）もしくは運動負荷下でRHCを行うとPCWP上昇を認めることがあり，有用とされるが，一般化はしていない。

pre-capillaryの要素があるかどうかの鑑別には，TPG（＝mPAP－mPCWP：≦12mmHgであればpost-capillaryのみ，＞12mmHgであればpre-capillaryも加わる）や，拡張期肺圧較差［（diastolic pulmonary pressure difference（gradient）：

DPD（G）〕＝diastolic PAP－mPCWP：＜7mmHgであればpost-capillaryのみ，＞7mmHgであればpre-capillaryも加わる〕が有用である．厳密には両者を区別して評価されることもあるが，ニース会議を受けた左心疾患に伴うPHの総説では，DPD（G）によって，左心疾患によるPHを以下の2つに分類することが推奨されている；①Isolated post-capillary PH〔PCWP＞15mmHgかつDPD（G）＜7mmHg〕，②Combined pre-capillary and post-capillary PH〔PCWP＞15mmHgかつDPD（G）≧7mmHg〕[7]．

左心疾患によるPHでは，左心疾患をまねく**各病態に応じた治療が第一**となり，心不全治療（利尿薬，降圧薬，βブロッカーなど），弁膜症治療が優先される．肺血管拡張薬の投与に関しては，病態生理の面から，特にpre-capillaryの要因に対して有用性が推測されてはいるが，ERAでの有効性は示されていない．いずれも少数例での報告で，sildenafilが運動耐容能とQOL改善には有効な可能性が示されたが，長期予後を含めアウトカム改善に関しては未知数である．現時点で，これら肺血管拡張薬に関しては，左心疾患に対する血行動態のコントロールを十分行った上で，症例ごとに慎重に適応を検討し，導入時には少量より開始するなどの注意が必要である．

膠原病の中では，**特にSSc**において，MRIなどで詳細に評価した場合，持続的な循環障害によって心筋線維化などの病変を高率に認める[31]．実際，PAHと左心不全に伴うPHの鑑別は難しく，ある報告では，PCWP≦15mmHgをもってSSc-PAHと診断された29例のうち，11例がLVEDP（左室拡張末期圧）≧15mmHgまたは補液負荷でPCWP＞15mmHgを認め，左心不全に伴うPHに分類しなおされたという報告がある[32]．

4 第3群：肺疾患および／または低酸素血症による肺高血圧症（主に間質性肺炎に伴う肺高血圧症について）[33]

症例8ギモン1 ➡p358に対するコタエ

原因となる肺疾患には，間質性肺疾患，肺気腫，気腫合併肺線維症（combined pulmonary fibrosis and emphysema：CPFE）などが含まれる．

間質性肺疾患に伴うPHにおける肺血管病理的所見では，内膜増殖，平滑筋肥大，外膜変化を認め，肺動脈平滑筋の増殖や内膜の二次的な閉塞性変化によりPVRの増強を認める．病態生理としては，線維化による肺血管床の減少，低酸素血症による血管攣縮，血管内皮の線維化などによってPHが発症すると考えられている．

臨床的には，①**呼吸機能から予想されるよりも重度の症状**（低酸素血症，頻呼吸など）を有するとき，②**呼吸機能検査でDLco低下が他項目より目立つとき**，③**右心不全の兆候を認めたとき**，④**BNP／NT-proBNP高値を認めるとき**，などの際にPH合併を疑う．

肺疾患に伴う肺高血圧の治療の**基本かつ確立したものは酸素療法**のみである．

2013年のニース分類では，%VC≧70% or FEV$_{1.0}$%≧60%と換気障害が軽症である一方で，mPAP≧25mmHgを満たすPHは，PAHのoverlapとして治療検討対象とし，軽度の換気障害でmPAP＜25mmHgにとどまる例や，重度の換気障害でmPAP≧25mmHgを満たす例の治療方針に関しては，今後さらなる検討が必要であるとされている[33]。

肺血管拡張薬の投与に関して，特にpre-capillaryの要因に対して有用性が推測されてはいるが，**現時点でコンセンサスは得られていない**。一般論として，肺疾患に伴うPHでは低換気領域が存在しており，このような状況下で肺血管拡張薬を投与すると，低換気領域の血管拡張から**換気／血流ミスマッチが増悪**し，むしろガス交換が悪化する可能性が示唆されている。現に，対象患者は少し異なるとはいえ，ambrisentanの特発性肺線維症（idiopathic pulmonary fibrosis：IPF）に対するトライアルでは，実薬投与群で酸素化低下をきたし，RCTが中止になっている[34]。同じERAでも，bosentan投与例ではトライアル中止に至るような悪化は報告されておらず，ETA/B受容体に対する選択性等に依存する可能性も示唆されるが詳細は不明である。一方，**ホスホジエステラーゼ5（phosphodiesterase5：PDE5）阻害薬は，酸素化の悪化をきたしにくいとされ，中でもsildenafilは肺動脈に対する選択性，肺の換気領域に対する選択性を有し，換気血流比不均等分布悪化させず，ガス交換を改善したという複数の報告がある**[35)~37)]が，安全性は確立していない。現時点で，これら肺血管拡張薬に関しては，酸素療法を十分行った上で，症例ごとに慎重に適応を検討し，導入時には少量より開始するなどの注意が必要である。

5 第4群：慢性血栓塞栓性肺高血圧症（CTEPH）[38]

器質化した血栓が肺動脈に塞栓した状態が慢性（6カ月以上）に続くものと定義され，急性肺血栓塞栓症の既往を有する反復性と，明らかな既往のない潜在性に分類される。リスクファクターとしては，脾摘，VAシャント，CVカテーテル長期留置，炎症性腸疾患（inflammatory bowel disease：IBD），骨髄炎などが知られている。その他，線溶抵抗性の異常なフィブリノゲン変異が，溶解しない血栓を形成するという病態も報告されている。

CTEPHは，PAHなどよりも**太い肺動脈で塞栓**を呈し，**肺換気・血流シンチグラフィーの検出感度は100％（すなわち陰性ならCTEPHは否定的と言える）**，特異度は86％とされる。造影CTも血栓の同定と他疾患検索も兼ねてよく用いられるが，区域枝肺動脈に病変がある場合でも感度7割程度と十分ではなく，CTEPHを完全に否定しえない。肺動脈造影は現在でもゴールドスタンダードであり，PEA前の病変同定には必須である。その他，非常に稀であるが，CTEPHと鑑別が非常に難しい末梢性肺動脈狭窄症では，肺換気・血流シンチグラフィーで換気血流不均等（V/Qミスマッチ）

を認め鑑別できず，肺動脈造影で診断する必要がある[39)40)]。

　治療は，**一生涯にわたる抗凝固療法**（ワーファリン®をPT-INR 2.0～3.0程度）が必要になる。また，**肺動脈血栓内膜摘除術（pulmonary endarterectomy：PEA）** が治療として試みられ，おおむねアウトカムは良好であるが，様々な程度で存在する末梢血管病変に左右される。また，血栓が中枢にない場合や，高齢や合併症のため手術リスクが高く，PEAの適応がない場合でも，バルーン肺動脈形成術（BPA）の有効性が発表され，治療として拡大してきている[41)]。肺血管拡張薬の適応は，PEA前の循環動態改善目的に用いられるepoprostenol持続点滴や，手術困難な末梢血管病変に対して試みられてきたが，2014年1月，「外科的治療不適応または外科的治療後に残存・再発した慢性血栓塞栓性肺高血圧症」に対してriociguat［可溶性グアニル酸シクラーゼ（soluble guanylate cyclase：sGC）刺激薬］が保険承認され，同年4月から臨床で使用できるようになっている。

6 第5群：詳細不明な多因子のメカニズムに伴う肺高血圧症

　血液疾患（慢性溶血性貧血，骨髄増殖性疾患，脾摘後）(5.1)，全身性疾患（サルコイドーシス，肺組織球症，リンパ脈管平滑筋腫症）(5.2)，代謝性疾患（糖原病，ゴーシェ病，甲状腺疾患）(5.3)，その他（腫瘍性閉塞，線維性縦隔炎，慢性腎不全，分節性肺高血圧症）(5.4) などが含まれる。いずれも，第1～4群には分類できない，詳細不明な多くの因子によって生じるものと考えられている。

4 膠原病関連肺動脈性肺高血圧症（CTD-PAH）

1 CTD-PAHの概要

　CTD-PAHは，第5回肺高血圧症ワールドシンポジウムで発表された分類で，第1群に分類されているが，CTD-PHには左心系心疾患，間質性肺疾患，肺血栓塞栓症によるPHもみられ，複数の要因が併存する複雑な病態を呈する例もあるため，鑑別診断には注意が必要である。

　米国のREVEALレジストリによると，登録PAH患者の50.7％が二次性PAHであり，そのうち49.9％が膠原病性，すなわちPAH患者の全体の約1/4がCTD-PAHであると報告され[42)]，2005年に北米で実施された調査でのPH合併率は，主治医診断/心エコー調査の順に，SSc：11.0％/15.5％，MCTD：19.1％/27.7％と報告されている。同様に，過去に厚生労働省研究班が実施した全国調査でのPH合併率は，主治医診断（1998年MCTD研究班）/心エコー（2003年全身性自己免疫疾患研究班）

の順に，SSc：5.0/11.4％，MCTD：7.0/16.0％，SLE：1.7/9.3％，PM/DM：0/1.5％と報告されている[43]。これらは少し前の報告であり，RHCを用いてない欠点があるが，同様にRHCを施行した最近の報告でも，5～6％のSSc患者でPHを有することが報告されている[44]。特発性肺動脈性肺高血圧症（idiopathic pulmonary arterial hypertension：IPAH）の有病率が1～2/100万人ときわめて稀であることを考慮すると，選択バイアスの影響を考慮しても，**CTD-PHの発症頻度は非常に高い**と言える。

SSc-PAHとSLE-PAHは臨床的に大きく異なる。両者を比較すると，全経過における頻度はSScで高く，レイノー現象出現から10年以上経過した高齢者が大半であるのに対し，膠原病診断時にPAHを伴う頻度はむしろSLEで高く，SLEでは20～30歳代の若年例も多い。剖検例での肺血管病理では，SLE-PAHでは肺動脈の平滑筋・血管内皮の増殖がみられ，叢状病変を呈することが多い一方，SSc-PAHでは中心性線維化による内腔狭窄が主体で細胞増殖に乏しく，叢状病変をきたすことはないとされる[45]。また，膠原病に伴うPAHで，免疫抑制療法が短期的に自覚症状や血行動態を改善する可能性が報告されているが，その多くはSLE，MCTD，SSを基礎に持つPAHである[46)～48)]。肺血管拡張薬が普及してからの生命予後に関しても，SSc-PAHで予後不良であることが報告されており，SLE-PAHでは1～3年生存率が90％以上である一方，SSc-PAHでは，最近のコホート研究でも1年生存率が90％未満，3年生存率も50～70％にすぎず，今なお予後不良の病態である[49]。これは，強皮症病態全般に免疫抑制療法に不応性であることに加え，PAH以外の様々な病態に伴うPHが含まれるため，肺血管拡張薬に対する反応性も不良なためと考えられる。

膠原病全般を対象にPH発症リスク因子を研究した過去の報告[50)51)]などでリスク因子に挙げられた項目を整理すると，①SSc/MCTD関連（lcSSc，高齢発症SSc，抗セントロメア抗体陽性，抗核抗体nucleolar pattern単独陽性，抗U1-RNP抗体陽性），②末梢血管異常（8年以上のレイノー症状，多数のtelangiectasia，爪郭毛細血管異常），③PFTで拡散能低下（DLco＜60％，％FVC/％DLco比＞1.6），などにまとめることができる。すなわち，SSc/MCTDでPH発症リスクが高く，両者はレイノー症状がほぼ初発時に必発となる疾患であり，末梢血管異常の顕在化や拡散能低下はPHを示唆することが示唆されている。

1) PHスクリーニングにおける一般的な推奨

最近，膠原病PAHの診断やスクリーニングについてシステマティックレビューを行い，推奨（recommendation）が作成された[52]。強皮症らしい特徴があるかどうかでスクリーニングの推奨は明らかに区別されている（カッコ内は推奨度を示す）。

- すべてのSSc患者は，PHのscreeningを受けるべきである（moderate）。

- MCTDや，sclerodermaの特徴（例：sclerodactyly/強指症，爪郭毛細血管異常，強皮症特異的自己抗体）を持つ他の膠原病（scleroderma spectrum disorders）の患者も，SScと同様にPHのスクリーニングを受けるべきである（very low）。
- MCTDや他の膠原病（SLE，RA，PM/DM，SS）でsclerodermaの特徴のない患者では，スクリーニングは推奨されない（low～moderate）。
- sclerodermaの特徴を持たないMCTD，SLE，他の膠原病で，説明できないPHを示唆する症状や徴候が出現した場合は，PHの評価を考慮する。
- SScおよびscleroderma spectrum disordersで，非侵襲的スクリーニング（下記）陽性のすべての患者は，RHCを検討する（high）。
- PAHの診断にはRHCが必須である（high）。
- すべての膠原病患者のPAH評価では，血管拡張試験は必要ない（moderate～high）。

2）非侵襲的スクリーニング評価項目
- DLCOも含めたPFT（high），TTE（high），NT-proBNPの測定（moderate）。
- DLCOが予測値の60％未満で罹病期間＞3年ならば，DETECTアルゴリズムを適応（moderate）。

3）非侵襲検査の頻度
- TTE：スクリーニングとして1年おき（low），新たな症状や兆候が生じたとき（high）。
- DLCOも含めたPFT：スクリーニングとして1年おき（low），新たな症状や兆候が生じたとき（high）。
- NT-proBNP：新たな症状や兆候が生じたとき（low）。

2 CTD-PAHの治療

まず，CTD-PHは多彩な病態を合併しうるため，病態鑑別を行い，PAH以外の要因に対しては，対応する治療を行う。左心疾患治療〔利尿薬，血圧コントロール，βブロッカー，アンジオテンシン変換酵素阻害薬（ACE-Ⅰ）/アンジオテンシンⅡ受容体拮抗薬（ARB）など〕，肺疾患/低酸素の治療（酸素療法，呼吸リハビリテーション），CTEPH治療（抗凝固薬，PEA）などが挙げられる。PAH以外のPH病態とPAHが混在すると考えられるときも多く，治療は慎重に行う必要がある。なお，繰り返しにはなるが，病態鑑別→治療選択→フォローアップに関しては，PHの診療経験が豊富な循環器内科医との併診が基本的に必要である。

一般的な生活指導として，過労を避ける，感染症に気をつける，避妊の必要性など

が挙げられる．

　CTD-PAHの治療選択肢としては，免疫抑制療法，肺血管拡張薬を，背景疾患や膠原病の病勢などとともに考慮する．

　CTD-PAHに対する免疫抑制療法は，SLEの項で後述するように，SLE，MCTD，SSの一部（特に早期例）で有効性が報告されているが，SScでは有効性が乏しいというのが一般的な見解である．免疫抑制療法としては，PSL 0.5〜1mg/kg＋IVCYが過去の報告では主に行われており，他の免疫抑制薬についての報告は稀だが，基礎研究の論文[53]では，TACが，FKBP12（BMPシグナリング抑制因子）に結合することでbone morphogenetic protein receptor-2（BMPR2）シグナル機能不全を改善し，また中膜肥厚を改善することが示されている．

　肺血管拡張薬については，CTD-PAHも他のPAHと同様に，重症度に応じた推奨が適応される（次項参照）．

3 肺血管拡張薬の特徴の概要

　PAHでは，3つの主要な経路（ET1，NO，プロスタサイクリン）がPVR（vascular tone）の調節にかかわっている．すなわち，血管内皮障害によって，内因性の血管拡張物質（NOとプロスタサイクリン）の産生が低下し，ET1産生亢進によって血管収縮と平滑筋細胞増殖が促進している．そのため，血管拡張物質の増加，ET1のブロックが治療戦略となる（図4）[54]．

　現在PAHに対して肺血管拡張作用を期待して用いられる薬剤（肺血管拡張薬）としては，大まかに，①ERA，②PDE5阻害薬およびsGC刺激薬，③プロスタグランジンI_2（PGI_2）（プロスタサイクリン）に分類される．

　2013年ニース会議で推奨されたPAH治療推奨を表5[3)55)]に示す．これら肺血管拡張薬を膠原病科医の視点でまとめておく．なお，各薬剤の特徴については，2015年末時点で参照可能な添付文書やインタビューフォームから抜粋した．実際の使用にあたっては，添付文書やインタビューフォームをご確認頂きたい．

1）エンドセリン受容体拮抗薬（ERA）

　エンドセリン1（ET1）は，強い血管収縮作用と繊維芽細胞増殖作用を有し，PAH病態に密接に関与している．ET1は異なる2つの受容体（ERA，ERB）を介して作用を発揮し，ERAは血管平滑筋細胞表面に存在し，血管収縮や平滑筋増殖に作用するのに対し，ERBは血管平滑筋細胞と血管内皮細胞の両者に存在し，血管内皮細胞からの刺激はむしろ血管拡張に作用するとされている．最初に発売された薬剤であるbosentanは，ERA，ERBの両者をブロックする薬剤であり，次に発売されたambrisentanは，ERAを特異的に阻害する薬剤として開発された．しかし，動物実

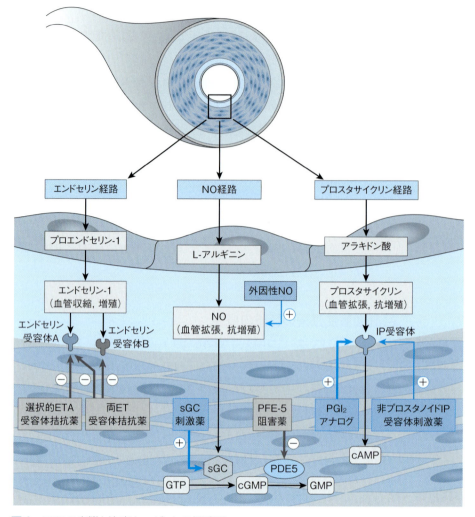

図4 PAHの病態と治療ターゲットの概略図　　（文献54より引用改変）

験ではPAHのような病的状況下で血管内皮細胞が障害を受けていると，血管内皮細胞上のERBを介した血管拡張作用が低下し，血管平滑筋細胞上のERBを介した血管収縮作用が優位になるという研究[56]や，ambrisentanをはじめとするERA特異的阻害薬投与によって，肺水腫や体液貯留が生じやすい可能性が示唆されている[57]。ついで登場したmacitentanは，ERA，ERBの両者をブロックする薬剤である。いずれもCYP3A4を介した肝代謝であり，併用禁忌や相互作用はある程度共通の注意点であるが，開発の経緯からbosentanで最も多い（**表6**）。

2）NO-sGC-cGMP経路関連薬：PDE5阻害薬，riociguat

　NOは，血管平滑筋細胞でシグナル物質として作用し，血管拡張をもたらす。NOがsGCに結合すると，環状グアノシン一リン酸（cyclic guanosine monophosphate：

表5 PAHに対する肺血管拡張薬の治療推奨

勧告の程度	エビデンスレベル*	WHO-FC Ⅱ	WHO-FC Ⅲ	WHO-FC Ⅳ
Ⅰ	AまたはB	アンブリセンタン ボセンタン マシテンタン リオシグアト シルデナフィル タダラフィル	アンブリセンタン ボセンタン エポプロステノール（静注） イロプロスト（吸入） マシテンタン リオシグアト シルデナフィル タダラフィル トレプロスチニル（皮下注, 吸入）	エポプロステノール（静注）
Ⅱa	C		イロプロスト（静注） トレプロスチニル（静注）	アンブリセンタン ボセンタン イロプロスト（吸入, 静注） マシテンタン リオシグアト シルデナフィル タダラフィル トレプロスチニル（皮下注, 静注, 吸入）
Ⅱb	B		ベラプロスト	
	C		初期併用療法	初期併用療法

*被験者の大多数が属するWHO-FCに基づく「エビデンスレベル」
RCTにおける主要評価項目としての発症率・死亡率，または原因を問わない死亡の減少がみられた薬剤を青色で示す（前向き試験の結果による）．
ベラプロストは日本・韓国国内のみの承認．
一剤で改善がなければ，異なる機序の薬剤を併用する．

［原文：文献55, 日本語訳：難病情報センターホームページ（2016年9月現在）から引用］

表6 ERAの比較

	bosentan（トラクリア®）	ambrisentan（ヴォリブリス®）	macitentan（オプスミット®）
投与法	62.5mg×2回から開始し，L／Dチェックの上で125mg×2回へ増量検討	5mg分1（10mg以下で調整）	10mg分1
保険適用	PAH（WHO Ⅱ, Ⅲ, Ⅳ） SSc-手指潰瘍の発症抑制（併存または既往に限る）	PAH	PAH
副作用	肝酵素上昇（胆汁酸塩基ポンプを阻害するため） 貧血，その他の血球減少（頻度不明）	体液貯留，肺水腫（PVODは投与しない，IPFで悪化の報告あり） 貧血（12%）	貧血（4%）
		頭痛，紅潮，浮遊性めまい	
添付文書の併用禁忌	CsA, TAC グリベンクラミド（肝酵素上昇リスク上昇）	特に記載なし	CYP3A4を強く誘導：RFP／RFB，抗痙攣薬（フェニトイン，フェノバルビタール，テグレトール）
カルシニューリン阻害薬との併用	CsA, TACともに禁忌	CsA 100〜150mgとの併用で，ambrisentanのAUCが約2倍，CsAは影響なし	CsA 100mgとの併用でmacitentanのAUCは軽度上昇，CsAは影響なし
PDE5阻害薬との併用	sildenafilとの併用で，bosentan↑, sildenafil↓	sildenafil, tadalafilとの併用はお互いに影響なし	sildenafilとの併用はお互いに影響なし
その他	ワルファリン（ワルファリンの血中濃度低下）		

RFB：リファブチン，RFP：リファンピシン

表7 PED5阻害薬およびsGC刺激薬の比較

	sildenafil（レバチオ®）	tadalafil（アドシルカ®）	riociguat（アデムパス®）
投与法	20mg×3回	40mg分1	1.0mg×3回から開始，血圧を見ながら2.5mg×3回までで調整
保険適用	PAH		CTEPH（外科的治療に不応または治療後残存，再発例） PAH
副作用			重大なものに喀血・肺出血
	頭痛，紅潮，浮遊性めまい，消化器症状（消化不良，下痢，悪心など）		
添付文書の併用禁忌	ITCZ，アミオダロン，抗HIV薬のいくつか	CYP3A4を強く阻害：ITCZ，CAM，抗HIV薬のいくつか CYP3A4を強く誘導：RFP，抗痙攣薬（フェニトイン，フェノバルビタール，テグレトール）	ITCZ，VRCZ，抗HIVプロテアーゼ阻害薬
	硝酸薬または硝酸供与薬，PDE5阻害薬／sGMP刺激薬の併用		
カルシニューリン阻害薬との併用	特に記載はない		CsAとの併用で，riociguat↑のおそれ（P糖蛋白／BCRP阻害により排泄低下）
その他	CYP3A4で代謝される薬剤は併用注意		CYP1A1，CYP2C8，CYP2J2，CYP3Aで代謝される 酸化マグネシウム製剤とは間隔をあける

BCRP：breast cancer resistance protein，CAM：クラリスロマイシン，ITCZ：イトラコナゾール，RFP：リファンピシン，VRCZ：ボリコナゾール

cGMP）の合成が亢進し，cGMPはcGMP-dependent protein kinase（プロテインキナーゼG）を活性化して細胞質内のカルシウム濃度を調整し，最終的に血管拡張作用を発揮する（NO-sGC-cGMP経路）。PAH患者では，血管内皮細胞からのNO合成と本経路を介したシグナル伝達が障害されており，治療薬としてはこれらを増強するため，cGMPを分解代謝するPDE5の阻害薬（結果的にcGMPを増加させる）と，sGCを直接刺激するriociguatが開発されている（表7）。また，PDE5は肺と下部尿路系に多量に存在し，局所で血管拡張作用を有するため，肺動脈圧を有意に低下させるが体血圧は低下させにくく，心拍出量は増加するとされる[43)55)]。

3) PGI₂製剤

プロスタサイクリンは血管内皮で合成されるプロスタグランジンで，強力な血小板凝集抑制作用と血管平滑筋弛緩による血管拡張作用を主とし，肺では強力な肺血管拡張作用と血小板凝集抑制作用に加え，肺血管透過性抑制作用が認められる[43)]。わが国では，経口beraprost（ドルナー®，プロサイリン®）とその徐放剤（ベラサス®，ケアロード®），持続静注製剤のepoprostenol（フローラン®）が使用可能である（海外ではiloprost吸入という選択肢が加わる）。経口beraprostは，PAH治療推奨は低いも

のの，末梢血流改善目的も含めよく用いられているが，顔面紅潮などの副作用で十分量が投与できない場合には，徐放剤が有用である．epoprostenol持続静注は，PAH治療推奨でもWHO class Ⅳで唯一強い推奨と重症例では最も効果が確立しており，カテーテル植え込みの上での在宅持続静注療法も保険適用となっている．その他，日本未発売ではあるが，選択性PGI_2受容体刺激薬として，経口投与可能なselexipagが開発されている．最近発表された第Ⅲ相試験でも，placeboとの二重盲検比較で，死亡やPAHに関する合併症などの複合エンドポイントに対して，有効性が確認されている[58]．

4 SScに伴う肺高血圧症（SSc-PH）

症例5 ギモン❶ ⇒ p356
に対するコタエ

肺血管拡張薬登場後に実施されたREVEALレジストリでは，IPAHの5年生存率70％程度に対して，SSc-PAHの5年生存率は40％程度であり，過去と比較して改善傾向にあるものの依然として予後不良である．その要因のひとつとして，SSc-PAHは徐々に進行し，初期症状が軽度かつ非特異的で，自覚症状から早期／軽症PHを発見することが困難であることが指摘されている．**海外のコホート研究では，SScにborderline PH（mPAP 21〜24mmHg）を合併した例では，未治療の場合1年以内に約半数の症例がmPAP ≧ 25mmHgに進展したと報告されており**[59]，現在では，SScおよびSScの特徴を有する患者（scleroderma spectrum disorders）に対しては，自覚症状の有無にかかわらず定期的なスクリーニングを実施することが推奨されている[52]．

また，SSc-PHはPAHのみならず多様な病態が混在することが認識されてきている．欧州のコホート研究では，SScに伴うPHに占めるPAHの割合は51％，左心疾患によるPHが20％，間質性肺炎によるPHが27％，PVODが2％と報告されており，慶應大学の67例の検討でも，PAH 56％，左心疾患によるPH 17％，ILDによるPH 27％など同様の結果だった[45]．これら，PAH以外の病態では，肺血管拡張薬投与によって悪化を見るケースがあるため，治療開始前の病態鑑別が重要である．

SScの左心疾患は過小評価されがちであり，潜在的には高率に存在するとされる．SSc-PH 53例を対象としたFoxらの検討では，PCWP ≦ 15mmHgを基準にPAHと診断された29例のうち，11例が左室拡張末期圧15mmHg以上または水負荷でPCWP ≧ 15mmHgとなり，左心疾患によるPHに分類された[32]．また，MRIで評価すると高率に心筋線維化を認め，特にdiffuse typeに多く（dcSSc 59％ vs lcSSc 33％），心筋線維化を認める例では左室収縮能が低いことや[31]，心筋障害によって心拍出量が相対的に低いため，心筋に負荷がかかる状況で血行動態の悪化が起こりやすいこと[60]などが報告されている．

SScでILDの合併率は50〜60％とされ，PHよりはるかに高頻度であるが，両者が

合併すると予後不良である。また，SScにCPFEを合併した場合には，FVCがILD単独よりも増加し，DETECT試験のDLco%/FVC%が低く解釈されることに留意する必要がある[61]。

SScに純粋なPVODをみることは稀であるが，SSc-PAHと診断された26例のHRCTで，PVODに合致する所見〔①リンパ節腫脹，②小葉中心性GGO，③septal lines（カーリー線）〕を高率に認め，16/26（61.5％）が2/3以上の所見を伴っていた。これら16例はそれ以外の10例に比して予後不良で，肺血管拡張薬投与で半数の8例が肺水腫の出現を認め，中止や減量を要したと報告されている[30]。以上より，HRCTでILDの評価とともにPVODを示唆する所見がないか確認することは重要である。

以上から，mPAP≧25mmHgでPH基準を満たした場合，PAH以外の要因（主に左心疾患，間質性肺炎）が約半数に認められ，これらは肺血管拡張薬投与で悪化しうることから，慎重に鑑別を行う必要がある。**手順としては，左心疾患によるPH〔PCWP＞15mmHgが典型的だが，必ずしも満たさずとも総合的に判断し，場合によって輸液負荷下でのRHCを検討〕，間質性肺炎に伴うPH（RHC所見のみでは容易に鑑別できないが，一般的にはpre-capillaryの要因がなければ，mPAP 25〜35mmHgの軽度上昇にとどまる）をまず鑑別し，これらが主たる病態の症例では，肺血管拡張薬を使用せずに基礎治療の徹底を優先する。RHCでPCWP＜15mmHgでmPAP高値の症例ではSSc-PAHと考えるが，HRCTでPVODを疑う所見をチェックし，肺血管拡張薬の適応を検討し，使用する場合でも単剤を少量から開始するなど，慎重な姿勢が求められる。**

mPAP 21〜24mmHgのボーダーライン域は，数年以内にPH基準を満たす可能性が高いことが報告されているが，この段階から積極的に病態鑑別を行う方法も定まっていない。ゆえに，早期発見・早期治療のストラテジーが予後を改善する可能性が期待されているが，心・肺病変に対する基本的な治療（たとえば酸素療法，利尿薬，血圧コントロールなど）や生活指導以外に確立した方法はなく，現時点では，肺血管拡張薬の早期使用が予後を改善するという根拠も乏しい。

これらの注意点は，理論的には指尖潰瘍に対してこれらの血管拡張薬を投与する場合にも同様であり，血管拡張薬の導入前には，少なくとも非侵襲的なスクリーニング（DLcoを含むPFT，BNP/NT-proBNP，TTEなど）は行うべきであろう。

5 SSc以外による肺高血圧症

1）全身性エリテマトーデス（SLE）

SLE-PAHは，他の臓器病変など疾患活動性をもって発症する場合と，そうでない場合がある。SLE-PAHの病態は，①抗リン脂質抗体などによる血栓形成，②SScと同様に非炎症性のvasculopathy，③免疫性のvasculopathyやpulmonary vasculitisの3つが混在したものであるという報告がある[62]。また，罹病期間とともにPAHの頻度が増加するということはなく，現時点で定期的なスクリーニングは推奨されていない[52]。

　SLE-PAHを生じるリスク因子として，中国のレジストリからの報告では，胸水，心嚢水，抗U1-RNP抗体，レイノー現象などが挙げられており[63]，これらの要因のある患者では，1年おきのDLcoを含むPFT，TTEでのスクリーニングを推奨する報告もある[64]。

　2015年4月までの文献をメタ解析し，求められた生存率は，88％/1年，81％/3年，68％/5年であった[65]。SLE-PAHの予後不良因子に関しては，引用論文が少なくメタ解析は不可能であったが，多変量解析では発症時のWHO Ⅲ/Ⅳが独立した因子として残り，単変量解析では，6MWD，BNP/NT-proBNP，mPAPやPVRなどが挙げられたが，SLEの疾患活動性を示すSLEDAIは関連が示されなかった。

　SLE-PAHの治療としては，最初，2002年に34例と少数ながら，少量ステロイド（PSL＜15mg）と併用し，ICVY 0.5g/m^2/month×6回 vs enalapril 10mgを比較したRCTで，IVCY群で優れたNYHA class改善，esPAP低下を認め，特にesPAP＞35mHgではIVCY群のみ改善を認めたと報告され，SLE-PAHに免疫抑制療法が有効であると認識された[46]。肺血管拡張薬が普及して以降のRCTは存在しないが，少数のretrospective studyの結果からも，免疫抑制療法（PSL 0.5～1mg/kg＋IVCY/POCY）の有効性が確認されている。ガイドラインや治療推奨はないが，①NYHA Ⅰ/Ⅱの早期・軽症例では免疫抑制療法のみで奏効する可能性がある，②NYHA Ⅲ/Ⅳの重症・進行例では，免疫抑制療法と血管拡張薬の併用，がよいのではないかとされている[47)66)67]。また，SLE-PAHはSScと対照的に，間質性肺炎やsubclinicalな心筋障害の合併は少なく，純粋なPAHである可能性が高い。CTD-PAHもIPAHと同様に，重症度に応じた肺血管拡張薬の投与が推奨される[55]。我々の症例でも，腎炎に対する免疫抑制療法の直後に生じたSLE-PAHに対し，bosentan投与で速やかに改善をみたもの（症例2）や，初発時に心嚢水貯留や他のSLE活動性を伴ってPAHを生じ，免疫抑制療法主体の加療で改善したもの（症例4）まで様々である。以上より早期・軽症例の対応としては，SLE全体の疾患活動性があれば免疫抑制療法を先行し，他の疾患活動性が乏しければ肺血管拡張薬を先行させるなど，背景の病態を推察しながら，症例に応じて加療を選択するのが現実的と考える。

2）混合性結合組織病（MCTD）

　厚生労働省のMCTD研究班で診断，治療の手引きが出されており，2011年に改訂が行われた。

　同研究班で，TTEを経時的に施行した前向き横断研究で，MCTD-PHの1/3は

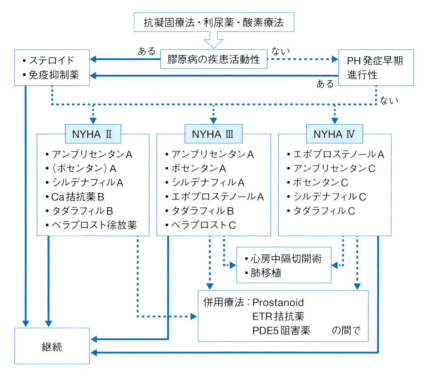

図5 MCTD-PAHの治療アルゴリズム
※本治療アルゴリズムは2011年に改定されたもので，肺血管拡張薬の推奨に関して，2013年にupdateされたニース会議でのPAH治療推奨は含まれていない。 （文献68より引用）

　MCTD診断までに発症しており，それ以降も診断後早期から比較的急速にPHを発症し，半数はMCTD診断後1年以内にPHを発症すると報告されている。PH発症後の経過は，必ずしも悪化の一途をたどらず予後良好な群も存在するが，筋逸脱酵素上昇などPM/DMの診断基準を満たすと予後不良と報告されている[22]。

　診断，治療に関しては，同研究班のアルゴリズムが有用である（図5)[68]。治療に関して，膠原病全体の疾患活動性がある場合や，P(A)H発症早期や進行性の場合に，免疫抑制療法（ステロイド，免疫抑制薬）を考慮する。また，IPAHと同様，重症度（WHO/NYHA）に応じて肺血管拡張薬を投与する。ただし，MCTD例でもSSc分類基準を満たし，SSc要因が前面にたつケースでは，SScと同様に対応したほうがよいかもしれない。

3）シェーグレン症候群（SS）

　原発性SSに伴うPAH（pSS-PAH）は稀であり，論文報告としては，自験例と既報計27例を集計した2007年の報告が最もまとまっている程度である[48]。pSS-PAHの臨床像としては，15/27例はpSS診断が先行，11/27例はpSS診断と同時，1/27例のみPAH診断が先行であったが，pSS-PAHの認識が低いためか，全般的に症状出

現からPAH診断に時間を要しており，8割以上がNYHA Ⅲ/Ⅳの重症であった。その他，レイノー現象がpSS全体よりも有意に高率に認められ，間質性肺炎の合併も多かったが，注意すべき点としてDLCO正常～軽度低下例が少なくなかった。また，高ガンマグロブリン血症，自己抗体（抗核抗体，抗Ro/SSA抗体，RFなど）陽性率がpSS全般よりも高く，生検や剖検が行われた例では，動脈壁に蛍光免疫染色でガンマグロブリンや補体の沈着を認めた。治療法が確立しておらず，実際には様々な治療法が行われており詳細な解析は困難であるが，著者らは，SLEやMCTDに準じて，NYHA Ⅰ/Ⅱの場合，第一選択としてステロイドを含む免疫抑制療法を行い，3～6カ月後に無効であれば標準療法を追加，NYHA Ⅲ/Ⅳの場合，免疫抑制療法と標準療法を最初から併用するのがよいのではないかと述べている。

4) PM/DM

筋炎とPHを文献検索すると，抗ARS抗体症候群で少数報告があり[69]，PH合併例は予後不良とされ，間質性肺炎についで死因の上位である[70]。PHを認めた場合，間質性肺炎の合併は高率であるが，pre-capirallyの要素を強く認める例も多く，レイノー症状も高率に認めることから，PAHが混在すると考えられている。間質性肺炎に対する治療効果も含め，SScよりは免疫抑制療法が期待できる可能性があるが，PAH自体への免疫抑制療法の有効性や肺血管拡張薬の適応に関しては，データがなく症例ごとに慎重な判断を要する。

本項の執筆にあたり，神戸大学医学部附属病院循環器内科の久松恵理子先生に，循環器内科医の立場より，ご意見，ご指導を頂きました。この場を借りて厚く御礼申し上げます。

【引用文献】

1) 上田洋，他：ループス腎炎に対する免疫抑制治療中に発症し，ボセンタンが有効であった全身性エリテマトーデスに伴う肺動脈性肺高血圧症の一例．日臨免会誌 2011；34(2)：99-104.
2) Hoeper MM, et al: Definitions and diagnosis of pulmonary hypertension. J Am Coll Cardiol 2013；62(25 Suppl)：D42-50.
3) 難病情報センター：肺動脈性肺高血圧症（2016年1月閲覧）
[http://www.nanbyou.or.jp/entry/253]
4) Bae S, et al: Baseline characteristics and follow-up in patients with normal haemodynamics versus borderline mean pulmonary arterial pressure in systemic sclerosis: results from the PHAROS registry. Ann Rheum Dis 2012；71(8)：1335-42.
5) 伊藤浩，他 編：肺高血圧症診療マニュアル．南江堂，2012, p55-7.

6) McLaughlin VV, et al. ACCF/AHA 2009 expert consensus document on pulmonary hypertension a report of the American College of Cardiology Foundation Task Force on Expert Consensus Documents and the American Heart Association developed in collaboration with the American College of Chest Physicians; American Thoracic Society, Inc. ; and the Pulmonary Hypertension Association. J Am Coll Cardiol 2009; 53(17): 1573-619.

7) Vachiéry JL, et al: Pulmonary hypertension due to left heart diseases. J Am Coll Cardiol 2013; 62(25 Suppl): D100-8.

8) 国立循環器病研究センター 循環器情報サービス：肺高血圧症（2016年10月閲覧）
[http://www.ncvc.go.jp/cvdinfo/target-doctor/pulmonary-hypertension.html]

9) Fisher MR, et al: Accuracy of Doppler echocardiography in the hemodynamic assessment of pulmonary hypertension. Am J Respir Crit Care Med 2009; 179(7): 615-21.

10) Gladue H, et al: Screening and diagnostic modalities for connective tissue disease-associated pulmonary arterial hypertension: a systematic review. Semin Arthritis Rheum 2014; 43(4): 536-41.

11) Rajaram S, et al: Comparison of the diagnostic utility of cardiac magnetic resonance imaging, computed tomography, and echocardiography in assessment of suspected pulmonary arterial hypertension in patients with connective tissue disease. J Rheumatol 2012; 39(6): 1265-74.

12) Stupi AM, et al: Pulmonary hypertension in the CREST syndrome variant of systemic sclerosis. Arthritis Rheum 1986; 29(4): 515-24.

13) Thakkar V, et al: N-terminal pro-brain natriuretic peptide in a novel screening algorithm for pulmonary arterial hypertension in systemic sclerosis: a case-control study. Arthritis Res Ther 2012; 14(3): R143.

14) Cavagna L, et al: Comparison of brain natriuretic peptide(BNP)and NT-proBNP in screening for pulmonary arterial hypertension in patients with systemic sclerosis. J Rheumatol 2010; 37(10): 2064-70.

15) 日本心不全学会：血中BNPやNT-proBNPを用いた心不全診療の留意点について（2016年1月閲覧）
[http://www.asas.or.jp/jhfs/topics/bnp201300403.html]

16) Rotondo C, et al: No changes in N-terminal pro-brain natriuretic peptide in a longitudinal cohort of patients with systemic sclerosis-associated pulmonary arterial hypertension on therapy with bosentan. Int J Rheum Dis 2015. [Epub ahead of print]

17) Zhang CY, et al: Relationship between serum uric acid levels and ventricular function in patients with idiopathic pulmonary hypertension. Exp Clin Cardiol 2013; 18(1): e37-9.

18) Kim KJ, et al: High levels of uric acid in systemic lupus erythematosus is associated with pulmonary hypertension. Int J Rheum Dis 2015; 18(5): 524-32.

19) Castillo-Martinez D, et al: Levels of uric acid may predict the future development of pulmonary hypertension in systemic lupus erythematosus: a seven-year follow-up study. Lupus 2016; 25(1): 61-6.

20) Coghlan JG, et al：Evidence-based detection of pulmonary arterial hypertension in systemic sclerosis：the DETECT study. Ann Rheum Dis 2014；73(7)：1340-9.
21) 難病情報センター：混合性結合組織病（2016年1月閲覧）
[http://www.nanbyou.or.jp/entry/264]
22) 吉田俊治，他：医学と医療の最前線　混合性結合組織病の診断と治療の進歩．日内会誌 2012；101(5)：1413-9.
23) ATS Committee on Proficiency Standards for Clinical Pulmonary Function Laboratories：ATS statement：guidelines for the six-minute walk test. Am J Respir Crit Care Med 2002；166(1)：111-7.
24) Simonneau G, et al：Updated clinical classification of pulmonary hypertension. J Am Coll Cardiol 2013；62(25 Suppl)：D34-41.
25) Porres-Aguilar M, et al：Portopulmonary hypertension and hepatopulmonary syndrome：a clinician-oriented overview. Eur Respir Rev 2012；21(125)：223-33.
26) Montani D, et al：Pulmonary veno-occlusive disease. Eur Respir J 2009；33(1)：189-200.
27) Lantuéjoul S, et al：Pulmonary veno-occlusive disease and pulmonary capillary hemangiomatosis：a clinicopathologic study of 35 cases. Am J Surg Pathol 2006；30(7)：850-7.
28) 小川愛子，他：Pulmonary Veno-Occlusive DiseaseとPulmonary Capillary Hemangiomatosisの診断のポイント．Therapeutic Research 2012；33(10)：1532-4.
29) Johnson SR, et al：Pulmonary veno-occlusive disease and scleroderma associated pulmonary hypertension. J Rheumatol 2006；33(11)：2347-50.
30) Günther S, et al：Computed tomography findings of pulmonary venoocclusive disease in scleroderma patients presenting with precapillary pulmonary hypertension. Arthritis Rheum 2012；64(9)：2995-3005.
31) Rodriguez-Reyna TS, et al：Assessment of myocardial fibrosis and microvascular damage in systemic sclerosis by magnetic resonance imaging and coronary angiotomography. Rheumatology(Oxford) 2015；54(4)：647-54.
32) Fox BD, et al：High prevalence of occult left heart disease in scleroderma-pulmonary hypertension. Eur Respir J 2013；42(4)：1083-91.
33) Seeger W, et al：Pulmonary hypertension in chronic lung diseases. J Am Coll Cardiol 2013；62(25 Suppl)：D109-16.
34) Raghu G, et al：Treatment of idiopathic pulmonary fibrosis with ambrisentan：a parallel, randomized trial. Ann Intern Med 2013；158(9)：641-9.
35) Ghofrani HA, et al：Sildenafil：from angina to erectile dysfunction to pulmonary hypertension and beyond. Nat Rev Drug Discov 2006；5(8)：689-702.
36) Zimmermann GS, et al：Haemodynamic changes in pulmonary hypertension in patients with interstitial lung disease treated with PDE-5 inhibitors. Respirology 2014；19(5)：700-6.
37) 渡辺尚宏，他：間質性肺炎におけるSildenafil療法の検討．日呼吸会誌 2011；49(3)：151-5.
38) Kim NH, et al：Chronic thromboembolic pulmonary hypertension. J Am Coll Cardiol 2013；62(25 Suppl)：D92-9.

39) Kreutzer J, et al: Isolated peripheral pulmonary artery stenoses in the adult. Circulation 1996; 93(7): 1417-23.

40) Amano H, et al: A case of isolated peripheral pulmonary artery branch stenosis associated with multiple pulmonary artery aneurysms. Intern Med 2010; 49(17): 1895-9.

41) Ogo T: Balloon pulmonary angioplasty for inoperable chronic thromboembolic pulmonary hypertension. Curr Opin Pulm Med 2015; 21(5): 425-31.

42) McGoon MD, et al: REVEAL: a contemporary US pulmonary arterial hypertension registry. Eur Respir Rev 2012; 21(123): 8-18.

43) 日本循環器学会, 他: 循環器病の診断と診療に関するガイドライン (2011年度合同研究班報告) 肺高血圧症治療ガイドライン (2012年改訂版) (2016年1月閲覧)
[http://www.j-circ.or.jp/guideline/pdf/JCS2012_nakanishi_h.pdf]

44) Meune C, et al: Prediction of pulmonary hypertension related to systemic sclerosis by an index based on simple clinical observations. Arthritis Rheum 2011; 63(9): 2790-6.

45) 桑名正隆: Topic 6 強皮症に伴う血管病変としての肺高血圧症. 特集 肺高血圧症の展開 2014. 日呼吸誌 2014; 3(4): 498-504.

46) Gonzalez-Lopez L, et al: Therapy with intermittent pulse cyclophosphamide for pulmonary hypertension associated with systemic lupus erythematosus. Lupus 2004; 13(2): 105-12.

47) Jais X, et al: Immunosuppressive therapy in lupus — and mixed connective tissue disease-associated pulmonary arterial hypertension: a retrospective analysis of twenty-three cases. Arthritis Rheum 2008; 58(2): 521-31.

48) Launay D, et al: Pulmonary arterial hypertension: a rare complication of primary Sjögren syndrome: report of 9 new cases and review of the literature. Medicine (Baltimore) 2007; 86(5): 299-315.

49) Chung L, et al: Unique predictors of mortality in patients with pulmonary arterial hypertension associated with systemic sclerosis in the REVEAL registry. Chest 2014; 146(6): 1494-504.

50) Hofstee HM, et al: Nailfold capillary density is associated with the presence and severity of pulmonary arterial hypertension in systemic sclerosis. Ann Rheum Dis 2009; 68(2): 191-5.

51) Humbert M, et al: Pulmonary arterial hypertension in France: results from a national registry. Am J Respir Crit Care Med 2006; 173(9): 1023-30.

52) Khanna D, et al: Recommendations for screening and detection of connective tissue disease-associated pulmonary arterial hypertension. Arthritis Rheum 2013; 65(12): 3194-201.

53) Spiekerkoetter E, et al: FK506 activates BMPR2, rescues endothelial dysfunction, and reverses pulmonary hypertension. J Clin Invest 2013; 123(8): 3600-13.

54) Humbert M, et al: Advances in therapeutic interventions for patients with pulmonary arterial hypertension. Circulation 2014; 130(24): 2189-208.

55) Galiè N, et al: Updated treatment algorithm of pulmonary arterial hypertension. J Am Coll Cardiol 2013; 62(25 Suppl): D60-72.

56) Iglarz M, et al：Vascular Effects of Endothelin Receptor Antagonists Depends on Their Selectivity for ETA Versus ETB Receptors and on the Functionality of Endothelial ETB Receptors. J Cardiovasc Pharmacol 2015；66(4)：332-7.
57) Stuart D, et al：Myocardial, smooth muscle, nephron, and collecting duct gene targeting reveals the organ sites of endothelin A receptor antagonist fluid retention. J Pharmacol Exp Ther 2013；346(2)：182-9.
58) Sitbon O, et al：Selexipag for the treatment of pulmonary arterial hypertension. N Engl J Med 2015；373(26)：2522-33.
59) Bae S, et al：Baseline characteristics and follow-up in patients with normal haemodynamics versus borderline mean pulmonary arterial pressure in systemic sclerosis：results from the PHAROS registry. Ann Rheum Dis 2012；71(8)：1335-42.
60) Maione S, et al：Echocardiographic alterations in systemic sclerosis：a longitudinal study. Semin Arthritis Rheum 2005；34(5)：721-7.
61) Antoniou KM, et al：Combined pulmonary fibrosis and emphysema in scleroderma lung disease has a major confounding effect on lung physiology and screening for pulmonary hypertension. Arthritis Rheumatol 2015.［Epub ahead of print］
62) Johnson SR, et al：Pulmonary hypertension in systemic sclerosis and systemic lupus erythematosus. Eur Respir Rev 2011；20(122)：277-86.
63) Li M, et al：Chinese SLE Treatment and Research group(CSTAR)registry：Ⅱ. Prevalence and risk factors of pulmonary arterial hypertension in Chinese patients with systemic lupus erythematosus. Lupus 2014；23(10)：1085-91.
64) Ruiz-Irastorza G, et al：Pulmonary hypertension in systemic lupus erythematosus：prevalence, predictors and diagnostic strategy. Autoimmun Rev 2013；12(3)：410-5.
65) Qian J, et al：Survival and prognostic factors of systemic lupus erythematosus-associated pulmonary arterial hypertension：A PRISMA-compliant systematic review and meta-analysis. Autoimmun Rev 2016；15(3)：250-7.
66) Miyamichi-Yamamoto S, et al：Intensive immunosuppressive therapy improves pulmonary hemodynamics and long-term prognosis in patients with pulmonary arterial hypertension associated with connective tissue disease. Circ J 2011；75(11)：2668-74.
67) Kommireddy S, et al：Pulmonary arterial hypertension in systemic lupus erythematosus may benefit by addition of immunosuppression to vasodilator therapy：an observational study. Rheumatology(Oxford) 2015；54(9)：1673-9.
68) 吉田俊治：MTCDの病態別治療指針－肺高血圧症－. 混合性結合組織病の診療ガイドライン. 第3版. 三森経世, 編. 厚生労働科学研究費補助金難治性疾患克服研究事業 混合性結合組織病の病態解明と治療法の研究に関する研究班, 2011, 27-32.
69) Hervier B, et al：Pulmonary hypertension in antisynthetase syndrome：prevalence, aetiology and survival. Eur Respir J 2013；42(5)：1271-82.
70) Aggarwal R, et al：Patients with non-Jo-1 anti-tRNA-synthetase autoantibodies have worse survival than Jo-1 positive patients. Ann Rheum Dis 2014；73(1)：227-32.

12 膠原病と妊娠
Connective tissue diseases and pregnancy

金子駿太

ポイント

- 妊娠・授乳の際は，母児に悪影響を及ぼす薬剤があるため，使用可能な薬剤を把握し，適切に使用していく必要がある。
- ステロイドは児の子宮内胎児発育不全（intrauterine growth retardation：IUGR）や早産，母体の妊娠高血圧，糖尿病の危険性が増加するため，PSL（prednisolone）20mg/dayまでの投与が望ましい。
- 全身性エリテマトーデス（systemic lupus erythematosus：SLE）の疾患活動性が高いと母児ともに転機の悪化につながるため，妊娠前の疾患活動性のコントロールが重要となる。
- ループス腎炎と子癇前症はしばしば鑑別困難であるが，免疫学的所見の違いから，あるいは最終的に腎生検などで鑑別を行っていく。
- 抗リン脂質抗体症候群（antiphospholipid antibody syndrome：APS）合併妊娠は，妊娠合併症や血栓症の有無により治療強度が決まる。抗リン脂質抗体（antiphospholipid antibodies：aPL）のみ陽性でAPSの診断を満たさない症例でも，抗CL抗体・抗β_2GPⅠ抗体・LAの3種陽性は血栓症のリスクが高いので，低用量アスピリン（low dose aspirin：LDA）もしくは低分子量ヘパリン（low molecular weight heparin：LMWH）の単剤もしくは併用療法を考慮する。
- 自己免疫性血小板減少症（autoimmune thrombocytopenic purpura：ATP）は妊娠のいずれの期間でもPlt＜1万/μLであれば治療適応。第一選択はステロイドもしくはIVIg（intravenous immunoglobulin）となる。
- SLE合併妊娠，抗SS-A抗体陽性妊娠，APS合併妊娠にはHCQ（hydroxychloroquine）の使用が推奨される。
- 関節リウマチ（rheumatoid arthritis：RA）合併妊娠の生物学的製剤の使用は有益性投与となっているが，やむをえず使用する場合は胎盤移行性の少ないETN（etanercept）もしくはCZP（certolizumab pegol）を選択するのがよい。

症例集

症例1 PSL 10mgおよびMZR（mizoribine）150mgで維持治療していたSLE。妊娠とともに尿蛋白が増加し，ループス腎炎の再燃が判明した。妊娠中はPSL 20mgに増量し，帝王切開直前にPSL 40mgへ増量，しかし，尿蛋白は改善せず，人工授乳に変更の上，IVCY（intravenous cyclophosphamide）を導入した症例

30歳女性。26歳時，ループス腎炎（Ⅳb型）および血栓性血小板減少性紫斑病（thrombotic thrombocytopenic purpura：TTP）で発症したSLE。治療に難渋し，ステロイドパルス療法・血漿交換・血液透析で改善もTAC（tacrolimus）やMMF（mycophenolate mofetil）で副作用を起こし，一方で尿蛋白・潜血陽性が持続したため，やむをえず，MZRを用いたところ，改善傾向を示し，PSL 10mg＋MZR 150mgで維持治療していた。

X年12月，妊娠が判明し，MZRを中止して，X＋1年5月（妊娠29週目）よりPSL 20mgへ増量した。しかし，6月には随時尿Pr/Cr 112.2/49.3（尿蛋白2.24g/day），血清Cre 0.92mg/dLに上昇し，妊娠に伴う蛋白尿としては多く，SLEの活動性と判断し，妊娠34週からPSL 40mgへ増量した。7月，無事帝王切開後，当科転科となった。

尿検査上，尿潜血2＋で，依然として随時尿Pr/Cr 61.3/36.8（尿蛋白1.23g/day）と持続性蛋白尿を認めた。高血圧を伴わないことや出産後も尿蛋白を持続していることから"妊娠による尿蛋白"というよりはループス腎炎の悪化が疑われた。最終的にIVCY導入に同意が得られ，人工授乳に変更した上で7月よりIVCYを開始した。蛋白尿は徐々に減少し，ステロイドも徐々に減量可能となった。

ギモン1 SLEの増悪と妊娠高血圧症候群の鑑別はどのようにすればよいか　コタエはp398

症例2 臓器障害のないSLE。妊娠発覚後，PSL 5mg＋AZP（azathioprine）100mgをPSL 10mgへ変更し，分娩時，PSL 20mgへ増量し，SLE悪化を予防した症例

20歳代女性。10歳代でSLEと診断された。腎炎などの主要臓器病変は伴っていなかったが，PSLを10mg以下に減量すると諸々の症状やデータ異常が悪化傾向を示すため，sparing agentとしてAZP 100mgを併用することで，PSLは5mgまで減量できていた。抗SS-A抗体およびaPLなどはすべて陰性だった。妊娠発覚後，AZP中止の上，PSLを10mgに増量して経過観察とした。分娩時よりPSL 20mgに増量。

分娩4週後より漸減開始し，授乳終了したのを機会にAZPを再開してステロイドをさらに漸減した。

> **ギモン1** 妊娠，授乳中の膠原病一般治療薬はどのようなものを使ってよいのか
> コタエはp393
>
> **ギモン2** 妊娠判明から授乳期間中のステロイドの調整方法　コタエはp398

症例3　臓器障害のないSLEでPSL 10mg維持中の患者。SLE悪化予防に分娩時よりPSL 20mgへ増量し，帝王切開を施行し，問題なく経過した症例

　34歳女性。33歳時，多発関節痛，皮疹，脱毛，抗核抗体陽性，抗DNA抗体などからSLEと診断された。臓器障害を伴わないもののPSL 10mgで治療を開始され，その後寛解を維持していた。34歳時，妊娠12週（X年4月）の時点から当院へ転院となった。

　37週の時点で，誘発分娩を目的に当院産科に入院。この時点でPSL 10mgを継続しており，血清学的にもSLE活動性はみられなかった。分娩間近である38週よりPSL 20mgにあらかじめ増量し，SLE悪化予防対策をした。しかし，誘発分娩がうまくいかず，39週2日に結局，緊急帝王切開となった。児は低出生体重のためNICU入院となった。患者である母親は抗SS-A抗体陽性であったが，幸い，房室ブロックは特に認めなかった。以後ステロイドを漸減し，安定している。

> **ギモン1** 抗SS-A抗体陽性女性の妊娠の対策はどのようにすればよいのか　コタエはp401

症例4　ループス腎炎の悪化とともに妊娠が発覚し，人工中絶の上，母体のSLE治療に専念した症例

　19歳女性。18歳時に顔面紅斑，抗核抗体陽性，抗DNA抗体陽性などにてSLEと診断された。随時尿Pr/Cr＜4.16～5と尿蛋白を認めた。ループス腎炎を合併しているものと考え，PSL 45mgから治療を開始し，漸減した。X年10月，抗dsDNA抗体の上昇，尿蛋白の陽性化を認めた。ループス腎炎悪化の疑いにて腎生検を目的に入院したところ，超音波検査にて妊娠していることが判明した。PSL 50mgへ増量し，産科に転科の上，11月，人工中絶を行った。その後，ステロイドパルス療法を開始。尿蛋白・潜血は陰性化し，ステロイドを漸減していった。

> **ギモン1** SLEの妊娠はどのように計画するべきか　コタエはp397

症例5　妊娠を契機に主に腎炎・血球貪食症候群を伴うSLEを発症。人工妊娠中絶の上，母体のSLE治療に専念した症例

26歳女性。X年11月，妊娠を契機にSLEを発症。臓器障害として，胸膜炎・心外膜炎・血球貪食症候群・腎炎合併を認めた。既に妊娠8週目であった。主に血球貪食症候群・腎炎に対してステロイドパルス療法を開始し，同月に人工中絶を施行した。検尿にて尿蛋白3＋，尿潜血30〜49/HPFと活動性腎炎残存を認め，MMFを追加したところ，徐々に検尿所見は正常化した。

ギモン1　妊娠中のSLEの治療はどのようにすればよいのか　コタエはp398

症例6　aPL陰性のSLE患者。妊娠18週の時点で子宮内胎児発育不全にて産科入院。APSによる胎児発育不全（fetal growth restriction：FGR）は否定的と考えられた症例

38歳女性。32歳時に，抗核抗体陽性・抗DNA抗体・補体低下などを認め，近医にてSLEと診断された。X年9月末より発熱と著明な頭痛が出現したため，11月，当院入院となった。

髄液細胞総数の著明な上昇を認め，SLEに伴う髄膜炎としてステロイドパルス療法を行い，改善を認めた。その後のステロイド減量過程で関節炎，CRP上昇を繰り返すことがあった。適宜PSLを20mgに増量，TAC併用などを行い，最終的にPSL 8mgまで減量して寛解維持していた。X＋2年，妊娠20週にIUGRが疑われ，産科入院となった。

aPLはすべて陰性で，それに伴うFGRは否定的と判断した。早産の可能性もあるため，産科外来に関しては設備の整っている他院へ転院となった。

ギモン1　APS合併妊娠の対策はどのようにすればよいのか　コタエはp402

症例7　PSL 5mg＋AZP 100mgで維持治療中のSLE，Sjögren症候群（Sjögren's syndrome：SS）および自己免疫性血小板減少症患者で妊娠を契機に発症した著明な血小板減少。緊急にIVIgを行い，血小板は正常まで回復したが効果は一過性で，2週間ごとにIVIgを施行し出産まで乗り切った症例

36歳女性。SLE，SSおよびATP合併患者でPSL 5mgおよびAZP 100mgにて寛解維持していた。しかし，妊娠を契機に急激に血小板減少が進行し，X年11月（妊娠15週目）には血小板$0.9\times10^4/\mu L$と著明な減少を認めた。

胎盤血腫や常位胎盤早期剝離などを起こす危険があったため，早急に血小板を上昇

させる必要があり，入院の上，IVIgを開始した．PSLを30mgに増量したところ，いったん血小板13.3×10⁴/μLまで上昇したが，その後，徐々に血小板数が低下し，2週間後には再び2.0×10⁴/μLまで低下した．その後，IVIgによっていったん血小板を増加させては減少するというエピソードを繰り返しているうちに早期破水を起こし，他院転院となった．

転院後，IVIgを2週間ごとに繰り返し，血小板数を維持し，無事出産可能となった．

ギモン❶ ATP合併妊娠の対策はどのようにすればよいのか　コタエはp405

症例8　RA症例．ETNなどでRAの治療中に妊娠が判明したため，ETNを中止したが，PSL 10mgで関節炎コントロールは良好であった症例

30歳女性．RAで，ETNおよびPSL 10mg，NSAIDsで治療中に妊娠が発覚したため，ETNとNSAIDsを中止したが，関節炎のコントロール自体は改善し，PSL 10mgとacetaminophenのみでコントロール良好だった．分娩後，ETNを再開し，ステロイドは徐々に減量している．

ギモン❶ RA患者の妊娠時の対策と生物学的製剤の使用はどのようにすればよいのか　コタエはp406

解説

症例1　症例2　症例3　症例4　症例5　症例6 はSLE，症例7 はATP，症例8 はRA症例でいずれも妊娠合併例である．PSLの大部分は胎盤で代謝されるために，胎児への影響は少ないと言われる．しかしながら，PSL 20mg/day以上の投与は，妊娠糖尿病と子癇前症の危険が増加すると言われる．また，授乳に関しては，内服量の5～20％が乳汁に移行しうるのでPSL 20mg/day以上を内服したら，4時間置いて授乳するのがよいとされる[1]．まずは，膠原病一般治療薬と妊孕性について解説する．

症例1 は，子癇前症とループス腎炎悪化との鑑別を要した一例である．妊娠第3期前に尿検査異常を認めた場合，腎生検を行うことも考慮する．血小板減少や溶血性貧血を認めた場合はHELLP症候群の可能性を考慮する．症例2 症例3 は妊娠に伴うSLE悪化予防策を事前に行った例である．これは，妊娠時必要PSL量＜10mg，10mg，＞10mgにわけて，それぞれ分娩時より10mg，20mg，30mgに増量し，分娩後4週継続してから漸減し，分娩後増悪を防げたという報告に基づいている[2]．症例3 は，抗

SS-A抗体陽性でありながら，胎児心ブロックなど新生児ループス（neonatal lupus syndrome：NLE）を発症せずに無事に出産を終えているものの，ハイリスク妊娠の要因として抗SS-A抗体陽性は重要であるため解説する。

症例4 や 症例5 は母体が強い臓器障害を合併したSLEであったため，母体の治療に専念するために人工中絶に踏み切った症例である。症例6 はAPSによる子宮内胎児発育不全か否か鑑別を要した一例である。APSに伴う妊娠の診断と治療対策についても解説する。症例7 は妊娠に伴い，ATPが著明な悪化をきたした一例である。その対策についても論じる。症例8 はRA患者が妊娠した場合どうするかを考えさせられる症例である。生物製剤の妊娠時の位置づけも含めて解説したい。

1 膠原病一般治療薬と妊孕性

症例2 ギモン1 ➡ p390
に対するコタエ

膠原病は，一般に若年女性に発症する自己免疫疾患であり，妊娠適齢期の女性にも発症しうるため，必然的に妊娠，出産に直面する。膠原病一般治療薬の妊娠中，授乳中の使用について表1[3)～51)]にまとめた。

表1 膠原病一般治療薬と妊孕性

薬剤	妊娠中				授乳		
	推奨	FDA category*	添付文書		推奨	Hale 分類**	添付文書
PSL	妊娠初期の使用で口蓋裂の発症が3～4倍増加する[3)]。児の子宮内胎児発育遅延や早産，母体の妊娠高血圧，糖尿病の危険性が増加[4)]。20mg／日までの投与が望ましい[1)]	C	有益性投与		中等量ステロイドの授乳は40mgまで許容。内服量の5～20％が乳汁に移行しうるのでPSL 20mg／day以上内服したら，4時間置いて授乳する[1)]	L2	授乳避ける
dexamethasone betamethasone	中枢神経発達異常を引き起こす可能性がある[5)6)]。betamethasoneのほうが胎児の中枢神経発達への影響が少ないと報告されている[7)]	B	有益性投与		データがなく，使用は避けるべき	L3	授乳中止

薬剤	妊娠中			授乳		
	推奨	FDA category*	添付文書	推奨	Hale 分類**	添付文書
SASP	妊娠中も安全に使用できる[8]。SASPによる葉酸拮抗作用で、口蓋裂、心血管異常のリスクが2～3倍に上昇したとの報告があり葉酸補充5mg/dayの併用を推奨[9]。男性不妊回復のため、3カ月前に中止[4]	B	有益性投与	乳児に血便または血性下痢が現れたとの報告がある[4]	L3	授乳中止
BUC	欧州で使用されていないため、データなし	NA	有益性投与	欧州で使用されていないため、データなし	NA	授乳中止
AZP	妊娠中に2mg/kg/day以上使用することで、児に重度の免疫不全、サイトメガロウイルス感染、造血低下を認めたため、2mg/kg/day以下の使用を推奨している[10][11]	D	禁忌	AZPやその代謝産物は母体投与量の0.1%の量が母乳中に認められた。AZPを投与された授乳婦9例で児に副作用はない[12]	L3	授乳中止
CsA	25～100mg/kgでの投与で胎児毒性がみられたため、2.5～5mg/kg程度での投与が望ましい[13][14]。先天奇形、早産、低出生時のリスクは正常妊婦と有意な差はない[15]	C	禁忌	コンセンサスは得られておらず、母乳への移行は認められるため、授乳は推奨されない[4]	L3	禁忌
TAC	早産、IUGR、妊娠糖尿病、高血圧のリスクがある。胎児奇形のリスクは正常妊婦と比較して増加はない[16][17]	C	禁忌	母乳への移行は0.02%程度であり、授乳中の投与は可能と考える[18]	L3	授乳避ける
HCQ/CQ	SLE再燃率を減少させ、抗SS-A/B抗体陽性患者およびNLE発症児の既往のある患者で先天性心ブロック（complete heart block：CHB）の発症頻度を下げるなどの報告もあり、積極的に推奨される[19][20]	C	有益性投与	少量の母乳への移行はあるものの、成長障害や聴覚障害などの副作用の報告はない[21][22]	L2	授乳避ける
MTX	中枢神経、口蓋、頭蓋骨、四肢の発達異常の催奇形性が報告されている[23]。妊娠計画3カ月前より男女ともに休薬し、葉酸は妊娠期間中も使用することが推奨される[4]	X	禁忌	RAなど週1回投与の場合は児に対する影響は少ないと考えられているが、授乳は推奨されない[4]	L5	禁忌
CYC	催奇形性があり、男女とも性腺毒性を有するため禁忌である[24]～[26]。3カ月薬剤中止後の妊娠を推奨[4]	X	投与しないことが望ましい	母乳へ移行し、児の造血抑制が報告されている[27][28]	L5	中止

薬剤	妊娠中			授乳		
	推奨	FDA category*	添付文書	推奨	Hale分類**	添付文書
MMF	胎児奇形の報告があり禁忌[29)30)]。腸肝再循環，半減期が長いことから最低でも6週間の薬剤中止後の妊娠が推奨される[4)]	X	禁忌	データがなく，避けるべきである[4)]	L4	授乳避ける
MZB	動物実験で催奇形性の報告があり〔久保田宏史，他：Mizoribine（Bredinin®）の生殖試験[31)]〕，ヒトでも催奇形性を疑う報告もあり使用は禁忌[32)]	X	禁忌	欧州での使用が少なく，データはないが，安全性は確立していないので避けるべきである	NA	授乳中止
LEF	動物実験で骨格，中枢神経異常などの先天異常が報告されており，男性の服用でも流産，早産の報告もあり，男女ともに禁忌[4)]。薬剤中止後2年は血漿中に代謝産物が検出されるため，検出されなくなるまでコレスチラミンの投与が推奨される[4)]	X	禁忌	データなく，避けるべき[4)]	L5	投与しない
IFX	モノクローナル抗体であり，妊娠初期は抗体の胎盤通過がないため妊娠判明まで使用できるが[14)]，RAではMTX併用が原則のため，臨床的には使用できない	B	有益性投与	幼児の消化管内で分解されるので移行は少ないと考えられている[33)34)]	L3	授乳中止
ETN	ETNが可溶性TNF受容体類似物であるため，胎盤通過性が少ないと考えられている[35)]	B	有益性投与	高分子量のため母乳への移行は少ないと考えられている[35)]	L2	授乳中止
ADA	モノクローナル抗体であり，妊娠初期は抗体の胎盤通過がないため妊娠判明まで使用できる[14)]	B	有益性投与	幼児の消化管内で分解されるので移行は少ないと考えられている[33)34)]	L3	授乳中止
GLM	モノクローナル抗体であり，妊娠初期は抗体の胎盤通過がないため妊娠判明まで使用できる[14)]	B	有益性投与	幼児の消化管内で分解されるので移行は少ないと考えられている[33)34)]	L3	授乳避ける
CZP	CZPはFc部分を欠いているため，胎盤通過性が少ないと考えられている[36)]	B	有益性投与	幼児の消化管内で分解されるので移行は少ないと考えられている[33)34)]	L3	授乳中止

薬剤	妊娠中 推奨	FDA category*	添付文書	授乳 推奨	Hale 分類**	添付文書
TCZ	TCZは動物実験において明らかな催奇形性や流産の増加は報告されていないが，胎児毒性を認めた報告もある[37) 38)]。まだ十分な使用症例数ではなく，**妊娠10週前には中止をするべきである**[39)]	C	有益性投与	高分子量のため授乳への移行は少なく，幼児の消化管で分解されると考えられているが，データなし	L3	授乳中止
ABT	小規模の多施設研究でRA妊婦161例に対してABT投与により胎児の先天異常が生じる傾向もなく胎児奇形の発症もなかったと報告[40)]。まだ十分な使用症例数ではなく，**妊娠10週前には中止をするべきである**[39)]	C	有益性投与	データなし	L3	授乳中止
tofacitinib	妊娠中投与の報告がない。添付文書上は動物試験において催奇形性が報告されている	C	禁忌	分子量も小さく，母乳への移行がある[41)]	L4	授乳中止
iguratimod	妊娠中投与の報告がない。添付文書上，ラットにおいて，催奇形性，早期胎児死亡率の増加，胎児動脈管収縮が認められた	NA	禁忌	データなし	NA	授乳避ける
BP	ケースレポートやコホート研究ではBP投与で催奇形性や流産，発育遅延などの有意な増加はないと報告しているが[42)～44)]，注射製剤では低Ca血症が新生児にみられたとの報告がある[14)]。**妊娠を計画する女性については，risedronateを用い，妊娠を計画する6～12カ月前に薬剤を中止する**[45)]	C	有益性投与	妊娠1年前にBPを使用して，2カ月の乳児に一過性の低Ca血症がみられたとの報告がある[46)]。リスク，ベネフィットで投与を判断する[4)]	L3	授乳避ける
denosumab	カニクイザルにおけるdenosumabの子宮内曝露により胎児死亡，骨の異常増殖，新生児成長障害などが増加することは報告されているが，ヒトでのデータがない[47)]	D	禁忌	高分子量のため母乳への移行は少なく，幼児の消化管で分解されると考えられているが，データなし	L4	授乳中止

薬剤	妊娠中			授乳		
	推奨	FDA category*	添付文書	推奨	Hale 分類**	添付文書
IVIg	IgGは妊娠32週以降に胎盤移行性が増加するが，妊娠中にIVIgが投与されたことによる有害事象は報告されていない[4)48)]	C	有益性投与	IVIgが投与された産後多発性硬化症の女性168例では乳児に特に有害事象は認められなかった[49)]	NA	記載なし
RTX	症例報告では，母体に悪性リンパ腫の治療薬としてRTXが投与された新生児で，リンパ球減少，B細胞消失がみられたとの報告もあるが，データが少なく，**妊娠1年前より投与を中止するべきである**[14)]	C	有益性投与	高分子量のため母乳への移行は少なく，幼児の消化管で分解されると考えられている[50)]	NA	授乳中止

ABT：abatacept，ADA：adalimumab，AZP：azathioprine，BP：bisphosphonate，BUC：bucillamine，CsA：cyclosporin A，CYC：cyclophosphamide，CZP：certolizumab pegol，ETN：etanercept，GLM：golimumab，HCQ/CQ：hydroxychloroquine/chloroquine，IFX：infliximab，IVIg：intravenous immunoglobulin，LEF：leflunomid，MMF：Mycophenolate mofetil，MTX：methotrexate，MZB：mizoribine，PSL：prednisolone，RTX：rituximab，SASP：salazosulfapyridine，TAC：tacrolimus，TCZ：tocilizumab，NA：not available

＊FDA（food and drug administration：米国食品医薬品局）category
　A：Control studyでリスクの報告がない
　B：Control studyでヒトに対するエビデンスはない
　C：リスクが除外できない
　D：積極的なリスクの報告がある
　X：妊娠中は禁忌
＊＊Haleの授乳リスク分類
　L1：豊富な経験，薬理学的特徴から最も安全
　L2：リスクをあげないという報告がある
　L3：対照試験はない。致命的ではないが，副作用が疑われる
　L4：リスクは示されているが禁忌ではない
　L5：禁忌

（文献51より改変）

2　SLEと妊娠

1 SLE患者の妊娠禁忌基準

　SLE女性は正常女性に比べ，子癇前症，妊娠高血圧症，出血，重症感染症などのリスクが2～8倍高く，妊婦死亡率は20倍であると報告されている[52)]。SLE患者の妊娠における胎児死亡の割合は，治療の進歩とともに明らかに改善を認めており，1975年以前は43％であったものが，2000年から2003年においては17％まで減少している[53)]。しかし，SLEの疾患活動性が高い状態，ループス腎炎の存在下での妊娠では胎児死亡の割合が8～36％[54)～57)]であるという報告もある。さらに妊娠によりSLE自体

表2 SLE患者の妊娠禁忌基準

- 過去6カ月以内の，SLE再燃，活動性LN，脳梗塞
- 重症子癇前症/HELLP症候群の既往
- 重症肺高血圧（esPAP＞50mmHg）
- 重症拘束性肺疾患（FVC＜1L）
- CKD（Cr＞2.8mg/dL）
- 心不全

の病勢が25～65％で増悪することが知られており[58)～60)]，病状が安定しているときに妊娠を計画的に行う必要がある。

表2に妊娠禁忌基準を示す。SLEの疾患活動性が高く，母体に危険が及ぶ可能性があり，妊娠継続が困難な場合には，人工妊娠中絶（妊娠22週未満）を考慮することもある。ただし，倫理的な問題もあり，人工妊娠中絶に関しては定まった見解は現在のところ存在しない。

2 SLEの増悪と妊娠高血圧症候群の鑑別

SLEの増悪時の症状と正常妊娠でみられる症状は類似しており，鑑別が困難なことが多い。まずはSLEの増悪時と正常妊娠時の臨床症状，検査所見の違いを比較する（表3）[61)62)]。

続いて，ループス腎炎と子癇前症との鑑別を行う。**子癇前症は「妊娠20週以降に血圧＞140/90mmHgかつ尿蛋白＞300mg/dayがみられるもの」と定義されており，しばしばループス腎炎の再燃との鑑別が困難**である。

表4にそれぞれの特徴をまとめた[61)～63)]。ループス腎炎の再燃と子癇前症の鑑別には，抗dsDNA抗体や補体などのSLEの活動性を反映する検査所見が大事になってくるが，**妊娠24～28週以前にループス腎炎の再燃が疑われる場合には最終的な鑑別のために腎生検が適応となるケースがある**。しかし，妊娠による出血傾向に留意が必要である。

3 妊娠中のSLEの治療

SLEの妊娠時に使用できる薬剤としては，表5のようなものが推奨されている[64)65)]。ただし，免疫抑制薬に関しては，わが国の添付文書上ではいずれも妊娠中は禁忌となっているため，患者との話し合いのもと薬剤選択を慎重に行う必要がある。

PSLに関しては妊娠初期の使用で口蓋裂の発症が3～4倍増加する[2)]，児のIUGRや早産，母体の妊娠高血圧，糖尿病の危険性が増加する[4)]という報告があり，すなわちPSL 20mg/day以下単剤でSLE病勢をコントロール可能な場合に妊娠を許可することが多い[1)]（dexamethasoneやbetamethasoneに関しては後述の「3．抗SS-A

表3　SLE再燃と正常妊娠の特徴の比較

		SLE再燃を示唆する所見	正常妊娠でもみられる所見
臨床症状		発熱＞38℃，リンパ節腫脹	疲労
	炎症性関節炎		関節痛，膝関節液貯留 筋痛，線維筋痛症（増悪） 手根管症候群
	蝶形紅斑 日光過敏症		頰部紅斑（肝斑） 手掌紅斑（エストロゲン作用） 分娩後休止期脱毛
	胸膜炎，心外膜炎		軽度の安静時呼吸苦（プロゲステロン作用） 四肢と顔面の浮腫
赤沈		亢進	亢進 18～46mm（＜20週）→30～70mm（＞20週）
白血球		リンパ球減少（Lym＜1,000）は再燃を示唆	妊娠1期から上昇開始し，30週でプラトー（5,000～12,000程度）好中球優位
貧血		溶血性貧血	Hb＞11g/dL（＜20週）→＞10.5（＞20週）
血小板減少		Plt＜9.5万/μL	約8％で軽度減少（10～15万/μL）
尿検査 腎機能		尿蛋白＞300mg/day 血尿や細胞性円柱 BUN＞13mg/dL, Cr＞0.8mg/dLは腎機能低下の可能性	尿蛋白＜300mg/day：既存の腎障害がある場合，flareでなくても腎血流量増加に伴い尿蛋白は増加するが，倍増まではしない
補体		正常範囲以下に低下 正常範囲内でも妊娠経過中に25％以上低下	増加（エストロゲンによる肝合成亢進）
抗dsDNA抗体		上昇：感度・特異度に優れる	陰性～安定

表4　ループス腎炎の再燃と子癇前症の特徴の比較

	ループス腎炎の再燃	子癇前症
高血圧	妊娠20週以前より発症	妊娠20週以降に発症
尿蛋白	＞300mg/day	＞300mg/day
尿沈渣	出現	なし
尿中Ca	＞195mg/day	＜195mg/day，尿中Ca/Cr＜0.10
血小板	低下～正常	低下～正常
尿酸	UA≦5.5mg/dL（CKDを除く）	UA＞5.5mg/dL（妊娠24～28週のUA＜3.5では発症なし）
免疫マーカー	25％以上の補体低下，抗dsDNA抗体上昇	補体上昇
痙攣	NPSLE合併時出現	出現
肝酵素上昇	稀	上昇
その他	他のSLE所見あり	臍帯動脈波形が有用

表5　妊娠中のSLEの薬物療法

	推奨薬剤	コメント
ステロイド	PSL mPSL (pulse) betamethasone, dexamethasone	＜20mg/dayが望ましい SLE活動性が高いときには使用可 胎盤通過性が高い
免疫抑制薬	AZP CsA, TAC	2mg/kg/dayまで使用可 IUGRや早産のリスク
抗マラリア薬	HCQ/CQ	SLE flare，CHDの予防効果あり。継続が望ましい
血液製剤	IVIg	基本的には胎児への副作用なし

※禁忌とされている薬剤：CYC, MMF, MTX, LEF, RTX, belimumab
AZP：azathioprine, CsA：cyclosporin A, CYC：cyclophosphamide, HCQ/CQ：hydroxychloroquine/chloroquine, IVIG：intravenous immunoglobulin, LEF：leflunomide, MMF：Mycophenolate mofetil, mPSL：methylprednisolone, MTX：methotrexate, PSL：prednisolone, RTX：rituximab, TAC：tacrolimus

抗体陽性女性の妊娠」の項（☞ p401）を参照）。

　SLEは妊娠3期より増悪するという報告もあり，過去に妊娠30週でPSLを維持量で継続し，それ以降10mg以下使用，10mg使用，10mg以上使用の3群をそれぞれ10mg，20mg，30mgへ増量し，分娩後4週まで同量継続し，漸減していった研究ではSLEの増悪はなかったと報告しているが[2]，妊娠中のPSLの維持量に関する定まった見解はない。

　AZPは2mg/kg/day以上を妊娠中に使用することで，児に重度の免疫不全，サイトメガロウイルス感染，造血低下を認めたという報告があり[10)11]，これら胎児毒性や免疫抑制作用を考慮して2mg/kg/dayまでの使用に制限するべきである[66]。CsAやTACも妊娠中に安全に使用可能であるが，IUGRや早産のリスクは上昇しうるので，患者への説明が必要である[67]。

　HCQは2015年7月に皮膚エリテマトーデス（cutaneous lupus erythematosus：CLE）およびSLEに対して適応が承認されたが，妊娠中に継続することでSLE再燃率を減少させ，抗SS-A/B抗体陽性患者およびNLE発症児の既往のある患者で完全房室ブロックの発症頻度を下げるなどの報告もあり，積極的に推奨される[19)20]。IVIgはSLEの血小板減少に対する治療で用いることが可能で，胎児への副作用はないとされている[4]。

3 抗SS-A抗体陽性女性の妊娠〔先天性房室ブロック（congenital heart block：CHB）を中心に〕

症例3ギモン❶ ➡ p390
に対するコタエ

1 NLEとは

　NLEは抗SS-A/B抗体が経胎盤的に胎児に移行し，CHB，皮膚症状（環状紅斑）血球減少，肝機能異常などを呈する症候群である。抗SS-A抗体陽性女性が妊娠をした場合に約10％でNLEが発症し，そのうち約1％がCHBを発症すると言われている[68]。CHB以外は一過性の経過で6カ月頃までに消失するが，CHBは不可逆的でCHB児の60％以上でペースメーカーの埋め込みが必要となるとされている[69]。

2 NLEのリスク評価

　「Journal of the American College of Cardiology」（2010年）掲載の抗SS-A抗体もしくは抗SS-B抗体陽性（ELISA cut-off：8IU/mL）であった妊婦において心エコーで心合併症を評価した研究では，抗SS-A抗体が低値（＜50IU/mL）では，心合併症の発症がなく，抗SS-A抗体が高値（＞100IU/mL）では心合併症のリスクが高まり，抗SS-B抗体値は心合併症の発症に相関はなかったものの，心合併症以外のNLE（皮疹など一過性のもの）に定量的に関係したとも報告している[70]。

3 CHBの治療とマネージメント

　現在，CHBに対する治療やマネージメントに対する一定の見解は存在しない。CHBが胎児にみられる時期は妊娠18～24週とされており，BuyonらによるPRIDE studyでは妊娠16～26週では毎週，その後34週までは隔週で心エコーをフォローするprotocolを実施している[70]。

　CHBに対してはdexamethasoneやbetamethasoneなどのフッ化ステロイド4～8mg/dayによる治療を試みている研究は数多く報告されているが，有効性を示せている報告はない[71)～73)]。また，dexamethasoneやbetamethasoneでは効果や副作用の面で同等と考えられてきたが，betamethasoneのほうが胎児の中枢神経発達への影響が少ないと報告されており[6]，**フッ化ステロイドによるCHB治療を試みる場合はbetamethasoneを選択するほうが胎児へのリスクは少ない**可能性がある。

　IVIgはCHBの再発予防効果があるとの報告もあるが[74]，一定の見解は得られていない。また**HCQは，抗SS-A/B抗体陽性患者およびNLE発症児の既往のある患者で完全房室ブロックの発症頻度を下げる**などの報告もあり，SLEにおいては積極的に継続が推奨される[18) 19)]。

4 APSと妊娠

1 APSの診断

APSの診断はシドニー改訂分類基準[75]における血栓症または妊娠合併症の臨床所見の項目と抗カルジオリピン(CL)抗体，抗カルジオリピンβ_2-GPⅠ抗体，ループスアンチコアグラント(lupus anticoagulant：LA)などのaPLの検査項目を併せて診断する(**表6**，**図1**)。しかし，**臨床的にはこれら血清学的に抗体陰性でも血栓症や妊娠合併症をきたすような症例が存在し**，HughesらはSNAPS(seronegative APS)という概念を提案している[76]。SNAPSは，Sugiらが報告した抗PE (phosphatidylethanolamine)抗体[77]の存在の関与が多く報告されている[78]～[80]。

表6 シドニー改訂分類基準

臨床項目	1. 血栓症（画像診断あるいは組織学的に証明された明らかな血管壁の炎症を伴わない動静脈あるいは小血管の血栓症） ・いかなる組織，臓器でもよい ・過去の血栓症も診断方法が適切で明らかな他の原因がない場合は臨床所見に含めてよい ・表層性の静脈血栓は含まない 2. 妊娠合併症（**図1**） ①妊娠10週以降で，他に原因のない正常形態胎児の死亡，または ②妊娠34週以前の子癇，重症の妊娠高血圧腎症（子癇前症）や胎盤機能不全による正常形態胎児の早産，または ③3回以上続けての，妊娠10週以前の流産（ただし，母体の解剖学的異常，内分泌学的異常，父母の染色体異常を除く）
検査項目	① "International Society on Thrombosis and Hemostasis" のガイドラインに基づいた測定法で，LAが12週間以上の間隔を2回以上検出される ② 標準化されたELISA法において，中等度以上の力価の(＞40 GPL or MPL，または＞99％-tile) IgG型またはIgM型の抗CL抗体が12週間以上の間隔をおいて2回以上検出 ③ 標準化されたELISA法において，中等度以上の力価(＞99％-tile)のIgG型またはIgM型の抗β_2-GPI抗体が12週間以上の間隔をおいて2回以上検出される

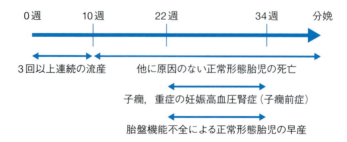

図1 シドニー改訂分類基準の妊娠合併症に関するまとめ

❷ APS合併妊娠の治療

　APS合併妊娠に対する治療指針はいまだ定まったものはないが，今までに治療のrecommendationを提示している報告もある．表7にそれらをまとめた[81)82)]．習慣流産が3回未満で診断基準を満たさないAPSやaPL陽性であるが血栓症，妊娠合併症のない無症候性aPLキャリアなどは，LDAもしくはLMWHの単剤もしくは併用療法のどちらかを選択する．

　無症候性aPLキャリアに関しては抗体単独陽性で血栓症のリスクが高いのはLAと中等度高値の抗CL抗体で，LA・抗CL抗体・抗β_2GPⅠ抗体の3種陽性はさらに高リスクとされており[83)]，適宜，単剤療法，併用療法の選択を行う．LDAと未分画ヘパリン（unfractionated heparin：UFH）もしくはLMWHとの併用療法は多くの研究で胎児死亡や生存率を有意に向上させることが報告されている[84)～86)]．血栓症の既往がある場合には妊娠合併症の既往の有無にかかわらず，より重症の病態と考え，UFHもしくはLMWHの治療量での積極的治療を行うことが推奨される[87)]．

　SNAPSのような診断基準を満たさないようなAPS未確定症例については確立したものはないが表7に準じた治療を行うのがよいと考えられる．具体的には，LDAの投与は，妊娠前から60～100mg/dayで開始し，わが国では分娩予定日より12週以内では禁忌とされているが，妊娠末期にLDAを用いることで胎児動脈管に重篤な影響が出たという報告はなく，欧米では分娩当日まで用いられる傾向がある[88)89)]．UFHは2012年1月よりヘパリンカルシウム製剤（皮下注）が保険適用となり，予防量として5,000単位を皮下注で8～12時間ごとに投与する．治療量としては，ヘパリンナトリウムの点滴静注でAPTTを1.5～2.5倍へコントロールする．ヘパリンは胎

表7　APS合併妊娠の治療

	aPL	習慣流産	胎児死亡／早産（＜34週）	血栓症	治療
APS未診断確定例	＋	－ （＜3回）	－	－	LDA and／or LMWH
APS診断確定例	＋	＋	－	－	LDA or LDA＋UFH（予防量） or LDA＋LMWH（予防量）
	＋	＋／－	＋	－	LDA＋UFH（予防量） or LDA＋LMWH（予防量）
	＋	＋／－	＋／－	＋	LDA＋UFH（治療量） or LDA＋LMWH（治療量）

aPL：antiphospholipid antibodies, LDA：low dose aspirin, UFH：unfractionated heparin, LMWH：low molecular weight heparin

盤を通過せず，常位胎盤早期剝離や妊娠高血圧症候群などに対する予防効果も報告されている。LMWHはエノキサパリンナトリウムを予防量として2,000IUを12時間ごとに皮下注し，治療量として，エノキサパリンナトリウム100IU/kgを12時間ごと，もしくは150IU/kgを24時間ごとに皮下注投与する。ヘパリン投与は分娩前日に終了する[88)89)]。

上記管理指針によっても生児を得ることができない治療抵抗性の場合はIVIg［妊娠反応を確認後，400mg/kgを4週ごとに妊娠32週まで継続[90)]，1g/kg/day×2日間を4週ごとに繰り返す[91)]など］や血漿交換などが考慮されるが，いずれも有効性は確立されていない[90)92)]。その他薬剤としてHCQがあり，血小板凝集や血小板からのアラキドン酸産生を抑制し[93)]，抗β_2GP-Ⅰ抗体のリン脂質への結合を減少させ[94)]，血栓症のイベントを減らすことが知られている[95)96)]。

5 ATPと妊娠

ATPは特発性血小板減少性紫斑病(idiopathic thrombocytopenic purpura：ITP)やSLEなどにみられる二次性ITPを含んだ概念である。これらの血小板減少の主な免疫作用機序としては，抗血小板抗体の結合した血小板が脾臓でマクロファージなどに貪食，破壊されることにより血小板減少をきたすと考えられている。ITPは妊婦1,000例中1～2例に発症し，妊娠関連の血小板減少の5％を占めると報告されている[97)]。妊娠に伴う血小板減少を除き，ITPは第1期と第2期早期で最も多い血小板減少の独立した原因であり，多くは妊娠第1期に発症すると言われるが，妊娠期間中のいずれの時点でも発症しうる[98)]。

1 妊娠中のATPの診断

ITPの診断は妊娠合併以外と同様に臨床的除外診断となる。血小板関連IgG（抗血小板抗体：PAIgG）については，非特異的に血小板にIgGが結合することがあるため，鑑別に用いることはできない。妊娠前に血小板減少の既往がある，自己免疫性疾患の存在，重度の血小板減少（Plt＜5万）はITPの可能性がより高くなる[99)100)]。血小板減少の既往が妊娠前にはなく，妊娠第1期に血小板減少がみられ，妊娠の期間が進むにつれてより血小板が減少する場合は，ITPに最も一致する[98)]。骨髄検査は，ほかに血液学的異常（妊娠関連の軽度貧血を除く）や身体所見で特別な異常所見がない限り推奨されない。

2 妊娠中のATPの治療

症例フギモン1 ➡p392
に対するコタエ

ITP合併の妊婦は第1・2期には毎月，28週以降は2週おき，36週以降は毎週フォローするべきである（血圧，体重，尿蛋白，血小板数など）。治療は通常Plt＜2〜3万，もしくは点状出血や血腫がみられる際に開始する[101]。**全妊娠期間のいずれかでPlt＜1万になった場合，第2・3期でPlt＜3万になった場合，何らかの出血がみられた場合に，治療が推奨される**[102]。

治療としては，ステロイド（PSL）が第一選択となる。オプソニン化された血小板の貪食抑制，自己抗体産生の抑制により効果を示すと言われている[103]。一般的な用量はPSL 1mg/kg/day（妊娠前の体重）で，反応がみられたら必要最小量まで漸減する。しかし，妊娠糖尿病，体重増加，骨喪失の促進，高血圧，胎盤剥離，早期分娩といった副作用を考慮し，初期量をPSL 20〜30mg/day程度にすることが望ましい[102)103]。

ステロイド抵抗性の場合，IVIg（200〜400mg/kg×5日間など）が使用され，American Society of Hematologyのガイドラインでは，重篤な血小板減少（Plt＜1万）や妊娠第3期の出血を伴う血小板減少，出産直前でPlt＜3万の場合，IVIgを第一選択としてよい適応である[104)105]。

脾摘は妊娠合併ITPにおいて75％近くに当初寛解がみられたとの報告がある[106]。脾摘は妊娠第2期に行うべきである。なぜなら妊娠早期では早産，妊娠後期なら拡張した子宮により術野が狭くなり技術的に困難になるからである[107]。腹腔鏡下での脾摘や，帝王切開中の脾摘の報告もある[108]。

トロンボポエチン受容体作動薬（TPO-RA）はITPの90％以上の患者で有効とされており[109)110]，ステロイド，IVIgや脾摘などが無効であった症例において第三選択薬として位置づけられている。添付文書上は妊婦には禁忌ではなく，有益性投与となっている。

その他，免疫抑制薬としては，内服ではAZPやCsA，点滴製剤ではRTX（rituximab）などが挙げられる。RTXは，大きな胎児奇形の報告はないが，幼児においてBリンパ球の異常な分化が最初の1年間でみられる。少数の症例報告によると，免疫の回復は生後6カ月でみられ，感染症関連の合併症はみられなかったとされる[111]。十分なエビデンスがないため，妊娠合併のITPでは使用を避けるべきとされることが多い。dapsoneは皮膚疾患に対して有効性が確立されている薬剤であり，ITPにも23〜63％で効果があるとされている[112]。

ピロリ菌陽性ITP患者に対する除菌療法によるITP治療の有効性は数多く報告され[113〜115]，現在の「成人特発性血小板減少性紫斑病治療の参照ガイド 2012年版」では，ITPの診断時に血小板減少の有無にかかわらず，ピロリ菌陽性者の除菌が推奨されている[116]。除菌療法のクラリスロマイシンは有用性投与であるが，アモキシリン

やオメプラゾールは妊婦において安全使用が確立しているため，妊娠中であっても除菌も考慮できる。

6 妊娠中のRA患者の治療

❶ RAと妊娠

RAはSLEと逆に妊娠期間中は症状が軽減し，分娩後6カ月以内に再燃することが多いと言われている。しかし，妊娠中の改善率は48～68％と必ずしも高くなく，完全寛解は20％以下であり，薬物コントロールが必要である場合が多い[117)118)]。高疾患活動性のRA女性は寛解のRA患者に比べて不妊率が約2倍も高く[119)]，妊娠を計画する際は，疾患活動性が寛解から低疾患活動性を達成，維持することが望まれる。**早期RA，疾患活動性が高い患者は，MTXなど最も効果が期待できる薬剤での治療を優先し，疾患活動性のコントロールが得られた時点から妊娠中に使用可能な薬剤に切り替え，妊娠を計画する。**

❷ 妊娠中のRAの鎮痛薬，ステロイド，免疫調整薬・免疫抑制薬治療

妊娠中に使用できる薬剤は**表8**のようになる。

NSAIDsは妊娠第1・2期で安全に使用できるが，妊娠32週以降は動脈管早期閉鎖の危険性があるため使用は禁忌である[120)]。**NSAIDsは湿布や塗り薬などの外用薬についても妊娠後期は使用を避けるべきで，NSAIDs非含有のものにする。**アセトアミノフェンは全期にわたって安全に使用できる[39)]。

表8 妊娠中のRA患者の鎮痛薬，ステロイド，免疫調整薬・免疫抑制薬

	推奨	コメント
鎮痛薬	アセトアミノフェン NSAIDs ロキソプロフェン イブプロフェンなど	妊娠全期で使用可能 インドメタシン，ジクロフェナク，スリンダクは妊娠全期で禁忌
ステロイド	PSL	＜20mg／dayが望ましい betamethasone, dexamethasoneなどのフッ化ステロイドは避ける
免疫調整薬・免疫抑制薬	SASP CsA, TAC	葉酸併用が望ましい IUGRや早産のリスク

※禁忌とされている薬剤：MTX，LEF，tofacitinib
CsA：cyclosporin A, PSL：prednisolone, NSAIDs：non-steroidal anti-inflammatory drugs, SASP：salazosulfapyridine, TAC：tacrolimus

SASPは妊娠中も安全に使用できる[8]。Hernández-DíazらによるとSASPを含むfolic acid antagonists投与群においては，口蓋裂，心血管異常のリスクが2～3倍に上昇したとの報告があり，SASPにおいても葉酸補充を併用するように推奨されている[9]．[その他CsAやTACは前述「2. ③妊娠中のSLEの治療」の項（☞p398～400）を参照]．一方で妊娠を計画している男性の場合，数カ月前からSASPの使用は避けるべきであるとの意見がある．可逆性の精子減少症を起こすかもしれないためである．

③ 妊娠中のRAのBiologics治療

2016年5月現在，使用可能な7種類の妊婦RAに対するbiologics治療で，流産や胎児奇形の発生率の明らかな増加は報告されていない[39]．炎症性腸疾患を含めた自己免疫疾患患者の妊婦に対するTNF-α阻害薬投与におけるsystemic reviewでも，流産や胎児奇形の発生率の明らかな増加は報告されていない[121]．

TNF-α阻害薬について，出産時の母体血と臍帯血の薬物の血中濃度を比較した研究では，モノクローナル抗体であるIFXとADAは臍帯血が母体血を大きく上回っており，胎盤移行性が示されたが，ETNやCZPでは臍帯血中にほとんど検出されなかった[34]．これは，ETNが抗体製剤と異なり，可溶性TNF受容体類似物であることに加え，CZPはFc部分を欠いており，胎盤での能動的な通過がないため，胎盤通過性が少ないと考えられている[35)36]．したがって，TNF-α阻害薬を妊娠中に使用する場合は，胎盤移行性の少ないETNもしくはCZPを選択するのがよいが，妊娠30週以降での使用の安全は確立していないため，それまでには中止するべきである[39]．IFX，ADA，GLMはモノクローナル抗体であり，妊娠初期は抗体の胎盤通過がないため妊娠判明まで使用できる[14]．

非TNF-α阻害薬については，まだまだデータ不足であるのが現状である．小規模の多施設研究では，RA妊婦161例に対してABT投与により胎児の先天異常が生じる傾向もなく胎児奇形の発症もなかったと報告されている[40]．TCZは動物実験において胎児毒性がみられるが，催奇形性は示さず，ヒトでは明らかな胎児奇形や流産などの増加はなかったと報告されている[37)38]．しかし，まだ十分な使用症例数ではなく，妊娠10週前には中止するべきである[37]．

これら報告について**表9**にまとめた．

表9 妊娠とbiologics

	FDA	添付文書	推奨	流産・先天異常	胎盤通過性
IFX	B	有益性投与	妊娠判明まで使用可	増加なし[36)121)122)]	あり
ETN	B	有益性投与	妊娠判明まで使用可	増加なし[36)121)122)]	少ない
ADA	B	有益性投与	妊娠判明まで使用可	増加なし[36)121)122)]	あり
GLM	B	有益性投与	妊娠判明まで使用可	データ不十分[36)121)122)]	不明
CZP	B	有益性投与	妊娠判明まで使用可	増加なし[36)121)122)]	少ない
ABT	C	有益性投与	妊娠の10週前には投与中止	増加なし[37)]	不明
TCZ	C	有益性投与	妊娠の10週前には投与中止	データ[35)123)]	不明

ABA：abatacept, ADA：adalimumab, CZP：certolizumab pegol, ETN：etanercept, GLM：golimumab, IFX：infliximab, TCZ：tocilizumab

【引用文献】

1) Jain V, et al：Managing pregnancy in inflammatory rheumatological diseases. Arthritis Res Ther 2011；13(1)：206.
2) Wong KL, et al：Outcome of pregnancy in patients with systemic lupus erythematosus. A prospective study. Arch Intern Med 1991；151(2)：269-73.
3) Park-Wyllie L, et al：Birth defects after maternal exposure to corticosteroids：prospective cohort study and meta-analysis of epidemiological studies. Teratology 2000；62(6)：385-92.
4) Østensen M, et al：Anti-inflammatory and immunosuppressive drugs and reproduction. Arthritis Res Ther 2006；8(3)：209.
5) Abbasi S, et al：Effect of single versus multiple courses of antenatal corticosteroids on maternal and neonatal outcome. Am J Obstet Gynecol 2000；182(5)：1243-9.
6) Spinillo A, et al：Two-year infant neurodevelopmental outcome after single or multiple antenatal courses of corticosteroids to prevent complications of prematurity. Am J Obstet Gynecol 2004；191(1)：217-24.
7) Lee BH, et al：Neurodevelopmental outcomes of extremely low birth weight infants exposed prenatally to dexamethasone versus betamethasone. Pediatrics 2008；121(2)：289-96.
8) Jarnerot G, et al：Placental transfer of sulphasalazine and sulphapyridine and some of its metabolites. Scad J Gastroenterol 1981；16(5)：693-7.
9) Hernández-Díaz S, et al：Folic acid antagonists during pregnancy and the risk of birth defects. N Engl J Med 2000；343(22)：1608-14.
10) Coté CJ, et al：Effects on the neonate of prednisone and azathioprine administered to the mother during pregnancy. J Pediatrics 1974；85(3)：324-8.
11) Davison JM, et al：Maternal azathioprine therapy and depressed haemopoiesis in the babies of renal allograft patients. Br J Obstet Gynaecol 1985；92(3)：233-9.
12) Bennett PN, et al：Azathioprine. Elsevier, 1988, p286-7.
13) Mason RJ, et al：Cyclosporine-induced fetotoxicity in the rat. Transplantation 1985；39(1)：9-12.

14) Østensen M, et al：Management of RA medications in pregnant patients. Nat Rev Rheumatol 2009；5：382-90.
15) Bar Oz B, et al：Pregnancy outcome after cyclosporine therapy during pregnancy：a meta-analysis. Transplantation 2001；71(8)：1051-5.
16) Armenti VT, et al：Report from the National Transplantation Pregnancy Registry(NTPR)：outcomes of pregnancy after transplantation. Clin Transpl 2004：103-14.
17) Alsuwaida A, et al：Successful management of systemic lupus erythematosus nephritis flare-up during pregnancy with tacrolimus. Mod Rheumatol 2011；21(1)：73-5.
18) French AE, et al：Milk transfer and neonatal safety of tacrolimus. Ann Pharmacother 2003；37(6)：815-8.
19) Levy R, et al：Hydroxychloroquine(HCQ) in lupus pregnancy：double-blind and placebo-controlled study. Lupus 2001；10(6)：401-4.
20) Izmirly P, et al：Evaluation of the risk of anti-SSA/Ro-SSB/La antibody-associated cardiac manifestations of neonatal lupus in fetuses of mothers with systemic lupus erythematosus exposed to hydroxychloroquine. Ann Rheum Dis 2010；69(10)：1827-30.
21) Cimaz R, et al：Electroretinograms of children born to mothers treated with hydroxychloroquine during pregnancy and breast-feeding：comment on the article by Costedoat-Chalumeau et al. Arthritis Rheum 2004；50(9)：3056-7.
22) Motta M, et al：Follow-up of infants exposed to hydroxychloroquine given to mothers during pregnancy and lactation. J Perinatol 2005；25(2)：86-9.
23) Wilson JG, et al：Comparative distribution and embryo toxicity of methotrexate in pregnant rats and rhesus monkeys. Teratology 1979；19(1)：71-98.
24) Mirkes PE：Cyclophosphamide teratogenesis：a review. Teratogen Carcinogen Mutagen 1985；5(2)：75-88.
25) Silva CA, et al：Gonadal function in male adolescents and young males with juvenile onset systemic lupus erythematosus. J Rheumatol 2002；29(9)：2000-5.
26) Huong DL, et al：Risk of ovarian failure and fertility after intravenous cyclophosphamide. A study in 84 patients. J Rheumatol 2002；29(12)：2571-6.
27) Durodola JI, et al：Administration of cyclophosphamide during late pregnancy and early lactation：a case report. J Nat Med Ass 1979；71(2)：165-6.
28) Wiernik PH, et al：Cyclophosphamide in human milk. Lancet 1971；1(7705)：912.
29) Pergola PE, et al：Kidney transplantation during the first trimester of pregnancy：immunosuppression with mycophenolate mofetil, tacrolimus, and prednisone. Transplantation 2001；71(7)：994-7.
30) Armenti VT, et al：Report from the National Transplantation Pregnancy Registry(NTPR)：outcomes of pregnancy after transplantation. Clin Transpl 2003：131-41.
31) 久保田宏史, 他：Mizoribine(Bredinin®)の生殖試験(第1報)ラットにおける胎仔の器官形成期投与試験. 応用薬理 1983；26(3)：377-87.

32) 高橋公太, 他：周産期の免疫・アレルギーの知識 治療薬剤使用上の注意 免疫抑制剤. 周産期医 1987；17(9)：1389-94.
33) Nielsen OH, et al：IBD medications during pregnancy and lactation. Nat Rev Gastroenterol Hepatol 2014；11(2)：116-27.
34) Mahadevan U, et al：Care of the Pregnant Patient With Inflammatory Bowel Disease. Obstet Gynecol 2015；126(2)：401-12.
35) Nesbitt TA, et al：Effects of structure of conventional anti-TNFs and certolizumab pegol on mode of action in rheumatoid arthritis. Ann Rheum Dis 2007；66(Suppl 2)：296.
36) Murashima A, et al：Etanercept during pregnancy and lactation in a patient with rheumatoid arthritis：drug levels in maternal serum, cord blood, breast milk and the infant's serum. Ann Rheum Dis 2009；68(11)：1793-4.
37) Rubert-Roth A, et al：First experiences with pregnancies in RA patients(pts) receiving tocilizumab(TCZ) therapy. Arthritis Rheum 2010；62(Suppl 10)：S161.
38) Ishikawa H, et al：SAT0093 Pregnancy in patients with rheumatoid arthritis treated witn biological agents：Results of the 8-year of japanese tbc registry. Ann Rheum Dis 2013；71：501.
39) Østensen, M, et al：Safety issues of biologics in pregnant patients with rheumatic diseases. Ann N Y Acad Sci 2014；1317：32-8.
40) Kumar M, et al：Pregnancy outcomes following exposure to abatacept during pregnancy. Semin Arthritis Rheum 2015；45(3)：S0049-0172.
41) Sammaritano LR, et al：Rheumatoid arthritis medications and lactation. Curr Opin Rheumatol 2014；26(3)：354-60.
42) Rutgers-Verhage AR, et al：No effects of bisphosphonates on the human fetus. A Clin Mol Teratol 2003；67(3)：203-4.
43) Ornoy A, et al：The outcome of pregnancy following pre-pregnancy or early pregnancy alendronate treatment. Reprod Toxicol 2006；22(4)：578-9.
44) Levy S, et al：Pregnancy outcome following in utero exposure to bisphosphonates. Bone 2008；44：428-30.
45) Suresh E, et al：Safety issues with bisphosphonate therapy for osteoporosis. Rheumatology 2014；53(1)：19-31.
46) Hassen-Zrour S, et al：Maternal and fetal outcome after long-term bisphosphonate exposure before conception. Osteoporos Int 2010；21(4)：709-10.
47) Bussiere JL, et al：Reproductive toxicity of denosumab in cynomolgus monkeys. Reprod Toxicol 2013；42：27-40.
48) Achiron A, et al：Effect of intravenous immunoglobulin treatment on pregnancy and postpartum-related relapses in multiple sclerosis. J Neurol 2004；251(9)：1133-7.
49) Haas J, et al：A dose comparison study of IVIG in postpartum relapsing-remitting multiple sclerosis. Mult Scler 2007；13(7)：900-8.
50) Pistilli B, et al：Chemotherapy, targeted agents, antiemetics and growth-factors in human milk：how should we counsel cancer patients about breastfeeding？ Cancer Treat Rev 2013；39(3)：207-11.

51) Hale TW, et al：Medications and Mothers' Milk 2014. Hale Publishing, 2014.
52) Clowse ME, et al：A national study of the complications of lupus in pregnancy. Am J Obstet Gynecol 2008；199(2)：127 e1-6.
53) Clark CA, et al：Decrease in pregnancy loss rates in patients with systemic lupus erythematosus over a 40-year period. J Rheumatol 2005；32(9)：1709-12.
54) Moroni G, et al：The risk of pregnancy inpatients with lupus nephritis. J Nephrol 2003；16(2)：161-7.
55) Huong DL, et al：Pregnancy in past or present lupus nephritis：a study of 32 pregnancies from a single centre. Ann Rheum Dis 2001；60(6)：599-604.
56) Julkunen H, et al：Pregnancy in lupus nephropathy. Acta Obstet Gynecol Scand 1993；72(4)：258-63.
57) Cortés-Hernández J, et al：Clinical predictors of fetal and maternal outcome in systemic lupus erythematosus：a prospective study of 103 pregnancies. Rheumatology 2002；41(6)：643-50.
58) Carvalheiras G, et al：Pregnancy and systemic lupus erythematosus：review of clinical features and outcome of 51 pregnancies at a single institution. Clin Rev Allergy Immunol 2010；38(2-3)：302-6.
59) Gladman DD, et al：The effect of lupus nephritis on pregnancy outcome and fetal and maternal complications. J Rheumatol 2010；37(4)：754-8.
60) Petri M, et al：Frequency of lupus flare in pregnancy. The Hopkins Lupus Pregnancy Center experience. Arthritis Rheum 1991；34(12)：1538-45.
61) Stojan G, et al：Flares of systemic lupus erythematosus during pregnancy and the puerperium：prevention, diagnosis and management. Expert Rev Clin Immunol 2012；8(5)：439-53.
62) Bramham K, et al：Pregnancy and renal outcomes in lupus nephritis：an update and guide to management. Lupus 2012：21(12)；1271-83.
63) de Jesus GR, et al：Understanding and Managing Pregnancy in Patients with Lupus. Aoutoimmune Dis 2015；2015：943490.
64) Lateef A, et al：Management of pregnancy in systemic lupus erythematosus. Nat Rev Rheumatol 2012；8(12)：710-8.
65) Lateef A, et al：Managing lupus patients during pregnancy. Best Pract Res Clin Rheumatol 2013；27：435-47.
66) Llanos C, et al：Recurrence rates of cardiac manifestations associated with neonatal lupus and maternal/fetal risk factors. Arthritis Rheum 2009；60(10)：3091-7.
67) Østensen M, et al：Update on safety during pregnancy of biological agents and some immunosuppressive anti-rheumatic drugs. Rheumatology(Oxford) 2008；47(Suppl 3)：iii28-31.
68) Buyon JP, et al：Autoimmune-associated congenital heart block：demographics, mortality, morbidity and recurrence rates obtained from a national neonatal lupus registry. J Am Coll Cardiol 1998；31(7)：1658-66.
69) Hornberger LK, et al：Spectrum of cardiac involvement in neonatal lupus. Second J Immunol 2010；72(3)：189-97.

70) Jaeggi E, et al:The importance of the level of maternal anti-Ro/SSA antibodies as a prognostic marker of the development of cardiac neonatal lupus erythematosus a prospective study of 186 antibody-exposed fetuses and infants. J Am Coll Cardiol 2010;55(24);2778-84.
71) Friedman DM, et al:Prospective evaluation of fetuses with autoimmune-associated congenital heart block followed in the PR Interval and Dexamethasone Evaluation(PRIDE) Study. Am J Cardiol 2009;103(8):1102-6.
72) Elisson H, et al:Isolated atrioventricular block in the fetus:a retrospective, multinational, multicenter study of 175 patients. Circulation 2011;124(18):1919-26.
73) Trucco SM, et al:Use of intravenous gamma globulin and corticosteroids in the treatment of maternal autoantibody-mediated cardiomyopathy. J Am Coll Cardiol 2011;57(6):715-23.
74) Kaaja, R, et al:Prevention of recurrence of congenital heart block with intravenous immunoglobulin and corticosteroid therapy:comment on the editorial by Buyon et al. Arthritis Rheum 2003;48(1):280-1.
75) Miyakis S, et al:International consensus statement on an update of the classification criteria for definite antiphospholipid syndrome(APS). J Thromb Haemost 2006;4(2):295-306.
76) Hughes GR, et al:Assessment of the 2006 revised antiphospholipid syndrome classification criteria. Ann Rheum Dis 2007;66(7):927-30.
77) Sugi T, et al:Autoantibodies to phosphatidylethanolamine(PE) recognize a kininogen-PE complex. Blood 1995;86(8):3083-9.
78) Sanmarco M, et al:Clinical significance of antiphosphatidylethanolamine antibodies in the so-called "seronegative antiphospholipid syndrome". Autoimmun Rev 2009;9(2):90-2.
79) Nayfe R, et al:Seronegative antiphospholipid syndrome. Rheumatology 2013;52(8):1358-67.
80) Conti F, et al:Thin-layer chromatography immunostaining in detecting anti-phospholipid antibodies in seronegative anti-phospholipid syndrome. Clin Exp Immunol 2012;167(3):429-37.
81) Ruiz-Irastorza G, et al:Antiphospholipid syndrome. Lancet 2010;376(9751):1498-509.
82) Andreoli L, et al:Pregnancy implications for systemic lupus erythematosus and the antiphospholipid syndrome. Journal of Autoimmunity 2012;38(2-3):J197-208.
83) Ruiz-Irastorza G, et al:Evidence-based recommendations for the prevention and long-term management of thrombosis in antiphospholipid antibody-positive patients:report of a task force at the 13th International Congress on antiphospholipid antibodies. Lupus 2011;20(2):206-18.
84) Rai R, et al:Randomised controlled trial of aspirin and aspirin plus heparin in pregnant women with recurrent miscarriage associated with phospholipid antibodies(or antiphospholipid antibodies). BMJ 1997;314(7076):253-7.

85) Kutteh WH, et al: Antiphospholipid antibody-associated recurrent pregnancy loss: treatment with heparin and low-dose aspirin is superior to low-dose aspirin alone. Am J Obstet Gynecol 1996; 174(5): 1584-9.
86) Mak A, et al: Combination of heparin and aspirin is superior to aspirin alone in enhancing live births in patients with recurrent pregnancy loss and positive antiphospholipid antibodies: a meta-analysis of randomized controlled trials and meta-regression. Rheumatology(Oxford) 2010; 49(2): 281-8.
87) Ruiz-Irastorza G, et al: Antiphospholipid syndrome in pregnancy. Rheum Dis Clin North Am 2007; 33(2): 287-97.
88) 杉俊隆：抗リン脂質抗体症候群. 日産婦誌 2010; 62: N151-4.
89) Wijetilleka S, et al: Novel insights into pathogenesis, diagnosis and treatment of antiphospholipid syndrome. Curr Opin Rheumatol 2012; 24(5): 473-81.
90) Dendrinos S, et al: Low-molecular-weight heparin versus intravenous immunoglobulin for recurrent abortion associated with antiphospholipid antibody syndrome. Int J Gynaecol Obstet 2009; 104(3): 223-5.
91) Hasegawa I, et al: Effectiveness of prednisolone/aspirin therapy for recurrent aborters with antiphospholipid antibody. Hum Reprod 1992; 7(2): 203-7.
92) Ruffatti A, et al: Plasma exchange in the management of high risk pregnant patients with primary antiphospholipid syndrome. A report of 9 cases and a review of the literature. Autoimmun Rev 2007; 6(3): 196-202.
93) Yoon KH, et al: Sufficient evidence to consider hydroxychloroquine as an adjunct therapy in antiphospholipid antibody(Hughes')syndrome. J Rheumatol 2002; 29(7): 1574-5.
94) Rand JH, et al: Hydroxychloroquine directly reduces the binding of antiphospholipid antibody-beta2-glycoprotein I complexes to phospholipid bilayers. Blood 2008; 112(5): 1687-95.
95) Jung H, et al: The protective effect of antimalarial drugs on thrombovascular events in systemic lupus erythematosus. Arthritis Rheum 2010; 62(3): 863-8.
96) Tektonidou MG, et al: Risk factors for thrombosis and primary thrombosis prevention in patients with systemic lupus erythematosus with or without antiphospholipid antibodies. Arthritis Rheum 2009; 61(1): 29-36.
97) Provan D, et al: Idiopathic thrombocytopenic purpura in adults. J Pediatr Hematol Oncol 2003; 25(Suppl 1): S34-8.
98) Evi S, et al: Immune thrombocytopenia in pregnancy. Hematol Oncol Clin North Am 2009; 23(6): 1299-316.
99) Burrows RF, et al: Incidentally detected thrombocytopenia in healthy mothers and their infants. N Engl J Med 1988; 319(3): 142-5.
100) Samuels P, et al: Estimation of the risk of thrombocytopenia in the offspring of pregnant women with presumed immune thrombocytopenic purpura. N Engl J Med 1990; 323(4): 229-35.
101) Sukenik-Halevy R, et al: Management of immune thrombocytopenic purpura in pregnancy. Obstet Gynecol Surv 2008; 63(3): 182-8.

102) Evi S, et al:Immune thrombocytopenia in pregnancy. Hematol Oncol Clin North Am 2009;23(6):1299-316.
103) Gill KK, et al:Management of idiopathic thrombocytopenic purpura in pregnancy. Semin Hematol 2000;37(3):275-89.
104) Kelton JG, et al:Idiopathic thrombocytopenic purpura complicating pregnancy. Blood Rev 2002;16(1):43-6.
105) Cines DB, et al:How I treat idiopathic thrombocytopenic purpura(ITP). Blood 2005;106(7):2244-51.
106) Bussel JB, et al:Splenectomy-sparing strategies for the treatment and long-term maintenance of chronic idiopathic(immune) thrombocytopenic purpura. Semin Hematol 2000;37(1 Suppl 1):1-4.
107) McCrae KR, et al:Thrombocytopenia in pregnancy:differential diagnosis, pathogenesis, and management. Blood Rev 2003;17(1):7-14.
108) Griffiths J, et al:Laparoscopic splenectomy for the treatment of refractory immune thrombocytopenia in pregnancy. J Obstet Gynaecol Can 2005;27(8):771-4.
109) Saleh MN, et al:Safety and efficacy of eltrombopag for treatment of chronic immune thrombocytopenia:results of the long-term, open-label EXTEND study. Blood 2013;121(3):537-45.
110) Kuter DJ, et al:Long-term treatment with romiplostim in patients with chronic immune thrombocytopenia:safety and efficacy. Br J Haematol 2013;161(3):411-23.
111) Klink DT, et al:Rituximab administration in third trimester of pregnancy suppresses neonatal B-cell development. Clin Dev Immunol 2008;2008:271363.
112) Hill QA, et al:How does dapsone work in immune thrombocytopenia？ Implications for dosing. Blood 2015;125(23):3666-8.
113) Gasbarrini A, et al:Regression of autoimmune thrombocytopenia after eradication of Helicobacter pylori. Lancet 1998;352(9131):878.
114) Emillia G, et al:Helicobacter pylori eradication can induce platelet recovery in idiopathic thrombocytopenic purpura. Blood 2001;97(3):812-4.
115) Fujimura K, et al:Is eradication therapy useful as the first line of treatment in Helicobacter pylori-positive idiopathic thrombocytopenic purpura？ Analysis of 207 eradicated chronic ITP cases in Japan. Int J Hematol 2005;81(2):162-8.
116) Fujimura K, et al:Reference guide for management of adult idiopathic thrombocytopenic purpura(ITP) 2012 version. Rinsho Ketsueki 2012;53(4):433-42.
117) Barrett JH, et al:Does rheumatoid arthritis remit during pregnancy and relapse postpartum？ Results from a nationwide study in the United Kingdom performed prospectively from late pregnancy. Arthritis Rheum 1999;42(6):1219-27.
118) de Man YA, et al:Disease activity of rheumatoid arthritis during pregnancy:results from a nationwide prospective study. Arthritis Rheum 2008;59(9):1241-8.
119) Brouwer J, et al:Fertility in women with rheumatoid arthritis:influence of disease activity and medication. Ann Rheum Dis 2015;74(10):1836-41.

120) Adams K, et al: Safety of pain therapy during pregnancy and lactation in patients with inflammatory arthritis: a systematic literature review. J Rheumatol Suppl 2012; 90: 59-61.
121) Nielsen OH, et al: Safety of TNF-α inhibitors during IBD pregnancy: a systematic review. BMC Med 2013; 11: 174.
122) Cush JJ: Biological drug use: US perspectives on indications monitoring. Ann Rheam Dis 2005; 64(Suppl 4): iv18-23.
123) Østensen M, et al: Etanercept in breast milk. J Rheumatol 2004; 31(5): 1017-8.

13 関節リウマチに伴う呼吸器疾患
Respiratory disease associated with RA

山下裕之

ポイント

▶ 関節リウマチ(rheumatoid arthritis：RA)は様々な呼吸器疾患を合併しうる。RAにびまん性肺病変を認めた場合の鑑別と治療方針に関しては，当科では以下のように対策をとっている。

1. まず，原因が薬剤性〔MTX(methotrexate)など〕や感染症〔定型肺炎，非定型肺炎，ニューモシスチス肺炎(pneumocystis pneumonia：PCP)，その他の日和見感染，抗酸菌〕である可能性がないか十分に検討する。
2. 特に，「既存の間質性肺炎に感染を合併している場合と間質性肺炎自体の増悪との鑑別」や「細菌性肺炎と器質化肺炎(organizing pneumonia：OP)の鑑別」は，しばしば困難なことがある。非気道散布性，非区域性の分布などを認めるからといって一概に感染症を否定することは困難で，抗菌薬が奏効する症例をしばしば経験する。
3. 呼吸状態や画像の進行速度に応じて，時間的余裕があればMTXの中止や抗菌薬の投与を先行し，反応性を見てステロイド投与を順次検討することがある。また，時間的猶予がないケースでは，鑑別に挙がるものから広域に治療を開始し，経過とともに治療をde-escalationする方針を選択する。
4. 間質性肺炎の初期治療に関しては，その種類によって以下のように設定している。OPはPSL(prednisolone) 30mg程度，cellular NSIP〔非特異性間質性肺炎(nonspecific interstitial pneumonia)〕はPSL 1mg/kg程度(±活動性によってステロイドパルス療法)，fibrotic NSIPではPSL中等量～1mg/kg程度＋IVCY(intravenous cyclophosphamide)である。なお，fibrotic NSIPは炎症反応陰性の傾向がある。

▶ MTXによる薬剤性肺炎は，約2/3の症例に発熱を認め，投与開始後，比較的早期に発症しやすい傾向にある。画像所見としては過敏性肺臓炎様(汎小葉性・地図状)のものが最も多い。

▶ RAを伴うPCP(RA-PCP)の診断に関しては，血中β-D-グルカン濃度上昇を同定す

ることが有用であり，cut off値を31.1pg/mL（ワコー法）とすると，感度92.3％，特異度86.1％という報告がある。喀痰PCR（*Pneumocystis jirovecii*）検査も診断に有用であり，可能であればBALF検体もしくは高張生理食塩液吸入による誘発喀痰で提出するが，偽陽性のこともあれば偽陰性のこともある。画像上は，Tokudaらの提唱するType A〔汎小葉性GGA（ground-glass attenuation）〕を示すこともあれば，Type B（濃淡が無秩序で規則性がなく健常肺との境界が不明瞭なGGA）やType C（GGAと浸潤影の混合）を示すこともあり，Type Aが多いと言われるMTX肺炎との鑑別はしばしば困難である。治療に関しては，ST（sulfamethoxazole/trimethoprim）合剤による治療開始後の初期悪化を認めることがあり，診断時に呼吸不全があればステロイド併用を必ず行い，既存の間質性肺炎を認める場合は慎重漸減を行う。ST合剤の初期投与量に関しては，HIV-PCPに比べて少量でよいことがある。予防に関しては，高齢，ステロイド使用，既存肺疾患，MTX使用などリスク因子を認める場合，生物学的製剤投与を行っているRA症例に対してST合剤少量投与を検討してもよいかもしれない。ただし，RA治療であるMTXや生物学的製剤の投与は長期にわたるため，予防投与の適応や投与期間は慎重に考慮しなければならない。

▶ RAによる胸膜炎は，胸水検査にて結核性胸膜炎と同様の結果を示し，鑑別が難しい。確定診断には胸腔鏡検査および胸膜生検が有用とされる。RA胸膜炎の場合，中等量ステロイド投与に反応することが多いが，triamcinolone acetonide（ケナコルト®）を胸腔に直接注入するという治療法もある。

▶ RAに多彩な気道病変を合併することも認識されてきている。閉塞性細気管支炎（bronchiolitis obliterans：BO）を合併した場合，予後不良で確実な治療法は肺移植しかない。

▶ RAに伴う間質性肺炎は，RF高値や抗CCP抗体高値など重症RAに合併しやすく，喫煙もリスク因子である。また，無症状の間質性肺炎が関節症状に数カ月から数年先行することがある。

症例集

症例1　急性に生じた片側性胸水（図1）

　71歳男性。OPが先行して発症したRA。IFX（infliximab），MTX 12mg/week，salazosulfapyridine 2,000mgおよびPSL 5mgでコントロール中だった。3日前から発熱および咳が出現し，X年10月，当科受診となった。

　胸部X線上に，比較的急激に貯留した右片側胸水を認めた。胸水穿刺を施行したとこ

ろ，滲出性であったものの胸水pH 7.441で緊急胸腔穿刺ドレナージ適応はなかった。胸水糖/血清糖＞0.5，胸水LDH 289U/Lで，胸水ADAは122.9IU/Lと著明な上昇を認めた。胸水細胞診はclass Ⅱでリンパ球優位だった。診断は何が考えられるか。

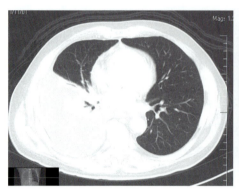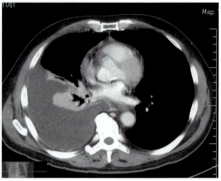

図1　症例1のCT所見
右肺に胸水貯留および圧迫性無気肺を認める。右胸膜の不整な肥厚も認める。

[診断名]
　結核性胸膜炎

[経過]
　胸水ADA高値でRA胸膜炎か結核性胸膜炎かの鑑別になったが，呼吸器内科に転科の上，胸膜生検を行った。その結果，胸膜生検つぶし培養にて結核菌陽性が判明し，上記診断が確定した。IFX導入前，isoniazidを予防投与していたにもかかわらず結核に罹患したことから，外因性と考えられた[1]。

症例2　多発肺転移と鑑別を要した多発肺結節影（図2）

　76歳女性。X年4月発症のRA患者。当初，bucillamine 100mgが開始され著効した。X＋3年5月までCRP陰性を維持するも7月より陽転化し，8月には関節痛の増悪を認めた。9月よりMTXおよびPSL 10mgを開始したが軽快せず，CRPは急激

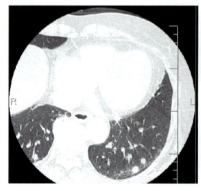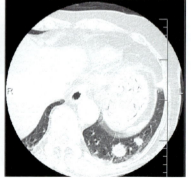

図2　症例2のCT所見
左肺下肺野優位に大小の結節を認める。

に15.92mg/dLまで上昇。それに比例してRFも直線的に上昇し，12月，当科入院となった。画像所見から診断は何が考えられるか。

[診断名]

　リウマトイド結節

[経過]

　鑑別として，①転移性肺腫瘍，②クリプトコッカス感染症，③リウマトイド結節などが挙げられ，様々な検索を行うも，①は諸検査より否定的，②クリプトコッカス髄液抗原陰性，③気管支鏡検査を行うも所見が得られなかったため，VATSを検討していた中，X＋1年2月より急激な呼吸不全を認めた。諸検査より頻回のtriamcinolone acetonide関節注射により免疫低下をきたし，それに伴い発症したPCPと診断した。ステロイドパルス療法およびpentamidine isetionate投与にて軽快した。その後，比較的速やかにステロイドを漸減していったが，X＋1年5月よりPSL 17.5mgまで減量した頃よりCRPが11.98ng/dLまで悪化するとともに呼吸状態は悪化。フォローCT上，縮小していた両肺結節や下葉中心の間質陰影が悪化していたため，PSL 40mgに再増量したところ，結節影および間質陰影は改善した。ステロイドに効果があることから結節影に関しては，リウマトイド結節と診断した。

症例3　肺胸膜側にみられる複数の非区域性のconsolidation（図3）

　67歳男性。X年6月，喀痰増加にて当院呼吸器内科を受診し，気管支拡張症と診断されて外来通院していた。関節痛を伴っていたため，同月，当科紹介となった。抗CCP抗体陽性およびMRI所見よりRAと診断し，salazosulfapyridineを開始するも皮疹に

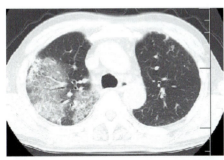
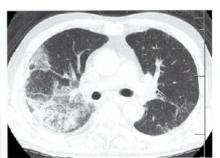
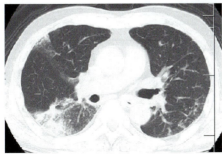

図3　症例3のCT所見
右肺上葉S1およびS2，下葉S6にGGAとconsolidationが混在したような斑状影を認める。

てX＋1年8月よりbucillamineへ変更し，10月よりMTXを追加していた．X＋1年11月，1～2週間前より咳嗽増加を認め，当科受診となった．胸部CTにて右肺胸膜側に複数の非区域性のGGAやconsolidationを認めた．診断は何が考えられるか．

[診断名]

　OP

[経過]

　X＋1年12月にTBLB（transbronchial lung biopsy）を施行し，気腔内にポリープ状に伸びる浮腫状の器質化した浸出を認め，OP合併と判明した．感染症の可能性を除外するため，念のため抗菌薬を開始するも改善なく，外来での鑑別は困難と判断し，X＋2年2月，当科入院となった．RAに伴うOPとしてPSL 30mgを開始したところ，炎症反応は改善し，右上葉ほか陰影も消失傾向となった．

症例4　急性呼吸不全（図4）

　70歳女性．MTX 10mg内服中のRAで，呼吸困難にてX年12月，関連病院受診となったが，呼吸状態が改善しないため，当院に救急搬送となった．画像所見から何が考えられるか．

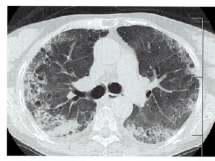
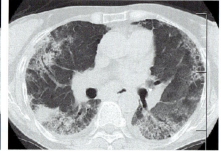
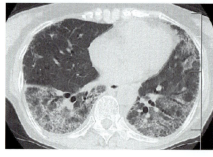

図4　症例4のCT所見
胸膜側を主体に両肺にびまん性に分布する浸潤影と網状影およびその周囲にGGAを認める．両側肺底部の牽引性気管支拡張，蜂巣肺を認める．

[診断名]

　RA-ILD急性増悪

[経過]

　RA-ILDの急性増悪を第一に考え，ステロイドパルス療法，後療法としてPSL 40mg（BW 40kg）を開始した．CMV-Ag（cytomegalovirus antigenemia）およ

びβ-D-グルカン陰性でCMV感染やPCP感染は否定的であった。ステロイドにてCRP 0.43mg/dLまで低下し，間質陰影は改善傾向にあったものの，酸素需要は残存。線維化病変残存と判断し，X＋1年1月よりIVCYを開始。室内気でSAT 93％まで改善し，HOTを導入し退院となった。

症例5　亜急性呼吸不全（図5）

70歳女性。4年来のRAでPSL 10mgおよびTAC（tacrolimus）2.5mg投薬中であったが，X年1月の時点でCRP 5.10mg/dLとコントロール不良であった。2週間前より呼吸苦があり，同月，かかりつけ医を受診し，血糖上昇のためTAC中止の上，当科紹介となった。

前医の胸部X線やCT見る限り既存の関節リウマチに伴う間質性肺炎（rheumatoid arthritis-interstitial lung disease：RA-ILD）があり，KL-6 500U/mL程度を推移していた。今回CT上で，両下葉優位・右中葉優位に浸潤影およびGGAを認め，牽引性気管支拡張を伴っていた。KL-6は1,255U/mLに上昇し，WBCは17,420×10^4/μL，CRPも25.50mg/dLに上昇していた。家族歴として兄2人が間質性肺炎で死亡している。診断は何が考えられるか。

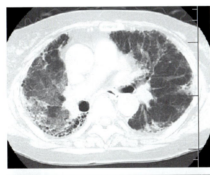
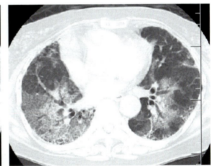
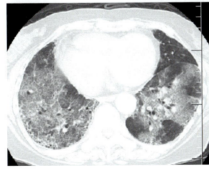

図5　症例5のCT所見
右中葉，両下葉優位に浸潤影とGGAが広がっており，牽引性気管支拡張を伴っている。両側胸膜直下には網状索状影，小囊胞構造，胸膜肥厚が認められる。

［診断名］
　RA-ILD増悪
［経過］
　RA-ILD急性増悪の可能性に対して，感染症契機の増悪も否定できないため，抗菌

薬投与下に，ステロイドパルス療法を開始し，後療法としてPSL 45mgを投与継続した。念のため，ST合剤を併用したが，β-D-グルカンは陰性でPCPは否定的であった。いったん胸部X線所見・臨床症状が改善するも，再び呼吸状態は悪化。SATを維持するのにO_2 5Lを要し，発熱が出現した。胸部CT再検上，左下葉が悪化しており，再度，ステロイドパルス療法を施行するとともにCsA（cyclosporin A）を追加し，後療法PSLを60mgとした。しかし，X＋4年2月には，縦隔気腫が出現・拡大し，3月の凝固系検査でもFDP 36.0μg/mL，Dダイマー24.5μg/mLと上昇傾向であったため，danaparoid sodiumを開始した。3月のフォロー胸部CT上で，2月に比較して縦隔気腫が改善していたものの線維化が進行していたため，IVCYを開始したが，右気胸を発症した。同日，胸腔ドレナージにて脱気したがexpansionせず，徐々にCO_2が貯留し，意識レベルが低下し，死亡した。入院当初から即座にステロイドパルス療法＋IVCY＋CsA 3剤投与を行ってみるべきだった症例かもしれない。

症例6　UIP（usual interstitial pneumonia）が基礎にあり，全肺野にGGAを伴った急性呼吸不全（図6）

61歳男性。4年来のRA。胸部CT上，もともと肺底部に軽度のhoneycomb lungがあり，KL-6は上下降を持続しながらも1,000U/mL以上あった。PSL 4mgおよびMTX 8mg/weekでRAコントロールは比較的良好であった。X年9月，発熱・上気道症状があり，症状が悪化したため，かかりつけ医を受診したところ，胸部CT上，全肺野にGGA認めた。さらに，SAT 84％と呼吸不全を認めたため，当科紹介入院

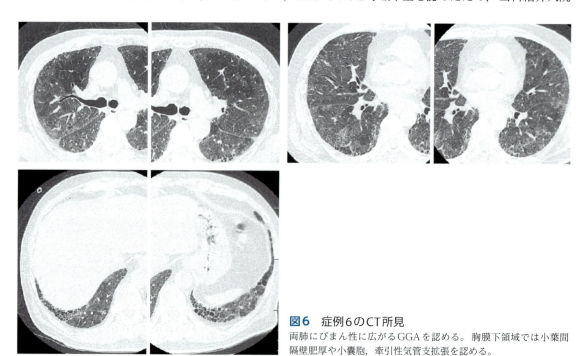

図6　症例6のCT所見
両肺にびまん性に広がるGGAを認める。胸膜下領域では小葉間隔壁肥厚や小嚢胞，牽引性気管支拡張を認める。

となった。診断と治療についてどう考えるか。

[診断名]

　RA-UIP急性増悪

[経過]

　MTXによる薬剤性肺炎，PCPに伴う間質性肺炎の増悪，RA-ILD増悪を鑑別に挙げ，MTX中止の上，ST合剤投与下にmPSL（methylprednisolone）80mgを投与開始した。β-D-グルカンの結果は，23pg/mL程度でPCPは否定的であった。triggerは不明だが，UIP急性増悪が疑われ，ステロイドを継続投与するも呼吸状態は徐々に悪化し，フォロー胸部CT上，明らかに増悪した。KL-6は3,330U/mLまで上昇傾向にあった。強力な免疫抑制薬療法が必要と考え，改めてステロイドパルス療法およびIVCY 1,000mgおよびCsAを開始するも，10月にはさらに呼吸状態が悪化し，人工呼吸管理となった。一方，上昇し続けていたCRPは3剤の効果か陰性化した。その後，腎機能悪化なども合併し，呼吸状態の改善が認められず，死亡した。剖検結果はびまん性肺胞障害（diffuse alveolar damage：DAD）で入院当初から即日，UIP急性増悪としてステロイドパルス＋IVCY＋CsAの3剤療法を行ってみるべきだったかもしれない。

症例7　MTX増量下に出現した両肺野GGA（図7）

　50歳女性。3年前発症のRA。関節炎悪化のためX年3月，他院を受診しMTX 8mg/weekおよびPSL 5mgを開始された。4月にMTXを10mgに増量したところ，発熱が出現し，胸部CTにて両肺にGGAを認めたため，当科紹介となった。診断と治療についてどう考えるか。

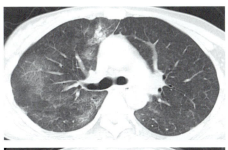
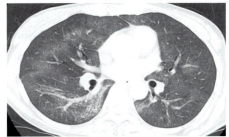
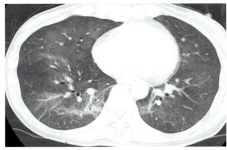

図7　症例7のCT所見
Type C GGA。両肺にびまん性に分布する不均一なGGAを認める。

［診断名］

　　MTXによる薬剤性肺炎

［経過］

　　β-D-グルカン11pg/mLとPCPは否定的であった．MTX肺炎の可能性を考慮し，mPSL 250mgを3日間点滴投与し，後療法をPSL 1mg/kgとして，その後，比較的速やかに減少して改善傾向を示した．

症例8　bucillamine増量過程で生じた急性呼吸不全（図8）

　　72歳女性．X年7月，RAと診断され，胸部CTで軽度の間質性肺炎を指摘されていた．RAの治療として，同月からsalazosulfapyridine 1,000mgを開始．9月よりbucillamine 200mgを追加し，関節炎症状は安定するようになった．同年12月より労作時呼吸苦を自覚．徐々に湿性咳嗽も出現し，呼吸状態が悪化したため，X+1年1月，当科受診となった．診断と治療についてどう考えるか．

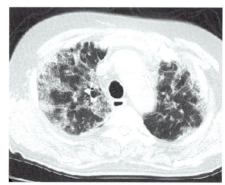
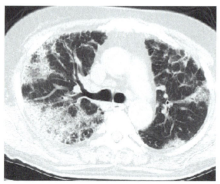
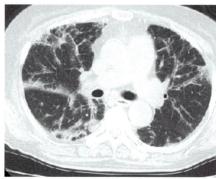

図8　症例8のCT所見
一部，気管支血管側周囲を含む両肺の胸膜側主体に非区域性の陰影が広がっている．

［診断名］

　　bucillamineによる薬剤性肺炎

［経過］

　　来院時，ABGにてpH 7.428，PCO_2 37.8mmHg，PO_2 59.0mmHgと低酸素血症を認めるも，呼吸苦症状は強くなく，O_2 1～2LでSATを維持できていた．WBC 10,140×10^4/μL（好酸球8％）と好酸球上昇を認め，鑑別として①RA-OP，② bucillamineによる薬剤性肺炎，③感染性肺炎などが考えられた。経過が亜急性で呼吸状態はそこまで悪くなく，ステロイド治療を待てると判断し，bucillamineを中止の上，感染症の否定も兼ねてまずは抗菌薬を開始したが効果を認めなかった。それどころか発熱が出現し，胸部X線所見も悪化傾向にあったため，mPSL 250mg点滴静注×3日間，その後，PSL 30mgを投与したところ，呼吸状態は改善し，X線・CT所見も改善した。

症例9　抗菌薬無効の両肺野GGAを伴う陰影（図9）

　48歳男性。X年8月発症のRA。当初，MTX 6mg/weekおよびPSL 2mgにてコントロール良好であったが，過去にKL-6上昇にてMTXおよび金製剤の中止歴がある。X＋2年2月，TACの併用を開始したが，関節炎の悪化が持続したため，8月よりMTX 4mg/weekの併用を再開した。X＋2年11月より湿性咳嗽が出現し，かかりつけ医を受診したところ，CRP 6.32mg/dLと上昇を認め，抗菌薬を開始するも不変かつ左上葉にも陰影を認め，当科紹介入院となった。

　過去の画像と比較する限り，X＋2年2月の時点で左右中肺野に陰影があり，9月と11月を比較すると左右中下肺野に新たにGGAが出現していた。鑑別として，RA-ILD増悪，TACによる薬剤性肺炎，感染性肺炎の可能性を考慮し，TACをCsAに変更の上，広域抗菌薬を開始した。するとX＋2年12月のフォロー胸部CT上で，右上葉のconsolidationは改善傾向が認められた。左下葉の陰影や他の蜂巣肺の隔壁に浸潤している影は不変だが，上葉の多角形状のスリガラス陰影は改善傾向にあった。さらに自覚症状も改善傾向にあり，労作時呼吸苦の訴えもなくなった。ただ，長期的

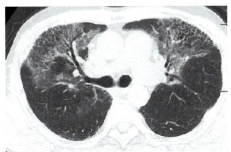
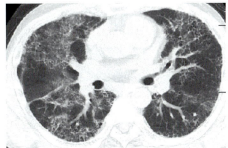
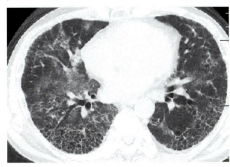

図9　症例9のCT所見
両肺の胸膜下や右肺底部を主体に分布する気管支拡張を伴った網状影・索状影や蜂巣肺を基礎に認める。両肺に多数の斑状のGGAを認める。

に見るとRA-UIPに関しては緩徐進行性に蜂巣肺が増加しており，少しでも線維化を抑えるため，CsAを増量した．X＋2年12月，外泊から帰室後の胸部X線にて，両肺門側優位に浸潤影拡大を認め，CRP 19.32mg/dLと炎症反応の上昇を認めた．診断と治療についてどう考えるか．

[診断名]
　　市販感冒薬による薬剤性肺炎

[経過]
　画像（図9）上，過敏性肺臓炎は否定的な印象で，RA-ILD（UIP＋NSIP）急性増悪としてステロイドパルス療法を開始したところ，フォローのX線上において浸潤影は着実に改善し，CRPやLDHも直線的に低下した．X＋3年2月，試験外泊後，再びCRPは6.93mg/dLへ上昇し，胸部X線およびCT上で，両肺野に前回と同様のGGAが出現した．その際，問診にて外泊のたびに"トニン®"という咳止め液を大量服用していたことが判明し，"トニン®"内服を一切禁止したところ，外来では間質性肺炎増悪は一切なくなった．以上より"トニン®"咳止め液による薬剤性肺炎と診断した[2]．

症例10　salazosulfapyridine増量下に起こった右肺炎（図10）

　82歳女性．20年来のRA．X年12月まではPSL 5mg，salazosulfapyridine 1,000mg，MTX 4mg/week，NSAIDsでコントロール良好であったため，MTXを中止したところ，X＋1年4月に手指関節腫脹が出現し，salazosulfapyridine 2,000mgへ増量した．X＋1年6月初旬から発熱，労作時呼吸困難，全身倦怠感が出現し，末梢血好酸球は23％へ上昇．炎症反応が17.25mg/dLと上昇傾向で，さらに胸部X線上で右上葉陰影とそれに伴う胸水を認めたため，入院となった．診断と治療についてどう考えるか．

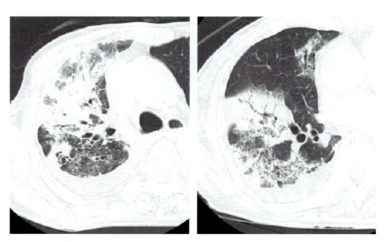

図10　症例10のCT所見
右肺上葉を主体として中下葉にも区域性に広がる気管支透亮像を伴ったconsolidationやGGAを認める．

[診断名]

　salazosulfapyridineに伴う好酸球性肺炎

[経過]

　胸水に好酸球を認め，入院後の気管支鏡検査にてBALF中の好酸球＞50％，TBLBにて好酸球浸潤を伴うOPの所見を認め，PSL 40mgを開始したところ，陰影は消失した．

症例11　adalimumab開始後に発症した呼吸不全（図11）

　73歳女性．X年10月発症のRA．X＋1年3月よりMTXを開始し，6月よりadalimumabを追加しコントロール良好だった．8月末より発熱および乾性咳が出現したため，MTXを休薬とした．しかし，発熱は持続し，SATも92～94％と低下傾向であるため，胸部CTを施行したところ，両肺にびまん性にGGAを認め，当科紹介入院となった．診断と治療についてどう考えるか．

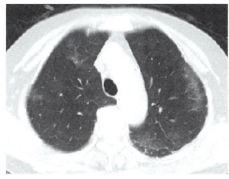
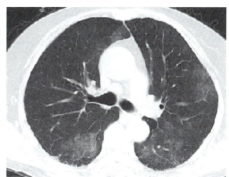
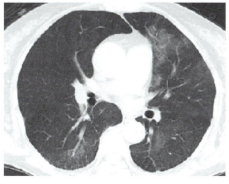

図11　症例11のCT所見
Type A GGA．両側辺縁領域有意に汎小葉性の淡いGGAを多発性に認める．

[診断名]

　adalimumabによる薬剤性肺炎

[経過]

　画像（図11）より当初PCPを疑い，ST合剤を開始するもβ-D-グルカン13.7pg/mLと正常で否定的であった．adalimumabによる薬剤性肺炎の可能性を考慮し，呼吸状態の悪化を認めないことからadalimumab中止にて経過観察する方針としたと

ころ，SATは徐々に改善し，解熱傾向を認めた．フォローの胸部CT上で，GGAは明らかに消退傾向にあった．

症例12　MTXおよびETN投与中に発症したびまん性浸潤影（図12）

64歳女性．他院でMTXおよびETN（etanercept）を導入したが，X年9月より発熱および乾性咳が出現した．室内気でABG上，PO_2 60mmHgで酸素3Lを必要とした．さらに，胸部X線上にびまん性浸潤影を認め，CRP 14.23mg/dLと上昇を認めたため，当科紹介となった．聴診上はfine crackleを認めなかった．診断と治療についてどう考えるか．

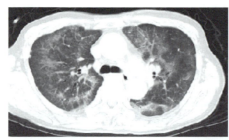
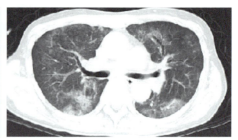
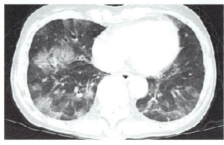

図12　症例12のCT所見
Type C GGA．両肺に肺門側優位にGGAが広がっている．気管支周囲には比較的濃度の高いconsolidationを認める．右肺上中葉には小葉中心性の粒状影・斑状GGAを認める．

[診断名]
　PCP

[経過]
　ただ，β-D-グルカン82.7pg/mLと上昇を認め，画像所見を含めPCPと診断した．ST合剤およびmPSL 80mgで治療を開始したところ，胸部X線および炎症反応，β-D-グルカンの低下を認め，ステロイドを徐々に減量した．

症例13　IFX投与開始後2カ月後に起こった急性呼吸不全（図13）

76歳女性．X年発症のRA．X＋2年10月よりMTXを開始し，徐々に増量するもRA不安定にてX＋5年5月よりIFXを導入した．7月より38℃を超える発熱および急性呼吸不全を認め，当科紹介入院となった．診断と治療についてどう考えるか．

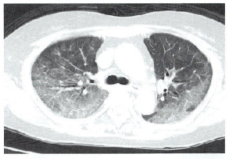
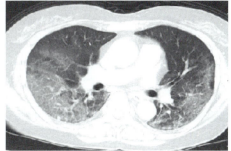
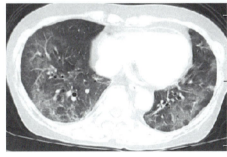

図13 症例13のCT所見
Type C GGA。両肺上葉優位に非区域性かつびまん性に広がるGGAを認める。GGAが比較的denseな部分では小葉間隔壁の肥厚が目立つ。

[診断名]

　PCP

[経過]

　β-D-グルカン357.0 pg/mLと高値および画像所見よりPCPと診断。入院当日，挿管の上，ST合剤およびステロイド療法（PSL 80 mg）を開始したところ，PaO_2/FiO_2が98から345へと著明に改善し，胸部X線上も改善を認め抜管可能となった。治療後，β-D-グルカンも直線的に低下し，PCPの治療過程に一致していた。

症例14　既存のUIPがある中，発症した呼吸不全（図14）

　53歳女性。15年来のRA。MTX肺炎や慢性骨髄炎の既往があり，MTXや生物学的製剤が使用できない一方，もともと間質性肺炎（気腫型UIP）を認め，PSL 10 mgおよびsalazosulfapyridine 2,000 mg, CsA 150 mgにてコントロールし，HOTが導入されていた。今回，徐々に呼吸困難感が悪化し，当科入院となった。診断と治療についてどう考えるか。

[診断名]

　既存のUIPに合併した感染性肺炎

[経過]

　診断的治療目的にて広域抗菌薬を開始したところ，CRP 2.84 mg/dLから0.08 mg/dLまで改善し，フォロー胸部CT上でも図14のように浸潤影の改善を認めた。

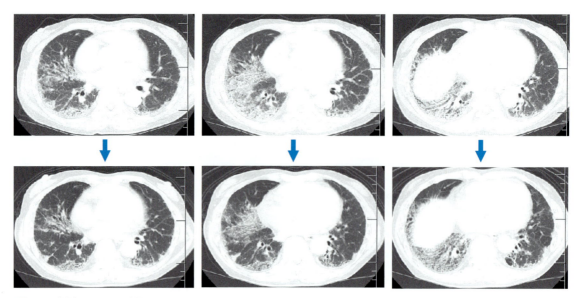

図14 症例14のCT所見

両肺底部および右肺優位に既存の間質性肺炎があり，同部位のGGAや浸潤影の広がりを認める。治療後，浸潤影やGGAの範囲が縮小している。

症例15 多彩な画像所見を呈した一例（図15）

81歳女性。70歳発症RA。MTX 6mg/weekおよびbucillamine 100mgでRA自体の疾患活動性は抑えられていた。X年1月，38.0℃の発熱があり，2週間後，かかりつけ医で採血したところ，CRP 12.0mg/dLと炎症反応高値を認めた。胸部CT

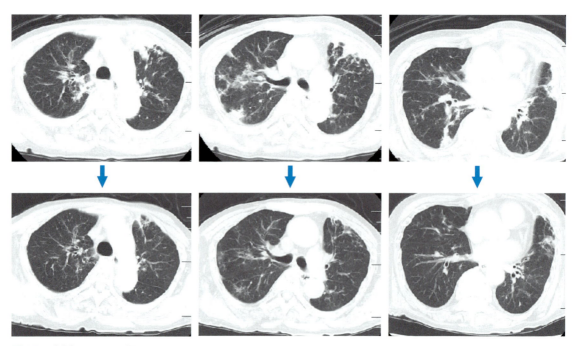

図15 症例15のCT所見

両肺に比較的気管支に沿って広がる浸潤影やGGAを認める。また，斑状影や小結節影，粒状影も散見される。

上で多彩な陰影を認め，当科紹介入院となった。診断と治療についてどう考えるか。

[診断名]

感染性肺炎

[経過]

画像からは細菌感染より薬剤性，原病によるOPなどが鑑別に挙がったが，まずは感染症を否定するため，広域抗菌薬を投与開始したところ，CRPは2.21mg/dLまで改善し，フォローの胸部CTにてOPのように見えた陰影も消失傾向にあった。

症例16　一般抗菌薬抵抗性の肺炎（図16）

75歳男性。12年来のRA。他院にてMTX 10mg/weekおよびPSL 5mgで加療されていた。X年2月，CRP 10.88mg/dLと高値および右肺浸潤影にて当科紹介入院となった。胸部CT上，OPの可能性があり，PSL 30mgを開始した。退院後，かかりつけ医へ再紹介されるも3カ月もの間，ステロイドは減量されていなかった。5月，脊椎圧迫骨折による腰痛が出現し，当院再紹介入院となった。

胸部CT上，OP自体は改善傾向で新たな肺炎がなかったが，CMV-Ag (cytomegalovirus antigenemia) 陽性細胞数6個，β-D-グルカン20.0pg/mLで，ganciclovirの投与を開始した。入院後，OPに対するステロイドをPSL 30mgから25mgへ減量した。しかし6月，CRPが21.15mg/dLまで上昇し，胸部CT上，新たな肺炎発症の可能性があり，抗菌薬を開始した。呼吸状態はいったん改善したが，再び酸素需要が増大し，フォローの胸部CT上も上葉有意にGGAおよびconsolidationの出現を認めた。診断と治療についてどう考えるか。

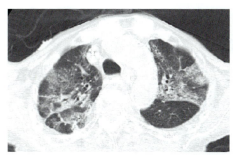
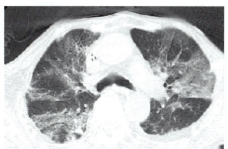
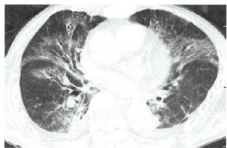

図16　症例16のCT所見
やや上肺野優位に，収縮性変化を伴う気管支周囲の浸潤影およびその周囲に拡がる広範囲なGGAを認める。

[診断名]

播種性トリコスポロン症に伴う肺炎

[経過]

β-D-グルカン64pg/mLと上昇を認め，鑑別として薬剤性肺炎，PCPが疑われ，可能な限り薬剤を変更した。PCPに関してはpentamidine isetionate予防投与中のため考えにくく，真菌感染も考慮し，micafungin 300mgを開始したが効果なく，呼吸不全にて死亡した。入院時検査上，クリプトコッカス抗原8倍で，死亡後，血液培養より*Trichosporon asahi*が検出され，それに伴う感染性肺炎と診断した[3]。

症例17　既存の間質性肺炎がある中，発症した呼吸不全（図17）

55歳女性。19年来のRA。5年前に間質性肺炎を指摘され，かかりつけ医でMTX 12.5mg/week，TAC 2mg，PSL 6mgを処方されていた。X年3月，1週間前より全身倦怠および発熱を認め，さらに室内気SAT 85％と低酸素血症を認め，胸部X線上，左下肺肺炎を認めたため，当院紹介入院となった。

入院時，WBC 12,430×10^4/μL，CRP 17.16mg/dL，KL-6 438U/mLでABGはO$_2$ 3L下でpH 7.385，PCO$_2$ 36.2mmHg，PO$_2$ 81.7mmHgであった。胸部CT上，両側一部GGAおよび両下葉の既存の間質性肺炎部分への浸潤影を認めた。診断と治療についてどう考えるか。

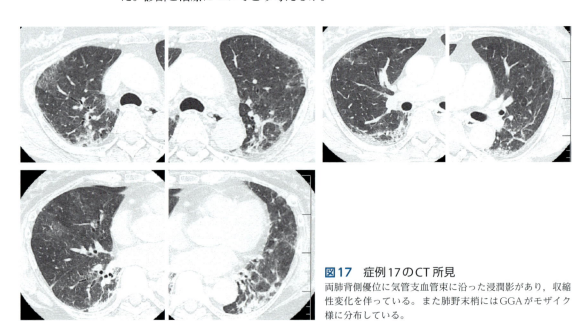

図17　症例17のCT所見
両肺背側優位に気管支血管束に沿った浸潤影があり，収縮性変化を伴っている。また肺野末梢にはGGAがモザイク様に分布している。

[診断名]

既存の間質性肺炎に対する感染およびRA-ILDの一部悪化

[経過]

鑑別として①既存の間質性肺炎に対する細菌感染，②一部RA-ILD悪化，③PCP，④MTX肺炎を考慮し，①に対して広域抗菌薬，②に対して水溶性PSL 40mg，③ST合剤を開始するもβ-D-グルカンは22.7pg/mLでPCPは否定的であった．抗菌薬およびステロイド開始後，CRP 0.80mg/dLまで直線的に改善し，呼吸状態および胸部X線所見も改善し，途中からPSL 30mg内服へ変更し，漸減した．

解説

RAに伴う呼吸器疾患は，感染症，薬剤性，既存の間質性肺炎が複雑に絡み合い，様々な病像を呈する．間質性肺炎の治療に関しては，肺生検によってその病理学的パターンを確認後に治療方針を決定することが理想的ではあるが，実際の臨床では画像所見などから病理学的パターンを推測して治療に踏み切ることも多い．また，HRCTによって病理がほぼ予測できるとも言われている[4]．RAに伴う呼吸器疾患に対する対処法は画像パターンと膠原病内科医の臨床知識に基づいた判断で，ある程度得ることができると思われる．ただし，RAに伴う間質性肺炎の中でも特に頻度の高いRA-UIPに対する治療に関して，ステロイド等の抗炎症療法のみでは他の組織型に比べて予後不良であることは明らかであり，抗線維化薬併用による効果の追究などが呼吸器内科領域における今後の課題になってきている．慢性線維化間質性肺炎の中で画像上，NSIPの所見を呈していても組織生検結果上，UIPもしくはUIP＋NSIPの混在と診断されることが頻繁にある．したがって，UIPの病像がどの程度優勢か，炎症細胞の多寡はどうか，といった組織像の観点から治療を検討するという最近の流れを考慮すると，必要に応じて肺生検も視野に入れてもよいかもしれない．

1 RA関連肺病変

RAに伴う肺病変は以下のようなものが挙げられる．二次性肺病変として，薬剤性肺炎や主にPCPなどの日和見感染症が挙げられる．

❶ RAに伴う胸膜炎

剖検では38～73％に胸膜病変を認めたが，胸膜炎を呈したのは5～21％，胸部X

線上，胸水を認めたのは5％にすぎなかった[5]。

40歳以上の男性に多く，通常，RA長期罹患患者やリウマトイド結節を有する患者で頻度が高く，半数以上は皮下結節と相関すると言われる。ただし，関節症状に先行することもある。また，間質性肺炎の合併を30％に認める。

その他のリスク因子としてRF高値，低補体血症，HLA/Dw3などが挙げられている。

胸部X線検査では一般的には片側性で，25％が両側性である。

胸水の性状として，WBC＜5,000mm^3，胸水糖／血清糖＜0.5，LDH高値（＞700IU/L）などが参考になるが，主な鑑別として問題になるのが結核性胸膜炎で，両者ともにADA高値を示す。80％以上の症例で胸水糖濃度が50mg/dL未満を呈し，長期罹患症例では経時的に10mg/dL程度まで減少する。胸水低糖濃度のメカニズムとして，血液から胸膜腔への糖の輸送の低下の結果であると考えられている[6]。したがって，血清糖濃度が正常であるにもかかわらず，胸水糖が25mg/dL以下を示し，感染が否定的な場合は，リウマチ性胸膜炎の可能性が濃厚である。pHレベルは，胸腔内の炎症を反映して一般的に7.2未満の低値を呈するが，さらに低い場合には感染の可能性がある。胸水中の低補体，高免疫複合体レベル，血清力価を超えるRF値も参考になる。細胞診では，「巨大な多核マクロファージ」と「細長いマクロファージ」，「顆粒状で無構造のdebris」の三徴があれば特徴的とされるが，これらの所見のうちの1つ以上がリウマチ胸水で認められる一方，非リウマチ性胸水ではほとんど認められなかったという報告があり，参考になる[7]。

確定診断に胸膜生検が必要となることが多いが特異的所見が得られることは少なく，稀に胸膜リウマトイド結節が実証されることがある。また，胸腔鏡検査自体の外見（壁側胸膜の粒状の外観）も参考になると言われる。

1～36カ月（平均14カ月）の間に自然消退することが多く，特に治療を必要としないこともあるが，長期に存続したり，再発する例もある。具体的には，50％で4週間以内に，2/3は4カ月以内に消失するが，約20％で数年持続する。顕著な生化学異常を伴う再発性または遷延性の胸膜滲出液は，最終的に肺の拡張制限をまねき，瘢痕性胸膜炎の後遺症を残しうる。

治療としては，NSAIDsのみで消失することがあれば中等量ステロイドが必要な場合もある。triamcinolone acetonide 120～160mg程度を胸腔に直接注入するという方法もある。しかし，反復投与の有用性は疑問視されており[8]，症候性の多量胸水の場合は単独の方法では有効性が証明されておらず，胸腔穿刺に加えて経口ステロイドを含む免疫抑制薬投与を考慮する[6]。コントロール困難な胸水や胸膜肥厚を伴う症例では肺剥皮術を必要とすることもある[8]。

2 RAに伴う気道病変

細気管支病変は，その病態によりまず大きく3種類にわけられる(**表1**)[9]。①細気管支領域が病変の主座である場合，②間質性肺炎などの肺胞領域を中心とした病変に伴い細気管支病変をきたす場合，③中枢気道病変として慢性気管支炎や気管支拡張症が存在し，その二次病変として細気管支炎が出現した場合，がある。①として膠原病に関する疾患であるBOや濾胞性細気管支炎(follicular bronchiolitis：FB)，びまん性汎細気管支炎(diffuse panbronchiolitis：DPB)が挙げられ，②として呼吸細気管支炎関連性間質性肺疾患(respiratory bronchiolitis-associated interstitial lung disease：RB-ILD)やOPなどが挙げられる。

1)細気管支炎

細気管支領域は径約2mm以下でsmall air wayと呼ばれ，膜性気管支と呼吸気管支にわけられる。

①閉塞性細気管支炎(BO)

狭窄性細気管支炎とも呼ばれ，組織学的に細気管支領域の気管支壁から内腔にかけて同心円状に線維瘢痕組織によって置換された状態である(**図18**)[10]。病変は膜性気管支が中心で壁在性の線維化が主体であり，これにより完全もしくは部分的に気道閉塞が生じ，末梢の気道拡張と肺胞領域の過膨脹が引き起こされる。呼吸細気管支領域には，ほとんど炎症細胞浸潤がないことでDPBと鑑別可能である[11]。

病因としてウイルス感染や薬剤(D-penicillamine, 金製剤, salazosulfapyridineなど)との関連性も示唆されているが明らかではない。

表1 気管支疾患の分類

原発性気管支疾患
拘束性細気管支炎(閉塞性細気管支炎)
急性細気管支炎
びまん性汎細気管支炎
呼吸性細気管支炎(喫煙者細気管支炎)
鉱物粉塵性気道疾患
濾胞性細気管支炎
その他の原発性気管支疾患(びまん性誤嚥性細気管支炎，リンパ球性細気管支炎)
顕著な細気管支病変を伴う間質性肺疾患
過敏性肺炎
喫煙者細気管支炎に関連した間質性肺疾患／剥離性間質性肺炎
特発性器質化肺炎(器質化肺炎を伴う特発性細気管支炎または増殖性細気管支炎)
その他の間質性肺疾患(肺ランゲルハンス細胞組織球症，サルコイドーシス，細気管支中心性間質性肺炎)
中枢気道疾患で細気管支病変を伴う場合(慢性気管支炎，気管支拡張症，喘息)

(文献9より引用)

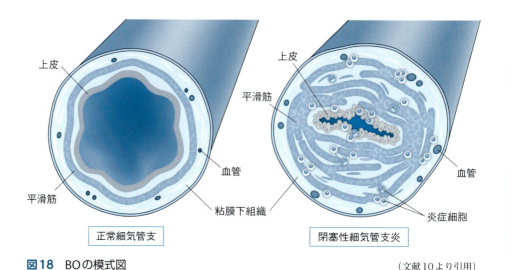

図18　BOの模式図　　　　　　　　　　　　　　　　　　　　　　（文献10より引用）

　臨床的には女性が多く，乾性咳嗽，労作時呼吸困難が主体で進行性に悪化し，他覚的には呼気延長などが認められる。

　胸部X線検査ではほとんど異常を示さず，過膨脹所見のみであることが多い。**CTにおいては吸気・呼気相両方の撮影が有用であり，呼気相においてair-trappingが混在したモザイクパターンを示す。**

　RAに伴うBOは予後不良であるが[12)13)]，症例によって差が大きい。現在確実な治療法としては肺移植しかない。

②FB

　胚中心を伴ったリンパ濾胞が呼吸細気管支壁を中心に生じ，内腔を狭小化させる病変である。しかし，純粋にこのような所見を呈する症例は少なく，また，所見自体が非特異的であるため，診断には臨床情報も含めて十分に検討する必要がある。特にリンパ濾胞過形成〔BALT (bronchus associated lymphoid tissue) の過形成〕を伴うことはRAで多くみられ，Sjögren症候群との合併やリンパ球性間質性肺炎，また，悪性リンパ腫でも類似した所見を呈することがあるので注意が必要である。

　リンパ濾胞に集簇するリンパ球，形質細胞の役割については長らく不明であったが，最近，種々の炎症性サイトカイン，ケモカイン，抗CCP抗体などが産生・放出され，周囲肺に線維化をもたらし，宿主にとって傷害的に働いていることがわかった[14)]。以上より，BALTの過形成は局所での免疫過剰反応であると言える。

　症状としては慢性に経過する労作時呼吸困難，咳嗽，発熱，全身倦怠感などがあり，中年女性に多い。

　FBはOPやNSIP，UIPなどのほかの病理組織所見と複合的に存在する。

　CT所見としては，両側の小葉中心性粒状影や気管支周囲の粒状影，GGAなどを認める。

ステロイドや免疫抑制薬にある程度効果を示し，BOなどと比較して予後は比較的良好である。

③ DPB

病理学的にびまん性に存在する呼吸細気管支領域のリンパ球を主体とした慢性炎症像を特徴とする。慢性副鼻腔炎を伴う慢性気道感染の形態をとる。

近年，RAに合併するDPB様病変の存在がわが国より提唱された[15)16)]。日本人において，DPBとRAはHLAの同一ハプロタイプを高率に有していることから，両疾患はある頻度で合併することが考えられる[13)]。

CT所見では小葉中心性粒状影，分枝状構造，気管支壁肥厚や気管支拡張の所見が認められるが，これらはFBでも認められ，画像のみでは鑑別困難である。副鼻腔炎の合併があれば，DPBと臨床診断される。

RA合併DPBにはマクロライド少量長期療法の効果が乏しいという報告がある一方，非RA合併DPBとの間に差はなく，早期からのマクロライド療法導入を強調する報告もある[17)]。

2) 気管支拡張症

small air wayより中枢側，すなわち直径2mm以上の気管支壁における弾性成分と筋性成分の破壊，および隣接した肺間質の炎症により不可逆的な変化を生じた病態で，気道感染を起こしやすい。RAに気管支拡張症を合併した場合，Swinsonらの報告によると5年生存率68.8％，Tsuchiyaらの報告によると10年生存率は87.1％と言われ，主な死因は呼吸器感染症でその予防コントロールが重要と思われる[18)19)]。

HRCTで精査するとRA患者の30％に気管支拡張症を合併するという[20)]。気管支拡張症を有する患者77例中4例（5.2％）にRAが発症した報告もあり，一般人口におけるRA発症率よりも明らかに高いことから，気管支拡張症とRA発症の間に共通する免疫学的異常の存在や共通のHLA抗原を有するとの報告もある[21)]。長期間のRA罹患歴を有する皮下結節陽性例に多い[22)]。

治療としては，去痰薬に加え，わが国では慢性副鼻腔炎合併例が多いこともあり，少量マクロライド長期療法が行われることが多い。

3) 上気道病変

輪状披裂関節炎や喉頭結節で吸気性喘鳴や上気道閉塞をきたすことがある。Geterudらによると喉頭鏡やCTでRA患者の54～75％に輪状披裂に異常を認めるが症状を認めるのは半数のみで，嗄声や嚥下時痛，喉頭の圧痛，咳嗽，会話時疼痛，労作時呼吸困難などの症状がある。進行して初めて症状が出現することも多い。

❸ RAに伴う間質性肺炎

　原因不明の間質性肺炎は，特発性間質性肺炎（idiopathic interstitial pneumonias：IIPs）と呼ばれ，その病理学的所見より，**表2**の7つのパターンに分類される。すなわち，①UIP，②NSIP，③特発性OP（COP），④DAD，⑤剝離性間質性肺炎（desquamative interstitial pneumonia：DIP），⑥RB-ILD，⑦リンパ球性間質性肺炎（lymphocytic interstitial pneumonia：LIP）である（ただし，2013年にIIPsの国際ガイドラインが改訂され[23]，IIPsはmajorとrareに分類され，majorはLIPを除く6パターンに限られるようになり，LIPはrare IIPsとして除外されるようになった）。RAを含めた膠原病関連間質性肺炎でもIIPsと類似した画像や病理パターンを示すため，この病理分類が，便宜上，RA肺でも用いられる。ただし，**RAでは同一個体において多彩な組織パターンが混在し多彩な病理所見を呈する**ことも多く，上述の2013年米国胸部疾患学会・欧州呼吸器学会（American Thoracic Society/European Respiratory Society：ATS/ERS）分類のように各病変を臨床診断と対応させることは困難である。たとえば，NSIP画像所見を呈する症例でも，生検組織ではUIPまたはUIPとNSIPの混在（discordant UIPと称し，予後的にはUIPと同様に扱う）と診断されることもしばしばある[24]。それぞれの病理や画像所見は成書にゆずるので参考にして頂きたい。

　胸部X線検査の感度は低く検知率は2～4.4％，一方HRCTでは10～50％と言われる[25]。

　前向きの大規模縦断研究では，間質性肺炎の年間累積発症率は0.35～0.41％であることが示されている[26)27)]。また，米国の国家的データベースでは，RA患者における間質性肺炎合併率は経時的に増加していることが指摘されている[26)28)]。

　無症状の間質性肺炎が関節症状に数カ月から数年先行することがあり，肺病変先行

表2　IIPsの分類

①特発性肺線維症（idiopathic pulmonary fibrosis：IPF）：組織学的診断名 usual interstitial pneumonia（UIP）
②非特異性間質性肺炎（nonspecific interstitial pneumonia：NSIP）
③特発性器質化肺炎（cryptogenic organizing pneumonia：COP）
④急性間質性肺炎（acute interstitial pneumonia：AIP）：組織学的診断名 diffuse alveolar damage（DAD）
⑤剝離性間質性肺炎（desquamative interstitial pneumonia：DIP）
⑥呼吸細気管支炎関連性間質性肺疾患（respiratory bronchiolitis-associated interstitial lung disease：RB-ILD）
⑦リンパ球性間質性肺炎（lymphocytic interstitial pneumonia：LIP）＊

＊ただし，2013年にIIPsの国際ガイドラインが改訂され[23]，IIPsはmajorとrareに分類され，majorはLIPを除く6パターンに限られるようになり，LIPはrare IIPsとして除外されるようになった。

型が全体の17％を占めるとの報告もある[28]。

　他の膠原病とは対照的に，間質性肺炎の発症率は男性が女性の3倍で，高齢者，長期のRA罹患歴，RF高値や抗CCP抗体高値などに合併率が高く，喫煙者ではリスクが高い[29)30]。喫煙は，肺において特異的なシトルリン化を引き起こし，抗CCP抗体の産生をもたらすと言われている。すなわち，RA発症過程の非常に初期の段階において気道を含む肺の異常化を促進する可能性がある。さらに最近，血沈高値やMTX使用歴などもリスク因子であることが報告された[27)31]。ばち指は特発性肺線維症（idiopathic pulmonary fibrosis：IPF）ほど多くなく（20％未満），その原因は不明である。

　RAでは他の膠原病に比較してUIPの割合が高いと言われる[29]。NSIPはcellular NSIPとfibrotic NSIPにわけられ，OPやNSIPは，UIPやDADと比較して予後良好である[32)33]。DADは急速進行性の経過をたどる間質性肺炎で，治療抵抗性かつ予後がきわめて悪い。膠原病におけるDADはIIPsと同様，UIPなどの慢性型間質性肺炎が急性増悪する場合と既存の間質性肺炎なくしていきなりDADが発症する場合がある[34]。

　浜松医大からの報告によると，過去17年間にRA-ILDと診断された51例を検討したところ，11例（22％）が急性増悪し，そのリスク因子としてILD診断時の年齢が高齢であること，HRCTでのUIPパターン，MTXの使用歴が挙げられ，7例（64％）が初回の急性増悪で死亡していた[35]。

　RA-OPのまとまった報告では，大部分がRAの経過中にOPを発症しており，OP先行例は26例中3例のみであった。また多くの症例でRFが高力価陽性を示していた。ほとんどの症例でステロイドが奏効している[36]。間質性肺炎のマーカーであるKL-6やSP-Dは通常上昇せず，必ずしもRAの病勢そのものと関係なく発症する。

　膠原病OP（CTD-OP）とCOPは，臨床像や予後は類似しているが，CTD-OPでは完全回復率が有意に低く，再発率も高い傾向にあると言われる[37]。

　それぞれの治療に関しては，大規模な研究はなく，定まった基準はない。重症度，年齢，進行速度，併存症，画像所見，BAL所見，組織診断などに基づいて総合的に判断する。**CTでの病変の広がり10％未満，DLco 65％以上，FVC 75％以上の症例はlimited diseaseとして一定期間，肺機能をフォローするという方針も提唱されている**[38]。

　IPF患者に対する治療の研究結果をRA-ILDを有する症例に当てはめることが可能か否かに関してはいまだ明らかではない。

4 肺高血圧

　RA患者では稀だが，subclinicalには頻度が高い可能性がある。症状や予後は，特発性肺動脈性肺高血圧と同様であると考えられる。Dawsonらの報告によると心肺病変のないRA患者の21％に心臓超音波検査上，肺高血圧を認めた。二次性肺高血圧は重症RA関連肺疾患に関係してみられる。

5 リウマトイド結節

RAに特異的な所見だが，比較的稀で1％以下の頻度である．わが国では欧米と比較して頻度が低い．

皮下のリウマトイド結節と同様に中心部のフィブリノイド壊死を取り囲むように組織球による柵状配列を認め，最外層にリンパ球や形質細胞，線維芽細胞の浸潤を伴う肉芽腫性病変を認める．

HRCTでは胸膜，葉間隔壁および肺内末梢部に数mm～数cm大の結節が分布し，通常，多発性である．

臨床的に結節病変自体による症状は少なく治療を要さないが，自壊すると血痰，気胸，胸水貯留，気管支胸膜瘻孔などの原因となり，処置が必要な場合がある．疾患活動性に比例して出現し，副腎皮質ステロイドによく反応する[5]．抗TNF薬治療中に発症したものの中では，ETNで比較的報告が多いようである[39]．また，欧米ではRTX（rituximab）の奏効例が少数報告されている[40]．また，MTXによるリウマトイド結節は，MTX有効例に多くみられると言われ，MTX中止により消退することがある．

2 薬剤性肺炎

あらゆる薬剤が薬剤性肺障害を起こしうる可能性を秘めているが，RA治療中は様々な肺疾患を鑑別することが重要である．

1 MTX

頻度は0.2～11.6％と様々であるが[41)42)]，実際の臨床では1％前後である．その理由として，過去の報告ではPCPなどの日和見感染が混在していた可能性やリスクのある患者にはMTXが慎重に用いられるようになった結果などが考えられている．特に白色人種で注意しなければならないと言われる．

約2/3の症例に発熱を認め，MTX服用日の数日内に38℃以上の発熱を伴って出現することが多い．

基本的に**MTX投与量や投与期間と発症には有意な関係はないと言われる**が，投与開始の比較的早期に発症しやすい傾向にあり，約半数が32週までに発症したと報告されている[43)44)]．一方，2年以上が23.7％を占めていたという報告もある．また，NSIP，DAD，OP，過敏反応などいずれの病像もとりうるが，**high doseでDAD，low doseでgranulomatous IPになりやすい**とも言われる．

投与後，比較的早期に用量非依存性に発症する傾向にあることから，何らかの過敏

性機序が推察されているがその病態生理は十分に解明されていない。

MTX肺炎のリスク因子として，①高齢［OR（odds ratio）5.1］，②既存肺疾患（OR 7.1），③経口金製剤, salazosulfapyridine, D-penicillamineの先行使用（OR 5.6），④低蛋白血症（OR 19.5），⑤糖尿病（OR 35.6）などが指摘されており[40]，特に①，②は他の多くの文献で指摘されている。

MTX肺炎の診断は基本的に同時に起こりうる様々な肺疾患の除外によってなされ，確立した特異的診断法・検査法はない。

画像は過敏性肺臓炎様（汎小葉性・地図状）のものが最も多い。peripheral spaceがないことが多く，上肺野優位のものが多い。

病理では，間質の炎症（71％），間質の線維化（59％），肉芽腫形成（34％）が比較的頻度の高い所見である[45]。気管支肺胞洗浄（bronchoalveolar lavage：BAL）によるCD4/8上昇を認めればMTX肺炎，CD4/8低下ならRA-ILD，TBLBで肉芽腫を認めればMTX肺炎の可能性が高まる。また，MTX肺炎では，BALのリンパ球が著増すると言われる。

リンパ球刺激試験（drug induced lymphocyte stimulation test：DLST）は偽陽性率，偽陰性率ともに高く，役立たない。理由として，MTXの主な作用点が葉酸代謝経路であり，この経路はDLST法で用いられるチミジンの代謝に直接的および間接的に影響するため，MTX肺炎の診断に適さないためと言われる[46]。

MTX肺炎は軽症なら中止だけでも改善しうるが，重症度に応じてステロイドパルス療法もしくはPSL 30mg以上のステロイド治療を行う。

DMARDsによる肺障害では，免疫グロブリン値がさらに低下し，薬剤中止後，肺障害が改善するとともに免疫グロブリン値は速やかに前値に戻ると言われている[47,48]。これは，RAに伴う間質性肺炎ではみられない経過である。

上述のようにMTX肺炎のリスク因子として「既存の肺疾患」は有名であるが，個人的見解としては，MTX肺炎を発症したとき，既存の間質性肺炎が増悪して治療に難渋する危険のある場合（UIPやDAD歴，一部のNSIP）はMTX投与を避けたほうがよいかもしれないが，一部のNSIPやOPなどは比較的治癒しやすいのでMTXは必要に応じて投与可能と思われる。

2 leflunomide

2003年に登場したDMARDsであるが，市販後，わが国で死亡例を含む薬剤性肺障害が相次いで報告され，7,143投与例のうち95例に間質性肺炎の出現もしくは悪化が認められ，うち29例が死亡した。明らかにわが国や韓国に多く，人種差が影響している可能性が考えられる。

MTXに比較して高い死亡率を有し，過敏反応以外に細胞毒性が推察される。

全例PMS（post marketing surveillance）における間質性肺炎発症例と非発症例を比較した単変量解析によって，間質性肺炎の既往または合併，喫煙歴，低アルブミン血症などが予測因子の候補として挙げられている。多変量解析でも間質性肺炎の既往または合併が最も重要な予測因子として指摘された。海外の疫学研究によるとleflunomide使用によってRA患者の間質性肺炎発症相対リスクは1.9倍に上昇し，MTX投与歴のある患者または間質性肺炎合併患者では2.6倍に上昇すると報告されており，PMSの結果に一致していた[49]。

病像は急性間質性肺炎（acute interstitial pneumonia：AIP）もしくはDADを呈すると言われる。

leflunomideは，活性代謝物の血清アルブミンとの結合率が99％と高く，また，腸肝循環のため血中半減期は約14日と長いため，中止後も長期間にわたり血中濃度が保たれるため，治療の際にはcolestyramine［1日24g（8g×3回）］を用いて血中濃度の速やかな低下を図り，血漿交換併用を検討する。

3 bucillamine

bucillamineはわが国で開発された薬物であり，その薬剤性肺炎の報告もほとんどわが国からのもので，多くは症例報告で，機序解明につながるような基礎研究はなされていない。

bucillamineによる薬剤性肺炎の特徴として，①経過が亜急性，②bucillamine有効例に多く（すなわち，RAの活動性が低いのが特徴），bucillamine総投与量20g前後，平均100日で発症（200mg/日×100日程度），③高齢，RF陽性，女性のRAに多い，④画像上はbronchovascular bundleに沿ったconsolidationが多く胸膜下は保たれる傾向にある，⑤HLA-DR4陽性例に多い，⑥BALFではリンパ球優位の細胞数の増加とCD4/8の低下が多い，などが挙げられる。

投与中止のみで軽快・回復する例も多く，予後は比較的良好である[50]。

4 salazosulfapyridine

頻度は不明あるいは稀とされている。笠井らの報告[51]によると，1972年の最初の報告以降，2006年までに54例の発症報告があり，発症平均年齢は47.6歳，発症までの内服期間の平均は16.7カ月であり，多くは半年以内に発症している。血液検査では，54例中29例（54％）で末梢血の好酸球増多を認めている。臨床診断や剖検診断も含めた最終診断では，慢性経過の間質性肺炎と好酸球性肺炎（あるいはPIE症候群）がそれぞれ14例と最も多く，ついで過敏性肺臓炎が5例，OPが3例，DIPが2例，AIPが1例，薬剤性ループスが1例であった。

5 TAC

　　稀だが，報告があり，薬剤性肺障害を呈した例は全例，既存の間質性肺炎を有していた．TAC投与下に新たな間質性肺炎の出現もしくは既存の間質性肺炎の増悪を認めた場合は，薬剤性肺障害を疑うと同時に日和見感染も鑑別に挙げることが重要である．

6 生物学的製剤

　　生物学的製剤も薬剤性肺炎を起こしうる．IFX，ETNともにその頻度は0.5％程度と言われる．特にETNtは肉芽腫性病変を形成しやすい[52]．tocilizumabも0.5％に合併しうると言われ，リスク因子として，①間質性肺炎の既往・合併，②65歳以上の高齢，③感染症の合併などが挙げられている．adalimumabはOPも含み，0.7％の発症率と言われる．以上，生物学的製剤投与中に間質陰影の増悪・出現を認めた際は，稀だがそれによる薬剤性肺障害の可能性を鑑別に入れて診断を進めることが重要である．

3 RA-PCP

1 RA-PCPの発生機序

　　PCPを考える上で菌の増殖と宿主の免疫反応の2つの要素を考えなければならない．P. jirovecii自身は組織障害性が低く，組織障害は主にこの菌に対して惹起される「宿主の免疫反応」による．HIV-PCPの場合は宿主の免疫反応が弱くP. jiroveciiが大量に増殖し発病に至る（菌側因子の寄与が大）．一方，RA-PCPは，HIV-PCPに比べて菌量が1/10程度でも，炎症は強く肺障害は深刻であり，症状は菌量ではなく「宿主の免疫反応の強弱」に規定される（宿主側因子の寄与が大）．

2 RA-PCPの診断

1) P. jirovecii-PCRの有用性

　　BALFのP. jirovecii遺伝子検索およびグロコット染色による検鏡診断が確定的であり，特異度は高いが，感度は70％程度と言われている．実際には血中β-D-グルカン濃度上昇と喀痰PCR法陽性をもって診断する場合が多い．しかし，高齢RA患者ではP. jiroveciiを有意に保菌しており，高感度のPCR検査では偽陽性の可能性があることに注意する．一方，RA-PCPはHIV-PCPと異なり，P. jiroveciiの菌量が少なく，喀痰で検出できない可能性もある．3〜10％の滅菌高張生理食塩液での誘発喀痰が有用とされる．

2) β-D-グルカンの有用性

　β-D-グルカンのcut off値は測定法により異なる。MK法（深在性真菌症のcut off：20pg/mL）やワコー法（11pg/mL）がある。**PCP診断のためのβ-D-グルカンのcut off値として31.1pg/mL（ワコー法）だと感度92.3％，特異度86.1％と言われている**[53]。MK法だと，単純に計算して $31.1 \times 20/11 = 56.5$ pg/mL相当となる。また，治療前のβ-D-グルカンは必ずしも陽性にならないことがあるが，加療後に菌体が壊れると陽性になる。

3) 画像所見の特徴

　RA-PCPのCT所見は，汎小葉性を示すこともあれば無秩序なGGA，あるいは浸潤影との混合を示すこともあり，中間的な性格を持っている。そのことを示したのが，Tokudaらが報告した下記のMTX肺炎10例，HIV-PCP11例，RA-PCP14例の画像所見の検討である[54]。RA患者に急性に生じたびまん性肺疾患（PCPかMTX肺炎かRA間質性肺炎急性増悪か）を鑑別する際に重要な論文である。

　MTX肺炎とRA-PCPは急速進行であるのに対して，HIV-PCPは緩慢進行である。CRPは，MTX肺炎とRA-PCPではHIV-PCPより高値である。β-D-グルカンは，HIV-PCPではRA-PCPより10倍高かった。これはHIV-PCPでニューモシスチス菌量が多いことを反映している。リンパ球数は3群に有意差はないが，HIV-PCPでは基礎疾患の特徴としてCD4リンパ球数が極度に低い。つまり，上述のように，RA-PCPでは菌量が少ないのに強い炎症反応が生じており，免疫能をある程度保ちながらPCPを生じていることを示唆する。

　TokudaらはCT所見を下記の3つのタイプにわけて表現した。

① Type A（図19A）：GGAが均一に肺門から胸膜まで隙間なく広がり，基盤の目のような形で明確な境界が認められる。それぞれが小葉を反映し「汎小葉性」分布と言われる。
② Type B（図19B）：GGAの陰影の濃淡は無秩序で規則性がなく，健常肺との境界が不明瞭である。
③ Type C：GGAと浸潤影の混合。

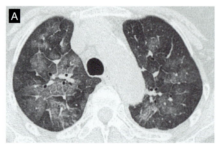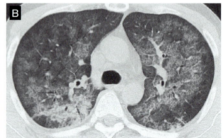

図19　RA-PCPのCT画像タイプ（Type AとType B）　　　　　（文献54より引用）

MTX肺炎はType A 7例（70％）が多く，HIV-PCPはType B 10例（91％）が多かった。

しかし，RA-PCPはType A 6例（43％），Type B 5例（36％），Type C 3例（21％）と特徴的なCT画像パターンはなかった。

3 RA-PCPの治療

治療に関しては，基本的にST合剤および呼吸不全を認めた場合はパルス療法を含むステロイド併用を行う。経口投与の場合，trimethoprim 20mg/kg/day＋sulfamethoxazole 100mg/kg/day，静注の場合，trimethoprim 15mg/kg/day＋sulfamethoxazole 75mg/kg/dayを1日に3～4分割投与するのが一般的であるが，より低用量（trimethoprim 10mg/kg/day＋sulfamethoxazole 50mg/kg/day）で同等の治療効果が得られたとの報告があり，低用量のST合剤でも治療できる可能性がある[55]。

ST合剤が使用できない場合，代替薬としてpentamidine isetionate, atovaquoneなどがあるが詳細は成書にゆずる。

非HIV患者へのPCPへのステロイド投与についてはエビデンスが乏しいものの，菌体が壊れるとアレルギー反応が増悪して呼吸機能が急激に悪化することがあるため，それを予防するためST合剤開始前にステロイドを投与する必要がある。特に，呼吸不全（$PaO_2 \leq 70Torr$ またはA-a$DO_2 \geq 35Torr$）を認める場合はステロイド投与が推奨される。

RAを含む膠原病肺を合併した症例に対するPCP治療に対してステロイドを使用した際，ステロイドを急速減量すると，既存の間質性肺炎の悪化をまねく場合があるので，当科ではある程度まで減量したら慎重に減量するようにしている。

4 PCPの予防

1) 予防方法

ST合剤の場合，1錠×連日，2錠×週3回，4錠×週2回など様々な投薬方法がある。代替法として，①dapson 2mg/kg/day，②吸入もしくは点滴pentamidine isetionate月1回，③atovaquone 1,500mg/dayなどがある。

2) 予防適応

HIV感染患者に関しては，PCP予防のエビデンスは確立しており，末梢血CD4陽性リンパ球200/μL以下などを判断基準として，ST合剤内服を含む予防が推奨されている。

非HIV患者でも，一般的にPSL換算20mg/day以上のステロイド加療を4週間以上

受け，さらに血液疾患や他免疫抑制薬使用など免疫不全をきたす他の要因がある患者では，PCP予防が必要と言われている[56]。また，ステロイド投与後，末梢血リンパ球数<500μLのリウマチ性疾患症例は，PCP発症のリスク因子とも言われてきた[57]。しかし，わが国では，PCP予防の具体的な適応や投与期間を示したガイドラインはない。

メタ解析の結果からは，ST合剤予防内服は有効であるものの，副作用を考慮するとPCPの発症リスクが3%を超えるときに行うべきとしている[58]。しかし，生物学的製剤使用RA患者のPCP発生頻度は0.1～0.3%程度である（わが国における生物学的製剤別のPCP発症率は，IFX 0.3%，ETN 0.1%，adalimumab 0.3%，tocilizumab 0.2%，abatacept 0.1%と言われる）。また，予防内服を行うことによるST合剤に対する耐性株の出現も問題である。これらを考慮すると生物学的製剤を投与している患者全例に予防投与するのは現実的ではない。

Komanoらは，IFX投与中に発症した21例のRA-PCPを分析し，非RA-PCP患者に比較して有意に，①高齢，②既存肺疾患，③高用量ステロイド投与を認める傾向にあった。IFX開始前にこの3つのリスク因子（65歳以上，PSL≧6mg，既存肺病変）を有する場合，ST合剤による予防投与が望ましいとしている[59]。

Tanakaらは，ETN投与中のRA-PCPを発症した群と非RA-PCP群を後ろ向きに比較して，①高齢（65歳以上），②既存の肺疾患，③MTX投与を，PCP発症のリスク因子として同定した。これらの因子を多く有すれば有するほど，PCP発症のリスクが増した[60]。

Katsuyamaらも，生物学的製剤が投与されているRA患者について後ろ向きにRA-PCP患者と非RA-PCP患者の違いを分析した。上述と同様に，PCP発症のリスク因子として，①高齢（65歳以上），②ステロイド使用，③既存肺疾患を同定し，それらのうち2つ以上のリスクを有する患者はPCP予防を行ったほうがよいとし，ST合剤を予防投与している患者のPCP発症率は0人・年であることを示した[61]。

PCPは空気感染すると考えられ，発症者から細胞免疫不全患者に伝染しうるので他の免疫抑制患者との接触を避けるのが望ましい。Moriらは，RA患者における*P. jirovecii*のキャリアが外来において他のRA患者への*P. jirovecii*のリザーバーとなっていると指摘し，キャリアを増加させないことが重要であると述べている。その上で短期間のST合剤による予防投与は，RA-PCPの集団発生を予防できると指摘した[62,63]。

Mizushinaらは，salazosulfapyridine投与がPCP予防に関与しているか，RA患者を後ろ向きにsalazosulfapyridine投与群とsalazosulfapyridine非投与群にわけて比較を行った。その結果，PCP発症率は，salazosulfapyridine投与群0/61例に対し，salazosulfapyridine非投与群では10/149例（$P=0.038$）であった。PCP発症群とPCP非発症群で比較しても，salazosulfapyridine投与割合は，PCP発症群0/10例に対して，PCP非発症群は61/200例（$P=0.038$）であった。以上より

salazosulfapyridine投与自体にPCP発症予防効果がある可能性がある[64]。

また，生物学的製剤使用中に血清β-D-グルカンをモニターし，上昇傾向がみられる場合にST合剤投与を試みることがあるが，有用性についてはさらなる検討が必要である[65]。

以上を参考にして，**高齢，ステロイド使用，既存肺疾患，MTX使用などリスク因子を認める場合，生物学的製剤投与を行っているRA症例に対してST合剤による予防投与を検討してもよいかもしれない**。ただし，RA治療であるMTXや生物学的製剤投与は長期にわたるため，予防投与の適応や投与期間は慎重に考慮しなければならない。

4 生物学的製剤やDMARDs投与中の呼吸不全への対応ガイドライン

生物学的製剤やDMARDs投与中のRA患者における発熱，咳，呼吸困難への対応については，各製剤とも日本リウマチ学会のガイドラインにフローチャートが記載されている（**図20**）[66]。基本的には，生物学的製剤の投与をいったん中止すると同時に

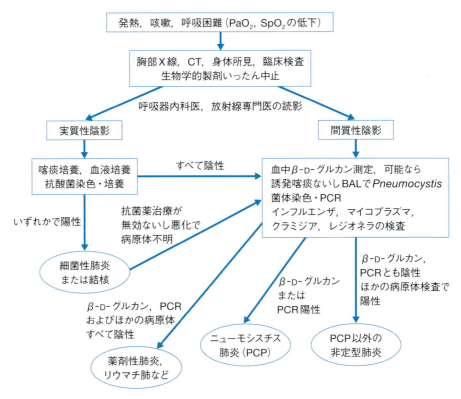

図20 生物学的製剤投与中における呼吸不全に対するフローチャート

（文献66より引用）

画像診断と臨床検査を行う。考慮すべき診断のカテゴリーは肺感染症，薬剤性肺障害，RAによる間質性肺炎の出現・増悪である。

5 当科におけるRAに合併したびまん性肺疾患の鑑別と治療方針

①薬剤性肺炎か感染性肺炎かの十分な鑑別

まず，原因が薬剤性か感染症でないか鑑別を十分に行う。特に既存の間質性肺炎を認める部位に呼吸器感染症を併発している場合は，間質性肺炎の増悪なのか感染症がオーバーラップしているのかを鑑別することが難しい場合がある。時間的余裕があるのであればまずは抗菌薬の投与を試してみてもよいと思われる。OPも同様で感染性肺炎との鑑別が困難なことがあり，まずは抗菌薬を投与して感染症の否定を検討してもよい。薬剤性肺炎の場合，被疑薬開始と発症の時間的関連や，抗リウマチ薬ごとに肺画像パターン，重症度が異なることを認識する。

②間質性肺炎の各タイプにおける治療方針の検討

治療対象となるAIPのほとんどはOPとcellular NSIPであり，ステロイド治療によく反応する。当科ではOPはPSL 30mg程度，NSIPは程度によるがステロイド療法としてPSL 1mg/kg程度（病状に応じてステロイドパルス療法施行）としている。初期量を3～4週間投与し，2週間ごとに10%ずつ減量し，PSL 20mg以下では減量速度をゆるめている。ただし，RAに伴うOPは細菌性肺炎と区別しにくいことがある。非区域性の分布がOPの診断に役立つことがあるがOPと断定していきなりステロイド開始することに躊躇する場合がある。OPは緊急性がある病態ではないのでまずは抗菌薬を投与して反応を見てもよいと思われる。

③fibrotic NSIPの特徴と治療方針

fibrotic NSIPの増悪がステロイド抵抗性の場合，IVCY 500mg biweeklyを6回程度行う。当科の経験上，fibrotic NSIPはcellular NSIPに比較して炎症反応が乏しい傾向にある。

④UIP急性増悪の治療方針

UIPの急性増悪の場合，急速に進行し予後不良なことも多いため，ステロイドパルス療法＋IVCY＋CsA/TAC併用療法などを試みることが多いが，不応例も多い。最近ではPMX（エンドトキシン吸着療法）の効果も報告されている[67]。

⑤RA患者にびまん性浸潤影を認めた場合の鑑別と治療方針

RA患者にびまん性浸潤影を認め，PCPかMTX肺炎かRA-ILD急性増悪か判別困難な場合は，まずβ-D-グルカンを測定し，その結果を待たずにステロイドおよび

ST合剤で治療開始し，β-D-グルカンの結果でST合剤を中止するか否か判断する。

⑥既存の間質性肺炎を有する患者に対するステロイドの慎重減量

間質性肺炎発生の素地がある場合，ステロイドの急速減量や急な中止はその増悪が危惧されるので比較的ゆるやかに減量する。

本項の作成にあたり，呼吸器内科的視点に基づいたご意見やCT画像の読影所見などに関して，当院呼吸器内科の泉信有先生にご助言を頂き，感謝を致します

【引用文献】

1) 石井聡，他：インフリキシマブ投与中に発症した結核性胸膜炎の診断に局所麻酔下胸腔鏡が有用であった1例．結核 2013；88(8)：633-7．
2) 山下裕之，他：鎮咳薬「トニン咳止め液®」による薬剤性肺炎を合併した関節リウマチの1例．日呼吸会誌 2013；2(6)：809-81．
3) 上田洋，他：播種性トリコスポロン症を発症した関節リウマチの1例．感染症誌 2011；85(5)：532-6．
4) Tanaka N, et al：Rheumatoid arthritis-related lung diseases：CT findings. Radiology 2004；232(1)：81-91.
5) Shannon TM, et al：Noncardiac manifestations of rheumatoid arthritis in the thorax. J Thorac Imaging 1992；7(2)：19-29.
6) Antin-Ozerkis D, et al：Pulmonary manifestations of rheumatoid arthritis. Clin Chest Med 2010；31(3)：451-78.
7) Bouros D, et al：Pleural involvement in systemic autoimmune disorders. Respiration 2008；75(4)：361-71.
8) Susan ES：70-Clinical futures of rheumatoid arthritis. Kelley's Textbook of Rheumatology. 9th ed. Firestein GS, et al, ed. Elsevier, 2013, p1109-36.
9) Ryu JH, et al：Bronchiolar disorders. Am J Respir Crit Care Med 2003；168(11)：1277-92.
10) Barker AF, et al：Obliterative bronchiolitis. N Engl J Med 2014；370(19)：1820-8.
11) Homma S, et al：Diffuse panbronchiolitis in rheumatoid arthritis. Eur Respir J 1998；12(2)：444-52.
12) Brown KK：Rheumatoid lung disease. Proc Am Thorac Soc 2007；4(5)：443-8.
13) Devouassoux G, et al：Characterisation of severe obliterative bronchiolitis in rheumatoid arthritis. Eur Respir J 2009；33(5)：1053-61.
14) Rangel-Moreno J, et al：Inducible bronchus-associated lymphoid tissue(iBALT) in patients with pulmonary complications of rheumatoid arthritis. J Clin Invest 2006；116(12)：3183-94.
15) Hayakawa H, et al：Diffuse panbronchiolitis and rheumatoid arthritis-associated bronchiolar disease：similarities and differences. Intern Med 1998；37(6)：504-8.
16) Sugiyama Y, et al：Diffuse panbronchiolitis and rheumatoid arthritis：a possible correlation with HLA-B54. Intern Med 1994；33(10)：612-4.
17) 杉山幸比古：膠原病に関連した細気管支病変．呼吸 2008；27(3)：289-93．

18) Swinson DR, et al:Decreased survival in patients with co-existent rheumatoid arthritis and bronchiectasis. Br J Rheumatol 1997;36(6):689-91.
19) Tsuchiya Y, et al:Lung diseases directly associated with rheumatoid arthritis and their relationship to outcome. Eur Respir J 2011;37(6):1411-7.
20) Perez T, et al:Airways involvement in rheumatoid arthritis:clinical, functional, and HRCT findings. Am J Respir Crit Care Med 1998;157(5 Pt 1):1658-65.
21) Hillarby MC, et al:HLA associations in subjects with rheumatoid arthritis and bronchiectasis but not with other pulmonary complications of rheumatoid disease. Br J Rheumatol 1993;32(9):794-7.
22) Shadick NA, et al:Bronchiectasis. A late feature of severe rheumatoid arthritis. Medicine(Baltimore) 1994;73(3):161-70.
23) Travis WD, et al:An official American Thoracic Society/European Respiratory Society statement:Update of the international multidisciplinary classification of the idiopathic interstitial pneumonias. Am J Respir Crit Care Med 2013;188(6):733-48.
24) Yoshinouchi T, et al:Nonspecific interstitial pneumonia pattern as pulmonary involvement of rheumatoid arthritis. Rheumatol Int 2005;26(2):121-5.
25) Tanoue LT:Pulmonary manifestations of rheumatoid arthritis. Clin Chest Med 1998;19(4):667-85.
26) Koduri G, et al:Interstitial lung disease has a poor prognosis in rheumatoid arthritis:results from an inception cohort. Rheumatology(Oxford) 2010;49(8):1483-9.
27) Bongartz T, et al:Incidence and mortality of interstitial lung disease in rheumatoid arthritis:a population-based study. Arthritis Rheum 2010;62(6):1583-91.
28) Olson AL, et al:Rheumatoid arthritis-interstitial lung disease-associated mortality. Am J Respir Crit Care Med 2011;183(3):372-8.
29) Kim EJ, et al:Rheumatoid arthritis-associated interstitial lung disease:the relevance of histopathologic and radiographic pattern. Chest 2009;136(5):1397-405.
30) Doyle TJ, et al:A roadmap to promote clinical and translational research in rheumatoid arthritis-associated interstitial lung disease. Chest 2014;145(3):454-63.
31) Koduri G, et al:Interstitial lung disease has a poor prognosis in rheumatoid arthritis:results from an inception cohort. Rheumatology(Oxford) 2010;49(8):1483-9.
32) American Thoracic Society;European Respiratory Society:American Thoracic Society/European Respiratory Society International Multidisciplinary Consensus Classification of the Idiopathic Interstitial Pneumonias. This joint statement of the American Thoracic Society(ATS), and the European Respiratory Society(ERS) was adopted by the ATS board of directors, June 2001 and by the ERS Executive Committee, June 2001. Am J Respir Crit Care Med 2002;165(2):277-304.
33) Park JH, et al:Prognosis of fibrotic interstitial pneumonia:idiopathic versus collagen vascular disease-related subtypes. Am J Respir Crit Care Med 2007;175(7):705-11.

34) Parambil JG, et al:Diffuse alveolar damage:uncommon manifestation of pulmonary involvement in patients with connective tissue diseases. Chest 2006;130(2):553-8.
35) Hozumi H, et al:Acute exacerbation in rheumatoid arthritis-associated interstitial lung disease:a retrospective case control study. BMJ Open 2013;3(9):e003132.
36) Mori S, et al:A simultaneous onset of organizing pneumonia and rheumatoid arthritis, along with a review of the literature. Mod Rheumatol 2008;18(1):60-6.
37) Yoo JW, et al:Comparison between cryptogenic organizing pneumonia and connective tissue disease-related organizing pneumonia. Rheumatology(Oxford) 2011;50(5):932-8.
38) de Lauretis A, et al:Review series:Aspects of interstitial lung disease:connective tissue disease-associated interstitial lung disease:how does it differ from IPF? How should the clinical approach differ? Chron Respir Dis 2011;8(1):53-82.
39) Toussirot E, et al:Pulmonary nodulosis and aseptic granulomatous lung disease occurring in patients with rheumatoid arthritis receiving tumor necrosis factor-alpha-blocking agent:a case series. J Rheumatol 2009;36(11):2421-7.
40) Glace B, et al:Efficacy of rituximab in the treatment of pulmonary rheumatoid nodules:findings in 10 patients from the French AutoImmunity and Rituximab/Rheumatoid Arthritis registry(AIR/PR registry). Ann Rheum Dis 2012;71(8):1429-31.
41) Alarcón GS, et al:Risk factors for methotrexate-induced lung injury in patients with rheumatoid arthritis. A multicenter, case-control study. Methotrexate-Lung Study Group. Ann Intern Med 1997;127(5):356-64.
42) Carroll GJ, et al:Incidence, prevalence and possible risk factors for pneumonitis in patients with rheumatoid arthritis receiving methotrexate. J Rheumatol 1994;21(1):51-4.
43) Sato E, et al:Methotrexate stimulates lung fibroblasts and epithelial cells to release eosinophil chemotactic activity. J Rheumatol 2001;28(3):502-8.
44) Kremer JM, et al:The safety and efficacy of the use of methotrexate in long-term therapy for rheumatoid arthritis. Arthritis Rheum 1986;29(7):822-31.
45) Imokawa S, et al:Methotrexate pneumonitis:review of the literature and histopathological findings in nine patients. Eur Respir J 2000;15(2):373-81.
46) Hirata S, et al:Lymphocyte transformation test is not helpful for the diagnosis of methotrexate-induced pneumonitis in patients with rheumatoid arthritis. Clin Chim Acta 2009;407(1-2):25-9.
47) Inokuma S, et al:Immunoglobulin and lymphocyte decrease concurrent with adverse reactions induced by methotrexate for RA. Ann Rheum Dis 2000;59(6):495-6.
48) Inokuma S, et al:Bucillamine induced pulmonary injury occurs with immunoglobulin decrease. J Rheumatol 1996;23(7):1282-5.
49) Suissa S, et al:Leflunomide use and the risk of interstitial lung disease in rheumatoid arthritis. Arthritis Rheum 2006;54(5):1435-9.
50) 根岸雅夫, 他:Bucillamineによる肺障害—全国アンケート調査を基にして—. リウマチ 1992;32:135-9.

51) 笠井昭吾, 他：肺野の多発結節影と縦隔リンパ節腫脹を認め, サラゾスルファピリジンが原因と考えられた薬剤性肺炎の1例. 日呼吸会誌 2006；44(12)：928-32.
52) Ognenovski VM, et al：Etanercept-associated pulmonary granulomatous inflammation in patients with rheumatoid arthritis. J Rheumatol 2008；35(11)：2279-82.
53) Tasaka S, et al：Serum indicators for the diagnosis of pneumocystis pneumonia. Chest 2007；131(4)：1173-80.
54) Tokuda H, et al：Clinical and radiological features of Pneumocystis pneumonia in patients with rheumatoid arthritis, in comparison with methotrexate pneumonitis and Pneumocystis pneumonia in acquired immunodeficiency syndrome：a multicenter study. Intern Med 2008；47(10)：915-23.
55) Thomas M, et al：Good outcome with trimethoprim 10 mg/kg/day-sulfamethoxazole 50 mg/kg/day for *Pneumocystis jirovecii* pneumonia in HIV infected patients. Scand J Infect Dis 2009；41(11-12)：862-8.
56) Huang L, et al：An Official ATS Workshop Summary：Recent advances and future directions in pneumocystis pneumonia(PCP). Proc Am Thorac Soc 2006；3(8)：655-64.
57) Ogawa J, et al：Prediction of and prophylaxis against Pneumocystis pneumonia in patients with connective tissue diseases undergoing medium- or high-dose corticosteroid therapy. Mod Rheumatol 2005；15(2)：91-6.
58) Green H, et al：Prophylaxis for Pneumocystis pneumonia(PCP)in non-HIV immunocompromised patients. Cochrane Database Syst Rev 2007；3：CD005590.
59) Komano Y, et al：Pneumocystis jiroveci pneumonia in patients with rheumatoid arthritis treated with infliximab：a retrospective review and case-control study of 21 patients. Arthritis Rheum 2009；61(3)：305-12.
60) Tanaka M, et al：*Pneumocystis jirovecii* pneumonia associated with etanercept treatment in *patients with rheumatoid* arthritis：a retrospective review of 15 cases and analysis of risk factors. Mod Rheumatol 2012；22(6)：849-58.
61) Katsuyama T, et al：Prophylaxis for Pneumocystis pneumonia in patients with rheumatoid arthritis treated with biologics, based on risk factors found in a retrospective study. Arthritis Res Ther 2014；16(1)：R43.
62) Mori S, et al：*Pneumocystis jiroveci* Pneumonia in Rheumatoid Arthritis Patients：Risks and Prophylaxis Recommendations. Clin Med Insights Circ Respir Pulm Med 2015；9(Suppl 1)：29-40.
63) Mori S, et al：*Pneumocystis jirovecii* infection：an emerging threat to patients with rheumatoid arthritis. Rhematology(Oxford) 2012；51(12)：2120-30.
64) Mizushina K, et al：Possible preventive effect of salazosulfapyridine against development of Pneumocystis pneumonia in methotrexate-receiving patients with rheumatoid arthritis. Mod Rheumatol 2015；Dec 23：1-3. [Epub ahead of print]
65) 亀田秀人：厚生労働科学研究費補助金免疫アレルギー疾患予防・治療研究事業. 関節リウマチ治療における新規生物学的製剤の治療方針の作成及びその検証に関する研究. 平成18年度研究報告書.
66) 日本リウマチ学会：関節リウマチ(RA)に対するTNF阻害薬使用ガイドライン(2015年3月12日改訂版)(2016年1月閲覧)[http://www.ryumachi-jp.com/info/guideline_tnf.pdf]

67) Enomoto N, et al：Possible therapeutic effect of direct haemoperfusion with a polymyxin B immobilized fibre column(PMX-DHP)on pulmonary oxygenation in acute exacerbations of interstitial pneumonia. Respirology 2008；13(3)：452-60.

14 膠原病疾患におけるFDG-PET／CTの応用
Utility of FDG-PET/CT in patients with rheumatic diseases

山下裕之

ポイント

▶ FDG-PET／CTは，特に特異的血清マーカーのない膠原病疾患の診断，病変分布の確認，生検部位同定，治療効果判定に有用である。

▶ 関節リウマチ（rheumatoid arthritis：RA）に関しては，関節炎の分布と程度の評価および治療後の効果判定にFDG-PET／CTが非常に有用である。

▶ 脊椎関節炎（spondyloarthritis：SpA）におけるFDG-PET／CT所見に関しては，仙腸関節炎や腱付着部炎の同定に優れているが，脊椎棘突起，坐骨結節や大腿転子部などの腱付着部のFDG集積に関しては，PMRによる滑液包炎との区別が困難である。

▶ リウマチ性多発性筋痛症（polymyalgia rheumatica：PMR）の診断にFDG-PET／CTは非常に有用で，罹患部位を明瞭に表現する。肩部における限局的でmassiveなFDG集積や腸恥滑液包炎へのFDG集積は，高齢発症関節リウマチ（elderly-onset rheumatoid arthritis：EORA）との鑑別に有用である。さらに，坐骨結節，脊椎棘突起，大腿転子部におけるFDG集積はPMRによる滑液包炎の可能性があり，PMR診断の手助けになる。

▶ 成人Still病（adult onset Still's disease：ASD）のFDG-PET／CT所見の特徴として，骨髄・脾臓・リンパ節・関節に非常に強いFDG集積を認めることが挙げられるが，これらの所見は悪性リンパ腫との鑑別と類似することがあるので注意を要する。

▶ 再発性多発軟骨炎（relapsing polychondritis：RPC）におけるFDG-PET／CTの応用については，その特徴的な病変部位を同定し，特に生検困難症例を含めて早期診断するのに有用であり，治療前後の疾患活動性の評価にも有用である。さらに無症候性の軟骨炎やCT所見で得られない病変を検出するのにも有用である。

▶ IgG4関連疾患（IgG4-related disease：IgG4-RD）に関しては，非炎症性疾患にもかかわらず病変へのFDG集積を認める。臓器病変の確認を含めた診断と，生検可能部位の同定に有用である。炎症反応（CRP）が陰性〜低値のとき，その疾患である可能性が高まる。

▶ 大血管炎症候群（large vessel vasculitis：LVV）に関して，FDG-PET／CTは，LVVの

早期診断と疾患活動性や病変の広がりを評価するのに非常に有用である。しかし，大動脈の構造変化が著しい陳旧性病変の場合，PET所見は陰性のことがあり，炎症が既に落ち着いている病変にPETは適しておらず，むしろMRIや造影CTのような形態学的画像診断のほうが有用である。一方，非特異的症状しか有さない高齢者の不明炎症の鑑別としてLVVは重要で，FDG-PET/CTがその検出に優れる。

▶ 多発血管炎性肉芽腫症（granulomatosis with polyangiitis：GPA）（旧名：Wegener 肉芽腫症）に関しても，FDG-PET/CTがその活動性病変の評価や生検部位の同定，治療効果の判定に有用である。

▶ 筋炎診断へのFDG-PET/CTの応用について過去に2論文が発表されているが，両者は相反する結果を得ており，その有用性に関しては議論の余地がある。

解説

　2010年にわが国においてFDG-PET/CTの保険適用が「早期胃癌を除く全悪性腫瘍」に拡大され，2012年には心サルコイドーシスも追加された。不明熱などを含め，炎症性疾患はまだ保険適用ではないが，その有用性は以前より知られており，今後，臨床研究の発展や適用拡大の期待が高い。FDG集積は糖代謝の亢進を反映し，腫瘍性病変のほかに，炎症性病変でも集積を認めることが知られている。2013年の「Clinical Radiology」に掲載された，エビデンスに基づく英国のFDG-PET/CT臨床使用のガイドラインには，血管炎，サルコイドーシス，感染巣イメージング，不明熱が記載されている。ガイドラインに「炎症性疾患が臨床適応」と記載されたのは英国が世界で最初ではないかと思うが，これは医学的な適応という意味で保険償還を意味しない。「適応＝保険償還」はわが国だけなので，注意が必要である。

　FDG-PET/CTは，特にPMR，LVV，ASDなど，決定的な血清マーカーがない疾患の診断の手助けになり，病変分布を確認することにより治療方針に大きな影響を与えることが多々ある。たとえば，SpAなどは早期診断に焦点が当てられるようになり，以前までX線における仙腸関節の変化が分類基準として用いられてきたが，2009年にASAS（Assessment of SpondyloArthritis international Society）が発表した分類基準ではMRIにおける仙腸関節炎の証明が診断項目のひとつとして取り入れられ，nr-axial SpA（nonradiographic axial spondyloarthritis）という用語が用いられるようになり，仙腸関節の構造変化が検知される前のaxial SpAの早期例を発見することが重要視されるようになった。後に例を示すが，FDG-PET/CTは，そのMRIですら同定できない仙腸関節炎を超早期に同定することが可能である。

LVVにおいても同様で，CTなどで同定困難な大血管炎を早期かつ明瞭に診断することが可能である。また，他のモダリティーでは同定困難なことがある，PMRにおける一部の滑液包炎（棘突起間滑液包炎や腸恥滑液包炎，坐骨結節滑液包炎など），SpAにおける多発腱付着部炎などを同定可能で診断に役立つ。以上のように，PETはCTやMRIでは指摘できない超早期病変や同定困難な病変部位を全身網羅的に同定することや診断・活動性評価に非常に有用であり，LVVなど一部の疾患だけでも保険適用になることを願ってやまない。

　当院では，膠原病疾患の診断および活動性評価におけるFDG-PET/CTの有用性について，RAをはじめ多くの疾患に対する使用経験を論文化しており（RAについては2009年に発表），2014年には「Arthritis Research & Therapy」にレビューを掲載した[1]。以下に，上述のレビューをもとに，各膠原病疾患におけるFDG-PET/CTの有用性について述べていきたいと思う。

　以下，表1に各疾患におけるFDG-PET/CTの有用性について総評したものを記載しておく。

1 関節リウマチ（RA）

　典型的なRAのFDG-PET/CT像を図1に示す。

　1995年，RAにおけるFDG-PET研究が初めて発表され，手関節炎にFDG集積を示すことが示された[2]。その後も，FDG集積を定量化したSUV（standardized uptake value）と，圧痛関節や腫脹関節の相関が，当院その他多くの研究で示されている[3,4]。さらに，関節炎に伴うSUVの程度は，DAS28（disease activity score 28）やSDAI（simplified disease activity index）などの疾患活動性指標とも相関し，FDG陽性関節数はSUV累計や罹病期間にも強く相関していることが示されている[3]。興味深いことに，特に大関節におけるSUVと，血中の炎症反応[4]，疾患活動性[5]との間に密接な関係があることが報告されている。

　FDG集積の特異性に関しては，健常人ではFDG集積を認めないが[3,6]，骨関節症（osteoarthritis：OA）患者でもFDG集積を認めたという報告がある[7]。しかし，FDG集積の分布の違いが他の膠原病関節炎との鑑別に有用な可能性が示唆されている[8]。

　他のモダリティーとの相関では，超音波検査（ultrasonography：US）との定量的な比較においても有意な相関があり，SUVとUS上の滑膜肥厚の程度との間に有意な相関関係を認めた[9]。MRIとの比較でも，造影効果とSUVに相関関係を認めた。

　近年，臨床的に寛解状態のRA患者でも，構造的破壊が進行することが認識され，

表1 膠原病疾患に対するFDG-PET/CTの有用性と特徴的所見のまとめ

疾患	活動性評価	分布評価	総評
関節リウマチ（RA）	○ ・圧痛関節・腫脹関節，DAS28・SDAI，炎症反応，USやMRI所見と関節へのFDG集積（SUV）との間に相関を認める ・関節における治療前後のFDG集積の変化はDAS28やMRI所見の変化と相関する	○ ・PET/CTは潜在的活動性関節や環軸椎の炎症を早期に評価できる ・PMRとの鑑別に有用である	・他のモダリティーが発達しており，適応となる機会は少ないが，関節炎の活動性評価に有用である
脊椎関節炎（SpA）	○ ・治療反応性の評価に有用である	◎ ・腱付着部炎を網羅的に評価し，MRIで同定不可能な仙腸関節炎の評価に有用で診断にも活用でき，特異性が高い ・EORA，PMRとの鑑別に有用である	・MRIやCTなどに比べ早期病変の描出に優れる可能性がある
リウマチ性多発筋痛症（PMR）	○ ・治療反応性の評価に有用である	◎ ・坐骨結節のFDG集積，脊椎棘突起のFDG集積，手関節のFDG集積欠如，腸恥滑液包へのFDG集積，肩への全周性FDG集積欠如の5項目のうち，3項目以上を満たせば，PMRの可能性が非常に高く，EORAとの鑑別に有用である ・大血管炎の合併検索にも有用である	・肩部はUSで評価可能である一方，棘突起や坐骨結節，腸恥滑液包炎などUSで描出困難な部位も評価可能である ・訴えが乏しく，時に不明炎症を呈する高齢者の病態把握に有用である ・悪性腫瘍に伴うPMR症状の可能性も同時に検索可能である
成人Still病（ASD）	○ ・治療反応性の評価に有用である	◎ ・骨髄・脾臓などの著明な集積はASD診断の助けになるが，他の臨床症状やLabo dataも参考に総合的に判断する必要がある	・骨髄，脾臓，リンパ節，関節などにFDG集積を多く認め，特に骨髄・脾臓のFDG集積は他の炎症性疾患と比較しても著明に高い傾向にある ・ただし，悪性リンパ腫を鑑別に入れる必要がある
再発性多発軟骨炎（RPC）	○	◎ ・炎症のfocusが不明で感染などと鑑別が困難な場合，無症候性軟骨炎の有無を検出することが可能である ・生検部位の同定に有用である	・軟骨（外耳，喉頭，気管支など）や鼻腔・副鼻腔など比較的特徴的な分布を示し，病勢評価が可能である
IgG4関連疾患（IgG4-RD）	○	◎ ・IgG4-RDの罹患病変を網羅的に検出可能で生検部位の同定にも有用である	・炎症反応（CRP上昇）を伴わずにIgG4-RDに特徴的な臓器にFDG集積を認めた場合は，同疾患の可能性が高まる。困難である

疾患	活動性評価	分布評価	総評
大血管炎症候群 （LVV）	◎ ・再燃の場合，陳旧性病変か活動性病変かの鑑別に有用である ・非特異的症状のみの高齢者不明炎症の鑑別に有用である	◎ ・LVVの罹患部位を網羅的に同定できる	・CTなどで壁肥厚などを認めず，LVVと診断困難な場合に有用である
多発血管炎性肉芽腫症 （GPA）	○	○	・PETは，GPAによる陳旧性病変か活動性病変かの鑑別や生薬部位の同定に有用である
多発性筋炎・皮膚筋炎 （PM／DM）	△	△	・筋炎活動性とFDG集積との相関に関しては賛否両論あるが，生検部位同定や間質性肺炎の活動性評価，悪性腫瘍検索には有用かもしれない

◎：他の検査に加えて新たな情報が得られる，○：他の検査の裏付け，明瞭化など付加的な有用性あり，△：付加的な情報に乏しい

US，MRI等の画像評価が有用な可能性が試みられている[10]。FDG-PET/CTも潜在的活動性関節を同定するのに有用であり，当院で窪田らが4例の寛解患者を含む18例のRA患者における全身FDG-PET/CT所見の後ろ向き研究を行ったところ，寛解患者にも潜在的にFDG集積のみられる関節を認め，環軸関節の炎症を早期に評価できる可能性を見出した[4]。全身の関節を評価できる点，USが困難な部位の評価ができる点などが利点として強調できる。

FDG-PETは治療後の効果についても評価可能である[2]。2006年，Beckerらは抗TNF-α阻害薬投与前後のPETを比較し，SUVが高い関節ほど，治療後もPET陽性である可能性が高いことを見出した[11]。岡村らは，RA患者22例における12関節と臨床パラメーターとの関係を調査し，治療前後のSUVの変化とDAS28の変化に有意な相関関係があることを見出した[5]。また，MRIとの比較も数多く行われてきており，治療前後のMRI上の滑膜肥厚の程度とPET上の関節におけるFDG集積の程度を比較したところ，強い相関関係を認めた[2)12)]。

FDG-PETは，予後を予測する可能性も秘めており，IFX（infliximab）投与2週間後の炎症性関節のFDG集積の変化は，14〜22週間後のDAS28と相関していた[13]。

以上から，**RA症例における関節炎の分布と程度の評価，および治療後の効果判定にFDG-PETが有用である**ことがわかる。また，訴えの少ない高齢者の潜在性関節炎

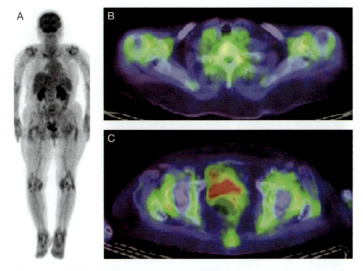

図1　RA 患者の典型的 FDG-PET/CT 所見
86歳RA患者のMIP像（A）とFDG-PET/CTの軸位像（B，C）。対称性関節炎などからRAと診断され，19週以上，炎症反応高値（CRP 12.72mg/dL）を呈しており，MRIでも滑膜炎・腱鞘炎を認めていた。FDG-PET/CTは対称性関節炎を示し，肩や股関節において円周上のFDG集積を認めた。

の同定やMRIですら同定困難な環軸関節の炎症を超早期に評価できる可能性がある。

2　脊椎関節炎（SpA）

　SpAには，強直性脊椎炎（ankylosing spondylitis：AS）や乾癬性関節炎（psoriatic arthritis：PsA），反応性関節炎（reactive arthritis：ReA），腸炎関連関節炎，未分類脊椎関節炎（undifferentiated spondylarthritis：uSpA）が含まれ，腱付着部炎，仙腸関節炎，炎症性脊椎炎を特徴とする。典型的なSpAのFDG-PET/CT像を図2，3に示す。

　谷口らは，SpA症例におけるFDG-PET/CTによる腱付着部炎の同定について報告した[14]。RA患者と比較したところ，腰椎棘突起や恥骨結合，坐骨結節におけるSUV_{max}がSpA患者において有意に高かった。腰椎棘突起や坐骨結節の腱付着部炎に関しては，MRIよりPETのほうが検出率において有意に優れていた。

　Strobelらは，活動性AS患者の仙腸関節の評価について，機械的腰痛（mechanical low back pain：MLBP）を有する群と比較して研究を行った[15]。仙腸関節/仙骨におけるFDG集積比は，AS群が1.66に対してMLBP群は1.12で，1.3をcut offと

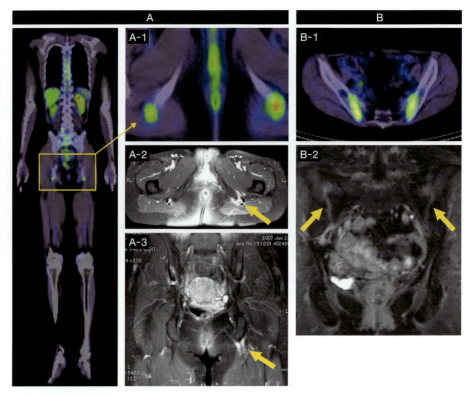

図2 SpA患者における腱付着部炎(A)と仙腸関節炎(B)のFDG-PET/CTとMRI像

A：47歳女性。26年間の原因不明の多発関節炎と背部痛で当科紹介となった。Schoberテスト陽性で炎症反応を認めた。PET(A-1)で坐骨結節に腱付着部炎と思われるFDG集積を認め，造影MRI(A-2, 3)でも同部位の造影効果を認めた。AmorおよびESSG診断基準よりSpAと診断し，IFXを投与したところ，炎症反応は完全に陰性化し，症状は寛解した。

B：69歳女性。SpAと確定診断後，IFXを導入し，多発腱付着部炎は軽快傾向にあったが，腰背部痛を訴えるようになった。PET(B-1)再検したところ，仙腸関節に明瞭なFDG集積を認め，造影MRI(B-2)上も同様の所見を認めた。

するとFDG-PET/CTの仙腸関節炎診断に対する感度・特異度は，それぞれ80％，77％であった。Grade 3の仙腸関節炎に限って言えば感度94％を有していた。

Vijayantらは，SpA患者12例を含む様々なリウマチ性疾患におけるFDG-PET/CTの有用性について研究した[16]。その結果，SpA患者では，症状を有する腱付着部や関節に非対称性に低SUV値で不均一にFDGが集積していることがわかった。また，そのうちPsA患者では，治療後の臨床的改善とともにSUV_{max}が著明に減少し，治療反応性を見るのにも有用であることがわかった。

我々は53症例のSpA，RA，PMR患者のPET所見を比較した(**表2**)[17]。仙腸関節におけるSUV_{max}は，SpA群がRAやPMR群に比べて高かったが，脊椎は各群で有意差がなく，脊椎棘突起や大転子部の腱付着部炎もしくは滑液包炎を示す部位では，PMR群とSpA群は同等で，RAに比して高い集積を認めた。脊椎で差がなかったのは，炎症性疾患の場合，骨髄のFDG集積が増加するために，いずれにおいても脊椎

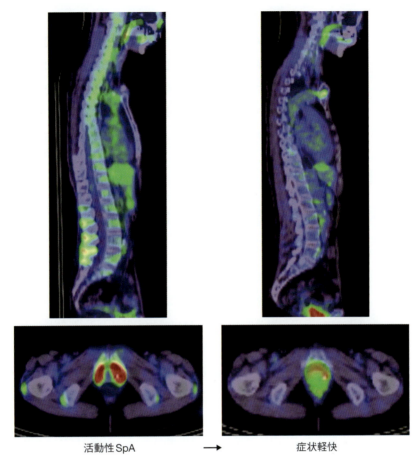

活動性SpA　　　→　　　症状軽快

図3　SpA患者におけるPET画像の治療前後の推移
66歳女性。3ヵ月持続する微熱および多発関節炎にて当科入院となった。炎症反応があり，PET上で，坐骨結節や大腿転子部，腰椎棘突起に多発腱付着部炎および非対称性関節炎を認め，SpAが疑われた。sulphasalazineおよびIFX投与後，症状は改善しPET所見も消退した。

表2　SpA，RA，PMRの各部位におけるSUV$_{max}$およびFDG uptake scoreの比較

	SUV$_{max}$				FDG uptake score			
	SpA	PMR	RA	P	SpA	PMR	RA	P
坐骨結節	2.80±1.92	3.74±1.22[*3]	1.74±0.40[*4]	<0.001[*1]	1.81±1.36	3.06±0.10	0.81±0.66[*4]	<0.001[*1]
大転子	2.14±1.10	2.67±0.77	1.71±0.77[*4]	<0.05[*1]	1.33±1.35	2.06±0.85	0.69±0.87[*4]	<0.01[*1]
棘突起	2.46±1.41	3.07±1.19	1.81±0.79[*4]	<0.01[*1]	1.71±1.35	2.44±1.36	0.75±0.86[*4]	<0.01[*1]
椎体	2.51±0.61	2.31±0.66	2.46±0.66	NS[*2]	1.90±0.83	1.63±0.96	1.73±0.80	NS[*2]
仙腸関節	2.28±0.55	1.83±0.32[*3]	1.84±0.47[*3]	<0.05[*1]	1.81±0.87	0.75±0.45[*3]	1.07±0.83[*3]	<0.001[*1]

脊椎関節症（SpA），関節リウマチ（RA），リウマチ性多発筋痛症（PMR）における各部位におけるSUV$_{max}$（standard uptake value max），FDG（fluorodeoxyglucose）取り込みスコア（平均値±標準偏差）
[*1]：Kruskal-Wallis testで群間に有意差あり
[*2]：Kruskal-Wallis testで群間に有意差なし
[*3]：SpAに対して多重比較で$P<0.05$
[*4]：PMRに対して多重比較で$P<0.05$

（文献17より引用）

にFDG集積増加を認めていた影響があると思われる。

　以上のようにSpAにおける仙腸関節炎や腱付着部炎の同定にPETが非常に有用であることがわかるが，坐骨結節や大腿転子部における集積は，SpAによる腱付着部炎なのかPMRによる滑液包炎なのかPETだけでは区別がつかない。ただ，既知のSpA症例にPETを施行することにより腱付着部炎や仙腸関節炎の活動性を評価することは可能であると思われる。

3　リウマチ性多発性筋痛症（PMR）

　PMRは，50歳以上に急性に発症する近位筋痛とこわばりを特徴とする疾患で，類似症状を呈する疾患を除外することにより診断される。古典的な診断基準としてChuangらの診断基準[18]およびHealeyの診断基準[19]などがあるが，特異的な所見に乏しいために鑑別診断に苦慮することがある。PMRの病態は依然不明のままであるが，滑膜炎や滑液包炎の存在が共通した特徴で，少量のステロイド薬により劇的な効果を示し，USやMRI検査で肩峰下滑液包炎や大転子部滑液包炎が認められることが証明されてきた（図4）[20][21]。一方，側頭動脈炎（giant-cell arteritis：GCA）患者の約50％にPMRを認め，PMR患者の約15〜30％はGCAに進展すると言われ，大血管炎の要素もあると考えられる。

　2012年にACR/EULAR共同でスコアリングアルゴリズムを用いたPMRの暫定分類基準が提唱された[22]。そこで取り入れられたUS所見は，肩部所見として「三角筋下滑液包炎もしくは上腕二頭筋腱鞘滑膜炎もしくは肩甲上腕筋滑膜炎」，股部所見として「股関節滑膜炎もしくは大転子部滑液包炎」について，「少なくとも一側の肩部および股部所見」もしくは「両側の肩部所見」があればそれぞれ1点ずつ加点され，8点中5点以上あれば，PMR診断に対する感度・特異度はそれぞれ66％，81％という結果であった。しかし，RAを比較対象にしたとき，特異度は70％に下がった。このようにこの分類基準は完全なものではなく，一番鑑別が重要となるEORAを比較対象としたときの特異度が低いという問題がある。そこで我々はFDG-PET/CTによるPMR診断の有用性について様々な角度から研究し，論文報告してきた。

　過去に発表されたPMRに対するPET研究に関して代表的なものが2つある。2004年にMoosigらが報告した研究によると，PET施行したPMR13例のうち12例の大血管にFDG集積を認め，炎症反応と相関したというもので，本質的に大血管炎の要素があることを指摘している[23]。一方，2007年にBlockmansらが報告した研究によると，PMR35症例にPETに施行したところ，大血管炎の集積の指標であるTVS

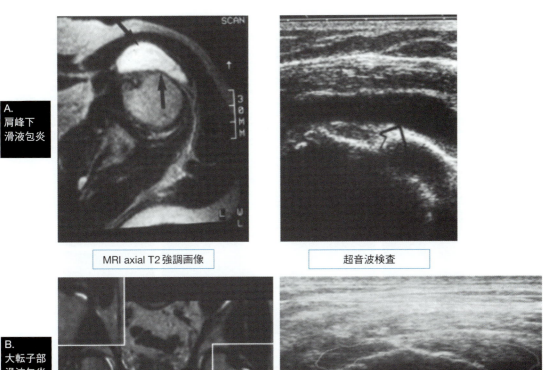

図4　PMR症例における肩峰下滑液包炎と大転子部滑液包炎のMRI所見およびUS所見

（文献20, 21より作成）

（total vascular score）が11例（31％）で陽性で，鎖骨下動脈優位に認めた．また，肩（94％），股（89％），脊椎棘突起（51％）にFDG集積を認めたが，それらのFDG集積の程度はPMR再燃のリスクと相関はなかった[24]．これらの研究はいずれもPETによるものにすぎず，我々はPET/CTを用いて立体的に評価した．

　上述のように，PMRの診断および分類基準にはあいまいなところがある．我々は，自施設でPMR14症例にFDG-PET/CTを施行し，その特徴的な画像所見について解析した．性・年齢・炎症反応などをマッチさせた多発関節炎を伴うPMR以外の膠原病疾患17例を比較対象とした[25]．図5が代表的なPMR症例のFDG-PET/CT像とMRI画像である．図5Aでは肩や股にFDG集積を著明に認め，図5Bでは腰椎棘突起にFDG集積を認め，MRIでも同部位に造影効果を認めた．図5Cで大腿部大転子，図5Dで坐骨結節にFDG集積を認め，MRI検査にて同部位に造影効果を認めた．PMRとコントロール群における各部位のFDG-PET/CT陽性率の比較を行ったところ，坐骨結節，大腿大転子部，脊椎棘突起，股関節へのFDG集積は有意にPMR群で

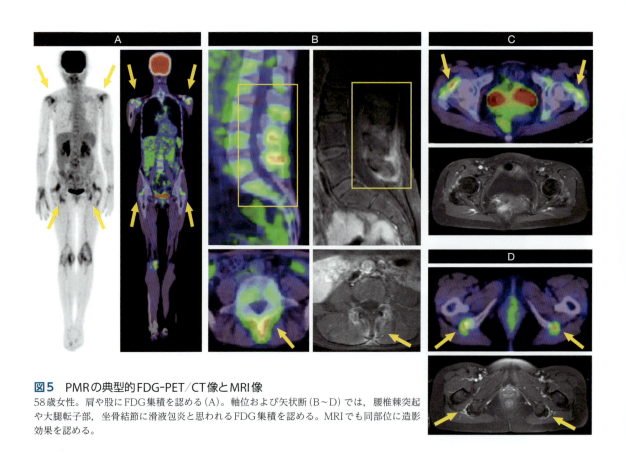

図5　PMRの典型的FDG-PET/CT像とMRI像
58歳女性。肩や股にFDG集積を認める（A）。軸位および矢状断（B～D）では、腰椎棘突起や大腿転子部、坐骨結節に滑液包炎と思われるFDG集積を認める。MRIでも同部位に造影効果を認める。

多かった。一方、肘関節や手関節など遠位関節ではコントロールにおいて集積率が高かった（**表3**）。

　FDG-PET/CT陽性部位の感度および特異度に関しても調査した。肩・股に関しては、感度は高かったが特異度は低かった。坐骨結節・大腿転子部・棘突起に関しては感度および特異度はいずれも比較的高かった。これら特徴的なFDG集積部位の所見を組み合わせれば組み合わせるほど特異度は上昇し、**特に坐骨結節・大腿転子部・棘突起のうち2箇所以上にFDG集積を認めた場合、感度85.7％、特異度88.2％と良好な結果を認めた**（**表4**）。その中でも特徴的な所見として、PMR症例の79％に脊椎棘突起にFDG集積を認め、過去の研究と比較すると、**棘突起間滑液包炎**（**図6**）と考えられ[26)～28)]、Blockmansらの報告と一致していた[24)]。PMR12症例に頸椎MRIを施行したところ、12例すべてに頸椎棘突起間滑液包炎と思われる所見を認め、また、腰背部痛を訴えていた4例のうち2例に腰椎棘突起間滑液包炎と思われる所見を認めたとの報告がある[26)]。この棘突起間滑液包炎という概念は、BywatersらによるRAなど一部のリウマチ性疾患の剖検例に頸椎滑液包炎や腰椎棘突起滑液包炎を認めたという研究に基づいている[27)28)]。

　さらに、股部において股関節以外に坐骨結節（**図7**）・大腿大転子部にもFDG集積を

表3 PMRおよび対照群におけるSUV$_{max}$およびFDG uptake score

部位	SUV$_{max}$			FDG uptake score		
	PMR ($n=14$)	control ($n=17$)	P	PMR ($n=14$)	control ($n=17$)	P
坐骨結節	3.63±1.37	2.03±0.77	<0.001*	2.71±1.27	1.18±1.24	0.003*
大転子	2.48±0.65	1.89±1.11	0.007*	1.71±0.73	0.76±1.03	0.002*
棘突起	3.24±1.02	1.98±0.74	0.002*	2.64±1.15	0.82±0.88	<0.001*
胸鎖関節部	2.64±0.79	2.16±0.68	0.084	1.43±1.09	1.12±1.11	0.396
肩関節部	3.88±1.55	3.27±1.60	0.242	2.93±1.27	2.47±1.33	0.313
肘関節部	1.58±0.51	2.20±1.13	0.099	0.64±0.63	1.35±1.54	0.375
手関節部	1.18±0.96	2.72±1.24	0.043*	1.21±0.80	2.29±1.26	0.011*
股関節部	4.19±1.50	2.32±1.21	0.001*	3.00±1.30	1.29±1.49	0.005*
膝関節部	2.92±1.21	3.30±1.46	0.577	1.79±1.19	2.50±1.40	0.165

*Mann-Whitney rank-sum testで群間に有意差あり（$P<0.05$）。
SUV$_{max}$：standard uptake value max，FDG：fluorodeoxyglucose
結果は平均値±SDで表示

表4 リウマチ性多発筋痛症の診断に対するFDG-PET/CT所見の感度および特異度

部位	感度（%）	特異度（%）	LR＋	LR－
坐骨結節（IT）	85.7	76.5	3.64	0.19
大転子（GT）	71.4	88.2	6.07	0.32
肩関節	85.7	29.4	1.21	0.49
股関節	85.7	64.7	2.43	0.22
棘突起（SP）	78.6	82.4	4.45	0.26
1箇所以上（IT, GT, SP）	85.7	64.7	2.43	0.22
2箇所以上（IT, GT, SP）	85.7	88.2	7.29	0.16
3箇所以上（IT, GT, SP）	64.3	94.1	10.93	0.38

LR：尤度比

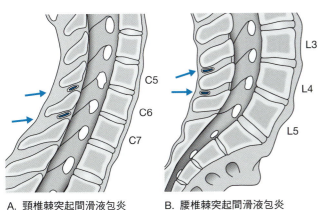
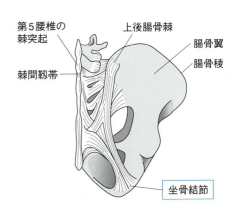

A. 頸椎棘突起間滑液包炎　B. 腰椎棘突起間滑液包炎

図6 棘突起間滑液包炎　　（文献25, 26より作成）

図7 坐骨結節の位置

有意に多く認めることが判明した。前述のように，PMR患者における肩部の滑液包炎をMRIやUSで示した報告は多いが[29)30)]，股部の滑液包炎（転子部滑液包炎や坐骨結節滑液包炎）の報告は少ない。PMR 20例にUSとMRIを用いた研究では，大腿転子部滑液包炎の所見はUSおよびMRI両者においてPMR症例に100%認め，コントロール群より有意に多かったが，坐骨結節滑液包炎の所見はPMR症例においてMRIで50%，USで30%と，コントロール群との差はなかった[30)]。しかし，今回の研究でFDG-PET/CTにより**多くのPMR症例において坐骨結節のFDG集積を認める**ことが判明した。

ここに自然軽快したPMRが無症候性GCA移行した経過をPETで証明できた一症例（**図8**）を示す[31)]。症例は77歳女性。急性発症の腰痛と非対称性多発関節炎にて当

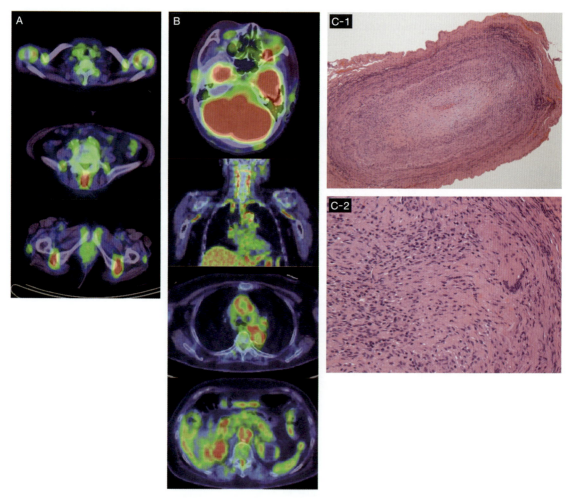

図8 PMRがステロイドなしに自然軽快し，GCAに移行した一例
77歳女性。多発関節痛を主訴に来院。PET（A）撮影したところ，肩，脊椎棘突起，坐骨結節にFDG集積を認めた。当初，SpAと診断し，NSAIDsとsulphasalazineのみで経過を見ていたところ，徐々に炎症反応は正常化し，症状は軽快した。しかし，その後，外来にて無症候性に炎症反応が再上昇し，PET（B）再検した。前述のFDG集積は消退傾向にあったが，側頭動脈や大動脈にFDG集積を認め，生検（C-1,2）を行ったところ，巨細胞性肉芽腫を認め，GCAと診断した。当初，腱付着部炎と思われたFDG集積も滑液包炎でPMRの可能性が高く，PMRからGCAへの移行をPETがとらえた一例と言える。

科入院となった。CRP 11.43mg/dLでFDG-PET/CTにて全身性多発関節炎に加えて、肩・坐骨結節・腰椎棘突起にFDG集積を認め、主訴が関節炎であったことから当初、坐骨結節・腰椎棘突起へのFDG集積は腱付着部炎と考え、ESSG診断基準に基づき、SpAと診断し、NSAIDsとsalazosulfapyridineにて経過観察したところ、6カ月かけて症状は改善し、炎症反応は陰性化した。しかし、その後、外来にて経過観察していたところ、無症候性に炎症反応が上昇（CRP 4.10mg/dL）しはじめ、炎症源の検索目的にてFDG-PET/CTを施行した。側頭動脈のほか、鎖骨下動脈、胸部・腹部大動脈に著明なFDG集積を認め、GCAを疑い、側頭動脈生検を行ったところ、多核巨細胞を伴う肉芽腫形成を認めたため、確定診断した。後方視的に見ると多発関節炎症状出現時のPET所見は腱付着部炎ではなく、滑液包炎を示しており、当初からPMRであったと思われ、PMRがステロイドなしに自然軽快し、GCAに移行したことをPETで証明できた一例と言える。

　特に、EORAとPMRは発症様式や症状が類似し、時に鑑別が非常に困難である。我々は、PMRに対する比較対象をEORAに絞って、両者のFDG-PET/CT所見を改めて比較し、類似性と相違性について調べた[32]。その結果、まず肩・股に関して、集積の程度に関しては差を認めなかったが、集積パターンに差異を認めた（図9）。肩においては、EORAで、上腕骨頭を取り囲む全周性の集積が認められる傾向があるの

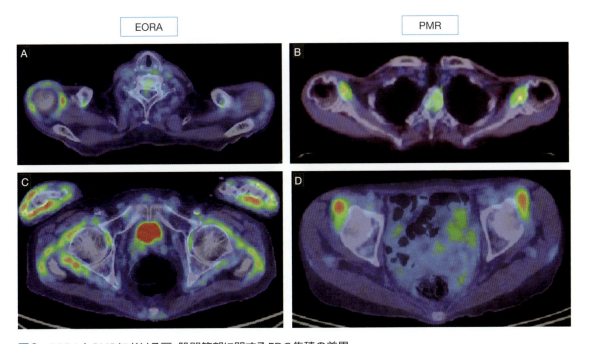

図9　EORAとPMRにおける肩・股関節部に関するFDG集積の差異
肩において、EORA(A)で、上腕骨頭を取り囲む全周性の集積が認められる傾向があるのに対し、PMR(B)では上腕骨頭近傍に限局的でmassiveな集積がみられる傾向にあった。また、股関節においても、EORA(C)で大腿骨頭を取り囲むようにびまん性の集積がみられる傾向があるのに対し、PMR(D)では大腿骨頭前方に孤立性の集積が分離できる傾向があることがわかった。

に対し，PMRでは上腕骨頭近傍に限局的でmassiveな集積がみられる傾向にあった。前者が滑膜炎を表現しているのに対して，後者は滑液包炎（肩峰下および三角筋下滑液包炎）（図10）[33]を反映したものと思われる。また，股関節においても，EORAで大腿骨頭を取り囲むようにびまん性の集積がみられる傾向があるのに対し，PMRでは大腿骨頭前方に孤立性の集積が分離できる傾向があることがわかった。後者は腸恥滑液包炎（図11）と思われる。これまで，MRIやUSで腸恥滑液包炎が証明されたPMR症例が少数報告されている[34)~37)]。谷らは，PMR症例において，MRI上，股関節と腸恥滑液包炎に交通がないこと，股関節に著明な液貯留がないことを証明した。また，急性発症であり，股関節滑膜炎に伴う二次性の腸恥滑液包炎としては時間経過が短すぎることなどから，腸恥滑液包にprimaryに生じたものと評価している[34)]。

一方，RAでも腸恥滑液包炎の報告がある。森らは，手術の際に股関節と腸恥滑液

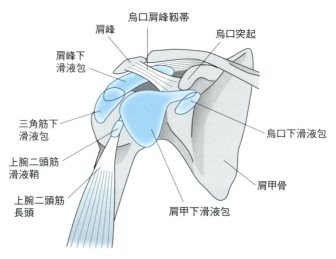

図10 肩部滑液包（肩峰下滑液包および三角筋下滑液包）の位置

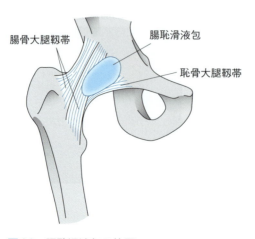

図11 腸恥滑液包の位置

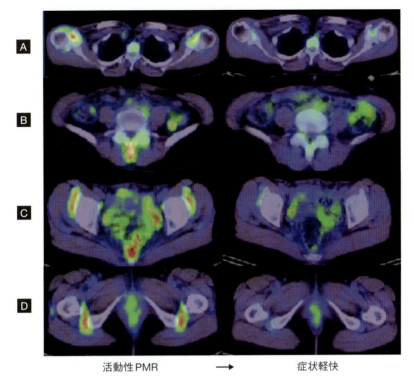

活動性PMR　　　→　　　症状軽快

図12　ステロイド治療前後のPMRのFDG-PET/CT像
56歳女性。治療前，肩（A）や脊椎棘突起（B），腸恥滑液包（C），坐骨結節（D）に認めた
FDG集積が症状改善とともに消退傾向にある。

包の交通を証明し，病理学的に股関節滑膜炎が腸恥滑液包炎より顕著であることから，股関節滑膜炎により二次的に生じた腸恥滑液包炎と評価している[38]。したがって，腸恥滑液包への集積の有無よりも，集積の分離可能性が両者の鑑別に有用であると言える。

　前述の研究でも示された，①坐骨結節のFDG集積，②脊椎棘突起のFDG集積に加え，③手関節のFDG集積の欠如，④腸恥滑液包へのFDG集積，⑤肩の全周性のFDG集積の欠如の5項目のうち3項目以上を満たせば，PMR診断に対する感度・特異度が92.6％，90.0％と非常に高く，PMRとEORAの鑑別にPETが非常に有用であることが示された。図12に治療前後のPMR症例のPET画像の比較を示す。

　以上，①PETはよりPMRの罹患部位を明瞭に表現する，②肩部におけるFDG集積の特徴，腸恥滑液包炎はEORAとの鑑別に有用である，③PET上，坐骨結節，脊椎棘突起におけるFDG集積はPMRによる滑液包炎の可能性があり，診断の手助けになることなどが我々の研究によりわかった。また，悪性腫瘍はびまん性の筋痛と関節痛を起こし，PMRと類似することがごく稀にあり，PMR症状を呈した症例の悪性腫瘍除外にもPETがある程度役立つ。また，ステロイド抵抗性のPMRの場合，PETで血管炎の合併がないか診ることが重要であることを示している論文もある[39]。

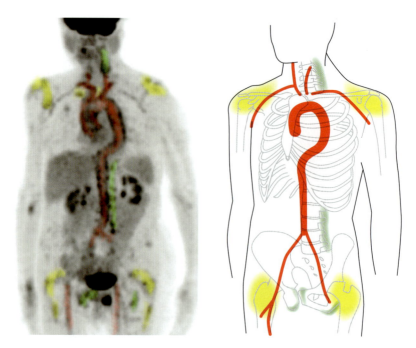

図13　典型的なPMRのPET所見と罹患部位の模式図
主なFDG集積部位，罹患部位として，関節・関節周囲（肩・股）（黄色），関節外滑液包（頸部・腰部棘突起間滑液包炎・坐骨結節滑液包炎・恥骨結合滑液包炎）（緑色），大動脈を含む大血管（赤色）などがある。
（文献40より引用）

最後に，最近の論文からPMRのPET所見と罹患部位を図解したものを図13に示す[40]。

4　成人Still病（ASD）

典型的なASDのFDG-PET/CT像を図14に示す。

我々は，過去の症例報告7例に我々がASDにPET施行した7例を加え，ASDのPET所見について評価した[41]。主にFDGが集積した部位は，骨髄（100%），脾臓（90.9%），リンパ節（80.0%），関節（75.0%）であった。そのほかには心外膜，胸膜，唾液腺などに集積した。治療後，各FDG集積は消退傾向にあった。血液検査との関係は，LDHとSUVに唯一相関があっただけで，あとは相関を認めなかった。骨髄，脾臓のFDG集積に関しては，炎症がある場合，一般に二次的に上昇する傾向にあるが，炎症性疾患であるRAやSpAのFDG集積と比較しても有意に集積度が高かった。これらの臓器におけるFDG集積は，著明なサイトカイン血症もしくは網内系亢進に伴うものの可能性がある。

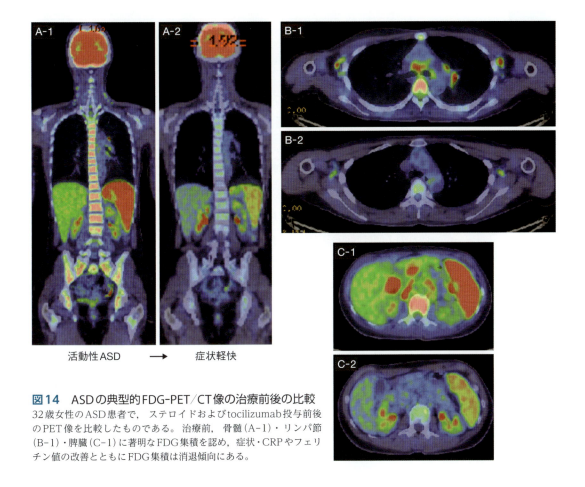

図14 ASDの典型的FDG-PET/CT像の治療前後の比較
32歳女性のASD患者で，ステロイドおよびtocilizumab投与前後のPET像を比較したものである。治療前，骨髄（A-1）・リンパ節（B-1）・脾臓（C-1）に著明なFDG集積を認め，症状・CRPやフェリチン値の改善とともにFDG集積は消退傾向にある。

　その後，2015年に「Clinical Rheumatology and Related Research」に掲載された論文でもASD 26例にFDG-PET/CTを施行し，同様に骨髄・脾臓・リンパ節にFDG集積を認めることが示された[42]。

　以上，上記のような部位に異常集積を認めた場合，**ASDの可能性が非常に高まるが悪性リンパ腫との鑑別は困難であり，その際はIL-18値や糖鎖フェリチン値などが参考になる。**

　ASDの分類基準として山口らの基準が有名であるが，定型的皮疹を示さないことも多く，悪性腫瘍・感染症・膠原病を除外した上で診断するなどあいまいであり，さらにASDは特異的な血清マーカーや病理所見が乏しく，診断に苦慮することも多い。一方で大量ステロイドや生物学的製剤の投与を控えている状況下で，FDG-PET/CTは他疾患を否定し，診断根拠を増やし，治療方針決定に役立つ点で非常に有用と思われる。特に骨髄・脾臓への強烈な異常集積はウイルス感染などでもみられることもあるが，ASDに特徴的である。

5 再発性多発軟骨炎（RPC）

典型的なRPCのFDG-PET/CT像を図15〜17に示す。

RPCは比較的稀な疾患で早期診断が難しい。我々は当科でPET施行したRPC例5例と過去の症例報告8例を併せて、RPCのPET所見について研究した[43]。主にFDG集積した部位は、軟骨（外耳、喉頭、気管支など）、鼻腔・副鼻腔、関節、リンパ節、大動脈などであった。肋軟骨にFDG集積した5例のうち、4例は無症候性だった。気道にFDG集積を認めた9例のうち8例は呼吸器症状を認め、CT異常を伴っていたが、残りの1例は呼吸器症状を伴わず、呼吸機能検査もCTも正常であった。PETは無症候性の気管支軟骨炎も明らかにした。RPCでは軟骨破壊が進む前に炎症がどの程度起きているか判断するのが重要であるが、CTでは活動性炎症なのか陳旧性変化なのか区別が困難な場合がある。一方、**RPCが軟骨特異的に炎症を生じる疾患であるため、無症候性でも軟骨のある部位に認めるFDG集積は有意な炎症と考えることができる**。さらに治療後のPETを施行された5例は、FDG集積の消退とともに炎症反応低下および臨床症状の改善を認めた。

以上、**FDG-PET/CTは特に生検困難な症例を含めて、RPCの早期診断に有用であり、病変部位の同定と治療前後の疾患活動性の評価に有用である**。

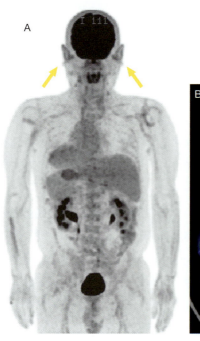
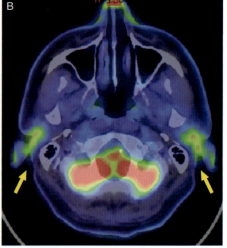

図15　RPCのPET像（1）
61歳男性。全身症状および耳介軟骨の発赤を認めた。MIP（A）およびFDG-PET/CT（B）上、耳介に著明なFDG集積を認める。

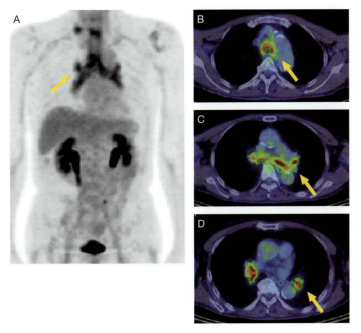

図16　RPCのPET像（2）
66歳男性．全身症状および呼吸器症状を呈して来院．TypeⅡコラーゲン抗体陽性で喉頭生検の結果は，RPCに矛盾しなかった．両側主気管支および葉気管支に著明なFDG集積を認めた．

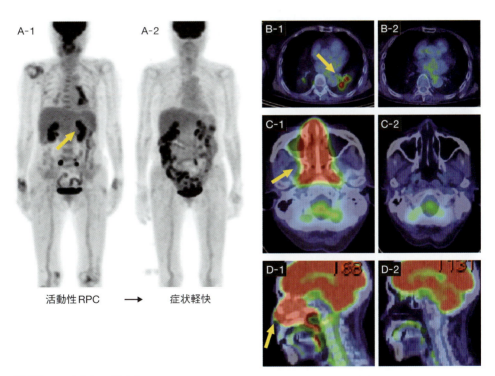

図17　RPCのPET像（3）
74歳女性．鼻腔症状を呈し，TypeⅡコラーゲン抗体陽性で鼻軟骨生検の結果はRPCに矛盾しなかった．左下葉から肺門部にかけて著明なFDG集積を認めた（A-1，B-1）が，CT上，異常所見はなく，治療後，その集積は消退した．鼻腔にも著明なFDG集積を認めたが（C-1，D-1），治療後，完全に消退した．

6 IgG4関連疾患（IgG4-RD）

IgG4-RDは様々な臓器病変を特徴とする全身性疾患である。この疾患には，Mikulicz病や自己免疫性膵炎（autoimmune pancreatitis：AIP）や下垂体炎，Riedel甲状腺炎，間質性肺炎，間質性腎炎，リンパ節炎，後腹膜線維症，炎症性偽腫瘍などが含まれる。PET上でそのような病変の組み合わせを見たとき，IgG4-RDが強く疑われる。典型的な自己免疫性膵炎を含むIgG4-RDのFDG-PET/CT像を図18，19に示す。

Shigekawaらは，腹部以外のリンパ節や唾液腺，胆管などにFDG集積を認めた場合，AIPと膵癌との鑑別に有用であることを示唆した[44]。尾崎らは，肺門リンパ節のFDG集積が膵癌に比較してAIPで高いことを見出し，涙腺や唾液腺，胆管，後腹膜腔，前立腺へのFDG集積はAIPのみにみられることを報告した[45]。彼らは"longitudinal pattern, heterogeneous accumulation, and multiple localisations"を膵臓に認めたとき，膵癌よりAIPが疑われることも指摘した。

Ebboらは，21 IgG4-RD患者の46PET所見を評価し，多くの症例で血管や唾液腺，リンパ節などの病変同定において，従来の画像診断法より感度がよいことを見出したが，小病変や脳病変，腎病変を指摘するのは困難だったと指摘している[46]。また，治療前後のPET所見を比較したところ，疾患活動性とよく相関していた。一方，IgG4が低下しても病変が残存しているような場合があり，そのような症例のIgG4-

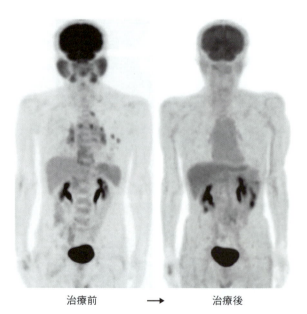

図18　典型的なIgG4-RDのPET像の治療前後の比較
61歳男性。治療前後で胸部・腹部・鎖骨・腋窩動脈に認めていた著明なFDG集積が消退している。

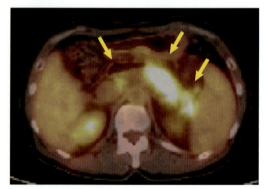

図19　典型的な自己免疫性膵炎のPET像
71歳男性。FDG-PET/CT上，"longitudinal pattern, heterogeneous accumulation, and multiple localisations"を認めた。典型的な自己免疫性膵炎のPET所見である。

RDの疾患活動性評価に有用である。

さらに我々はIgG4-RD 8症例におけるFDG-PET/CTの有用性について研究した。ほとんどの症例がCRP陰性にもかかわらず，多くの臓器病変を有していた[47]。

以上，炎症反応を伴わずにIgG4-RDに特徴的なFDG集積を認めた場合は，同疾患を疑うことが重要である。

7 大血管炎症候群（LVV）

典型的なLVVのFDG-PET/CT像を図20に示す。

TregliaらがLVVに対するPET研究のシステマティックレビューを報告し，以下のように結論した[48]。①FDG-PET/CTはLVVの早期診断と疾患活動性や病変の広がりを評価するのに有用である，②FDG-PETは免疫抑制治療後の評価に関して従来の画像診断法より有用であるが，血清炎症マーカーの相関に関してはさらなる研究が必要である，③FDG-PET/CTは，LVVの診断に関して，USやMRIのような従来の

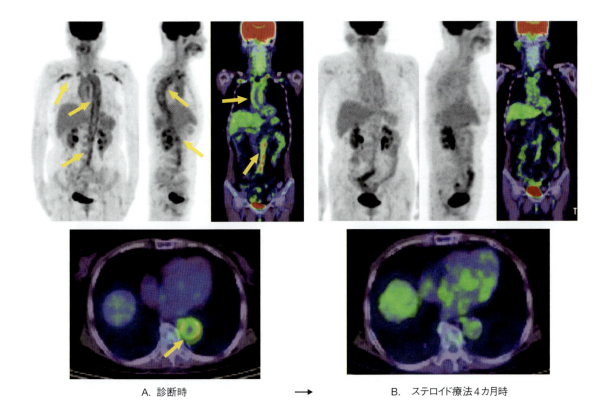

A. 診断時　→　B. ステロイド療法4カ月時

図20　典型的なLVVのPET像の治療前後の比較
69歳女性。治療前後で胸部・腹部・鎖骨・腋窩動脈に認めていた著明なFDG集積が消退している。

画像診断法に比較してまさっているが，再燃予測や血管合併症の評価には適していない，④PET分析と診断基準は再現性をもって標準化されるべきである．

　我々は高齢者の不明炎症（inflammation of unknown origin：IUO）として表現されるLVVの早期診断およびフォローにおけるFDG-PET/CTと造影CTの有用性を研究した[49]．大動脈壁のSUV_{max}とPETスコア以外に，造影CTを用いて大動脈径に対する大動脈壁の厚さの比を治療前後で評価した．IUOで入院した高齢者124例のうち，10.5％がLVVで半数以上が非特異的症状しか有していなかった．コントロール群に比べて，LVV群は有意に大動脈壁のSUV_{max}およびPETスコアが高値で，大動脈壁も厚かった．以上，**LVVは非特異的症状しか有さない高齢者のIUOの鑑別として重要である**．また，造影CTとFDG-PET/CTの組み合わせはLVVの早期診断と治療効果の判定に有用である．注意すべき点として，大動脈の構造変化が激しい陳旧性病変の場合，PET陰性のことがある．炎症が既に落ち着いている病変にPETは適しておらず，むしろMRIや造影CTのような形態学的画像診断のほうが有用である．一方，FDG-PET/CTは早期診断を可能にし，狭窄病変を防ぎうる．

　なお，大動脈炎の炎症の主座は中膜で，Tリンパ球やNK細胞，単球，顆粒球が出現することにより炎症を引き起こし，中膜の外層やその近傍の外膜，内膜に障害を与える．FDGは主として単球に集積する．**動脈硬化性病変でもFDGの集積を認めるが軽度であり**[50]，肝臓の集積よりも低い傾向にあり，鎖骨下動脈への集積は稀であるので，ある程度の鑑別は可能と思われる．一方，**PETによるLVVと感染性動脈炎との鑑別は難しい場合があり**，そのときは血液培養など各種培養などの検査を行った上で，抗菌薬を投与して反応を見るしかない場合もある．

8 多発血管炎性肉芽腫症（GPA）

　GPAは壊死性肉芽腫性血管炎を特徴とする比較的稀な疾患で，2012年，CHCC（Chapel Hill Consensus Conference）でWegener肉芽腫症から名称変更がなされた．典型的なGPAのFDG-PET/CT像を**図21**に示す．

　当院において，後方視的にGPA患者8例から得られた13のPET所見を分析した[51]．PETはGPAの上気道および肺病変に関して，単純CTより明瞭に検出した．さらに他の画像診断と併せて生検部位の同定に有用であった．OzmenらもPETがGPAの活動性病変の検出と生検部位の同定や治療後評価に有用であることを報告した[52]．またPETは，CTのような従来の画像診断法に比較してGPAによる陳旧性病変と活動性病変の鑑別に有用である．さらに大血管や脾臓などの予想外の病変や再燃の検出に

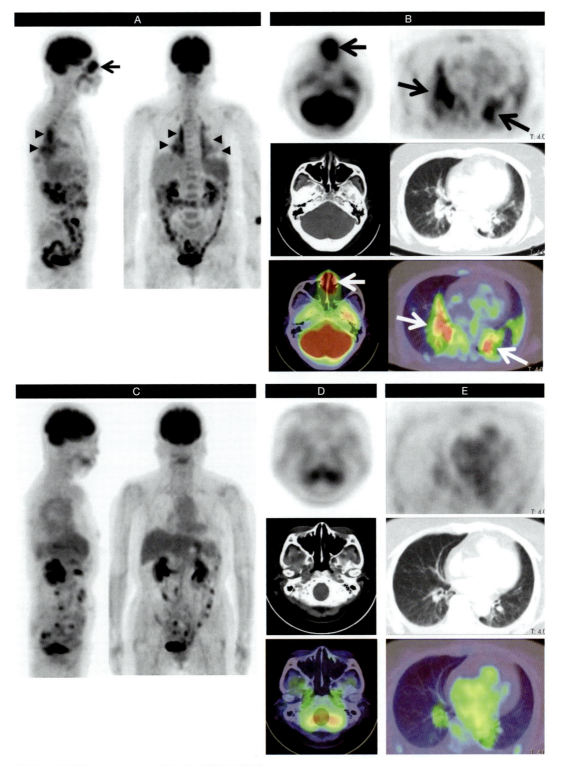

図21 典型的なGPAのPET像の治療前後の比較

A, B：治療前, 79歳女性。MPO-ANCA陽性で鼻腔生検にてGPAと診断された症例。MIP上, 鼻腔・両肺にFDG集積を認めた。軸位FDG-PET/CT上, 単純CT上は異常がないにもかかわらず, 鼻腔にFDG集積を認めた。両肺結節にもFDG集積を認めた。
C, D, E：治療後, 鼻腔・肺病変のいずれもFDG集積が消失している。

も有用である．以上，FDG-PET/CTはGPAの活動性病変の評価に非常に有用な画像診断法である．

9 多発性筋炎（polymyositis：PM）と皮膚筋炎（dermatomyositis：DM）

Owadaらは，筋炎患者の筋症状および筋以外の病変の検出にFDG-PET/CTが有用か調査した[53]．その結果，33％の症例で筋にFDG集積を認めた．しかし，PETが筋炎を検出する感度は，針筋電図やMRI，筋生検に比べて劣っており，FDG集積を筋に認めるか否かに関して患者間に違いはみられなかった．一方で悪性腫瘍の検出に優れており，また38.9％の症例に間質性肺炎へのFDG集積を認めた．この研究からは，筋炎へのPETの応用は感度の低さから限られているように思える．

一方，田中らは，FDG-PET/CTが筋炎と他疾患の鑑別に有用か否か，また，近位筋におけるFDG集積が筋の炎症程度を表現しているか否かを調査する後ろ向き研究を行った[54]．その結果，筋炎患者の近位筋のSUVは，コントロール群に比較して有意に高く，徒手筋力テスト（manual muscle test：MMT）スコアやCK・アルドラーゼ値と相関していた．さらに生検を行った近位筋のSUVは，病理上の炎症細胞の程度と相関していた．本研究から，FDG-PET/CTは筋炎の診断に有用で，さらにFDG集積は近位筋における活動性炎症を反映しており，生検部位の選択に有用であると言える．

両者は，PETの筋炎診断への応用について相反する結果を得ており，その有用性を一様に述べることは困難である．

【引用文献】
1) Yamashita H, et al：Clinical value of whole-body PET/CT in patients with active rheumatic diseases. Arthritis Res Ther 2014；16(5)：423.
2) Palmer WE, et al：Quantification of inflammation in the wrist with gadolinium-enhanced MR imaging and PET with 2-[F-18]-fluoro-2-deoxy-D-glucose. Radiology 1995；196(3)：647-55.
3) Beckers C, et al：Assessment of disease activity in rheumatoid arthritis with(18)F-FDG PET. J Nucl Med 2004；45(6)：956-64.
4) Kubota K, et al：Whole-body FDG-PET/CT on rheumatoid arthritis of large joints. Ann Nucl Med 2009；23(9)：783-91.
5) Okamura K, et al：The assessment of biologic treatment in patients with rheumatoid arthritis using FDG-PET/CT. Rheumatology(Oxford) 2012；51(8)：1484-91.

6) Elzinga EH, et al：2-Deoxy-2-[F-18]fluoro-D-glucose joint uptake on positron emission tomography images：rheumatoid arthritis versus osteoarthritis. Mol Imaging Biol 2007；9(6)：357-60.
7) Ostendorf B, et al：Early detection of bony alterations in rheumatoid and erosive arthritis of finger joints with high-resolution single photon emission computed tomography, and differentiation between them. Skeletal Radiol 2010；39(1)：55-61.
8) Okabe T, et al：F-18 FDG uptake patterns and disease activity of collagen vascular diseases-associated arthritis. Clin Nucl Med 2011；36(5)：350-4.
9) Beckers C, et al：Assessment of disease activity in rheumatoid arthritis with(18)F-FDG PET. J Nucl Med 2004；45(6)：956-64.
10) Brown AK, et al：An explanation for the apparent dissociation between clinical remission and continued structural deterioration in rheumatoid arthritis. Arthritis Rheum 2008；58(10)：2958-67.
11) Beckers C, et al：(18)F-FDG PET imaging of rheumatoid knee synovitis correlates with dynamic magnetic resonance and sonographic assessments as well as with the serum level of metalloproteinase-3. Eur J Nucl Med Mol Imaging 2006；33(3)：275-80.
12) Polisson RP, et al：Use of magnetic resonance imaging and positron emission tomography in the assessment of synovial volume and glucose metabolism in patients with rheumatoid arthritis. Arthritis Rheum 1995；38(6)：819-25.
13) Elzinga EH, et al：18F-FDG PET as a tool to predict the clinical outcome of infliximab treatment of rheumatoid arthritis：an explorative study. J Nucl Med 2011；52(1)：77-80.
14) Taniguchi Y, et al：Positron emission tomography/computed tomography：a clinical tool for evaluation of enthesitis in patients with spondyloarthritides. Rheumatology(Oxford) 2010；49(2)：348-54.
15) Strobel K, et al：18F-fluoride PET/CT for detection of sacroiliitis in ankylosing spondylitis. Eur J Nucl Med Mol Imaging 2010；37(9)：1760-5.
16) Vijayant V, et al：Potential of(18)F-FDG-PET as a valuable adjunct to clinical and response assessment in rheumatoid arthritis and seronegative spondyloarthropathies. World J Radiol 2012；4(12)：462-8.
17) Yamashita H, et al：Similarities and differences in fluorodeoxyglucose positron emission tomography/computed tomography findings in spondyloarthropathy, polymyalgia rheumatica and rheumatoid arthritis. Joint Bone Spine 2013；80(2)：171-7.
18) Chuang TY, et al：Polymyalgia rheumatica：a 10-year epidemiologic and clinical study. Ann Intern Med 1982；97(5)：672-80.
19) Healey LA：Long-term follow-up of polymyalgia rheumatica：evidence for synovitis. Semin Arthritis Rheum 1984；13(4)：322-8.
20) Cantini F, et al：Shoulder ultrasonography in the diagnosis of polymyalgia rheumatica：a case-control study. J Rheumatol 2001；28(5)：1049-55.
21) Salvarani C, et al：Polymyalgia rheumatica and giant-cell arteritis. Lancet 2008；372(9634)：234-45.

22) Dasgupta B, et al:2012 provisional classification criteria for polymyalgia rheumatica:a European League Against Rheumatism/American College of Rheumatology collaborative initiative. Ann Rheum Dis 2012;71(4):484-92.
23) Moosig F, et al:Correlation between 18-fluorodeoxyglucose accumulation in large vessels and serological markers of inflammation in polymyalgia rheumatica:a quantitative PET study. Ann Rheum Dis 2004;63(7):870-3.
24) Blockmans D, et al:Repetitive 18-fluorodeoxyglucose positron emission tomography in isolated polymyalgia rheumatica:a prospective study in 35 patients. Rheumatology(Oxford) 2007;46(4):672-7.
25) Yamashita H, et al:Whole-body fluorodeoxyglucose positron emission tomography/computed tomography in patients with active polymyalgia rheumatica:evidence for distinctive bursitis and large-vessel vasculitis. Mod Rheumatol 2012;22(5):705-11.
26) Salvarani C, et al:Cervical interspinous bursitis in active polymyalgia rheumatica. Ann Rheum Dis 2008;67(6):758-61.
27) Bywaters EG:Rheumatoid and other diseases of the cervical interspinous bursae, and changes in the spinous processes. Ann Rheum Dis 1982;41(4):360-70.
28) Bywaters EG, et al:The lumbar interspinous bursae and Baastrup's syndrome. An autopsy study. Rheumatol Int 1982;2(2):87-96.
29) Healey LA:Long-term follow-up of polymyalgia rheumatica:evidence for synovitis. Semin Arthritis Rheum 1984;13(4):322-8.
30) Cantini F, et al:Inflammatory changes of hip synovial structures in polymyalgia rheumatica. Clin Exp Rheumatol 2005;23(4):462-8.
31) Yamashita H, et al:The natural history of asymptomatic positron emission tomography:positive giant cell arteritis after a case of self-limiting polymyalgia rheumatica. Mod Rheumatol 2012;22(6):942-6.
32) Takahashi H, et al:Differences in fluorodeoxyglucose positron emission tomography/computed tomography findings between elderly onset rheumatoid arthritis and polymyalgia rheumatica. Mod Rheumatol 2015;25(4):546-51.
33) 吉田篤, 他：肩峰下滑液包造影. MB Orthop 1998;11:17-25.
34) Tani Y, et al:Enlargement of iliopsoas bursa in a patient with polymyalgia rheumatica. J Rheumatol 2001;28(5):1198-9.
35) Cantini F, et al:Hip bursitis in active polymyalgia rheumatica:report of a case. Clin Exp Rheumatol 1999;17(4):512-3.
36) Pavlica P, et al:Magnetic resonance imaging in the diagnosis of PMR. Clin Exp Rheumatol 2000;18(4 Suppl 20):S38-9.
37) Weber M, et al:Inguinal pain with limping:iliopectineal bursitis as first sign of polymyalgia rheumatica. Joint Bone Spine 2008;75(3):332-3.
38) Mori S, et al:A case of femoral nerve palsy caused by iliopectineal bursitis associated with rheumatoid arthritis. Mod Rheumatol 2004;14(3):274-8.
39) Cimmino MA, et al:Is FDG-PET useful in the evaluation of steroid-resistant PMR patients？ Rheumatology 2008;47(6):926-7.
40) Rehak Z, et al:Various forms of(18)F-FDG PET and PET/CT findings in patients with polymyalgia rheumatica. Biomed Pap Med Fac Univ Palacky Olomouc Czech Repub 2015;159(4):629-36.

41) Yamashita H, et al: Clinical value of 18F-fluoro-dexoxyglucose positron emission tomography/computed tomography in patients with adult-onset Still's disease: a seven-case series and review of the literature. Mod Rheumatol 2014; 24(4): 645-50.
42) Dong MJ, et al: 18F-FDG PET/CT in patients with adult-onset Still's disease. Clin Rheumatol 2015; 34(12): 2047-56.
43) Yamashita H, et al: Utility of fluorodeoxyglucose positron emission tomography/computed tomography for early diagnosis and evaluation of disease activity of relapsing polychondritis: a case series and literature review. Rheumatology(Oxforfd) 2014; 53(8): 1482-90.
44) Shigekawa M, et al: Is(18)F-fluorodeoxyglucose positron emission tomography meaningful for estimating the efficacy of corticosteroid therapy in patients with autoimmune pancreatitis? J Hepatobiliary Pancreat Sci 2010; 17(3): 269-74.
45) Ozaki Y, et al: Differentiation of autoimmune pancreatitis from suspected pancreatic cancer by fluorine-18 fluorodeoxyglucose positron emission tomography. J Gastroenterol 2008; 43(2): 144-51.
46) Ebbo M, et al: Usefulness of 2-[18F]-fluoro-2-deoxy-D-glucose-positron emission tomography/computed tomography for staging and evaluation of treatment response in IgG4-related disease: a retrospective multicenter study. Arthritis Care Res(Hoboken) 2014; 66(1): 86-96.
47) Takahashi H, et al: The utility of FDG-PET/CT and other imaging techniques in the evaluation of IgG4-related disease. Joint Bone Spine 2014; 81(4): 331-6.
48) Treglia G, et al: Usefulness of whole-body fluorine-18-fluorodeoxyglucose positron emission tomography in patients with large-vessel vasculitis: a systematic review. Clin Rheumatol 2011; 30(10): 1265-75.
49) Muto G, et al: Large vessel vasculitis in elderly patients: early diagnosis and steroid-response evaluation with FDG-PET/CT and contrast-enhanced CT. Rheumatol Int 2014; 34(11): 1545-54.
50) Cavalcanti Filho JL: PET/CT and vascular disease: current concepts. Eur J Radiol 2011; 80(1): 60-7.
51) Ito K, et al: Evaluation of Wegener's granulomatosis using 18F-fluorodeoxyglucose positron emission tomography/computed tomography. Ann Nucl Med 2013; 27(3): 209-16.
52) Ozmen O, et al: Integration of 2-deoxy-2-[18F]fluoro-D-glucose PET/CT into clinical management of patients with Wegener's granulomatosis. Ann Nucl Med 2013; 27(10): 907-15.
53) Owada T, et al: Detection of inflammatory lesions by f-18 fluorodeoxyglucose positron emission tomography in patients with polymyositis and dermatomyositis. J Rheumatol 2012; 39(8): 1659-65.
54) Tanaka S, et al: [18F]FDG uptake in proximal muscles assessed by PET/CT reflects both global and local muscular inflammation and provides useful information in the management of patients with polymyositis/dermatomyositis. Rheumatology(Oxford) 2013; 52(7): 1271-8.

索 引

記号
β-D-グルカン　444

数字
2012年国際Chapel Hillコンセンサス会議（CHCC2012）　240
5-ASA製剤　314, 326
6分間歩行試験（6MWT）　365

A
AAHS診断基準　77
abatacept（ABT）　170, 207
ACEIs　194, 229
acute confusional state：ACS　20
acute eosinophilic leukemia：AEL　280
acute lupus hemophagocytic syndrome：ALHS　59, 73
ADAMTS13　81
adult onset Still's disease：ASD　338, 454, 470
ambrisentan　375
anakinra　346
ankylosing spondylitis：AS　459
anticardiolipin antibody：aCL　95, 100
anti-glomerular basement membrane disease　261
anti-inflammatoryimmuno suppressive product：AIMSPRO　209
anti-neutrophil cytoplasmic antibodies：ANCA　240, 252
―― associated vasculitis：AAV　194, 240, 261
――の診療ガイドライン　263
antiphosphatidylserine-prothrombin complex antibody：aPS/PT　106
antiphospholipid antibody：aPL　30, 95, 100
antiphospholipid antibody syndrome：APS　95, 388, 402
――合併妊娠　403
――腎症　97
antiphospholipid syndrome nephropathy：APSN　97
aplastic anemia：AA　86, 88
APTT　105
arterioles　240, 257
autoimmune hemolytic anemia：AIHA　59, 62
autoimmune thrombocytopenic purpura：ATP　59, 68, 388, 404
autologous hematopoietic stem cell transplantation：autologous HSCT　209
autonomic neuropathy　138
axonal polyneuropathy　133
AZA　49
AZP　169, 206, 242, 314, 326

B
B型肝炎ウイルス　241
BCR/ABL1　280
Behçet病（Behçet's disease：BD）　262, 314
beraprost　378
Birmingham Vasculitis Activity Score：BVAS　266
BNP　363
bosentan　375
BPA　372
bronchiolitis obliterans：BO　417, 435
bronchoalveolar lavage：BAL　441
bucillamine　442

C
C型肝炎ウイルス　241
C1q nephropathy　6
C1q抗体　303
C1q免疫複合体　301
C-ANCA　252
capillaries　240, 257
carbimazole　253
catastrophic antiphospholipid syndrome：CAPS　95, 115
CG血症　296
CHCC2012　256
CHCC分類　257
chronic articular ASD　342
chronic eosinophilic leukemia：CEL　280
―― not otherwise specified：CEL-NOS　280
chronic intestinal pseudo-obstruction：CIPO　194
chronic myelogenous leukemia：CML　280
chronic thromboembolic pulmonary hypertension：CTEPH　353
Churg-Strauss症候群　277
CIPO　214
classic PML　50
Class別の治療方針　9
clinically amyopathic dermatomyositis：CADM　144, 154, 178
Cogan症候群（Cogan's syndrome：CS）　262
colchicine　242, 288, 314, 322
cold activation　298
compound muscle action potential：CMAP　139
congenital heart block：CHB　401
Coombs陰性AIHA　59, 65
CORTAGE trial　241, 271, 275

corticosteroid-induced
　psychiatric disorders：CIPDs
　20, 42
CPA　11, 84, 169, 204, 242, 332
cranial neuropathy　137
Crohn病　314, 325
cryoglobulin：CG　243
cryoglobulinemia　296
cryoglobulinemic vasculitis：CV
　243, 262, 296
CsA　14, 71, 79, 84, 206, 289
CT　454
CTアンギオグラフィー　285
CTD-PAH　353, 372
CTEPH　371
CYCAZAREM trial　271
CYCLOPS study　241, 272, 273
Cytopenia　59
CZP　388, 407

D
DAD　438
danazol　70
dermatomyositis：DM　144, 478
desquamative interstitial
　pneumonia：DIP　438
DETECT試験　364
diaminodiphenyl sulfone　288
diastolic pulmonary pressure
　difference（gradient）：DPD
　（G）　369
diffuse cutaneous systemic
　sclerosis：dcSSc　193, 197
direct immunofluorescence：DIF
　287
disseminated intravascular
　coagulation：DIC　95
DM　152, 383
　――に伴う皮疹　173
DMARDs　447
double filtration
　plasmapheresis：DFPP　299
DPB　437

DPC　210
dRVVT　105

E
early systemic　266
eculizumab　118
elderly-onset rheumatoid
　arthritis：EORA　454, 467
ELISA　240, 252
eosinophilic granulomatosis with
　polyangiitis：EGPA　241, 261,
　264, 277
epoprostenol　378
ERA　375
ETN　388, 407
EULAR　252
　――推奨　266

F
FB　436
FDG-PET　454
FDG集積　454, 456
FGFR1　280
five-factor score：FFS　274

G
GAPSS　107
GC　203
generalized　266
giant cell arteritis：GCA　260
glucose hydrogen breath test
　214
granulomatosis with
　polyangiitis：GPA　241, 261,
　264, 455, 476

H
HCQ　70, 388, 401
HELLP症候群　95
hemolytic uremic syndrome：
　HUS　95
hemophagocytic
　lymphohistiocytosis：HLH　59,
　72
hemophagocytic syndrome：
　HPS　59, 72

Henoch-Schönlein紫斑病　291
heparin-induced
　thrombocytopenia：HIT　95
HIV　280
HLH2004診断基準　75
home parenteral nutrition：HPN
　194, 220
HUV　301
hydroxychloroquine　288
hypereosinophilic syndrome：
　HES　279
hyperimmune caprine serum
　209
hypocomplementemic urticarial
　vasculitis syndrome：HUVS
　301

I
idiopathic inflammatory
　myopathy：IIM　144
idiopathic interstitial
　pneumonias：IIPs　438
IFN　211
IFN-α　299, 366
IFN-γ　342
IFX　314, 329
IgA1　262
IgA血管炎（IgA vasculitis：
　IgAV）　242, 262, 291
IgA腎症　294
IgGのサブクラス染色　7
IgG4関連疾患（IgG4-related
　disease：IgG4-RD）　278, 454,
　474
IgG index　20, 29
IIF　240, 252
IL-1阻害薬　338
IL-1β　342
IL-6　342
　――阻害薬　338, 347
IL-8　342
IL-18　342
imatinib　210

immune complex small vessel
   vasculitis 261
immunoadsorption
   plasmapheresis：IAPP 47
inflammation of unknown
   origin：IUO 476
interferons 211
intrauterine growth
   retardation：IUGR 388, 398
IVCY 11, 71, 79, 141, 272
IVIg 48, 70, 79, 141, 144, 169,
   208, 241, 282, 293, 388, 405

J
JAK2 280

K
Kawasaki disease：KD 260
Kidney Disease Improving
   Global Outcomes：KDIGO 299
KIT 280

L
large-sized arteries 256
large vessels 240
large vessel vasculitis：LVV
   260, 454, 475
leflunomide 441
leukocytoclastic vasculitis 243
L-HES 280
limited cutaneous systemic
   sclerosis：lcSSc 197
livedoid vasculopathy 288
livedo racemosa 288
livedo reticularis with summer
   ulcerations 288
localized 266
lupus anticoagulant：LA 95, 103
lupus nephritis：LN 1
   ──の組織分類 5
lymphocytic interstitial
   pneumonia：LIP 438
lymphoid variant HES 280

M
macitentan 376

macrophage activation
   syndrome：MAS 338, 349
MAINRITSAN trial 241, 271,
   274
major flare 266
medium-sized arteries 257
medium vessels 240
medium vessel vasculitis：MVV
   260
membranoproliferative
   glomerulonephritis：MPGN 297
MEPEX trial 241, 275
mesna 11
methimazole 253
microscopic polyangiitis：MPA
   241, 261, 264
minor flare 266
mixed connective tissue
   disease：MCTD 353, 373, 381
mixed cryoglobulinemia：MC
   296
MMF 12, 49, 72, 169, 205, 242,
   268
modified Rankin scale 291
modified Rodnan skin score：
   mRSS 193, 198
MPO 252
mPSL（methylprednisolone）パルス
   11
MTX 169, 204, 314, 329, 338, 345,
   440
multiple mononeuropathy 136
multitarget therapy 15
MYCYC trial 268
myeloproliferative neoplasms：
   MPN 280

N
NCS 139
neonatal lupus syndrome：NLE
   393, 401
neutrophil extracellular traps：
   NETs 252

NMO 20, 45
NORAM trial 266
NPSLE 20
NSIP 438
NT-proBNP 363
NUV 301

P
P-ANCA 252
PCWP 362
PDE5阻害薬 376
PDGFRA 280
PDGFRB 280
Peripheral neuropathy 125
PFT 363
PGI$_2$製剤 378
P. jirovecii 443
plasma exchange：PE 59, 80, 83,
   207
pneumatosis cystoides
   intestinalis：PCI 221
pneumocystis pneumonia：PCP 416
polyarteritis nodosa：PAN 241,
   260, 283
polymyalgia rheumatica：PMR
   454, 462
polymyositis：PM 144, 152, 383,
   478
polyradiculoneuropathy 137
PoPH 367
posterior reversible
   encephalopathy syndrome：
   PRES 21, 52
PR3 252
primary angiitis of the central
   nervous system：PACNS 242,
   289
progressive multifocal
   leukoencephalopathy：PML
   21, 50
propylthiouracil 253
PSL 325, 392, 405
psoriatic arthritis：PsA 459

pulmonary arterial hypertension：PAH 353, 366
pulmonary capillary hemangiomatosis：PCH 353, 368
pulmonary endarterectomy：PEA 372
pulmonary hypertension：PH 353
pulmonary veno-occlusive disease：PVOD 353, 368
pure red cell aplasia：PRCA 87
pure sensory polyneuropathy 41
PVR 362

Q
Q-アルブミン 29

R
rapamycin 207
RA-PCP 416, 443
rapidly progressive glomerulonephritis：RPGN 241
rapidly progressive interstitial lung disease：RP-ILD 144, 178
RAVE trial 241, 274
RB-ILD 438
reactive arthritis：ReA 459
refractory 266
relapsing polychondritis：RPC 454, 472
reversible cerebral vasoconstriction syndrome：RCVS 242, 291
RF 243
rheumatoid arthritis：RA 388, 406, 416, 454, 456
　　──を伴うPCP 416
　　──胸膜炎 417
ribosomal P蛋白 31

right heart catheterization：RHC 353, 360
riociguat 376
RITUXVAS trial 241, 268
RTX 16, 39, 49, 67, 72, 85, 171, 207, 299

S
salazosulfapyridine 442
SASP 407
scleroderma 193
scleroderma renal crisis：SRC 194, 222
sensorimotor polyneuropathy 41, 133
sensory nerve action potential：SNAP 139
sensory polyneuropathy 133
SEP 140
severe 266
single organ vasculitis：SOV 262
sirolimus 207
small arteries 240
small fiber neuropathy：SFN 41, 125, 135
small intestinal bacterial overgrowth：SIBO 194, 217
small-sized arteries 257
small vessels 240
small vessel vasculitis：SVV 260
single photon emission computed tomography：SPECT 28
spondyloarthritis：SpA 454, 459
sporadic inclusion body myositis：sIBM 144, 165
SS 382
ST合剤 417
steroid-psychosis 42

systemic ASD 342
systemic lupus erythematosus：SLE 20, 59, 243, 353, 373, 380, 388, 397
　　──関連TTP 82
　　──合併自己免疫性血小板減少症 59
systemic sclerosis：SSc 193, 353

T
TAC 14, 206, 288, 443
Takayasu arteritis：TKA 260
TCZ 207, 348
thrombotic microangiopathy：TMA 194
thrombotic thrombocytopenic purpura：TTP 59, 81, 82, 95
TIA 289
TNF阻害薬 314, 326
TNF-α 342
TNF-α阻害薬 170, 211, 338, 347
tocilizumab 170
TPO受容体アゴニスト 72
trans-thoracic echocardiogram：TTE 353, 362

U
UIP 438
undifferentiated spondylarthritis：uSpA 459

V
variable vessel vasculitis：VVV 262
vasculitis 240
veins 240, 257
venules 240, 257
vincristine 84

W
Wegener肉芽腫症 476
WEGENT trial 241, 272

あ
アスペルギルスIgE　280
アポトーシス　86
アレルギー性肉芽腫性血管炎　277
アンジオテンシン変換酵素阻害薬　194
悪性腫瘍関連筋炎　171

い
今宿の診断基準　77

う
右心カテーテル検査　353, 360

え
エンドセリン受容体拮抗薬　375
壊死性筋症　144, 163
壊死性肉芽腫性血管炎　476
炎症性サイトカイン　338, 341

お
横断性脊髄炎　40

か
カルシニューリン阻害薬　169
ガンマグロブリン大量療法（IVIg）　16
可逆性後白質脳症症候群　21
可逆性脳血管攣縮症候群　242, 291
過敏性血管炎　287
灰白質病変　20, 40
外弾性板　256
外膜　256
拡張期圧較差DPD（G）　362
拡張期肺圧較差　369
滑液包炎　468
川崎病　260
寛解維持療法　13
寛解導入療法　11
管外増殖　6
感覚運動性多発ニューロパチー　41, 133
感覚失調性ニューロパチー　125, 134
感覚神経活動電位　139
感覚性多発ニューロパチー　41, 133

換気/血流ミスマッチ　371
間質性肺炎　275
間接蛍光抗体法　240
関節リウマチ　388, 416, 454
乾癬性関節炎　459
完全寛解　266
眼病変　332

き
気管支拡張症　437
気管支肺胞洗浄　441
寄生虫　280
急性型神経Behçet病　314, 327
急性好酸球性白血病　280
急性ループス血球貪食症候群　59
急速進行性間質性肺炎　144
急速進行性糸球体腎炎　241
巨細胞性動脈炎　260
強直性脊椎炎　459
強皮症　193
　　――腎クリーゼ　194
胸膜炎　433
棘突起間滑液包炎　464
筋炎　144

く
クリオグロブリン　243
　　――血管炎　243, 262
クリオフィルトレーション　299
クロスミキシング試験　105

け
経胸壁心エコー検査　353
経肺圧較差（TPG）　362, 369
劇症型抗リン脂質抗体症候群　95
血液浄化療法　47
血管Behçet病　314, 330
血管炎　240
血管造影　285
血球減少　59
血球貪食症候群　59
血球貪食性リンパ組織球症　59
血球貪食像　72, 75
血漿交換療法　59
血漿輸注　83

血小板輸血　72
血清トリプターゼ検索　280
血栓性血小板減少性紫斑病　59, 95
血栓性微小血管症　194
結節性多発動脈炎　241, 260
顕微鏡的多発血管炎　241, 261
限局型　266
限局皮膚硬化型全身性強皮症　197
原発性骨髄線維症　280
原発性糸球体腎炎　5

こ
呼吸機能検査　363
抗β_2GPⅠ抗体　102
抗AQP4抗体　45
抗ARS抗体症候群　144, 162
抗C1q抗体　262
抗CL-β_2GPⅠ抗体　95, 103
抗ds-DNA抗体　243
抗GBM抗体　261
　　――関連疾患　261
抗HMGCR抗体　183
　　――陽性筋症　184
抗MDA5抗体　178
抗NMDA受容体サブユニットNR2抗体　33
抗ribosomal P抗体　31
抗RNAポリメラーゼⅢ抗体　194, 226
抗Sm抗体　243
抗SRP抗体　163
　　――陽性筋症　163
抗SS-A抗体　125, 131, 401
抗SS-B抗体　125, 131, 401
抗カルジオリピン抗体　95
抗菌薬ロック療法　220
抗血小板療法　84
抗原特異的酵素抗体法　240
抗好中球細胞質抗体　240
抗ホスファチジルセリン依存性プロトロンビン抗体　106
抗リン脂質抗体　95
　　――症候群　95, 388

高CRP血症　326
高齢発症関節リウマチ　454
膠原病関連肺動脈性肺高血圧症
　　372
後根神経節炎　134
好酸球性多発血管炎性肉芽腫症
　　241, 261
好酸球増加　279
好酸球増多症　278
好酸球増多症候群　279
好中球　338
骨髄増殖性腫瘍　280
混合型CG血症　296
混合性結合組織病　353

さ
サイトカイン　342
サンディミュン®　338, 349
左心疾患による肺高血圧症　369
再生不良性貧血　86
再発性多発軟骨炎　454
在宅中心静脈栄養　194

し
シェーグレン症候群　125
子宮内胎児発育不全　388
視神経脊髄炎　20
自己免疫性血小板減少症　388
自己免疫性溶血性貧血　59
自殺リスク　44
自律神経障害　138
軸索障害型多発ニューロパチー
　　133
灼熱痛　135
腫瘍性好酸球増多症　279
重症型　266
小径線維ニューロパチー　41, 125
小血管炎　260
小児のDM　182
心エコー　362
神経Behçet病　314, 327
進行性多巣性白質脳症　21
新生児ループス　393
真性多血症　280

深部静脈血栓症　314, 331
腎移植　231
腎生検　1, 5, 398
蕁麻疹様血管炎　243, 301

す
スタチン筋症　183
ステロイド　49, 66, 69, 78, 84, 141,
　　273, 314, 332, 338, 344, 405
ステロイド精神病　42
ステロイドパルス療法　47, 69
水痘帯状疱疹ウイルス　290
髄液IL-6　20, 30

せ
成人Still病　338, 454
生物学的製剤　338, 346, 443, 447
正補体性蕁麻疹様血管炎　301
赤芽球癆　87
赤血球結合IgG　59, 65
脊髄T2強調MRI　140
脊椎関節炎　454
石灰化　175
先天性房室ブロック　401
全身型　266
全身性エリテマトーデス　20, 59,
　　243, 353, 388
全身性強皮症　353

そ
組織球　72
早期全身型　266
早期非腎症　266
増殖性腎炎　5
増殖性ループス腎炎　6

た
多発血管炎性肉芽腫症　241, 261,
　　455
多発性筋炎　144, 478
多発性単神経炎　41, 125, 136
第XIII因子　292
大径有髄神経　135
大血管炎　260
　　──症候群　454
高安動脈炎　260

脱髄性多発神経根症　137
単一臓器血管炎　262
単純血漿交換　47

ち
中枢神経限局性血管炎　242
中血管炎　260
中膜　256
腸炎関連関節炎　459
腸管Behçet病　314, 324
腸管穿孔　327
腸管嚢胞状気腫症　221
腸恥滑液包炎　468
直接蛍光抗体法　287

つ
津田の診断基準　77

て
低アルブミン血症　44
低補体性蕁麻疹様血管炎　301
　　──症候群　301

と
糖鎖フェリチン　338, 343
透析　231
特発性OP　438
特発性TTP　82
特発性間質性肺炎　438
特発性好酸球増多症　279

な
内弾性板　256
内膜　256
難治型　266

に
ニューモシスチス肺炎　416
二重膜濾過血漿交換　299

の
脳神経障害　137

は
バルーン肺動脈形成術　372
パルボウイルスB19　88
肺換気・血流シンチグラフィー
　　371
肺血管拡張薬　375
肺血管抵抗　362

索引　487

肺高血圧　439
肺高血圧症　353, 370
肺静脈閉塞性疾患　353, 368
肺腎症候群　275
肺動脈血栓内膜摘除術　372
肺動脈性肺高血圧症　353, 366
肺動脈楔入圧　362
肺胞出血　275
肺毛細血管腫症　353, 368
白血球減少症　85
白質病変　40
剝離性間質性肺炎　438
播種性血管内凝固症候群　95
反応性関節炎　459
反応性好酸球増多症　279

ひ
ヒト免疫不全ウイルス　241
びまん皮膚硬化型全身性強皮症　193
脾摘　67, 71, 85
皮膚アレルギー性血管炎　287
皮膚型血管炎　242, 287
皮膚筋炎　144, 478
皮膚硬化　193, 197
皮膚生検　140
腓腹神経生検　140
肥満細胞症　280
表皮内神経線維　136

ふ
不完全寛解　266
不明炎症　476
封入体筋炎　144

深掘れ潰瘍　314, 325
複合筋活動電位　139
噴火口様潰瘍　326
分枝状皮斑　288

へ
ヘパリン起因性血小板減少症　95
閉塞性細気管支炎　417

ほ
補体古典的経路　298
本態性血小板血症　280

ま
マクロファージ　338
マクロファージ活性化症候群　338
膜性増殖性糸球体腎炎　297
末期腎不全　231
末梢神経障害　40, 125
慢性偽性腸閉塞　194
慢性血栓塞栓性肺高血圧症　353, 371
慢性好酸球性白血病　280
慢性骨髄性白血病　280
慢性進行型神経Behçet病　314, 328

み
未分類脊椎関節炎　459
脈管の脈管　256

め
メサンギウム増殖　6
免疫吸着療法　47
免疫性溶血　62
免疫性溶血性貧血　63
免疫染色　6

免疫複合体性小血管炎　261
免疫抑制薬　78, 141
免疫抑制療法　381

も
モノクローナル抗体関連PML　51
門脈肺高血圧症　367

や
薬剤性肺炎　416, 440
薬剤／毒物誘発性PAH　366

ゆ
輸血　84

よ
溶血性尿毒症症候群　95
溶血性貧血　62

ら
卵巣機能不全　12

り
リウマチ性多発性筋痛症　454
リウマトイド結節　440
リベド血管症　288
リメタゾン®　338, 349
リンパ球性間質性肺炎　438
リンパ濾胞過形成　436

る
ループスアンチコアグラント　95
ループス腎炎　1
ループス精神病　32
　　──の分類予備基準　34
ループスバンドテスト　288

れ
レクチゾール®　288

【第11章で使用した略語の一覧】
（アルファベット順）

- 6MWD（6-minute walk distance）：6分間歩行試験
- cGMP（cyclic guanosine monophosphate）：環状グアノシン一リン酸
- CI（cardiac index）：心係数
- CO（cardiac output）：心拍出量
- CPFE（combined pulmonary fibrosis and emphysema）：気腫合併肺線維症
- CTEPH（chronic thromboembolic pulmonary hypertension）：慢性血栓塞栓性肺高血圧症
- DLco（diffusing capacity of CO）：一酸化炭素拡散能
- DPD（G）〔diastolic pulmonary pressure difference（gradient）〕：拡張期肺圧較差
- ERA（endothelin receptor antagonist）：エンドセリン受容体拮抗薬
- esPAP（estimated systolic pulmonary artery pressure）：推定収縮期肺動脈圧
- FVC（forced vital capacity）：努力性肺活量
- HFpEF（heart failure with preserved ejection function）：収縮能が保たれた心不全
- IPAH（idiopathic pulmonary arterial hypertension）：特発性肺動脈性肺高血圧症
- LVEDP：左室拡張末期圧
- MCTD（mixed connective tissue disease）：混合性結合組織病
- mLAP：平均左房圧
- mPAP（mean pulmonary arterial pressure）：平均肺動脈圧
- PAH（pulmonary arterial hypertension）：肺動脈性肺高血圧症
- PCH（pulmonary capillary hemangiomatosis）：肺毛細血管腫症
- PCWP〔pulmonary capillary（arterial）wedge pressure〕：肺動脈楔入圧
- PEA（pulmonary endarterectomy）：肺動脈血栓内膜摘除術
- PFT（pulmonary function test）：呼吸機能検査
- PH（pulmonary hypertension）：肺高血圧症
- PoPH（portopulmonary hypertension）：門脈肺高血圧症
- PVOD（pulmonary veno-occlusive disease）：肺静脈閉塞性疾患
- PVR（pulmonary vascular resistance）：肺血管抵抗
- RAP：右房圧
- RHC（right heart catheterization）：右心カテーテル検査
- RVP：右室圧
- sGC（soluble guanylate cyclase）：可溶性グアニル酸シクラーゼ
- TPG：経肺圧較差
- TPR：全肺血管抵抗
- TRPG（tricuspid regurgitation pressure gradient）：三尖弁逆流圧較差
- TTE（trans-thoracic echocardiogram）：経胸壁心エコー検査
- VTR：三尖弁逆流速度

【全体を通しての頻出略語】
（アルファベット順）

・薬剤名
- AZP：azathioprine
- CPA：cyclophosphamide
- CsA：cyclosporin A
- ETN：etanercept
- HCQ：hydroxychloroquine
- IFX：infliximab
- MMF：mycophenolate mofetil
- mPSL：methylprednisolone
- MTX：methotrexate
- MZR：mizoribine
- PSL：prednisolone
- RTX：rituximab
- TAC：tacrolimus

・治療法
- IVCY：intravenous cyclophosphamide
- IVIg：Intravenous immunoglobulin

・疾患名
- LN：lupus nephritis
- RA：rheumatoid arthritis
- SS：Sjögren's syndrome

・学会名
- ACR：American College of Rheumatology
- EULAR：the European League Against Rheumatism

| 編 者 |

山下裕之（やましたひろゆき）

〈略歴〉
1998年　鹿児島大学医学部卒業後，鹿児島大学医学部第三内科入局
　　　　のうえ，沖縄県立中部病院ほか大学各関連病院に勤務
2003年　国立国際医療センター総合診療部レジデント
2006年　国立国際医療センター膠原病科臨床研修指導医
2008年　国立国際医療センター膠原病科厚生労働技官
2016年　国立国際医療研究センター第一膠原病科医長

〈所属学会・資格〉
医学博士
日本内科学認定医・総合内科専門医
日本リウマチ学会専門医・指導医・評議員
日本神経学会専門医・指導医
日本感染症学会専門医
日本臨床免疫学会員

膠原病徹底考察ガイド―難治症例とその対策―

定価（本体7,400円＋税）

2016年11月24日第1版発行
2017年 9月15日　 2刷

- ■ 編　者　山下裕之
- ■ 発行者　梅澤俊彦
- ■ 発行所　日本医事新報社
　　　　　〒101-8718 東京都千代田区神田駿河台2-9
　　　　　電話　03-3292-1555（販売）・1557（編集）
　　　　　ホームページ：www.jmedj.co.jp
　　　　　振替口座　00100-3-25171
- ■ 印　刷　ラン印刷社
- ■ 表紙画　安江正晴

© 山下裕之　2016　Printed in Japan
ISBN978-4-7849-5650-0　C3047　¥7400E

・本書の複製権・翻訳権・上映権・譲渡権・公衆送信権（送信可能化権を含む）は（株）日本医事新報社が保有します。
・ JCOPY ＜(社)出版者著作権管理機構 委託出版物＞
本書の無断複写は著作権法上での例外を除き禁じられています。複写される場合は，そのつど事前に，(社)出版者著作権管理機構（電話 03-3513-6969，FAX 03-3513-6979，e-mail:info@jcopy.or.jp）の許諾を得てください。